アルツハイマー病

発症メカニズムと
新規診断法・創薬・治療開発

監修■新井　平伊

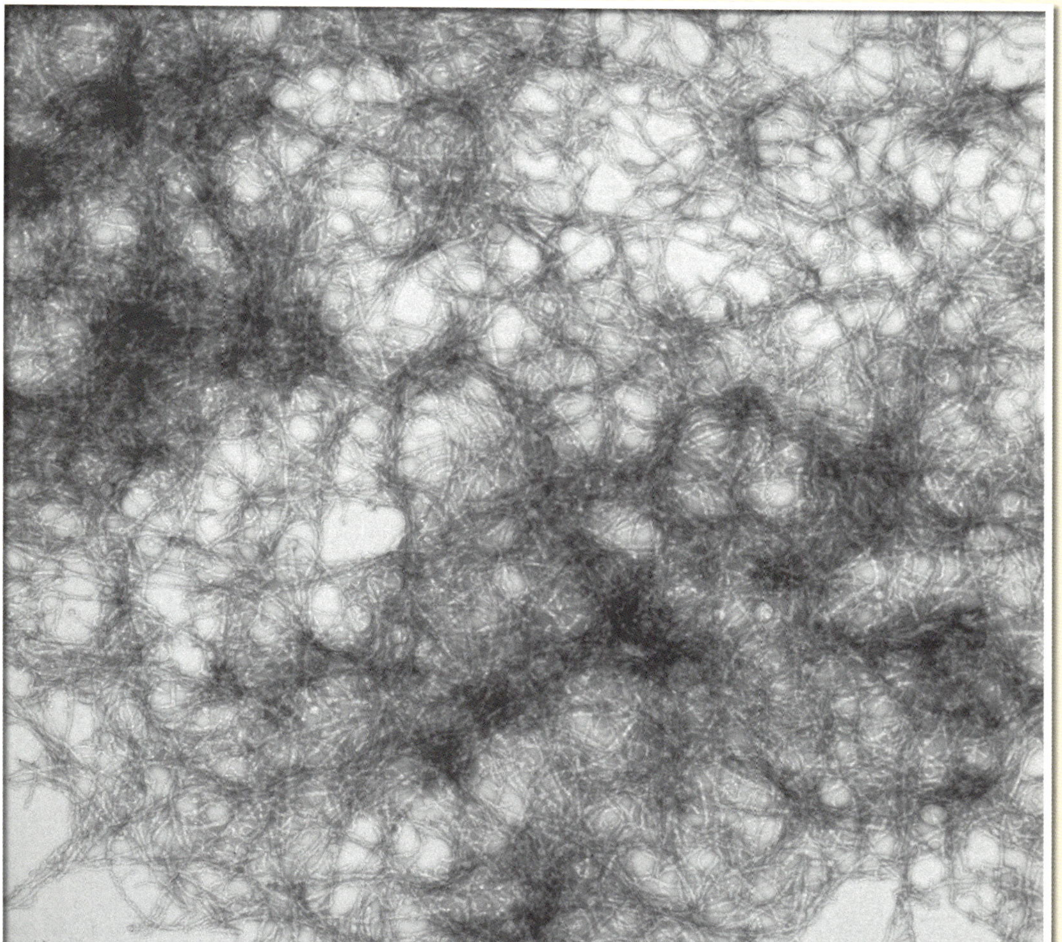

NTS

表紙写真：Aβ_{40}の電子顕微鏡像，写真提供：国立研究開発法人国立循環器病研究センター　齊藤聡

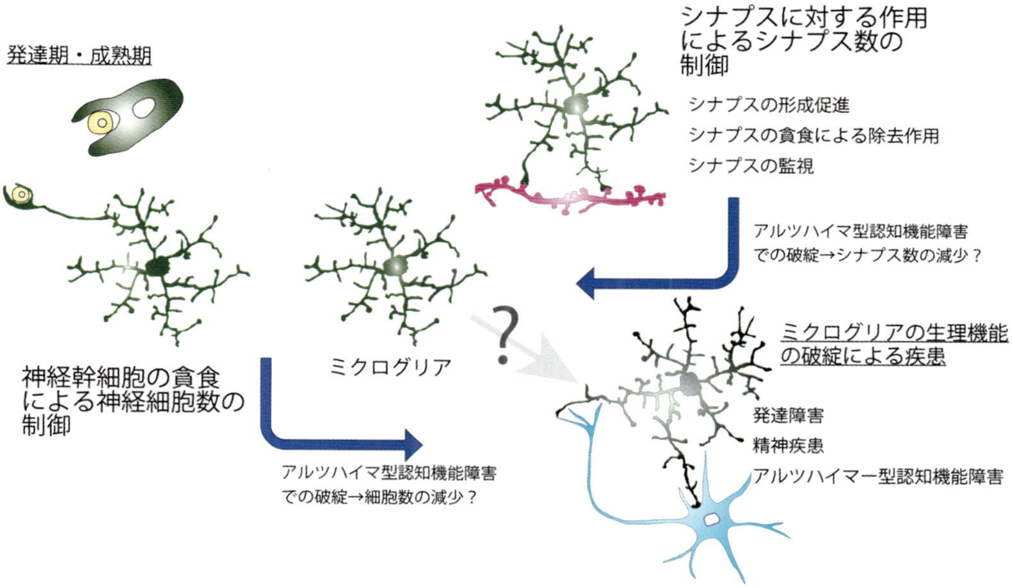

図１　ミクログリアの生理機能とその破綻による病態（p.16）

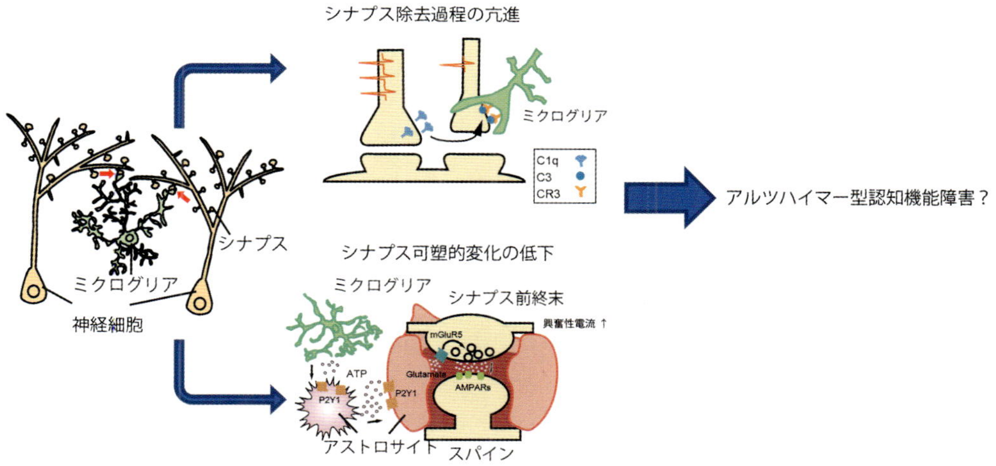

図２　シナプス制御不全によるアルツハイマー型認知機能障害の発症への寄与（p.19）

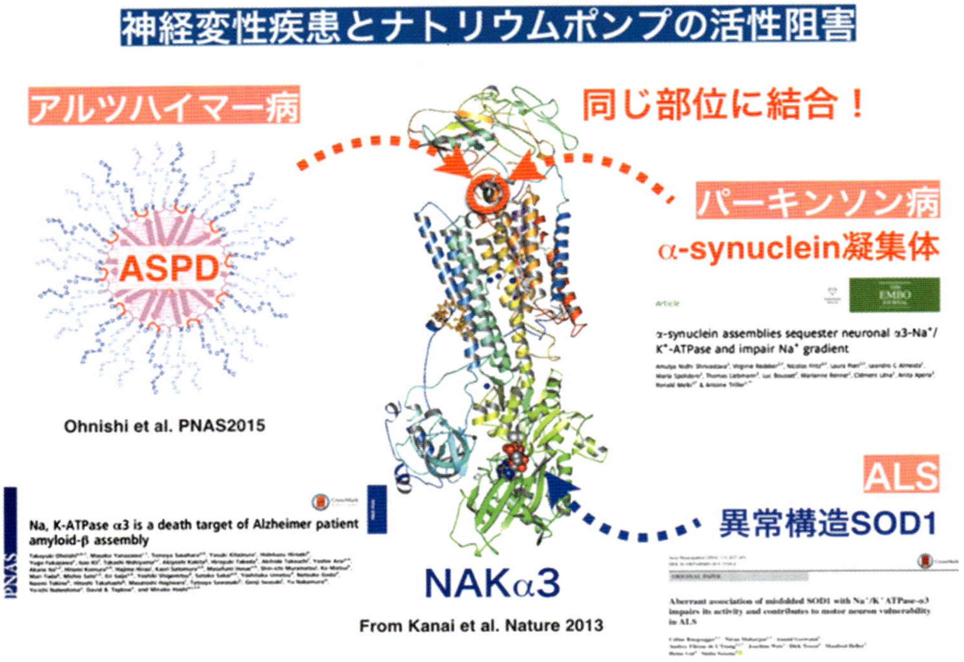

図１　神経特異的ナトリウムポンプの活性阻害による神経細胞死メカニズム（p.29）

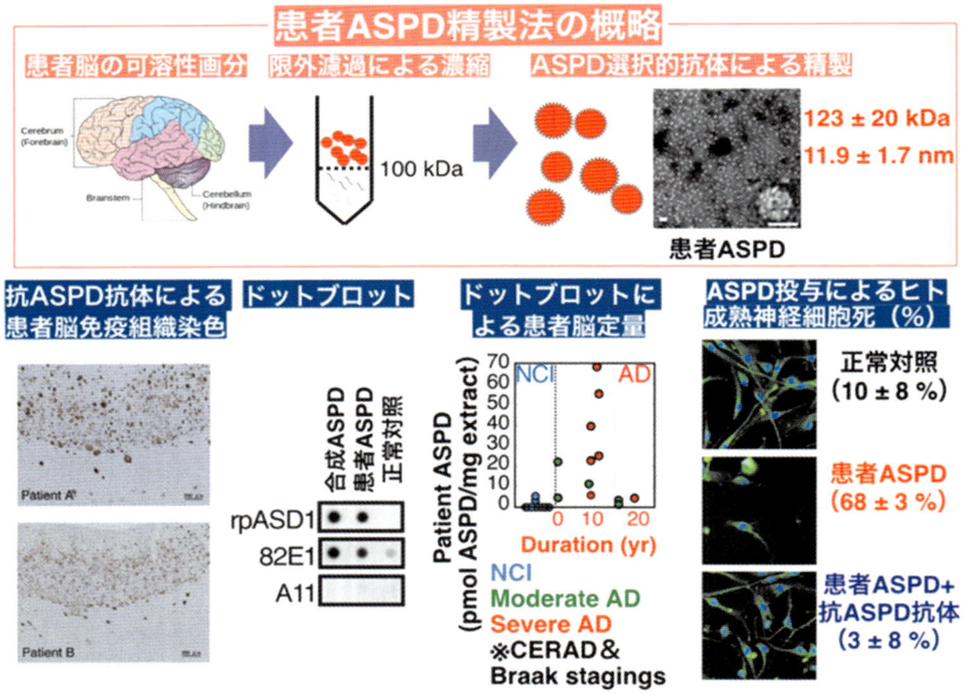

図２　患者 ASPD の精製とその特徴（p.32）

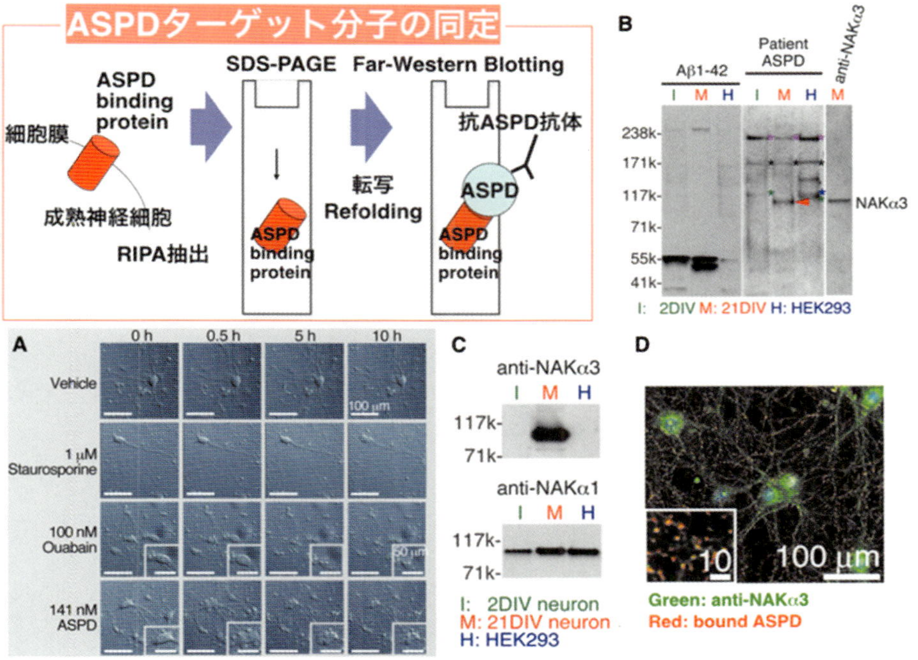

図３　患者 ASPD のターゲット分子はナトリウムポンプだった（p.33）

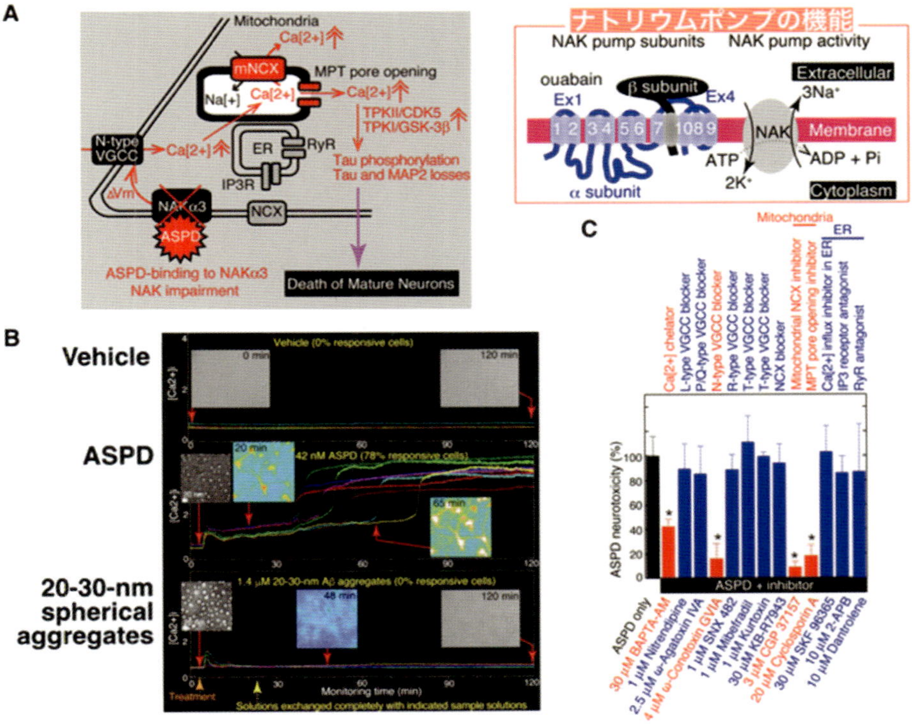

図４　ナトリウムポンプの失活によるカルシウム代謝異常（p.34）

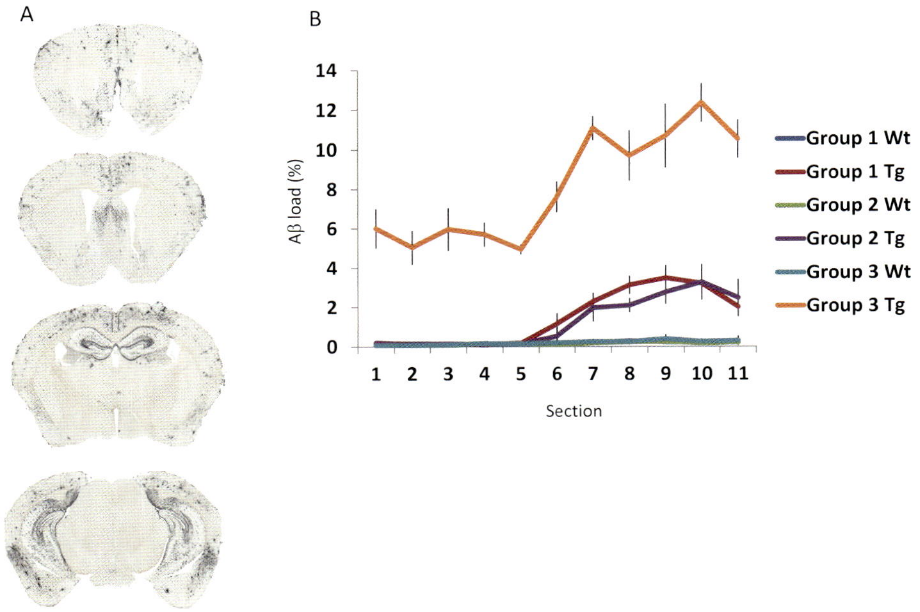

図４　伝播した脳・アミロイドーシスの個体内での広がり（p.49）

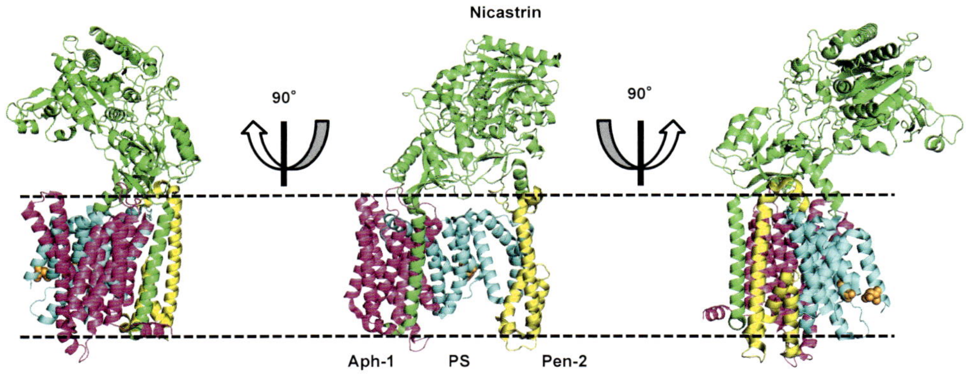

図１　γセクレターゼ複合体の全体構造（p.75）

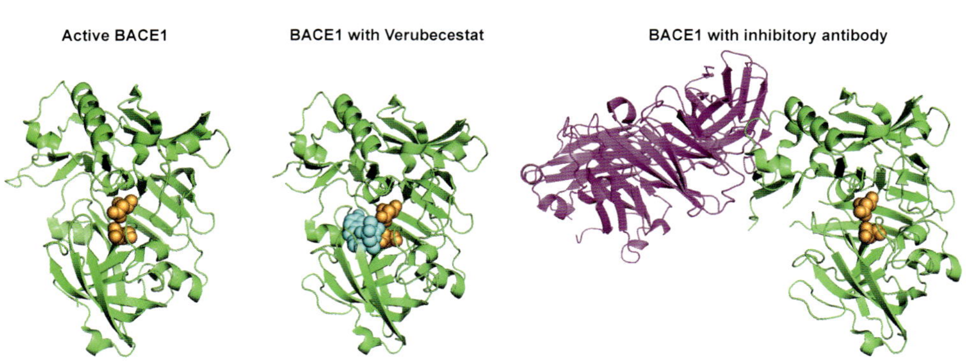

図２　BACE1 プロテアーゼドメインの構造（p.77）

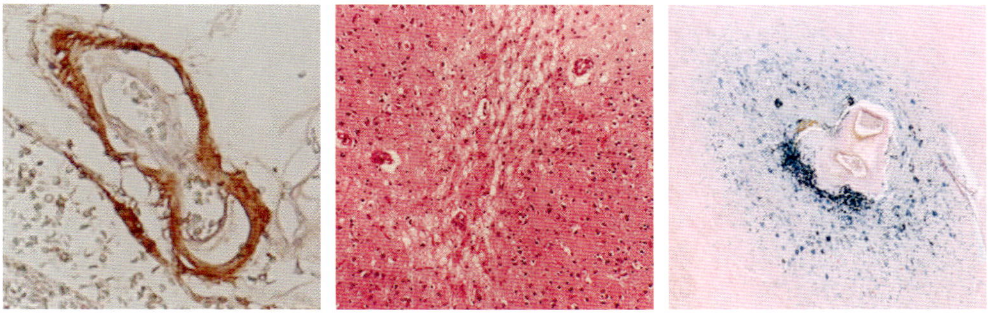

脳アミロイド血管症　　微小梗塞　　微小出血

図 1　CAA の病理像(p.82)

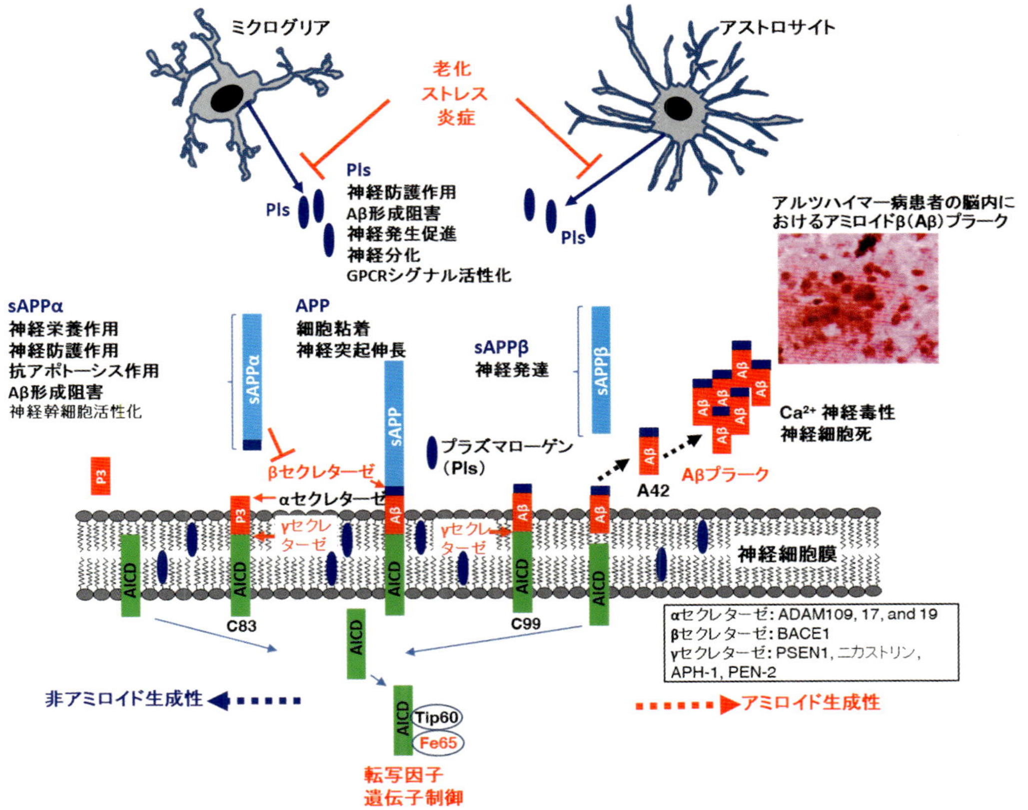

図 1　AD 発症メカニズム(p.88)

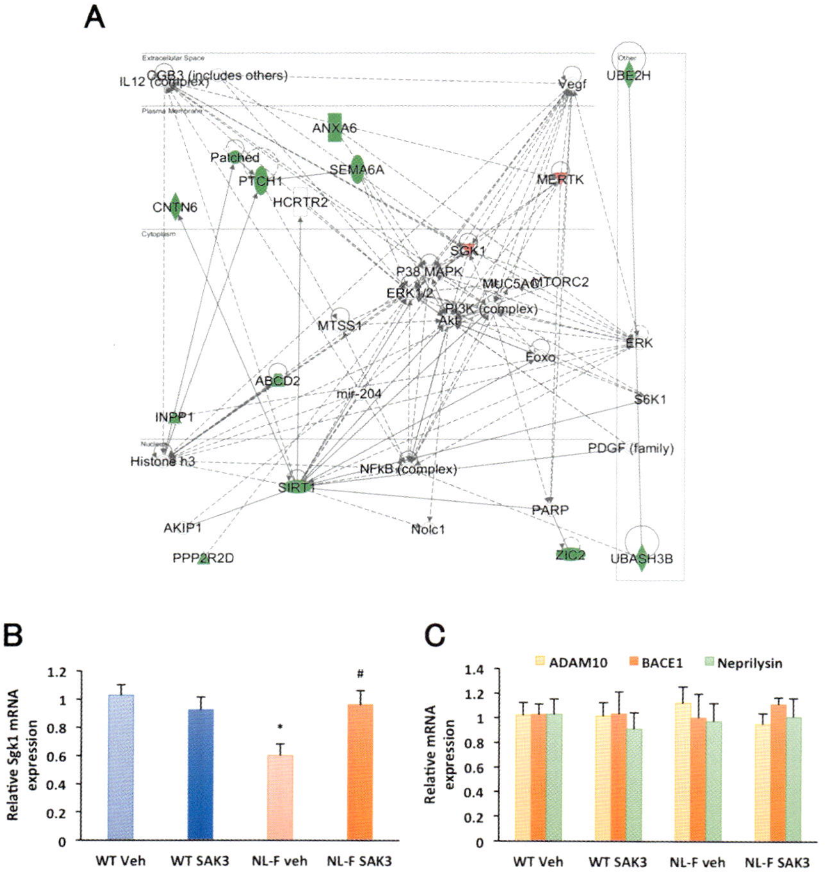

図２　APP ノックイン（APP^{NL-F}）マウスにおける遺伝子の網羅的解析と SAK3 による *sgk1* 遺伝子の発現（p.95）

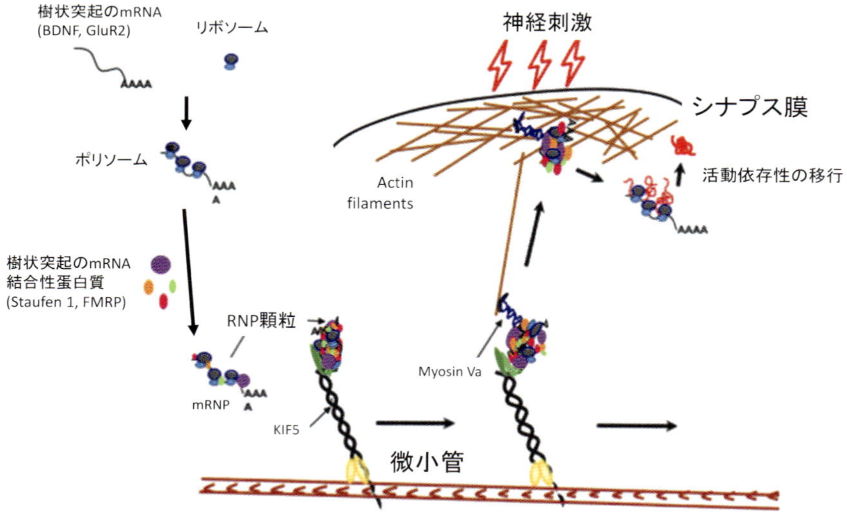

図５　神経刺激による細胞体や樹状突起へのタウ蓄積（p.117）

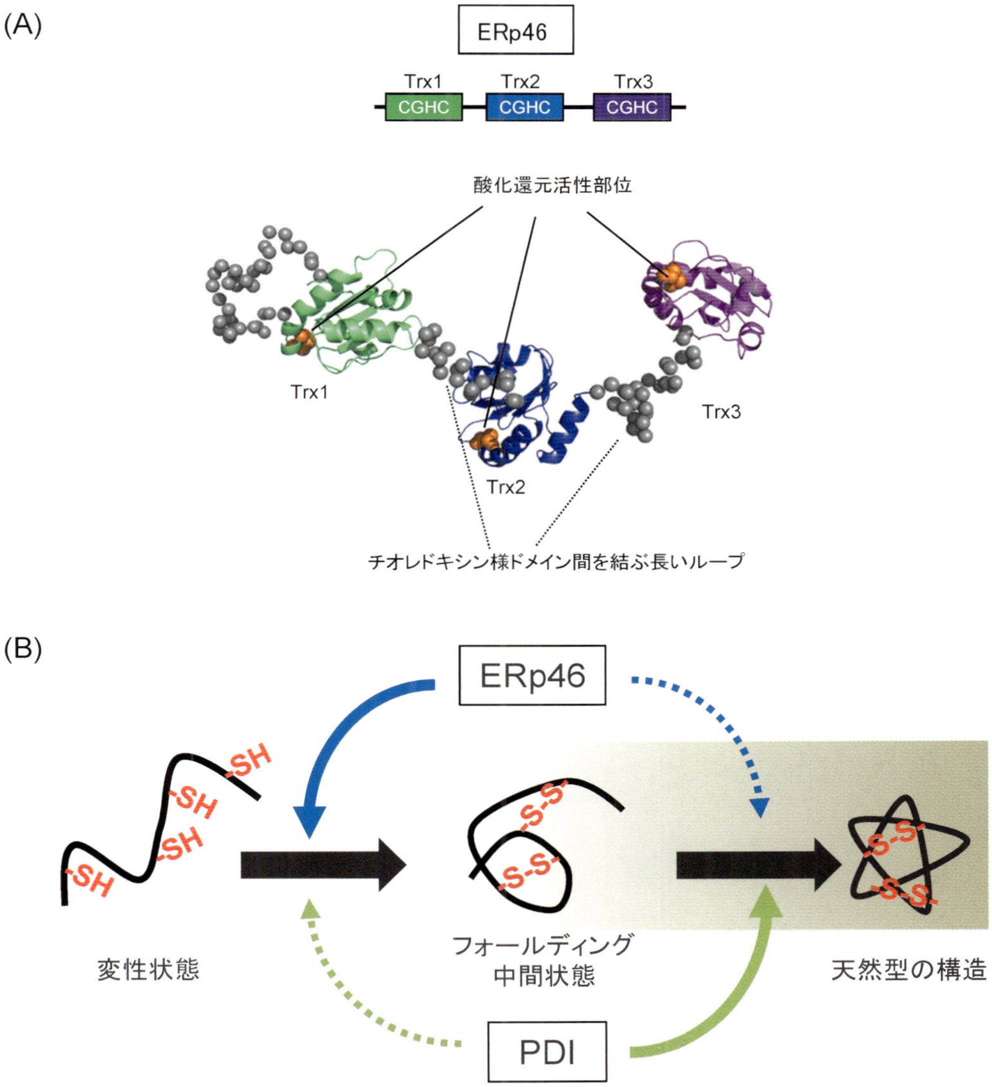

図３　(A)ERp46 のドメイン構造の模式図(上)と溶液構造(下)(p.137)

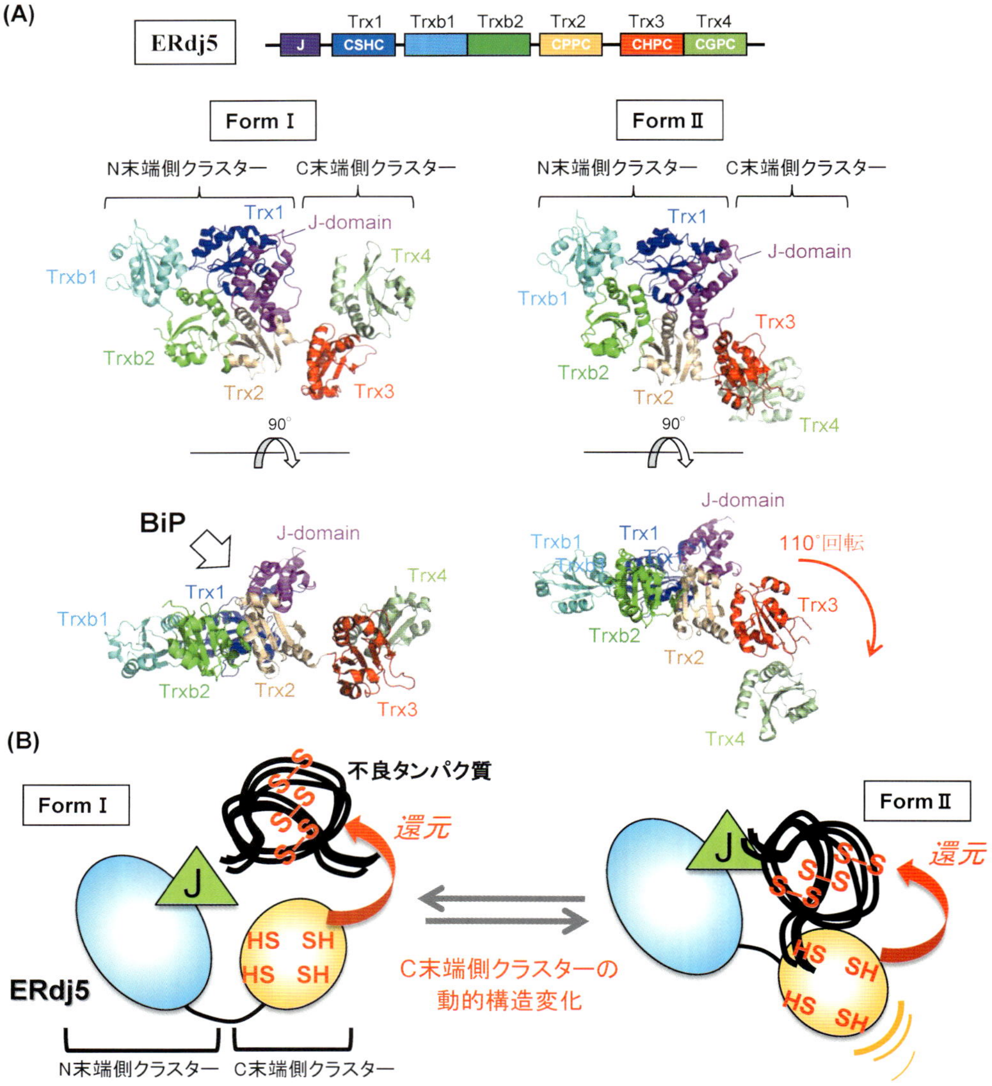

図 4　(A) ERdj5 のドメイン構造の模式図(上) 2 つの異なる結晶構造(下) (p.139)

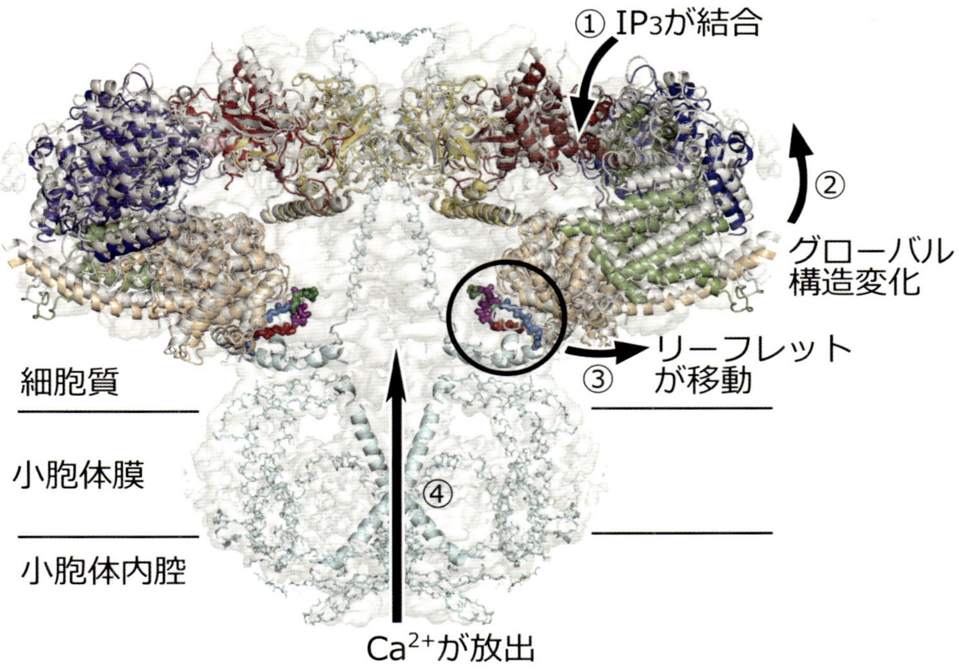

図６　IP$_3$R の動作モデル（p.151）

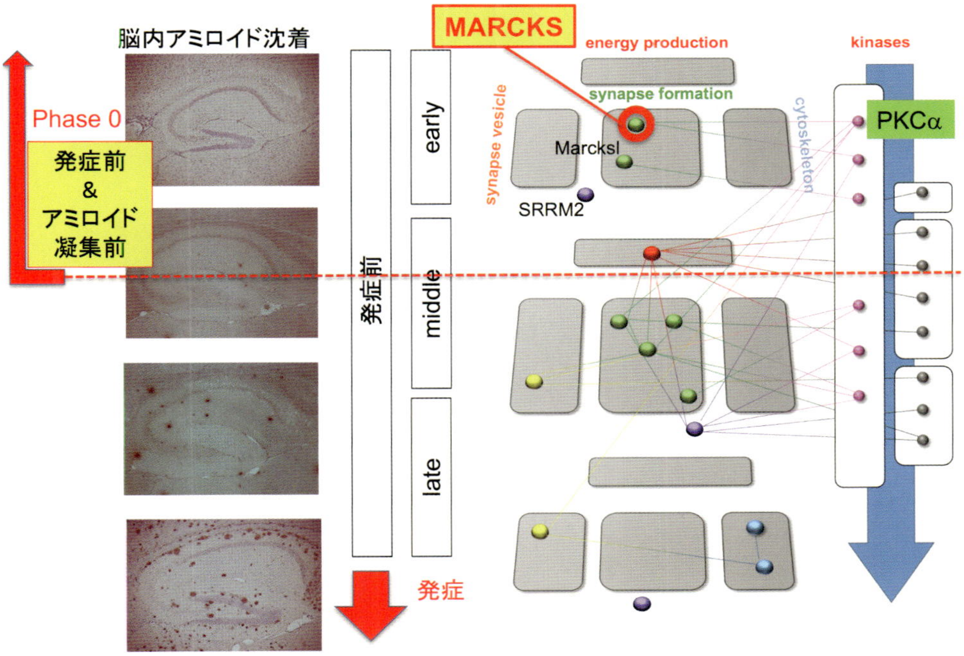

図１　アミロイド凝集前から起こるリン酸化シグナル変化（p.160）

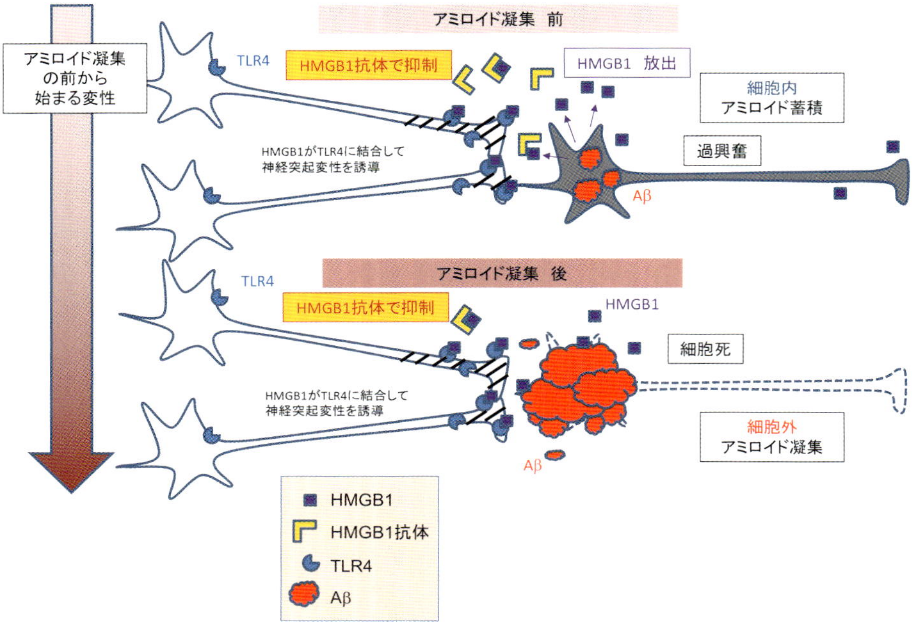

図２　HMGB1 抗体治療の作用メカニズム（p.162）

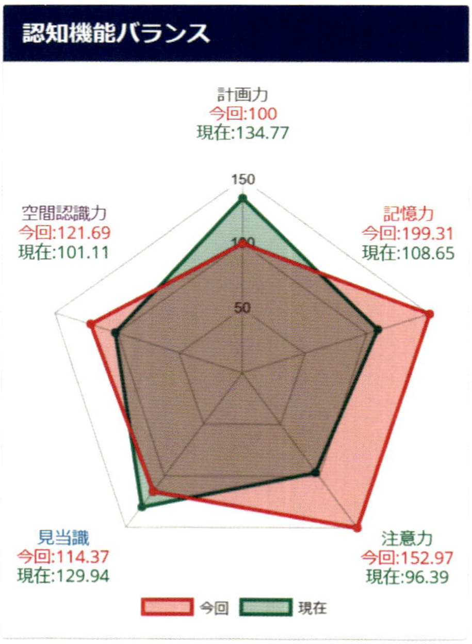

図３　五角形レーダーチャート（p.180）

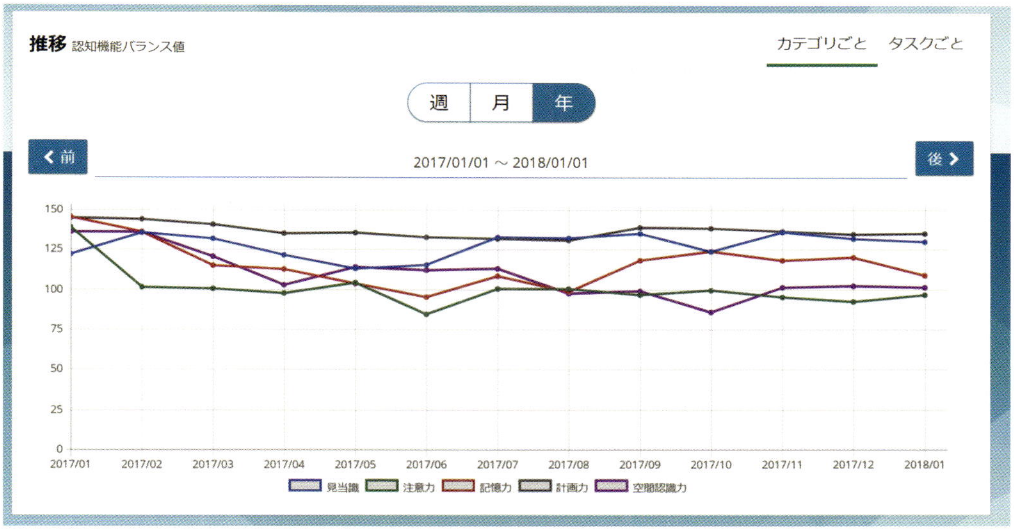

図４　結果折れ線グラフ（p.181）

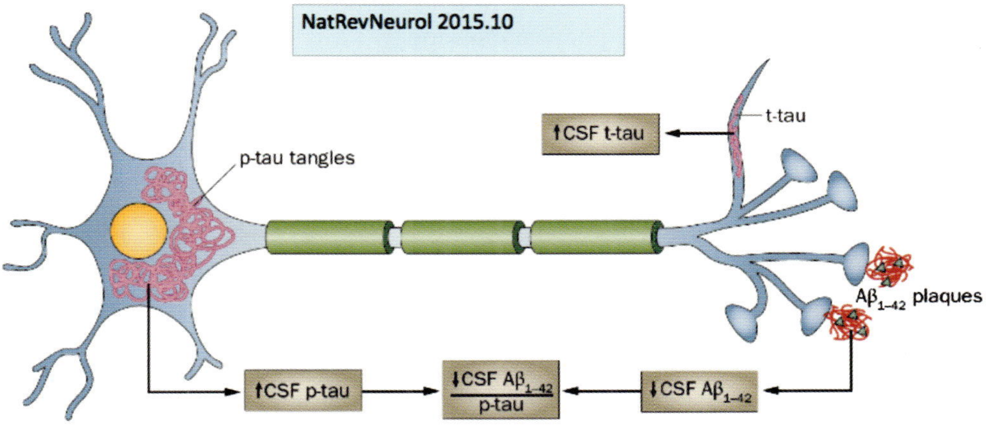

図２　バイオマーカーとしての t-tau, p-tau が反映するアルツハイマー病の病理変化（p.185）

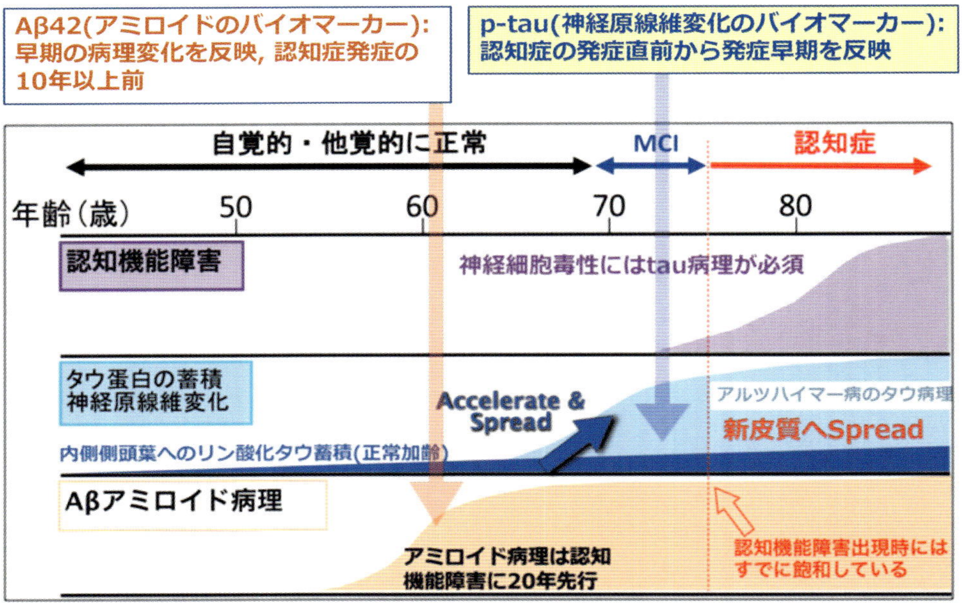

図３　アルツハイマー病の病理変化の時間経過とＡβおよびp-tauが
異常値を呈するタイミング(p.186)

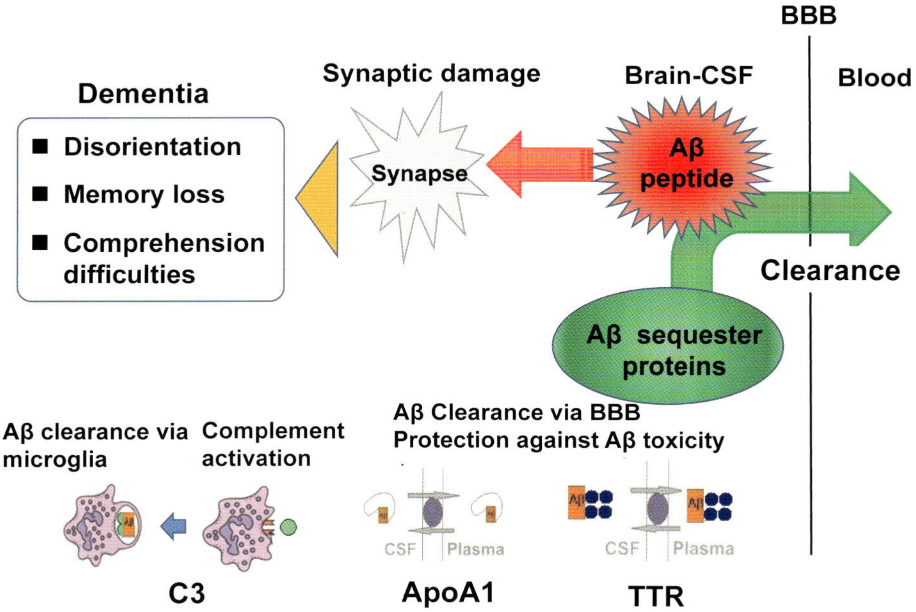

図１　Ａβシークエスタータンパク質とその役割(p.193)

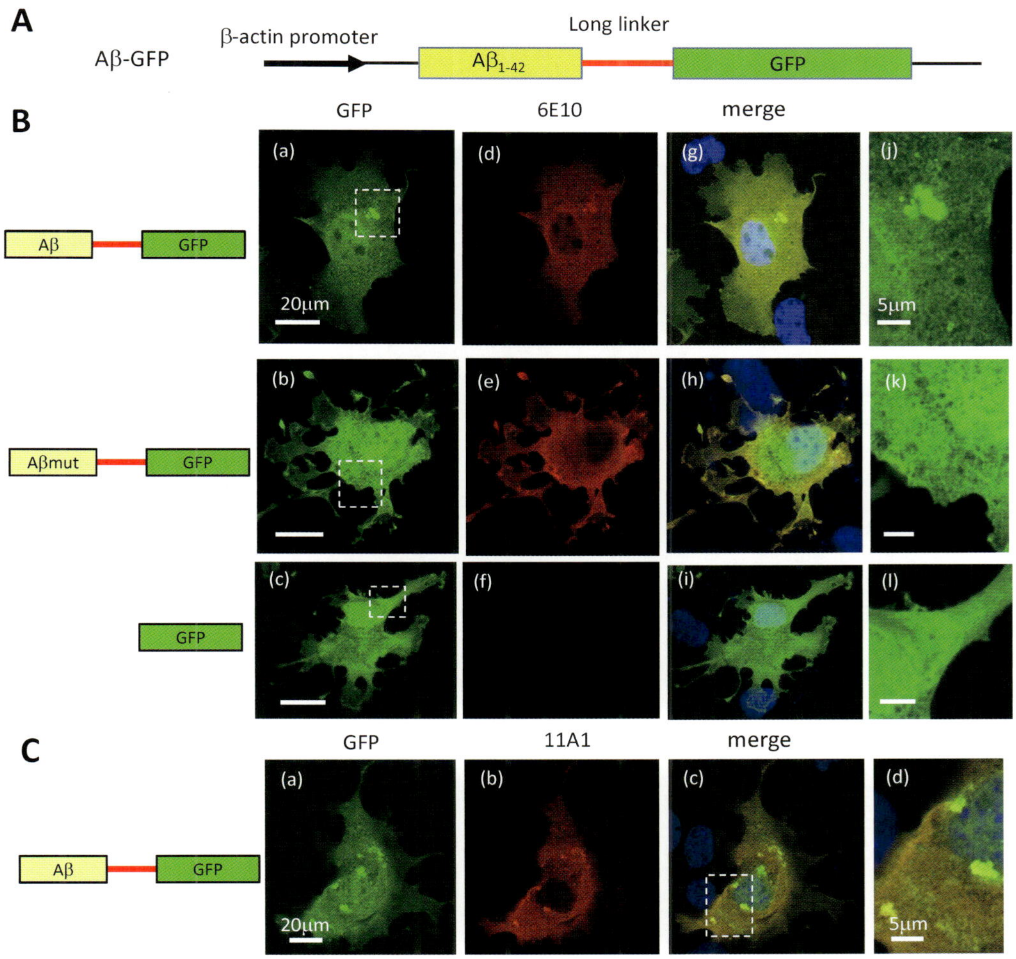

図１　COS7 細胞における long-linker Aβ-GFP 融合タンパク質の可視化（p.217）

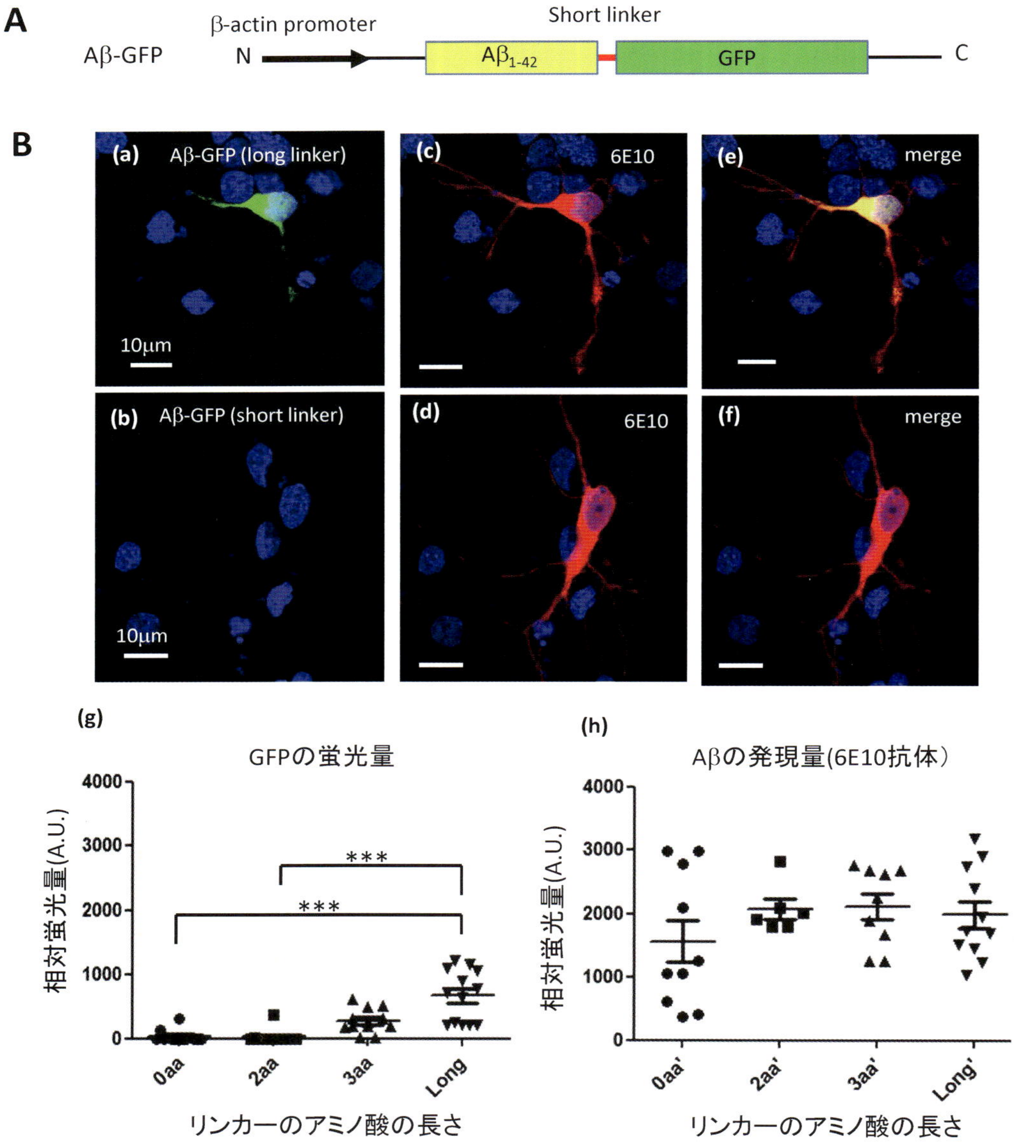

図２　リンカーの長さによるＡβ-GFP の蛍光強度の比較（p.218）

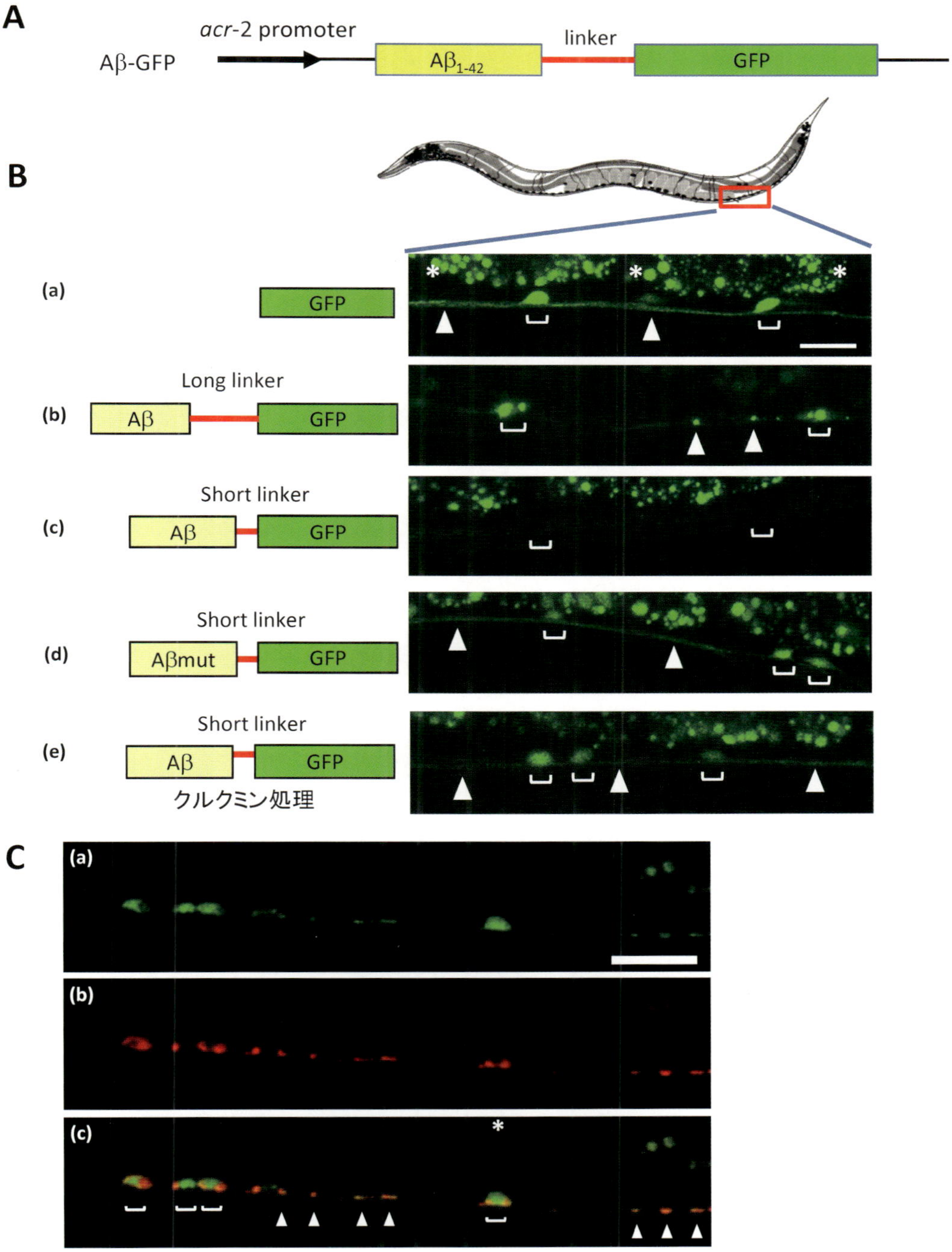

図４　トランスジェニック線虫における Aβ-GFP 融合タンパク質の発現（p.222）

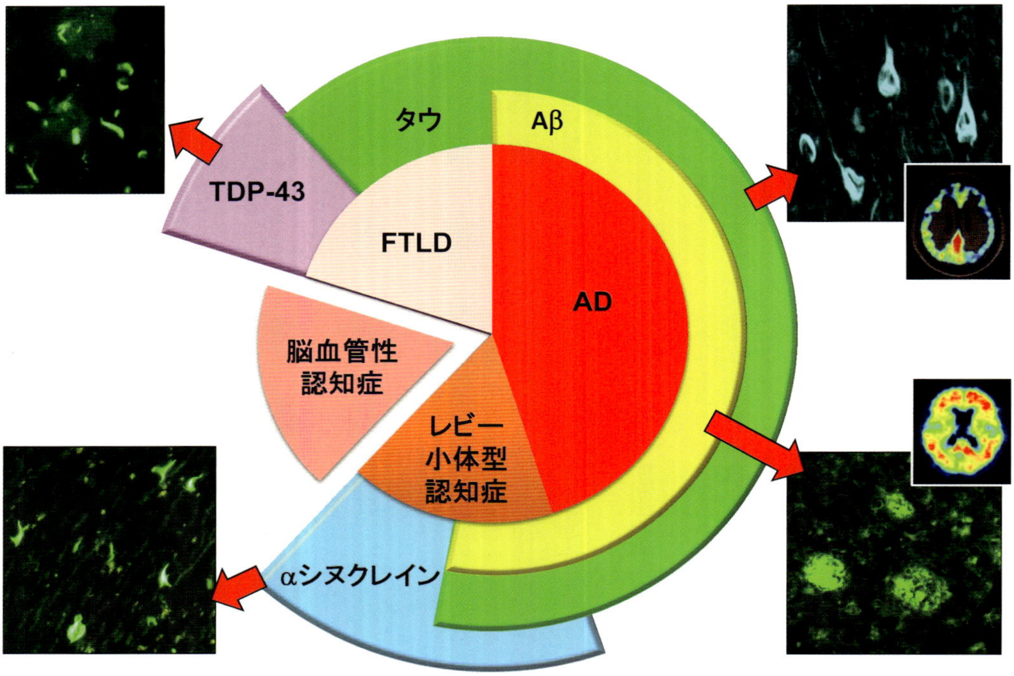

図１　認知症の大分類と，各種変性型認知症で脳内に沈着するタンパク凝集体（p.224）

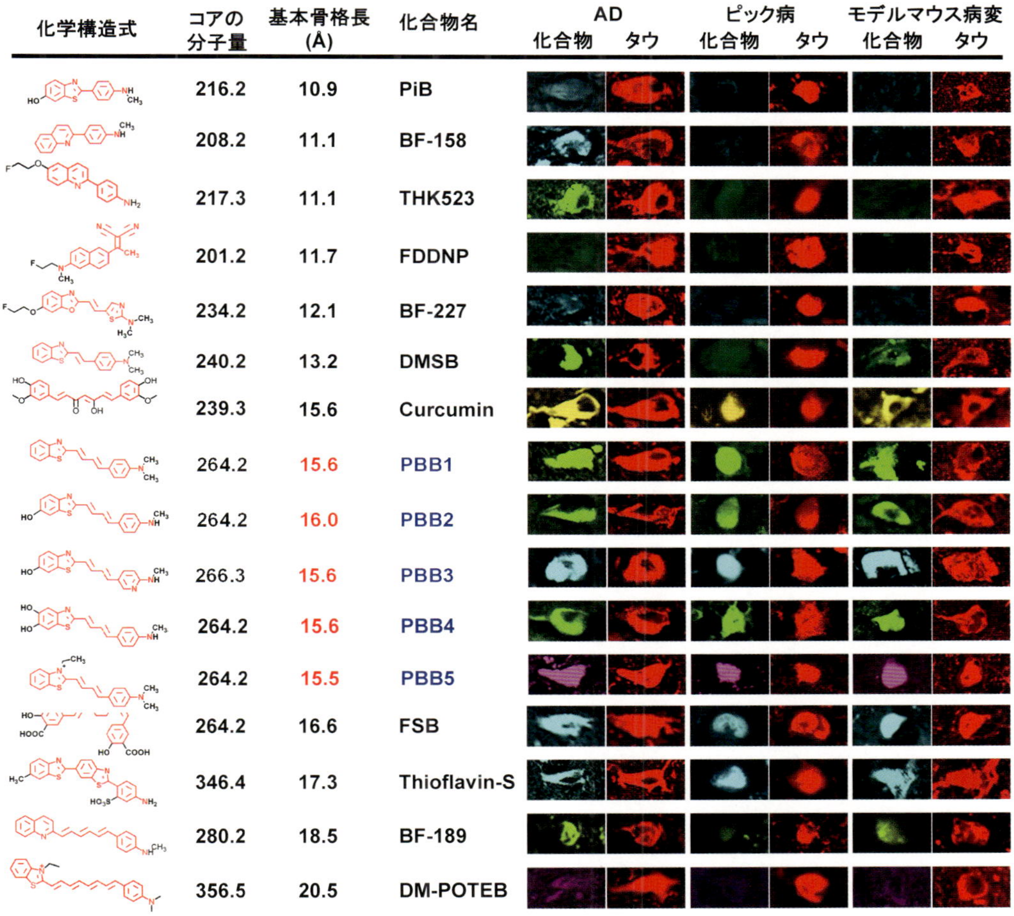

化学構造式
コアの分子量
基本骨格長 (Å)
化合物名
AD
ピック病
モデルマウス病変
化合物
タウ
化合物
タウ
化合物
タウ
216.2 10.9 PiB
208.2 11.1 BF-158
217.3 11.1 THK523
201.2 11.7 FDDNP
234.2 12.1 BF-227
240.2 13.2 DMSB
239.3 15.6 Curcumin
264.2 15.6 PBB1
264.2 16.0 PBB2
266.3 15.6 PBB3
264.2 15.6 PBB4
264.2 15.5 PBB5
264.2 16.6 FSB
346.4 17.3 Thioflavin-S
280.2 18.5 BF-189
356.5 20.5 DM-POTEB

図2　βシート結合性化合物の基本骨格長と，各種タウ凝集体への結合性の関係（p.226）

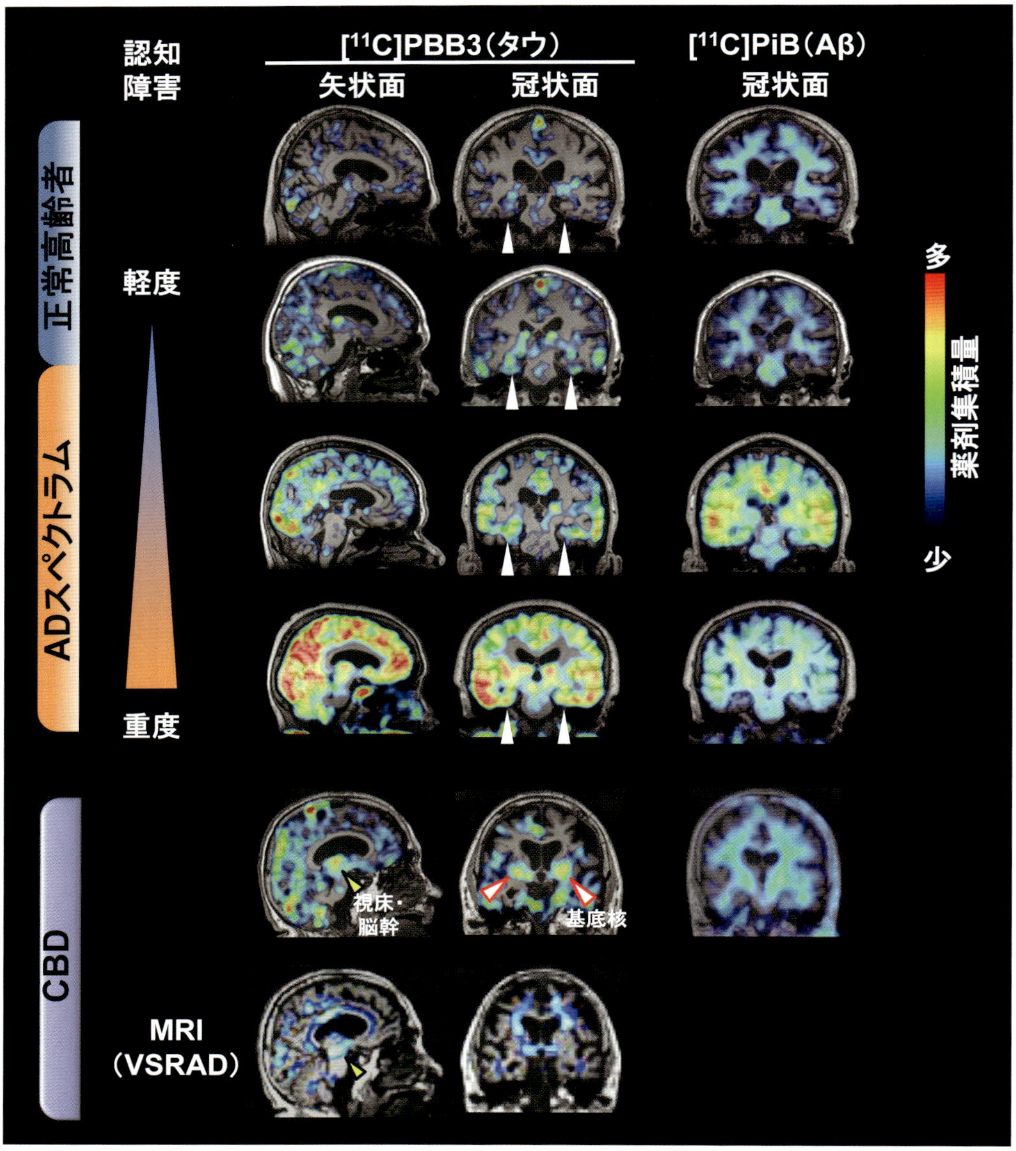

図３　[^{11}C]PBB3 および[^{11}C]PiB をそれぞれタウおよびＡβ病変のイメージング薬剤として用いた，臨床 PET 研究におけるヒト脳画像(p.228)

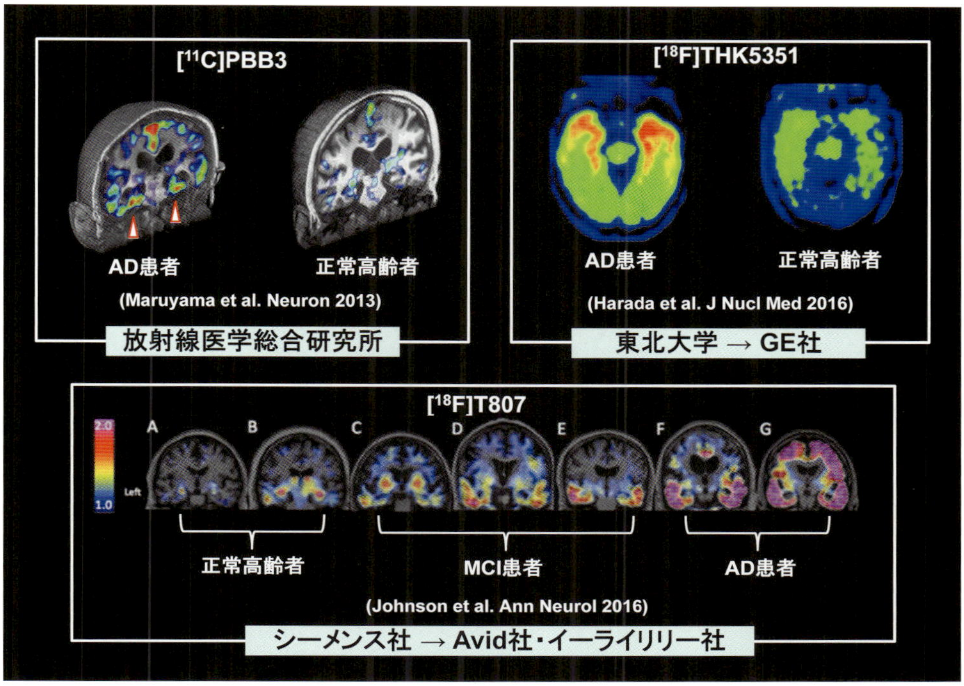

図4 [11C]PBB3，[18F]THK5351，[18F]T807 による，正常高齢者ならびに AD スペクトラム患者の脳 PET 画像(p.229)

表1 タウおよび Aβ 病変の PET 所見に基づく，認知機能が正常な高齢者の層別化(p.230)

	Aβ− 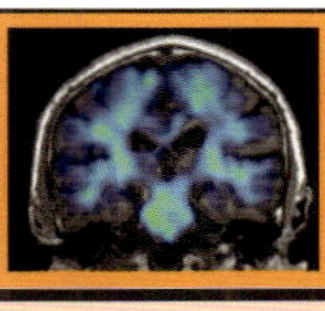	Aβ＋ 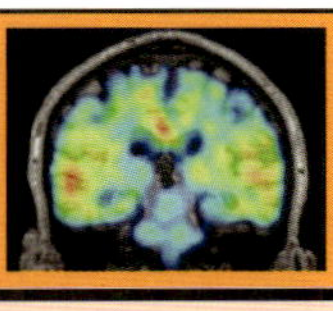
タウ− 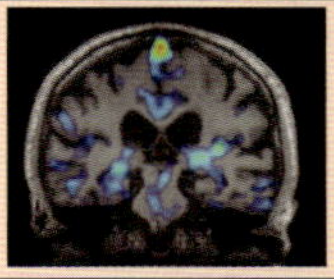	正常加齢	Preclinical AD
タウ＋ 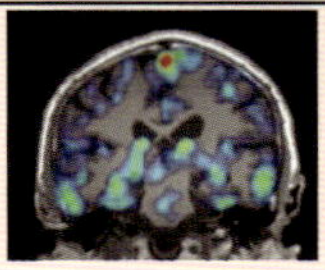	PART?	Preclinical AD

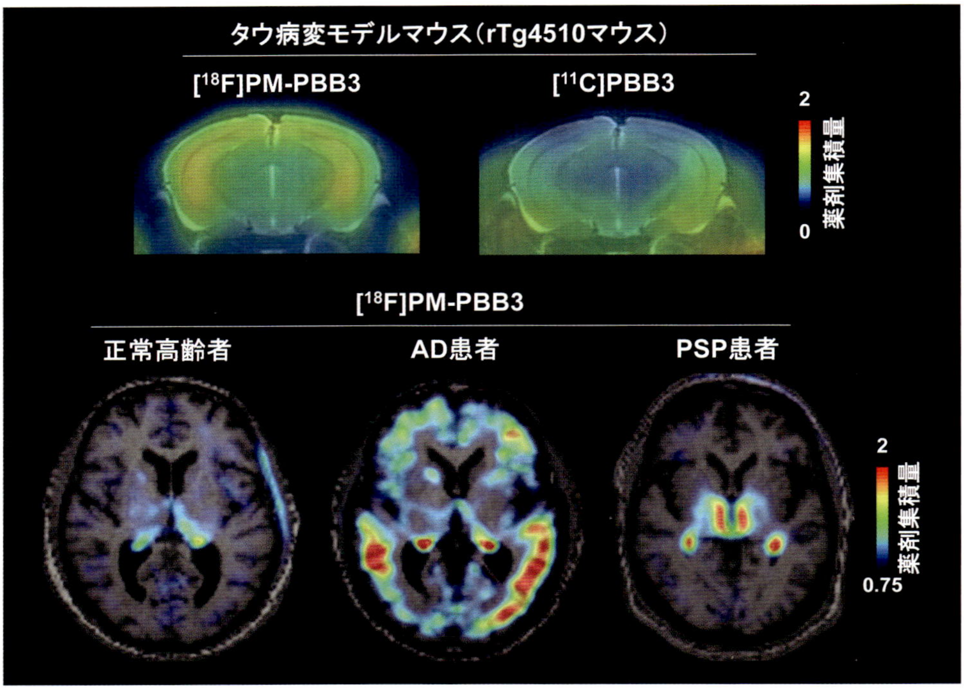

図6　上段：タウ病変モデルマウス（rTg4510 系統のタウトランスジェニックマウス）の同一個体で比較した，[^{18}F]PM-PBB3 と[^{11}C]PBB3 をトレーサー薬剤とする脳PET 画像（p.233）

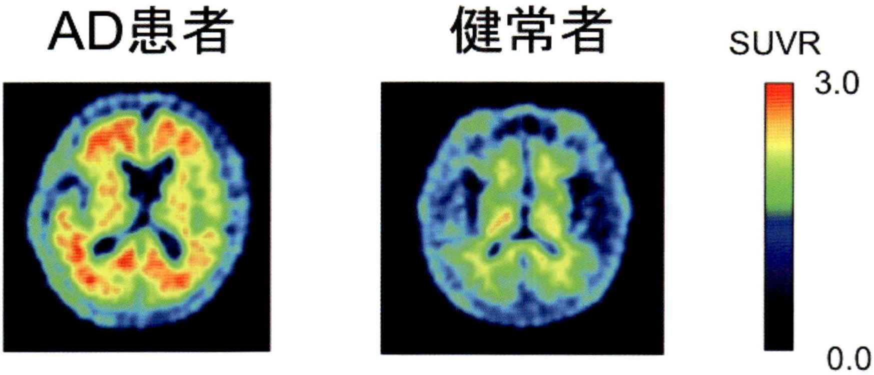

図３　[^{18}F]FPYBF-2 の臨床画像（p.240）

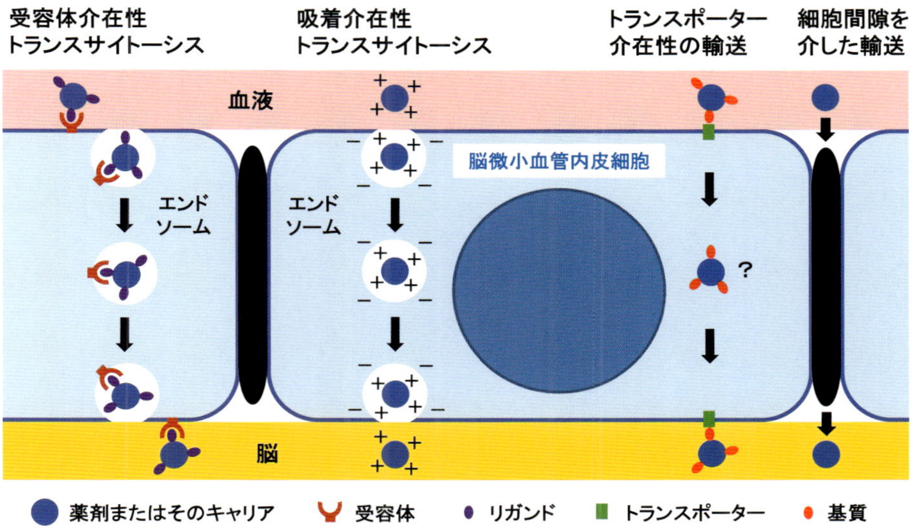

図 1　BBB 通過性 DDS の経路（p.246）

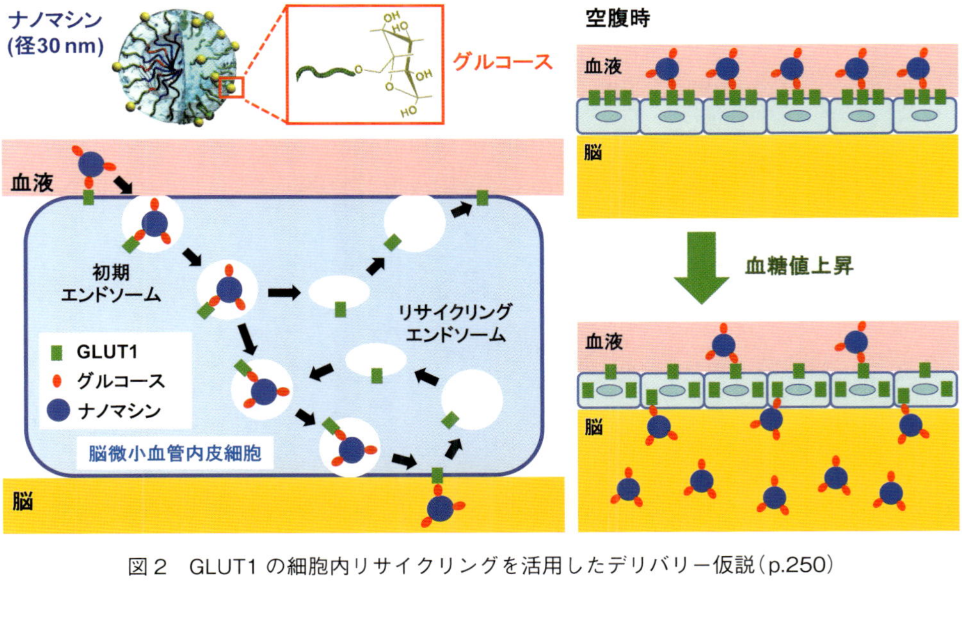

図 2　GLUT1 の細胞内リサイクリングを活用したデリバリー仮説（p.250）

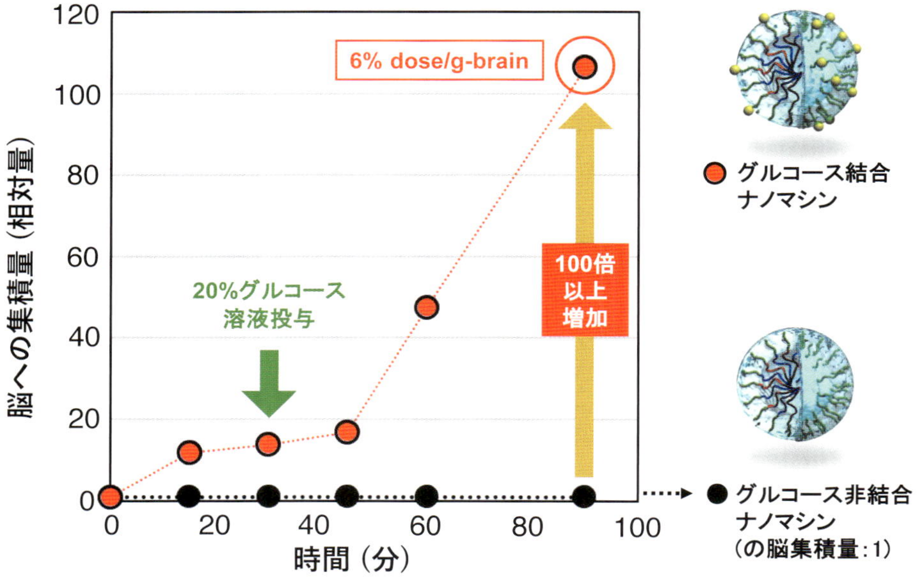

図３　グルコース結合ナノマシンの脳集積量（p.251）

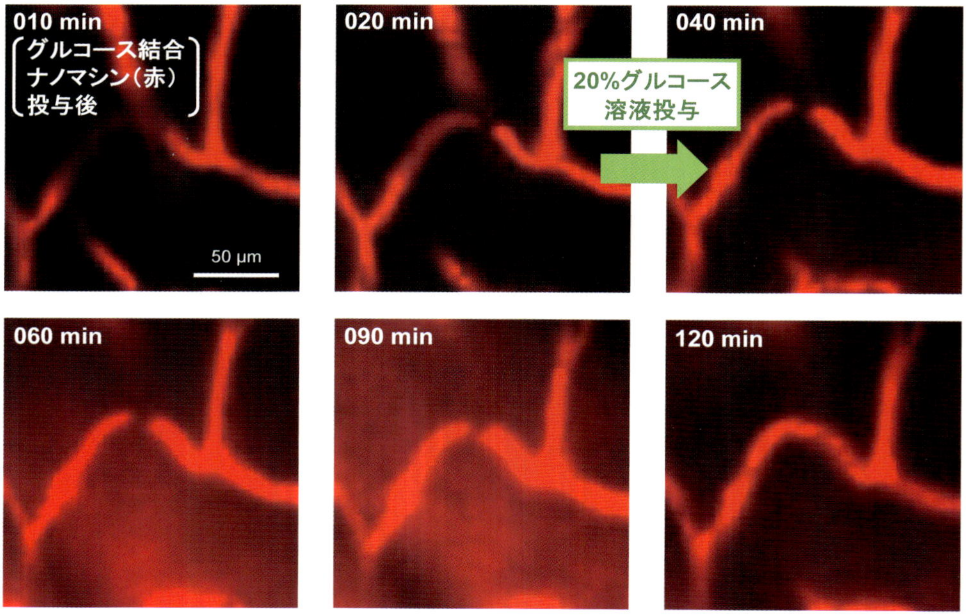

図４　BBB を通過するグルコース結合ナノマシン（p.252）

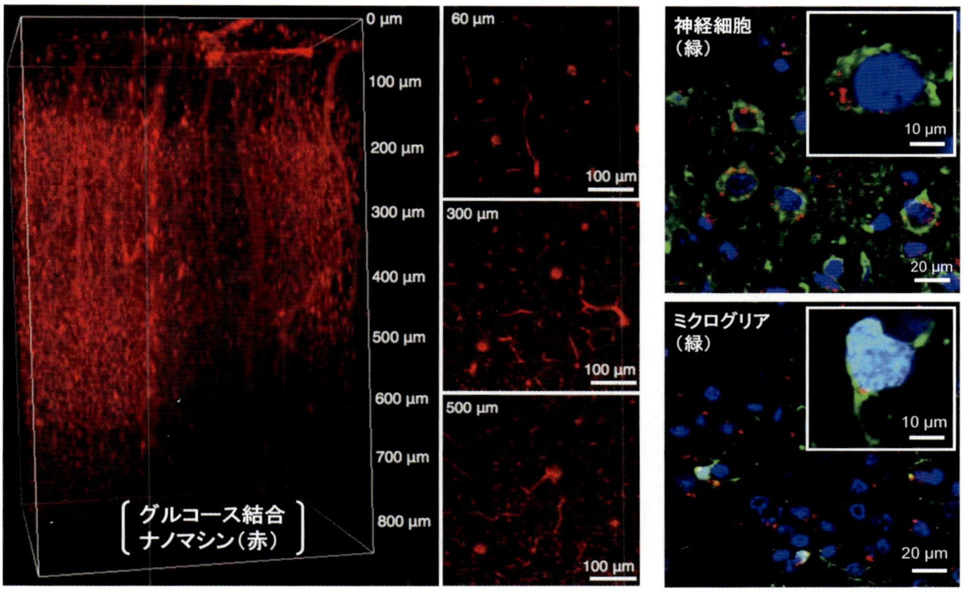

図５　二光子励起顕微鏡（左）と免疫組織化学（右）の所見（p.252）

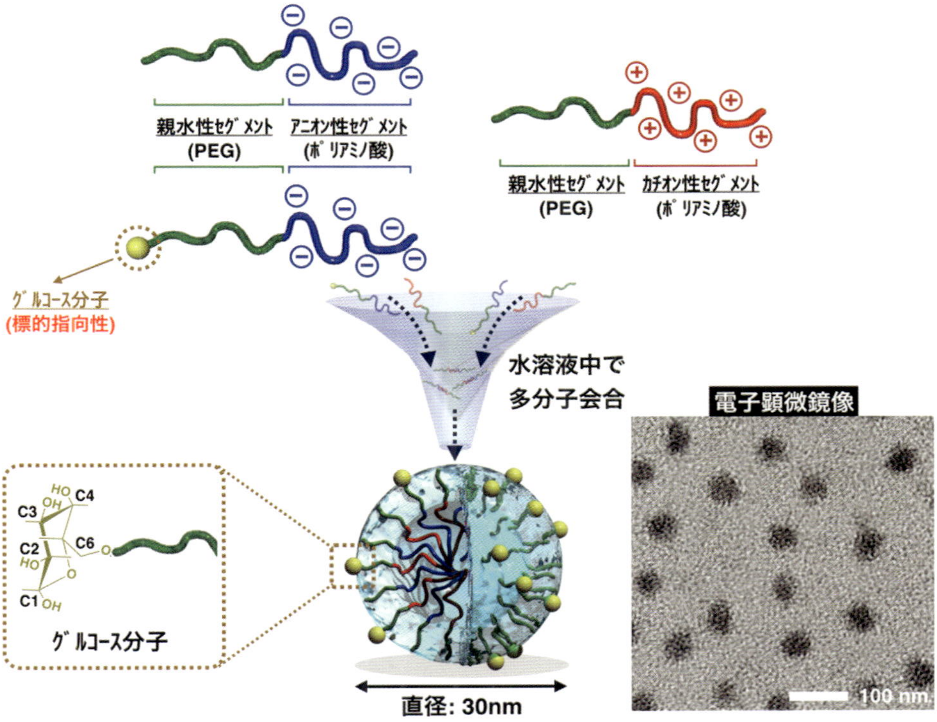

図１　BBB 通過型高分子ミセルの構造（p.268）

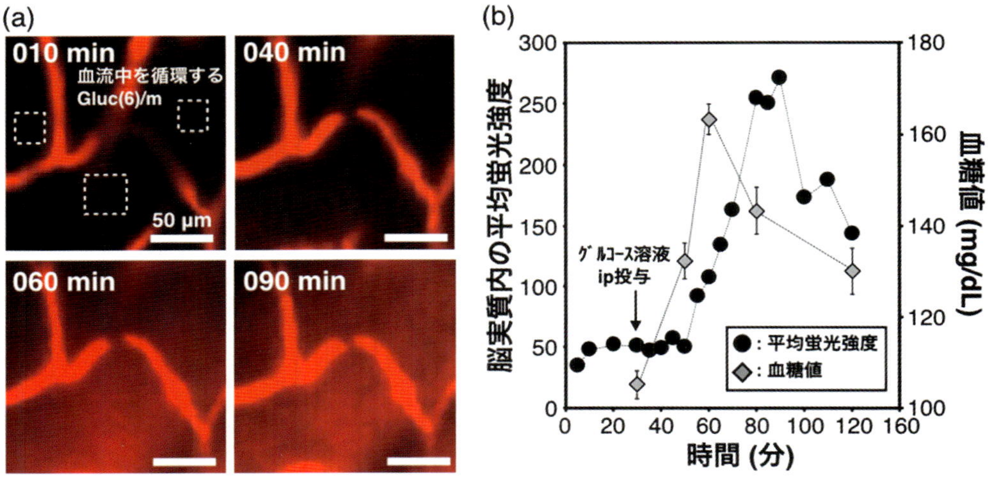

図 4　高分子ミセルの BBB 通過性評価（p.271）

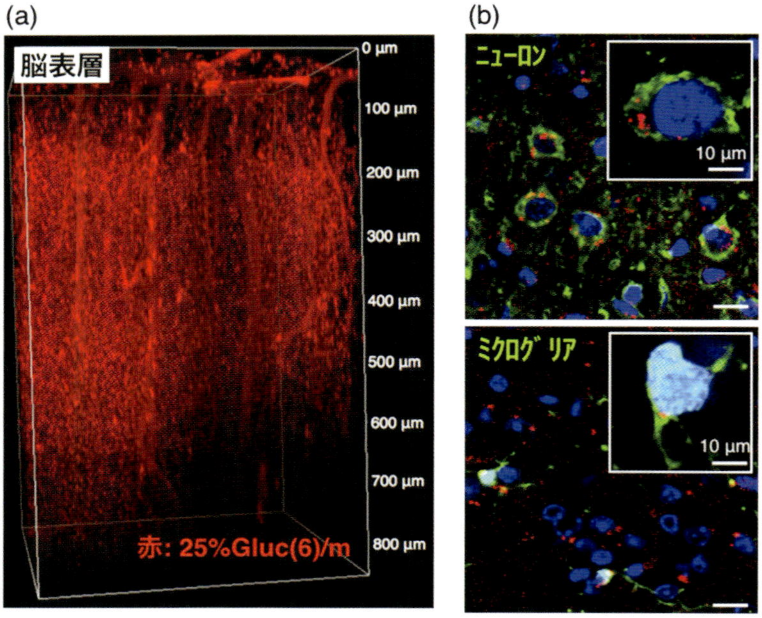

図 5　高分子ミセルの脳内分布評価（p.272）

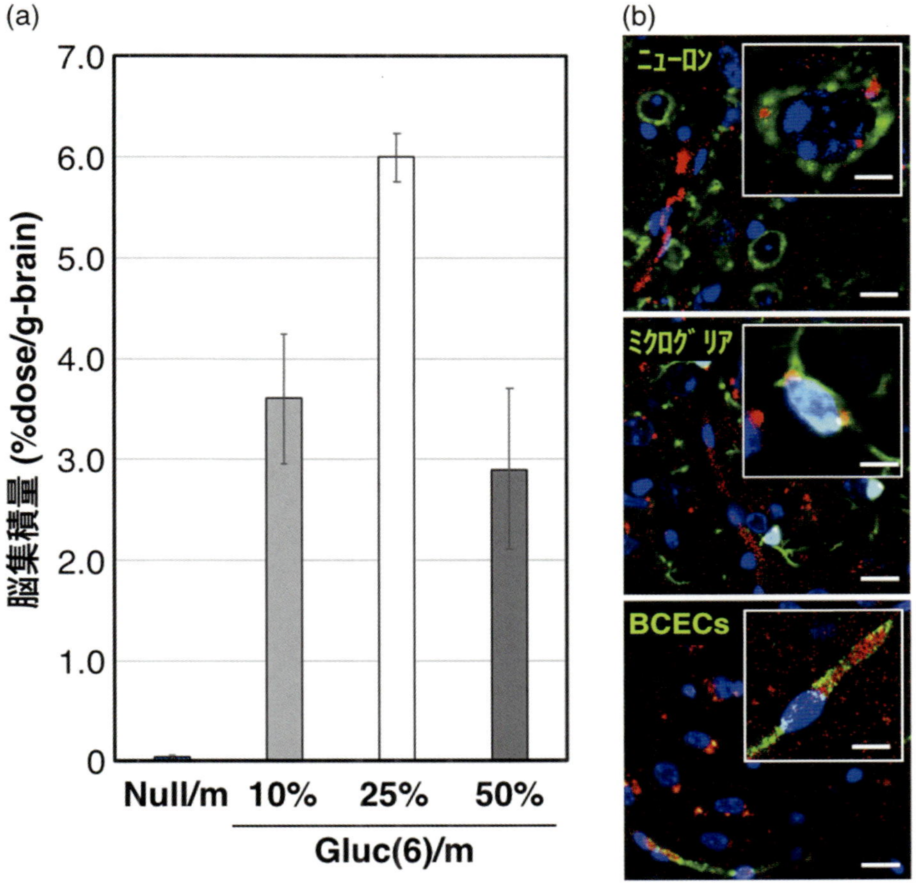

図６　表層のグルコース密度の異なる高分子ミセルの脳集積性および脳内分布（p.273）

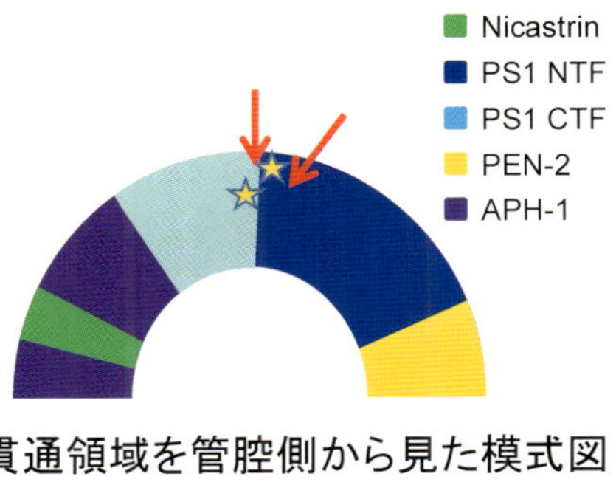

図３　基質はどこから触媒部位に入るのか？（p.285）

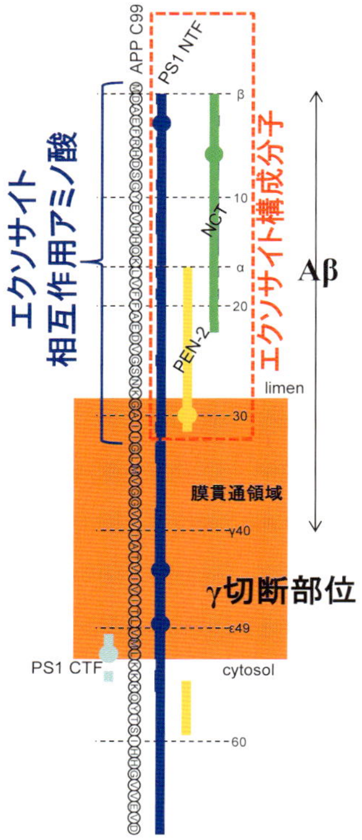

図 6　APP-C99 結合部位の
まとめ（p.286）

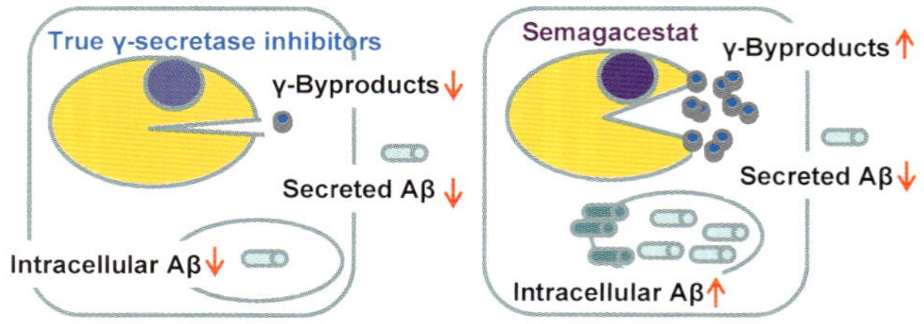

図 11　Semagacestat による偽阻害（p.289）

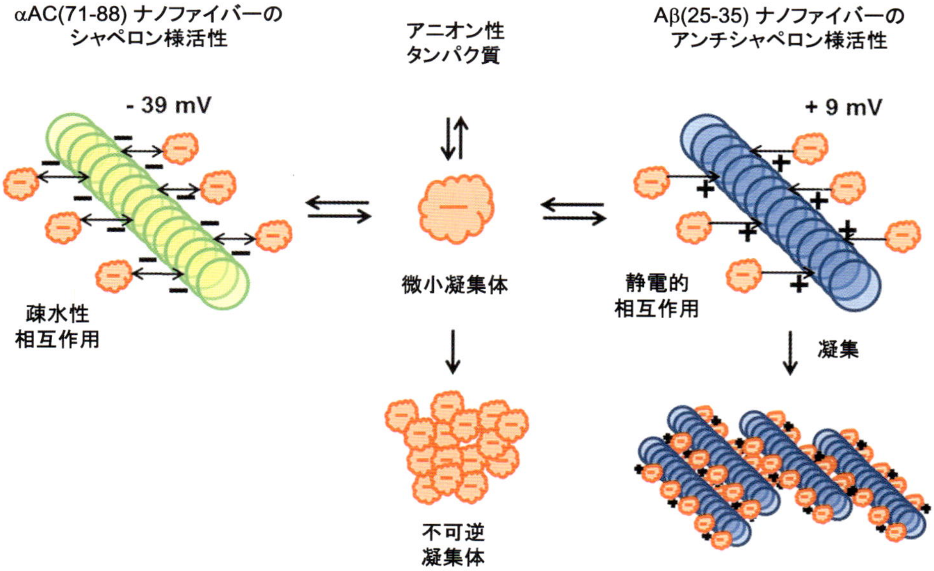

図 5　αAC（71-88）ナノファイバーおよび Aβ（25-35）ナノファイバーと
アルコールデヒドロゲナーゼ熱凝集体との相互作用。（p.300）

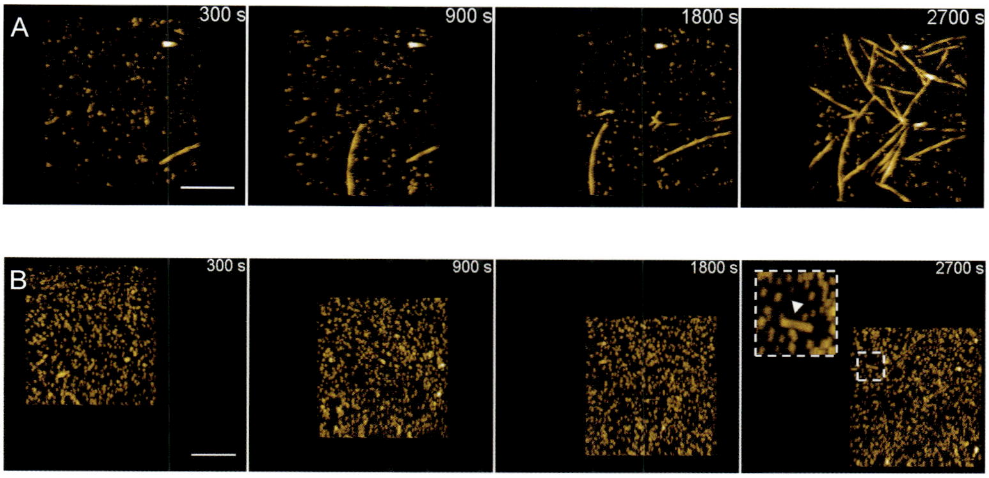

図３　高速原子間力顕微鏡を用いたＡ$\beta_{1\text{-}42}$凝集の観察（p.308）

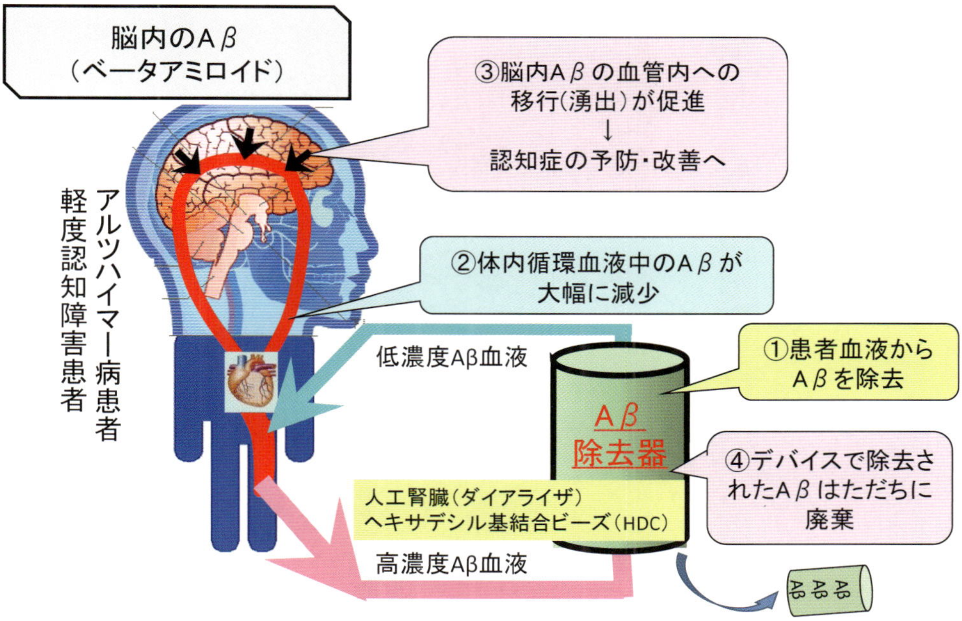

図１　血液浄化によるアルツハイマー病治療システム
E-BARS（Extracorporeal Blood Ａβ Removal System）概念図（p.320）

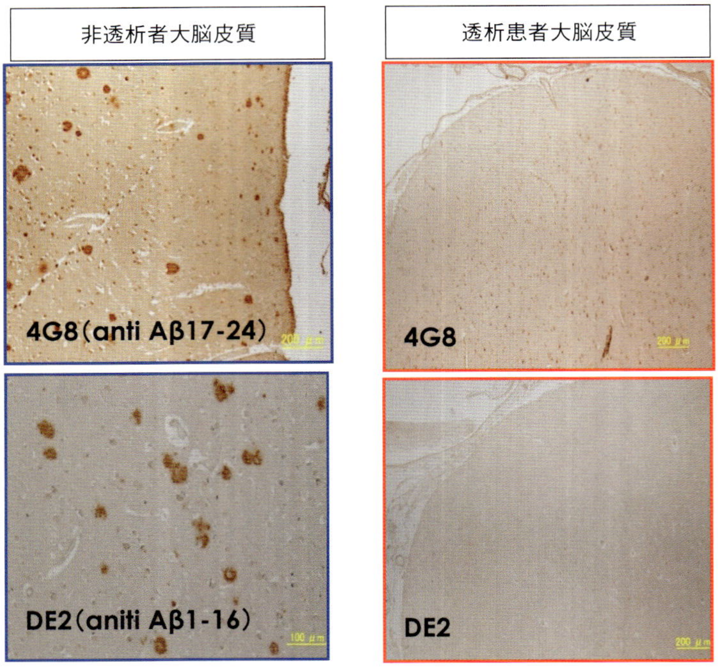

a)　透析，非透析患者での老人斑（Aβ沈着）の比較
図８　透析患者脳のAβ沈着（p.327）

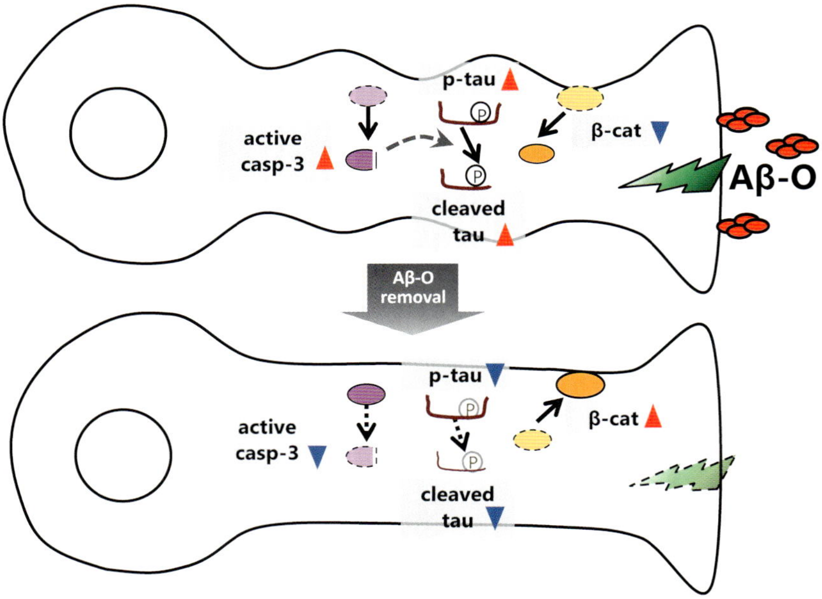

図４　Aβオリゴマーの神経毒性作用の可逆的性質（p.336）

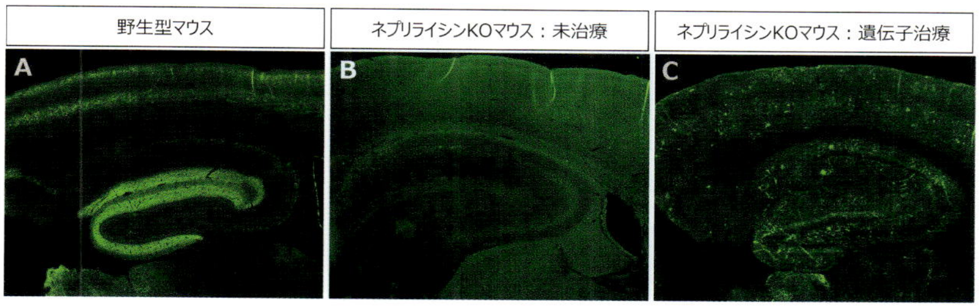

図２　マウスに遺伝子導入したネプリライシンの脳内での発現パターンと活性（p.342）

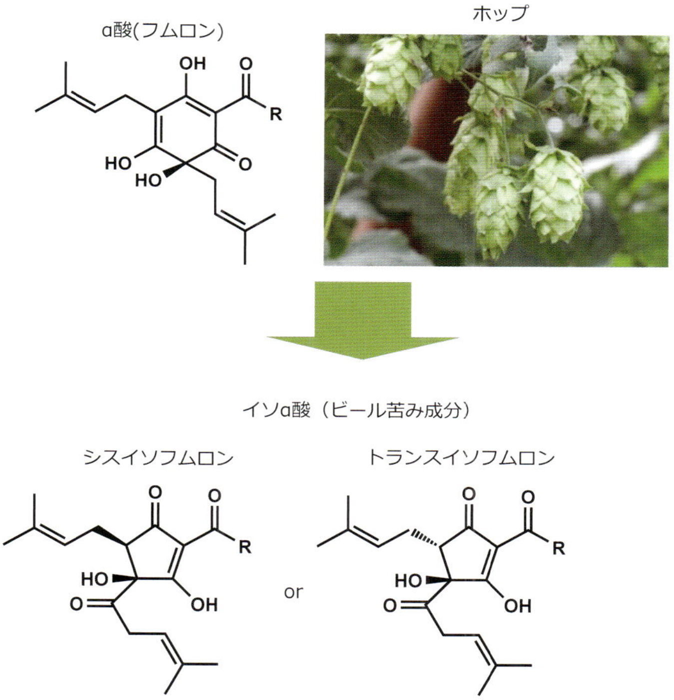

図１　ビール苦み成分イソα酸（p.350）

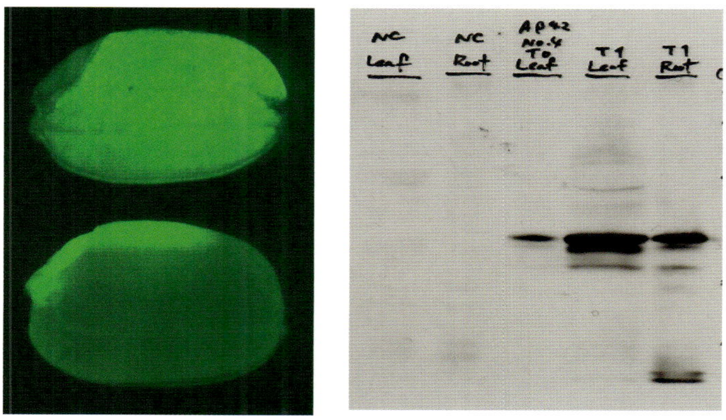

図３　Aβ発現イネ（p.365）

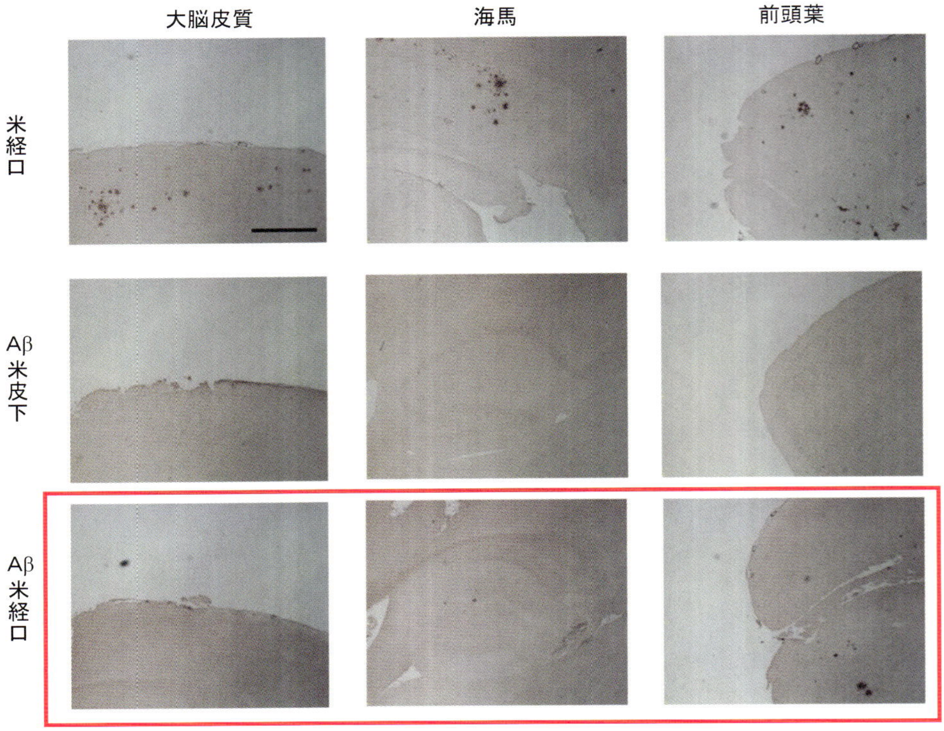

図５　ワクチン米の効果（p.367）

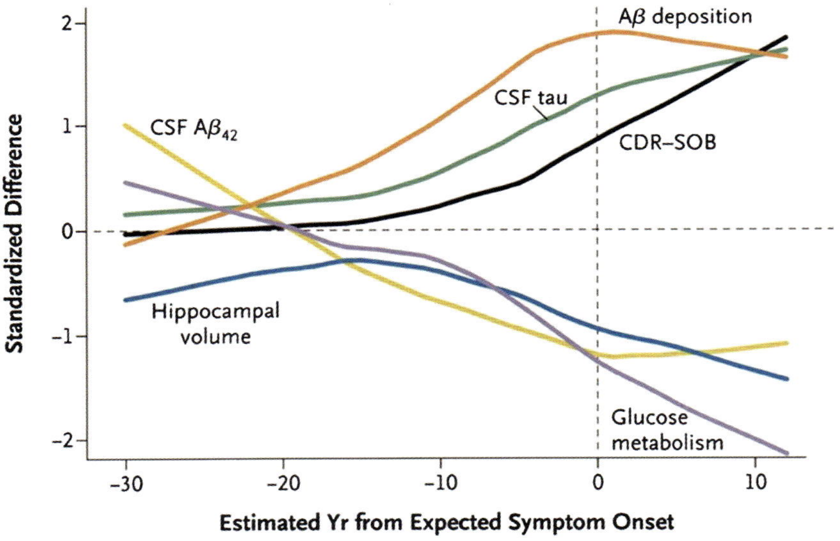

図１　遺伝性アルツハイマー病患者脳内における各種マーカーの発症前からの変化（p.379）

監修者・執筆者一覧

■監修者

新井　平伊　順天堂大学大学院医学研究科　教授

■執筆者(掲載順)

新井　平伊　順天堂大学大学院医学研究科　教授

山影　祐子　名古屋市立大学大学院薬学研究科

河野　孝夫　名古屋市立大学大学院薬学研究科　講師

服部　光治　名古屋市立大学大学院薬学研究科　教授

和氣　弘明　神戸大学大学院医学研究科　教授

加藤　大輔　マウントサイナイ大学　博士研究員

浅井　　将　東京理科大学薬学部　助教/前　長崎大学大学院医歯薬学総合研究科　助教

山本　一男　長崎大学医学部　准教授

星　美奈子　公益財団法人神戸医療産業都市推進機構先端医療研究センター神経変性疾患研究部　部長

武　　　洲　九州大学大学院歯学研究院　准教授

浜口　　毅　金沢大学附属病院神経内科　講師

山田　正仁　金沢大学大学院医薬保健研究域医学系　教授

西辻　和親　徳島大学大学院医歯薬学研究部　助教/和歌山県立医科大学医学部　講師

内村　健治　名古屋大学大学院医学研究科　特任准教授/フランス国立科学研究センターUMR8576-CNRS　研究ディレクター

朝本　紘充　日本大学生産工学部　専任講師

富田　泰輔　東京大学大学院薬学系研究科　教授

齊藤　　聡　国立研究開発法人国立循環器病研究センター脳神経内科　医師

Md. Shamim Hossain　九州大学大学院医学研究院　准教授

馬渡　志郎　株式会社レオロジー機能食品研究所　所長

藤野　武彦　九州大学名誉教授/株式会社レオロジー機能食品研究所　代表取締役

福永　浩司　東北大学大学院薬学研究科　教授

近藤　孝之　京都大学 iPS 細胞研究所　特定拠点助教/国立研究開発法人理化学研究所バイオリソース研究センター/革新知能統合研究センター　客員研究員

井上　治久	京都大学 iPS 細胞研究所　教授/ 国立研究開発法人理化学研究所バイオリソース研究センター　チームリーダー/革新知能統合研究センター　客員主管研究員
高島　明彦	学習院大学理学部/大学院自然科学研究科　教授
添田　義行	学習院大学理学部/大学院自然科学研究科　助教
鈴掛　雅美	公益財団法人東京都医学総合研究所認知症プロジェクト　主任研究員
長谷川成人	公益財団法人東京都医学総合研究所認知症高次脳機能研究分野　分野長
奥村　正樹	東北大学学際科学フロンティア研究所　助教
稲葉　謙次	東北大学多元物質科学研究所　教授
濱田　耕造	国立研究開発法人理化学研究所脳科学総合研究センター　研究員
御子柴克彦	国立研究開発法人理化学研究所脳科学総合研究センター　チームリーダー
藤田　慶大	東京医科歯科大学難治疾患研究所　助教
岡澤　　均	東京医科歯科大学難治疾患研究所　教授
酒谷　　薫	日本大学工学部/医学部　教授
大山　勝徳	日本大学工学部　准教授
胡　　莉珍	日本大学工学部　研究員
森保　純子	株式会社トータルブレインケア『認知機能の見える化』研究所 主任研究員
河越　眞介	株式会社トータルブレインケア　代表取締役社長
徳田　隆彦	京都府立医科大学分子脳病態解析学講座　教授
内田　和彦	筑波大学医学医療系　准教授
鈴村　彰太	国立研究開発法人国立長寿医療研究センターリハビリテーション科 作業療法士
近藤　和泉	国立研究開発法人国立長寿医療研究センター　副院長/ リハビリテーション科・部　部長
田中　久弥	工学院大学情報学部　教授
馬原　孝彦	東京医科大学高齢総合医学分野　准教授
羽生　春夫	東京医科大学高齢総合医学分野　教授
落石　知世	国立研究開発法人産業技術総合研究所バイオメディカル研究部門 主任研究員
戸井　基道	国立研究開発法人産業技術総合研究所バイオメディカル研究部門 グループ長・主任研究員
樋口　真人	国立研究開発法人量子科学技術研究開発機構放射線医学総合研究所 チームリーダー
渡邊　裕之	京都大学大学院薬学研究科　助教
小野　正博	京都大学大学院薬学研究科　教授

桑原　宏哉	東京医科歯科大学大学院医歯学総合研究科　特任助教
横田　隆徳	東京医科歯科大学大学院医歯学総合研究科　教授
澤田　　誠	名古屋大学環境医学研究所　教授
鈴木　弘美	名古屋大学環境医学研究所　助教
安楽　泰孝	東京大学大学院工学系研究科　特任助教/公益財団法人川崎市産業振興財団ナノ医療イノベーションセンター　客員研究員
片岡　一則	東京大学名誉教授・特任教授/公益財団法人川崎市産業振興財団副理事長・ナノ医療イノベーションセンター　センター長
福原　　潔	昭和大学薬学部　教授
水野　美麗	昭和大学薬学部　助教
福森　亮雄	国立研究開発法人国立長寿医療研究センター分子基盤研究部　室長/大阪大学大学院医学系研究科　招へい准教授
丸山　理気	大阪大学大学院医学系研究科
柳田　寛太	大阪大学大学院医学系研究科　特任研究員
金山　大祐	大阪大学大学院医学系研究科　講師
篠原　　充	国立研究開発法人国立長寿医療研究センター分子基盤研究部　室長/大阪大学大学院医学系研究科　招へい准教授
里　　直行	国立研究開発法人国立長寿医療研究センター分子基盤研究部　部長/大阪大学大学院医学系研究科　招へい教授
工藤　　喬	大阪大学大学院医学系研究科　教授
田上　真次	大阪大学大学院医学系研究科　助教
大河内正康	大阪大学大学院医学系研究科　講師
和久　友則	京都工芸繊維大学分子化学系　助教
田中　直毅	京都工芸繊維大学分子化学系　教授
小野賢二郎	昭和大学医学部　主任教授・診療科長
森豊　隆志	東京大学医学部　教授/付属病院臨床研究支援センター　センター長
北口　暢哉	藤田保健衛生大学医療科学部　特任教授（2018年10月に藤田医科大学に名称変更）
川口　和紀	藤田保健衛生大学医療科学部　講師（2018年10月に藤田医科大学に名称変更）
荒木　　亘	国立研究開発法人国立精神・神経医療研究センター神経研究所　研究員
荒木由美子	順天堂大学医学部　非常勤助教
八田　大典	長崎大学大学院医歯薬学総合研究科
岩田　修永	長崎大学大学院医歯薬学総合研究科　教授
阿野　泰久	キリン株式会社 R&D 本部健康技術研究所
中山　裕之	東京大学大学院農学生命科学研究科　教授

和才　昌史　九州大学大学院農学研究院
立花　宏文　九州大学大学院農学研究院　教授
石浦　章一　同志社大学生命医科学部　特別客員教授
嶋田　裕之　大阪市立大学大学院医学研究科　特任教授
篠原もえ子　金沢大学大学院医薬保健研究域医学系　特任准教授
色本　　涼　慶應義塾大学医学部　特任助教/
社会福祉法人桜ヶ丘社会事業協会桜ヶ丘記念病院精神科　医長
佐渡　充洋　慶應義塾大学医学部　専任講師

▶ 目　次 ◀

第２節　アミロイドβの蓄積に関わる構造糖鎖の発見　　西辻　和親，内村　健治

第３節　樹脂チューブを分離場とするアミロイドβ凝集体の分離分析技術の開発

朝本　紘充

第４節　セクレターゼ構造活性相関に基づくアミロイドβ産生抑制メカニズム

富田　泰輔

第３章　アミロイドβの蓄積抑制物質と作用メカニズム

第１節　脳の“リンパ”機能を促進する新規アルツハイマー病治療薬の可能性

齊藤　聡

第３節　異常タウタンパク質の構造と伝播メカニズム　鈴掛　雅美，長谷川　成人

第５章　その他発症に関わるたんぱく質

第１節　PDI ファミリー酵素による小胞体のタンパク質品質管理機構

奥村　正樹，稲葉　謙次

第２節　小胞体カルシウムチャネルの動作メカニズム　濱田　耕造，御子柴　克彦

第３節　凝集前病態の解明に基づくアルツハイマー病の新規 DMT 開発

藤田　慶大，岡澤　均

第２編　診断から予防への取組み

第１章　診断法の開発

第3章　血液脳関門へのアプローチ

第1節　血液脳関門通過性 DDS の開発　桑原　宏哉，横田　隆徳

第2節　血液脳関門通過たんぱく質の開発　澤田　誠，鈴木　弘美

第3節　血液脳関門を効率的に通過する高分子ミセルの開発　安楽　泰孝，片岡　一則

第4章　創　薬

第1節　アミロイドβを標的としたアルツハイマー病治療薬の開発
福原　潔，水野　美麗

第５章　新規治療法の開発

第１節　血中アミロイドβ除去によるアルツハイマー病治療システムの開発

北口　暢哉，川口　和紀

第２節　アミロイドβオリゴマー除去によるアルツハイマー病態回復の可能性

荒木　亘，荒木　由美子

第３節　ウイルスベクター等を用いたアルツハイマー病の遺伝子治療法の開発

八田　大典，岩田　修永

第６章　予防と改善効果のある物質の開発

第１節　ホップ由来ビール苦味成分イソα酸によるアルツハイマー病の予防効果

阿野　泰久，中山　裕之

第２章　認知症コホート研究に基づくロスマリン酸含有ハーブ抽出物によるアルツハイマー病予防法の開発

第３章　経済損失から見た認知症の社会問題 ―日本における認知症の社会的コスト･インフォーマルケアコスト―

序　論　アルツハイマー病研究の課題と今後の展望

順天堂大学　新井　平伊

1 はじめに

今，我が国は超高齢社会を迎えている。認知症対策は医学的のみならず社会学的にも経済的にも最大の課題となっていることは言を待たない。このような時期における本誌の発行はまさにタイムリーであるといえるが，発刊に当り，アルツハイマー病研究の現在の課題を概観し，加えて今後の展望についても述べ，本誌の序としたい。

認知症については，その概念が以前に比べ広義に捉えるのが国際的に主流であるため，医学的に言えば原因疾患は無数に及ぶといえる。しかし，それらの中での代表は，4大原因疾患として知られる通り，アルツハイマー病(AD)，レビー小体病(LBD)，血管性認知症(VD)，そして前頭側頭葉認知症(FTD)であり，なかでもADは約6割を占めるほどである。したがって，認知症の克服という意味では，そして研究の歴史や発展から考えてもAD研究が一番リードしていることもあり，ADを対象とすることが意義深い。ここでは，3つの観点から，つまりAD研究の流れの中で今という段階の意義について，次にADの発症機序に関する仮設について，そして最後にADという疾病からみた基礎研究の意義についてふれてみる。

2 AD研究は道半ば？

いかなる疾患でも同じであるが，基礎研究から臨床に及ぶ一連の研究の最終目標は治療薬の開発であろう。基礎研究では，病態生理から始まって神経病理に至るまで行われ，その病変を基に治療仮説が生まれ，そこから開発された薬剤が臨床研究で試され，最終的には副作用と有効性のバランスで実用性が判定される。

さて，AD研究においてはどの位進んでいるだろうか？　私は，AD研究は峠を越えたとの感がある。つまり，最初のところのetiologyは未だ明確ではないものの，アミロイド蛋白やタウ蛋白に関連する基礎から臨床に至るまで広く研究され，治験としても第3相まで次世代の治療薬候補が検討されている。1906年にAlois Alzheimerにより最初の症例報告があってからこれまでの一世紀余はまさにAD研究の世紀であったといっても過言ではない。この意味で，本誌によりこれまでのそして今後のAD研究の第一線がレビューされることは意義深い。そして，大局的にみれば，etiologyの完全解明が1つ，もう1つがADの変性過程に介入しその病的過程をストップするもしくは認知機能を回復しうる効果の薬剤開発，これら2つは真逆のベクトルではあるがAD研究の最終目標であり，結果的には相補的な関係になる。

3 AD発症機序に関する仮説について

ADの発症機序については，様々な仮説がこれまでも提唱され，その妥当性も相反する知見が報告され，現時点で確立したものはない。いうまでもなく，仮説といっても，AD病理過程のどの段階を解釈しようとするかにもよる。

現在のAD治療薬は，AD死後脳における神経伝達物質研究の成果を基に生まれた「コリン仮説」から開発されたものである。しかし，etiology ⇒ pathology ⇒ dysfunction ⇒

symptom という一連の流れを考えると，この仮説はかなり下流に位置するものであり，疾病の成り立ちを考えればごく一部をとらえた仮説にすぎない。しかし，一方で，一部に関する仮説でも妥当性が高いものであれば，そこから考案された薬剤の効果は下流のものほど臨床上の変化は現れ易いともいえる。したがって，アセチルコリンエステラーゼに対する拮抗薬は臨床症状の改善が得やすいといえる。

さて，アルツハイマー病に仮説として最有力なのはアミロイド仮説であろう。最初の発症のスタートはまだ解明されていないが，その後の疾病の成り立ち全体をカバーする意味でも意義深いといえる。この仮説についても未だに議論の余地はかなり残るが，現在の次世代治療薬はこの仮説に基づいて開発されており，また一方でアミロイド関係の治験がドロップアウトする流れの中で，次はタウ蛋白に関与する治験薬も現在積極的な展開を見せている。いずれにしてもアミロイド仮説の上流・下流の関係である。しかし，両者の蛋白変化も結局は何らかの神経細胞変性過程での結果としての生体の反応である可能性は十分にある。したがって，アミロイドβ蛋白よりもさらに上流の変化に興味がもたれる。

それは何であろうか？　これまでも遺伝因子や環境因子，さらにはウイルス感染説等々多くの仮説が提唱され，検討が加えられてきている。しかし，家族性 AD を除いて，孤発性 AD に関しては未だアポリポ蛋白遺伝子を超える遺伝的危険因子は見つかっていない。

4　AD における基礎研究の限界と可能性

基礎から臨床に繋がる一連の様式はいずれの疾病においても共通しているが，AD ほど広範に研究が展開されているものはなく，また基礎研究の成果が臨床に反映されている成功例の代表ともいえよう。本書の構成を眺めてみれば一目瞭然である。

ヒトにおける疾病は概してそうであるが，特にヒトで特有に発達した前頭葉を中心にした高次皮質機能を巻き込んだ精神障害や認知症の病態は，ラットやマウスで，いやサルでも完全なる再現は難しいのであろう。しかし，病態の一部を捉えて，そこに関わる物質の解明やその異常の意味を明らかにしていくことは基礎研究の得意とするところである。したがって，その検討対象とした病態の一部が，AD の疾病の成り立ちにおいてキーポイントとなるものであれば，何らかの新しい診断法や治療法が生まれるかもしれない。そうでなければ，基礎研究は進むほどに，AD 病態の本質とは乖離していくことになる。そして，いかに基礎研究で有望な結果が得られたとしても，上述の理由からヒトではその期待通りの成果があがるとは簡単に考えられない。AD モデル動物では十分な成果が得られた次世代治療薬候補が，臨床試験（治験）において有意な結果が得られず臨床応用からはドロップアウトする例はこれまでも何度も経験している。これらの問題を解決できる方法の 1 つは，AD 患者から作成した iPS 細胞を用いることで，ヒトにおける AD 病変を再現でき，その病変へ介入することで新たな治療法の示唆が得られるかもしれない。

以上，いくつかの観点から AD 研究の課題と今後の展望について私見を論じた。現在の基礎・臨床研究の流れの中で注目されるのは，AD の疾病概念が，生物学的マーカーを基に操作的に診断することにより，臨床症状発現前の軽度認知障害(MCI：mild cognitive impairment)まで含むように拡大していることがある。また，最近のADに対する治験は，このMCIを対象とするものが多いことも注目される。一方では，ごく最近のニュースとして，フランスではAD治療薬のコリンエステラーゼ阻害薬が医療保険適用から外れるという現象も起きている。このように，AD研究は，最終的ゴールの1つとして疾病修飾薬(Disease modifying drug)の誕生があるが，その夜明け前の混乱があるのかもしれない。本書は，そのような時期にAD研究の流れや広がりが一冊にまとめられたものであり，基礎から臨床研究に関わる研究者にとって大いに役立つものであろう。

第１編　発症と原因たんぱく質

第１章　発症メカニズム仮説

第１節　リーリンによるアルツハイマー病抵抗メカニズムと，リーリン分解酵素の特定

名古屋市立大学　山影　祐子
名古屋市立大学　河野　孝夫　名古屋市立大学　服部　光治

1　はじめに

脳が正常な機能を発揮するためには，神経のネットワーク形成が重要である。分泌タンパク質リーリンは，脳の層構造が破綻した自然発症の変異マウス「*reeler*」から同定されたタンパク質であり，発生期の神経細胞移動を制御する分子として注目を浴びた。また近年，リーリンがアルツハイマー病の発症や進行に対して抑制的に働くことを示唆する研究結果が多数報告されてきた。したがって，リーリン機能の増強は，アルツハイマー病の治療につながると考えられている。しかし，リーリンの機能制御機構は不明であり，リーリン機能を増強させるアイディアは存在しなかった。本稿では，リーリンとアルツハイマー病に関する分子メカニズムを概説し，最近筆者らが見出したタンパク質分解によるリーリンの不活化機構，及びリーリン分解酵素の同定について紹介したいと思う。そして最後にリーリン分解酵素を標的としたアルツハイマー病治療の可能性について述べる。

2　リーリンの構造と機能

リーリンは3,461ものアミノ酸から成る巨大なタンパク質で，N末端領域，8回の繰り返し構造(リーリンリピート：RR)，C末端領域から構成される[1](**図1**)。リーリンは受容体であるアポリポタンパク質受容体2(ApoER2)や超低密度リポタンパク質受容体(VLDLR)に結合する[2)3)]。これにより細胞内タンパク質Dab1がリン酸化され，次いで様々な下流シグナルが活性化されると考えられている[4)5)]。例えば，Dab1がリン酸化されると，ホスファチジルイノシトール3-キナーゼ(PI3K)/Akt経路が活性化する。その結果，グリコーゲン合成酵素キナーゼ3β(GSK3β)の酵素活性が低下し，タウのリン酸化が抑制される[3)]。またDab1のリン酸化はCrk/CrkLとC3Gの複合体形成を促進し，Rap1を活性化する[6)]。Rap1に続くインテグリンの活性化は，発生期の最終段階における神経細胞移動に必須である[7)]。

また，リーリンは神経細胞の樹状突起形成を正に制御(分岐数増加や伸長)し[8)9)]，興奮性シナプスの数も増加させる[10)11)]。さらに，リーリンはシナプス可塑性にも深く関与している[4)5)12)]。例えば，リーリンはNMDA型グルタミン酸受容体のリン酸化を促進することでCa^{2+}の流入量を増加させ，記憶や学習で重要となる長期増強を誘導する[13)]。また，マウス脳室へのリーリン投与により，シナプス可塑性が上昇し，記憶能力も向上すると報告されている[14)]。最

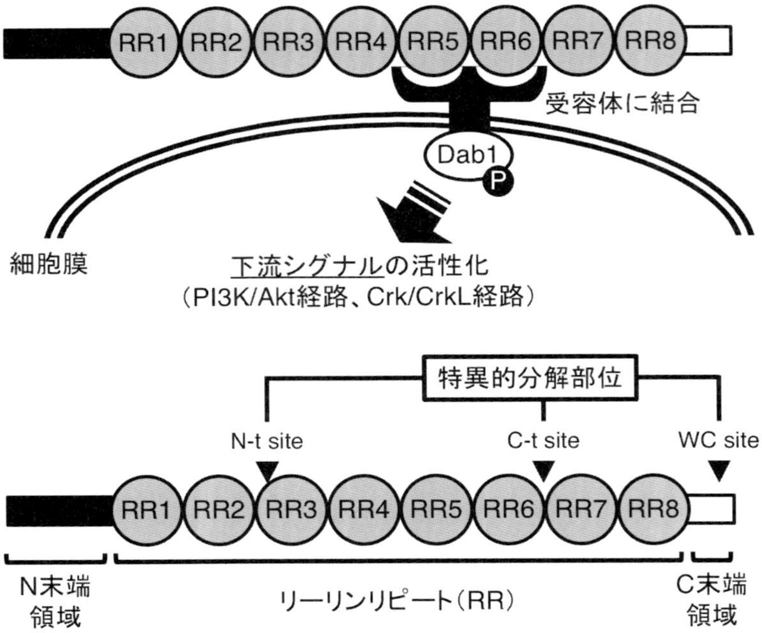

図1　（上）　リーリンのシグナル伝達機構,
（下）　リーリンの構造と特異的分解部位

後に，リーリンは成体脳における神経新生に対しても促進的に働く[11)15)]。

以上のようにリーリンは成体脳でも多くの機能をもつことが提唱されており，特筆すべきことはほぼ全ての論文において，「リーリンは，神経回路形成や機能を正に制御する＝リーリンの減少は悪い結果につながる」という結論になっていることである。

3　リーリンの特異的分解

リーリンは分泌後に3ヵ所で特異的な分解を受ける（図1）[16)17)]。すなわち，リーリンリピート3（RR3）内（N-t分解），RR5と6の間（C-t分解），C末端領域内のWC分解である。このうち，N-t分解はリーリンのDab1リン酸化能をほぼ消失させる[18)]。C-t分解[19)]やWC分解[17)]もリーリンのDab1リン酸化能を低下させるが，ゼロにするわけではない。また，脳ではN-t分解による断片が最も多く存在し，N-t分解が脳におけるリーリンの主要な不活化経路であると考えられる。

4　リーリンとアルツハイマー病

リーリンは精神神経疾患との関連に着目した研究も盛んに行われており，アルツハイマー病態に対するリーリンの効果や詳細な分子メカニズムも議論されている。列挙すると以下のようなものがある。

①　日本人のアルツハイマー病患者死後脳を用いた網羅的遺伝子発現解析において，有意に発

現が変化する遺伝子が8種類同定され，うち1つがリーリン(患者で減少する)であった[20]。

② アルツハイマー病患者の脳内ではリーリン発現細胞が減少している[21]。

③ アルツハイマー病患者の脳や脳脊髄液中では，リーリンのN-t分解が亢進している[22][23]。

④ リーリンはアミロイドβペプチド(Aβ)の産生[24][25]，凝集[26]，および毒性発現[27]を強力に抑え，成体特異的にリーリンを欠損させたマウスはAβの毒性に対して脆弱になる[28]。

⑤ リーリン欠損マウスではタウのリン酸化が亢進する[3][29]。また，Dab1ノックアウト(KO)マウス，ApoER2 KOマウス，VLDLR KOマウスでもタウのリン酸化が亢進する[30]。

⑥ Braakステージ(神経原線維変化ステージ)の高いアルツハイマー病患者では，全長リーリン量およびN-t分解産物量が健常者と比較して多く見られる[31]。

⑦ アルツハイマー病モデルマウスをリーリンヘテロ欠損にすると症状が悪化し[29]，逆にアルツハイマー病モデルマウスにリーリンを過剰発現すると症状が改善する[26]。

上記の通り，リーリンがアルツハイマー病態に働きかけるその分子メカニズムは諸説ある。しかし，いずれの報告にも共通しているのは，リーリンがアルツハイマー病の発症や進行に対して抑制的に働くという点である(**図2**)。したがって，ヒトの脳内でリーリンの量を増加させたり，リーリンの活性を増強させたりすることができれば，アルツハイマー病が治療できると考えられる。しかし，リーリンタンパク質の脳内への直接投与や，リーリン遺伝子を脳へ導入する方法はいずれもヒトへの侵襲が大きく，現実的な治療としては難しいだろう。ではリーリンの活性を増強する方法はどうだろうか？　リーリンの活性はN-t分解により負に制御されるので，N-t分解を担う酵素を阻害すればリーリンの活性を大きく増強できると考えられる。酵素の阻害となればヒトの治療への応用も可能であろう。しかし，これまでにリーリンのN-t分解を担う酵素は同定されていなかった。そこで筆者らはリーリンのN-t分解を担う酵素の同定を試みた。

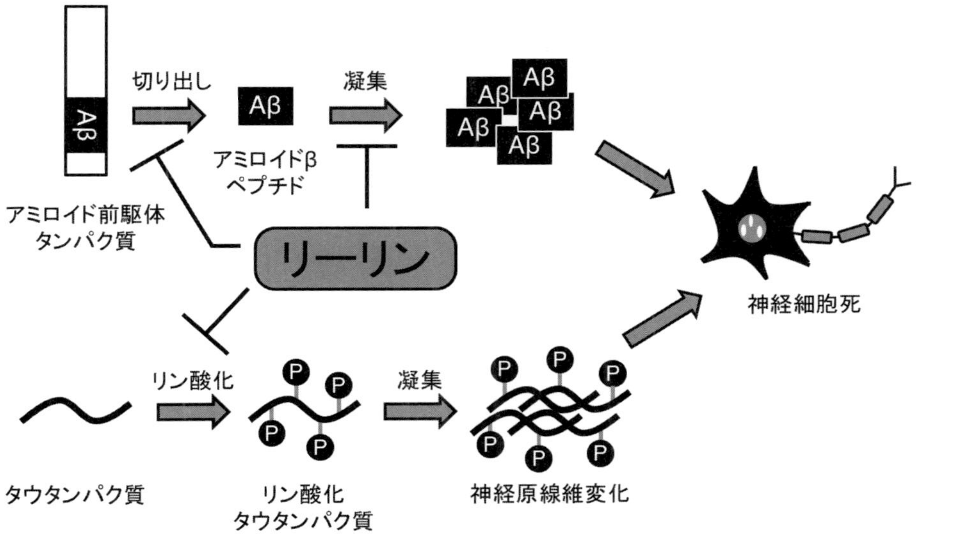

図2　リーリンはアルツハイマー病態に対して抑制的に働く

5　リーリン N-t 分解を担う酵素の同定

5.1　ADAMTS-4

先行研究から，リーリンのN-t分解を担う酵素が亜鉛要求性のメタロプロテアーゼであること[32)33)]，および，Proprotein convertase(PC)ファミリーに属するプロテアーゼによって，不活性体から活性化体へ変換されること[18)]が明らかとなっていた。また，筆者らは，このリーリン分解酵素がヘパリンに親和性を持つことも見い出した。以上の条件を満たす酵素群として，A disintegrin and metalloproteinase with thrombospondin(ADAMTS)ファミリーおよびMatrix metalloprotease(MMP)ファミリーに属する分子が候補と考えられた。そこで初代培養神経細胞に各種のMMP阻害剤を添加したところ，高濃度のMMP inhibitor Ⅲを添加した時のみ，リーリンのN-t分解が抑制されたが，それ以外の阻害剤はほぼ効果がなかった。この結果は，リーリンのN-t分解にMMPが関与している可能性が低いことを示唆していた。

一方，ADAMTS ファミリーに属するADAMTS-4は高濃度MMP inhibitor Ⅲによって阻害されることが報告されていた[34)]。そこでリコンビナントADAMTS-4のリーリンN-t分解活性を測定したところ，ADAMTS-4はリーリンのN-t分解活性を有することがわかった[35)]。しかし，ADAMTS-4はN-t分解能だけでなくC-t分解能も示すこと，および，初代培養神経細胞中に発現が確認できなかったことから，脳でリーリンのN-t分解を担う主要な酵素ではないことが明らかとなった[35)]。

5.2　ADAMTS-3

筆者らは，マウス初代培養神経細胞の培養上清を回収してカラムで分離後，リーリンのN-t分解活性を有するフラクションを回収し，質量分析によりリーリンN-t分解活性を持つ分子の同定を試みた。その結果，ADAMTS-3という酵素の同定に成功した[36)]。ADAMTS-3はADAMTS-4と同様にADAMTSファミリーに属する分泌型のメタロプロテアーゼであり，PCファミリーの一員であるFurinによって切断を受けることで活性化する。これは先行研究で報告されていたリーリンN-t分解酵素の特徴とも一致していた。生体脳でのリーリンN-t分解に対するADAMTS-3の寄与を明らかにするため，ADAMTS-3 KOマウスを入手し，解析を進めた。その結果，ADAMTS-3 KOマウス由来の初代培養神経細胞の培養上清中には，リーリンN-t分解活性が全く検出されなかった[36)]。このことから，培養上清中のリーリンN-t分解を担う主要な酵素はADAMTS-3であることが証明された。さらに，胎生期のマウス大脳皮質および海馬で，リーリンN-t分解量が著しく低下することがわかった[36)]。以上のことからADAMTS-3は胎生期の脳内でリーリンのN-t分解を担う主要な酵素であることが強く示唆された。また，生後脳においても，ADAMTS-3がリーリンのN-t分解に寄与することがわかった[36)]。しかし，胎生期と比較して生後では，N-t分解産物が増加する傾向にあったため，生後ではADAMTS-3以外の酵素がリーリンN-t分解の一部を担うと推察される。

6　ADAMTS-3 の抑制によってリーリン機能が増強される

リーリンは受容体に結合することで Dab1 のリン酸化を誘導し，タウのリン酸化を抑制する[3]。そこで，ADAMTS-3 の阻害によってリーリンの下流シグナルが増強するのかを，ADAMTS-3 KO マウスの総 Dab1 量とリン酸化タウの量を解析することで評価した。その結果，ADAMTS-3 KO マウスの大脳皮質および海馬では，総 Dab1 量が減少することがわかった。Dab1 はリン酸化されるとプロテアソームにより迅速に分解されるため[37]，総 Dab1 量の減少は Dab1 のリン酸化亢進を意味する。

また，ADAMTS-3 KO マウスでは，リン酸化タウの量が減少していた[36]。したがって，ADAMTS-3 KO マウスではリーリンの N-t 分解が抑制されることにより，リーリンの機能が増強されていることが示唆された。これに加え，ADAMTS-3 KO マウスでは深層神経細胞の樹状突起分岐の数と長さが増加することがわかった[36]。リーリンは樹状突起発達を正に制御することが知られており[9)10]，この結果は ADAMTS-3 欠損によりリーリンの機能が増強されたためであると考えられる。

7　リーリン分解酵素を標的としたアルツハイマー病治療の可能性

ADAMTS-3 KO マウスの結果から，ADAMTS-3 の阻害によりリーリンの N-t 分解が抑制され，リーリン機能を増強できることが明らかとなった。したがって，リーリンの分解酵素をターゲットとしたアルツハイマー病治療薬は有用であると期待される。しかし，先述の通り，成体脳では ADAMTS-3 以外のリーリン N-t 分解酵素の寄与も無視できないという結果も得ている。したがって，ADAMTS-3 以外に成体脳でリーリン N-t 分解を担う酵素を同定することも必要だと考えている。筆者らは既に，ADAMTS-3 と相同性が高く，機能的にも類似した ADAMTS-2 が成体脳でリーリンの N-t 分解を担うこと，ADAMTS-2 の抑制によりリーリン機能が増強されることを見出している。また，アルツハイマー病モデルマウスを用いて，アルツハイマー病態に対するリーリンの分解抑制効果を解析中である。

リーリン分解酵素をターゲットとしたアルツハイマー病治療を実現するにはまだいくつも証明しなければならないことが残されているが，数年以内にリーリン分解抑制効果を明らかにし，アルツハイマー病の新規治療法開発につなげていきたいと思う。

謝　辞

ADAMTS-3 KO マウスは国際ノックアウトマウス作製プロジェクトより入手した。質量分析による ADAMTS-3 の同定には，大学共同利用機関法人自然科学研究機構生理学研究所の深田正紀教授にご協力頂いた。この場をお借りして御礼を申し上げる。この研究は田辺三菱製薬㈱との共同研究によって行われた。

文　献

1) G. D'Arcangelo et al.,：*Nature.* **374**, 719(1995).
2) G. D'Arcangelo et al.,：*Neuron.* **24**, 471(1999).
3) T. Hiesberger et al.,：*Neuron.* **24**, 481(1999).
4) G. H. Lee and G. D'Arcangelo：*Front. Cell. Neurosci.* **10**, 122(2016).
5) C. R. Wasser and J. Herz：*J. Biol. Chem.* **292**, 1330(2017).
6) B. A. Ballif et al.,：*Curr. Biol.* **14**, 606(2004).
7) K. Sekine et al.,：*Neuron.* **76**, 353(2012).
8) S. Niu et al.,：*Neuron.* **41**, 71(2004).
9) T. Matsuki et al.,：*Cell.* **143**, 826(2010).
10) S. Niu et al.,：*J. Neurosci.* **28**, 10339(2008).
11) L. Pujadas et al.,：*J. Neurosci.* **30**, 4636(2010).
12) J. Herz and Y. Chen：*Nat. Rev. Neurosci.* **7**, 850(2006).
13) Y. Chen et al.,：*J. Neurosci.* **25**, 8209-16(2005).
14) J. T. Rogers et al.,：*Learn. Mem.* **18**, 558-64(2011).
15) C. M. Teixeira et al.,：*J. Neurosci.* **32**, 12051(2012).
16) C. Lambert de Rouvroit et al.,：*Exp. Neurol.* **156**, 214(1999).
17) T. Kohno et al.,：*J. Neurosci.* **35**, 4776(2015).
18) S. Kohno et al.,：*Biochem. Biophys. Res. Commun.* **380**, 93(2009).
19) Y. Sato et al.,：*J. Biochem.* **159**, 305(2015).
20) A. Miyashita et al.,：*Transl. Psychiatry.* **4**, e396(2014).
21) J. Chin et al.,：*J. Neurosci.* **27**, 2727(2007).
22) J. Saez-Valero et al.,：*J Neurosci Res.* **72**, 132(2003).
23) A. Botella-López et al.,：*Proc. Natl. Acad. Sci. U. S. A.* **103**, 5573(2006).
24) H. S. Hoe et al.,：*J. Biol. Chem.* **281**, 35176(2006).
25) H. C. Rice et al.,：*Biochemistry.* **52**, 3264(2013).
26) L. Pujadas et al.,：*Nat. Commun.* **5**, 3443(2014).
27) M. S. Durakoglugil et al.,：*Proc. Natl. Acad. Sci. U. S. A.* **106**, 15938(2009).
28) C. Lane-Donovan et al.,：*Sci. Signal.* **8**, ra67(2015).
29) S. Kocherhans et al.,：*J. Neurosci.* **30**, 9228(2010).
30) J. Brich et al.,：*J. Neurosci.* **23**, 187(2003).
31) I. Cuchillo-Ibañez et al.,：*Sci. Rep.* **6**, 31646(2016).
32) P. N. Lacor et al.,：*Proc. Natl. Acad. Sci. U. S. A.* **97**, 3556(2000).
33) Y. Jossin et al.,：*J. Neurosci.* **27**, 4243(2007).
34) J. L. Lauer-Fields et al.,：*Anal. Biochem.* **373**, 43(2008).
35) A. Hisanaga et al.,：*FEBS Lett.* **586**, 3349(2012).
36) H. Ogino et al.,：*J. Neurosci.* **37**, 3181(2017).
37) B. W. Howell et al.,：*Genes Dev.* **13**, 643(1999).

第 1 章　発症メカニズム仮説

第 2 節　ミクログリア異常による アルツハイマー病発症メカニズム

神戸大学　和氣　弘明　　マウントサイナイ大学　加藤　大輔

1　はじめに

脳内唯一の免疫細胞であるミクログリアは中枢神経系の様々な疾患で活性化し，神経保護作用もしくは神経毒性作用を発揮し，病態の進行に寄与する。このような研究はこれまで主に培養系を用いて行われ，一定の成果を収めてきた。近年，これに加えて光学技術の発達に伴い，生体でミクログリアを観察することが可能となり，その生理機能が明らかにされてくるとともに，その生理機能が破綻した結果病態が生じると言う考えが出てくるようになった。ミクログリアは生理的環境において発達期にシナプスの数および神経細胞の数を制御する。また成熟期においては周囲の環境を絶えず突起を動かしながら検出するとともに，シナプスに一定の頻度で接触し，その機能も修飾する。近年このような生理機能が破綻することによって発達障害や精神疾患を発症する可能性が示唆されている。本稿ではミクログリアのアルツハイマー病態時の変化について述べるとともに，その生理機能から明らかにされる病態への関与を議論したい。

2　背　景

ミクログリアは脳内唯一の免疫細胞であり，卵黄嚢に由来し胎生早期に脳内にアメボイド型に形態で浸潤する。その後脳内に定着し，突起を伸展させ，細胞体を縮小することでラミファイド型の形態をとるようになり，突起を絶え間なく伸展・退縮させることにより周囲の環境を監視する。さらに加齢や神経疾患および精神疾患において活性化し，その突起を退縮させることでアメボイド型に変化し，疾患の進行に寄与する。発達期において神経細胞およびシナプス数の制御をすることで神経回路形成に寄与し，このような発達期におけるミクログリアの機能が損なわれることで神経回路形成過程が損なわれ，発達障害・精神疾患を発症するという成果が出てきている[1)2)]。さらに成熟期においてもミクログリアは周囲を監視し，さらに神経細胞機能を修飾することで，神経回路活動に寄与する。このようなミクログリアの生理機能を理解することはアルツハイマー型認知機能障害のミクログリアの異常によるシナプス機能の異常を理解する上でも非常に重要である。本稿ではミクログリアのアルツハイマー病態時の変化について述べるとともに，その生理機能から明らかにされる病態への関与を議論したい(**図 1**)。

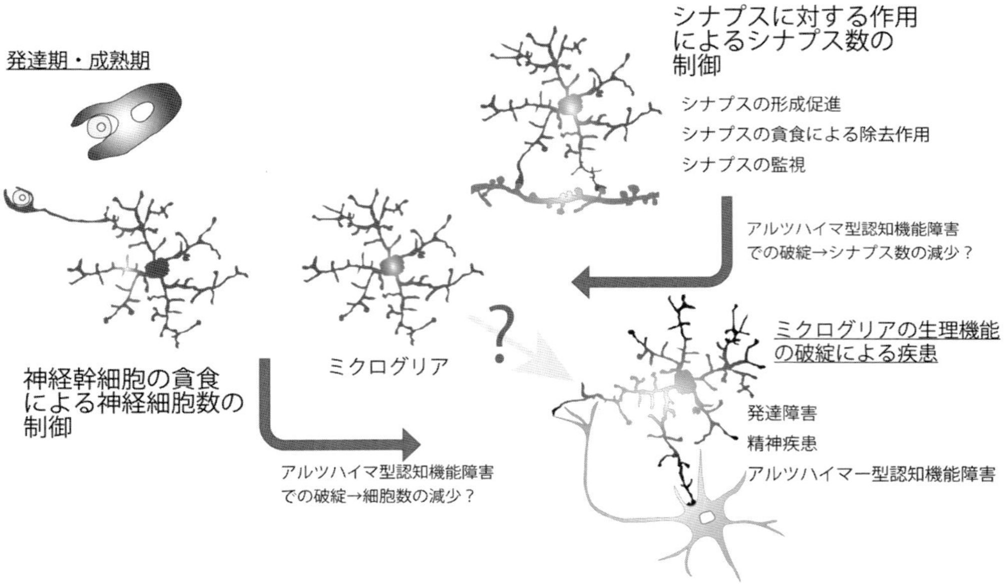

※口絵参照

図1　ミクログリアの生理機能とその破綻による病態

ミクログリアは神経細胞に対して種々の生理機能を持ち，これらが破綻することによって正常に神経回路の恒常性を維持することができなくなり，アルツハイマー型認知機能障害などの病態を発症する。

3　発達期におけるミクログリアの機能

胎生早期に卵黄嚢に由来し，中枢神経系に侵入してきたミクログリアはアメボイド型である。このようなアメボイド型のミクログリアはラミファイド型のミクログリアと発現遺伝子プロファイルが異なり，サイトカインや神経栄養因子の発現が高い。これらのサイトカインや神経栄養因子は神経発生における神経回路形成に大きく寄与する。神経回路の形成過程で，発生早期に様々な領域において，神経細胞はプログラム細胞死をおこし，適切な神経細胞数を保つ。ミクログリアは活性酸素を用いてこの神経細胞のプログラム細胞死を誘導し，これを貪食することで神経細胞数を制御することが可能である[3)]。これによって細胞数の調節に関与していることが小脳や大脳皮質など複数の領域で知られ，さらに領域毎にその特異性をもつことが知られている[3)4)]。アルツハイマー型認知機能障害の脳においてもミクログリアが再活性化していることが知られている。そのため，発達期におけるこれらの神経細胞数を制御するのに用いられる生理機能が作用し，神経細胞が貪食される可能性は十分にある。

4　ミクログリアによるシナプス制御

4.1　ミクログリアによるシナプス形成機構

またアルツハイマー型認知機能障害ではシナプスの現象が早期から認められることが知られている。このようなシナプス数の発達期における制御にもミクログリアが関与することが知られ，これらを検証することでアルツハイマー認知機能障害におけるシナプス異常とミクログリアを結びつけて考察することができる。生後発生早期におけるミクログリアはやや活性化型を示している。これらのミクログリアは樹状突起に接触することによってシナプス形成を促進することが示された。この現象はマウスにおいては8～10日齢のみで認められ，それ以降では認められない。またこの時期はそれ以降に比べてIba1で代表されるミクログリアの活性度が有意に上昇している。この時期におけるミクログリアを遺伝的に時期特異的に除去すると成熟期における機能的シナプスの減少を認める。さらに大脳皮質の感覚野において，4層～2/3層間のシナプス結合が同時期におこることが知られている。ミクログリアを時期特異的に除去したマウスにおいてこれらの機能的層間結合を検証したところ4～2/3層間の結合が減弱していることが明らかとなった[5)]。これは発達期におけるミクログリアによるシナプス形成促進作用が特定の神経回路形成に寄与することを意味する。このような神経回路形成への寄与は成熟期にもおこることが報告されている。運動学習においてミクログリアを除去したマウスは学習成績が悪く，さらに運動学習に必要とされるシナプスの可塑的変化のうちシナプスの新規形成が阻害されていることが示された。さらにミクログリア特異的に脳由来栄養因子(BDNF)を遺伝的に除去すると同様に新規スパインの形成が阻害されることで運動学習が損なわれることから，ミクログリアのBDNFは運動学習時に必要とされる新規スパインの形成に必要であると考えられる[6)]。アルツハイマー型認知機能障害においてはミクログリアの活性化を認めることから，このような神経栄養因子のシナプスに対する作用も生理状態とは異なることが十分に考えられる。またアルツハイマー型認知機能障害においては，学習・記憶の低下を認める。そのためミクログリアが活性化し，その生理機能が変容することで，これらの過程に必要とされるシナプスの可塑的変化が失われる可能性は考えられる。

4.2　クログリアによるシナプス除去作用

発達過程において，過剰に形成されたシナプスは経験依存的に刈り込まれ除去される。このようなシナプス除去過程は脳の様々な領野および神経筋接合部でもおこることが知られ，そのメカニズムについては神経筋接合部における研究で明らかになってきた。すなわち活動の高い神経終末が残り，それ以外の神経終末が発達過程で除去されることが知られている。網膜から上丘への投射を詳細に検討した研究によって，ミクログリアの関与が明らかとなった。発達過程においてこの終末はミクログリアに貪食され，シナプス除去過程が進むことが明らかとなった。また片眼にTTXを投与したマウスにおいてはTTXを投与した眼からの投射終末は反対側に比べてミクログリア内部にその終末を有意に多く認めることから，ミクログリアは神経活動の低い神経終末を貪食することが明らかとなった。またこの貪食には古典的補体カスケードが関与していることが示された[7)]。さらにミクログリアのフラクタルカイン受容体を遺伝的に欠失したマウスはこのシナプス除去過程が障害され，成熟期における機能的に未熟なシナプスの増加を認めた[8)]。加齢やアルツハイマー型認知機能障害の患者においてはこれらのシナプス除去作用が過剰におこる結果，シナプスの減少が引き起こされる可能性がある。

成熟期においてミクログリアは絶えずその突起を動かし，周囲を探索しながら1時間に1度，5分程度その突起をシナプスに接触させる[9)]。このシナプス接触のメカニズムは感覚除去

(神経活動を減弱)するとその接触頻度が低くなること，さらに脳梗塞のペナンブラ領域などにおいては，シナプスに対する接触時間が延長し，その結果接触後にシナプスの消失を認められることが多く見られた。また近年ゼブラフィッシュを用いた研究によってミクログリアは神経細胞に接触し，その活動を変化させることが明らかとなった[10)]。さらに古典的な研究において，軸索を切断した運動神経細胞において，ミクログリアがその神経細胞に投射する神経のシナプス間隙に浸潤することでそのシナプスをはがすことが示唆されている(synapse stripping)。これによってシナプスをはがされた細胞はその細胞の興奮性が減弱することで神経保護的に作用するか，もしくは抑制性のシナプスをはがすことで興奮性を増加させ細胞死に作用させる。

いずれの場合においてもシナプスの結合をミクログリアが制御することで神経細胞の活動を変化させることができる。大脳皮質においてもこのような synapse stripping は報告されており，BCG を注入したマウスの大脳皮質においてはシナプス間隙に侵入するミクログリアの像が増加することが認められる[11)]。すなわちアルツハイマー型認知機能障害などの病態時においてミクログリアはシナプス間隙に侵入し，その結合を変化させることで神経細胞の活動を制御することができると考えられる。

4.3　アルツハイマー型認知機能障害におけるミクログリア

ミクログリアは，貪食，サイトカイン分泌機能を有し[12)]，正常時には無数に分岐した突起をもつ細胞体の小さい静止型であるが，病態時には突起が短く大きな細胞体をもつ活性化型へと変化する。その結果，脳梗塞，アルツハイマー型認知症などにおいては，病巣部に活性化型ミクログリアが数多く集積し，種々のサイトカインを放出することで病態を増悪させることが示されてきた[13)14)]。そのため，これまでのアルツハイマー型認知症におけるミクログリア研究は，病態におけるその2次的な形態変化に主眼が置かれ，神経細胞に対して神経保護的あるいは神経障害的に作用するのかを明らかにしてきた[14)]。

ところが近年，ヒト genome-wide association studies(GWASs)[15)]やヒトやマウスの脳組織を使用した RNA sequencing[16)]により，triggering receptor expressed on myeloid cells-2(TREM2)や complement receptor 1(CR1)などのミクログリアに関連する遺伝子が，アルツハイマー型認知症の危険因子になると報告されたことにより，ミクログリアの機能異常が直接アルツハイマー型認知症を発症させる可能性が示唆された。それではどのような機序でアルツハイマー型認知症は発症するのだろうか？ APP/PS1 過剰発現マウスにおいて，Colony-stimulating factor 1 receptor(CSF1R)の抑制によりミクログリアの増殖および炎症を抑制することで認知機能が改善したという報告[17)]がある一方，抗炎症性サイトカインである IL10 が認知機能を悪化させるという報告[18)]があることから，炎症を制御することが病態にとって有利に働くかどうかは議論が分かれている。したがって，ミクログリアの生理機能，特に貪食機能とシナプスへの作用の破綻がもたらすアルツハイマー型認知症病態を考察する必要があると考えられる。

TREM2 はミクログリアに発現し，その変異はアルツハイマー型認知症の発症リスクを上昇させる[19)]。また，HDL，LDL，APOE などの lipoprotein や phospholipids と結合することで，ミクログリアによる異物の貪食，ミクログリアの増殖・生存などを促進させている[20)21)]。そのため TREM2 を欠失したミクログリアでは，アミロイド β の取り込みが低下し[22)]，アミロイド

βのcompactionが不十分となるため軸索委縮が促進する[23)]。さらにmTORの不活性化によってオートファジーが亢進しているが，cyclocreatineの投与によりオートファジーを改善させることで，変性神経突起の蓄積が減少することから[24)]，TREM2はアルツハイマー型認知症発症に大きく寄与し，治療標的となる可能性を秘めている。

発達期における神経回路編成過程にミクログリアは，古典的補体カスケードの1つであるC1qによって標識された未熟なシナプスを除去することで大きく貢献する[7)]。また，C1qと結合するCR1がアルツハイマー型認知症の発症危険因子であること，APP23マウスにおいて補体カスケードが活性化していること[25)]を鑑みると，ミクログリアによるシナプス除去機能の破綻は，アルツハイマー型認知症の病態を説明できる可能性がある。実際，アルツハイマー型認知症のモデルマウス(J20マウス)において，C1qの増加はプラークを形成する以前からすでにシナプスで起こり，この増加はアミロイドβタンパク質のオリゴマーによってもたらされることが示された。そして，アミロイドβタンパク質のオリゴマーの投与による急性モデルを用いた実験により，ミクログリアがC3受容体を介しシナプスを除去することも明らかとなった[26)]。さらに，APP/PS1過剰発現マウスにおいて，C1の欠損によりシナプスの喪失が減少し[27)]，C3の欠損による補体カスケードの抑制が神経変性に対して保護的に働くことが明らかとなり[28)]，APParcマウスにおいては，ミクログリアのTDP43欠損は，アミロイドβタンパク質の分解を促進する一方で，シナプス貪食も促進することが明らかとなった[29)]。また，ミクログリアはシナプス除去だけでなく，アストロサイトを介した興奮性シナプス伝達にも寄与することが知られている[30)]。このようにアルツハイマー型認知症で病初期から認めるシナプス機能喪失[31)]に，ミクログリアの機能破綻が大きく関わっていることが示唆される(**図2**)。

最後に，活性化ミクログリアは，アルツハイマー型認知症をはじめとする多くの神経変性疾患で認める神経障害性アストロサイトを増加させることで，間接的に神経細胞死に関与し病態

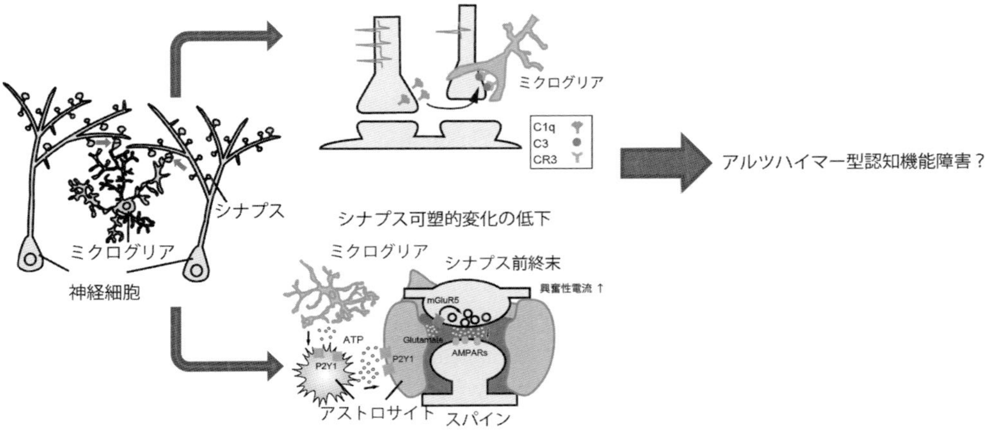

※口絵参照

図2　シナプス制御不全によるアルツハイマー型認知機能障害の発症への寄与
ミクログリアは，シナプス数及びその機能を制御する。アルツハイマー型認知機能障害においては初期にシナプスの異常を認めることからその関与が強く示唆される。

を悪化させるとの報告[32]や，治療との繋がりでは，神経活動を活性化するγオシレーションが神経変性疾患で変化することは知られているが，5XFADマウスにおいて40 Hzのlight-flickerを与えることによって，ミクログリアが増加しアミロイド沈着が減少したとの報告[33]もあることから，今後もアルツハイマー型認知症とミクログリアに関する興味深い知見が蓄積していくことが予想される。

文　献

1) H. Wake, AJ. Moorhouse, A. Miyamoto and J. Nabekura：Microglia：actively surveying and shaping neuronal circuit structure and function. *Trends Neurosci*, **36**, 209-217(2013).

2) MW. Salter and B. Stevens：Microglia emerge as central players in brain disease. *Nat Med*, **23**, 1018-1027(2017).

3) JL. Marin-Teva, MA. Cuadros, D. Martin-Oliva and J. Navascues：Microglia and neuronal cell death. *Neuron Glia Biol*, **7**, 25-40(2011).

4) CL. Cunningham, V. Martinez-Cerdeno and SC. Noctor：Microglia regulate the number of neural precursor cells in the developing cerebral cortex. *J Neurosci*, **33**, 4216-4233(2013).

5) A. Miyamoto, *et al.*：Microglia contact induces synapse formation in developing somatosensory cortex. *Nat Commun*, **7**, 12540(2016).

6) CN. Parkhurst, *et al.*：Microglia promote learning-dependent synapse formation through brain-derived neurotrophic factor. *Cell*, **155**, 1596-1609(2013).

7) DP. Schafer, *et al.*：Microglia sculpt postnatal neural circuits in an activity and complement-dependent manner. *Neuron*, **74**, 691-705(2012).

8) RC. Paolicelli, *et al.*：Synaptic pruning by microglia is necessary for normal brain development. *Science*, **333**, 1456-1458(2011).

9) H. Wake, AJ. Moorhouse, S. Jinno, S. Kohsaka and J. Nabekura：Resting microglia directly monitor the functional state of synapses in vivo and determine the fate of ischemic terminals. *J Neurosci*, **29**, 3974-3980(2009).

10) Y. Li, XF. Du, CS. Liu, ZL. Wen and JL. Du：Reciprocal regulation between resting microglial dynamics and neuronal activity in vivo. *Dev Cell*, **23**, 1189-1202(2012).

11) BD. Trapp, *et al.*：Evidence for synaptic stripping by cortical microglia. *Glia*, **55**, 360-368(2007).

12) H. Kettenmann, UK. Hanisch, M. Noda and A. Verkhratsky：Physiology of microglia. *Physiol Rev*, **91**, 461-553(2011).

13) VH. Perry, JA. Nicoll and C. Holmes：Microglia in neurodegenerative disease. *Nat Rev Neurol*, **6**, 193-201(2010).

14) C. Cunningham：Microglia and neurodegeneration：the role of systemic inflammation. *Glia*, **61**, 71-90(2013).

15) JC. Lambert, *et al.*：Meta-analysis of 74,046 individuals identifies 11 new susceptibility loci for Alzheimer's disease. *Nat Genet*, **45**, 1452-1458(2013).

16) DV. Hansen, JE. Hanson and M. Sheng：Microglia in Alzheimer's disease. *J Cell Biol*, **217**, 459-472(2018).

17) A. Olmos-Alonso, *et al.*：Pharmacological targeting of CSF1R inhibits microglial proliferation and prevents the progression of Alzheimer's-like pathology. *Brain*, **139**, 891-907(2016).

18) MV. Guillot-Sestier, *et al.* : Il10 deficiency rebalances innate immunity to mitigate Alzheimer-like pathology. *Neuron*, **85**, 534-548 (2015).
19) R. Guerreiro, *et al.* : TREM2 variants in Alzheimer's disease. *N Engl J Med*, **368**, 117-127 (2013).
20) K. Takahashi, CD. Rochford and H. Neumann : Clearance of apoptotic neurons without inflammation by microglial triggering receptor expressed on myeloid cells-2. *J Exp Med*, **201**, 647-657 (2005).
21) H. Zheng, *et al.* : TREM2 Promotes Microglial Survival by Activating Wnt/beta-Catenin Pathway. *J Neurosci*, **37**, 1772-1784 (2017).
22) FL. Yeh, Y. Wang, I. Tom, LC. Gonzalez and M. Sheng : TREM2 Binds to Apolipoproteins, Including APOE and CLU/APOJ, and Thereby Facilitates Uptake of Amyloid-Beta by Microglia. *Neuron*, **91**, 328-340 (2016).
23) P. Yuan, *et al.* : TREM2 Haplodeficiency in Mice and Humans Impairs the Microglia Barrier Function Leading to Decreased Amyloid Compaction and Severe Axonal Dystrophy. *Neuron*, **90**, 724-739 (2016).
24) TK. Ulland, *et al.* : TREM2 Maintains Microglial Metabolic Fitness in Alzheimer's Disease. *Cell*, **170**, 649-663. e613 (2017).
25) J. Reichwald, S. Danner, KH. Wiederhold and M. Staufenbiel : Expression of complement system components during aging and amyloid deposition in APP transgenic mice. *J Neuroinflammation*, **6**, 35 (2009).
26) S. Hong, *et al.* : Complement and microglia mediate early synapse loss in Alzheimer mouse models. *Science*, **352**, 712-716 (2016).
27) MI. Fonseca, J. Zhou, M. Botto and AJ. Tenner : Absence of C1q leads to less neuropathology in transgenic mouse models of Alzheimer's disease. *J Neurosci*, **24**, 6457-6465 (2004).
28) Q. Shi, *et al.* : Complement C3 deficiency protects against neurodegeneration in aged plaque-rich APP/PS1 mice. *Sci Transl Med*, **9**, (2017).
29) RC. Paolicelli, *et al.* : TDP-43 Depletion in Microglia Promotes Amyloid Clearance but Also Induces Synapse Loss. *Neuron*, **95**, 297-308. e296 (2017).
30) O. Pascual, S. Ben Achour, P. Rostaing, A. Triller and A. Bessis : Microglia activation triggers astrocyte-mediated modulation of excitatory neurotransmission. Proc Natl Acad Sci U S A, **109**, E197-205 (2012).
31) SW. Scheff, JH. Neltner and PT. Nelson : Is synaptic loss a unique hallmark of Alzheimer's disease? *Biochem Pharmacol*, **88**, 517-528 (2014).
32) SA. Liddelow, *et al.* : Neurotoxic reactive astrocytes are induced by activated microglia. *Nature*, **541**, 481-487 (2017).
33) HF. Iaccarino, *et al.* : Gamma frequency entrainment attenuates amyloid load and modifies microglia. *Nature*, **540**, 230-235 (2016).

第３節　ダウン症者における早期アルツハイマー病発症メカニズム

東京理科大学　浅井　将　　長崎大学　山本　一男

1　はじめに

Glenner と Wong[1] がアルツハイマー病(Alzheimer's disease, AD)患者およびダウン症(Down syndrome, DS)者の脳血管壁からアミロイドβペプチド(amyloid-β peptide, Aβ)を同定してから現在まで，AD の発症仮説として Aβを主因とするアミロイド仮説が提唱され[2]，根本的治療薬として Aβを標的とした多くの病態修飾薬が開発されてきた。この 34 年という AD 研究の中で，孤発性および家族性 AD 患者ばかりでなく DS 者の貢献は極めて大きく，量的に多い Aβ40 ではなく Aβ42(43)がコアとなって老人斑を形成すること[3]や，N 末端および C 末端が修飾された多様な Aβが蓄積すること[4)-6)]は DS 者の脳サンプルを用いた知見である。

AD の発症および病態の進行において Aβが中核となることは病理学や遺伝学，生化学，分子生物学等の解析により間違いないと考えられるが，近年 Aβの産生系を標的としたセクレターゼ阻害剤は相次いで開発中止となり[7)8)]，Aβに対するワクチン療法や抗体療法の治験結果も期待されていたものとは程遠かった[9)10)]。このような治療薬の開発が足踏み状態下において，これまでの結果を基に新たな化合物や抗体を創製することは近視眼的であり，今後はこれまでとは異なった創薬標的に焦点を当てることも必要だろう。例えば，これまで AD 研究と二人三脚できた DS 者ではなぜ早期から AD を発症するのか，単にトリソミーとなっている 21 番染色体に Aβの前駆体であるアミロイド前駆体タンパク質(amyloid precursor protein, APP)をコードする遺伝子が存在すること[11]を理由にするのではなく，21 番染色体に存在するその他の遺伝子に目を向けることにより創薬の手蔓が得られるかもしれない。そこで本稿では，21 番染色体の中でも DS の中心的な役割を担うとされている DS 責任領域(DS critical region, DSCR)に存在する遺伝子に焦点を当て，DS 者の早期 AD 発症に及ぼすこれまでの知見と今後の将来展望を概説する。

2　RCAN1/DSCR1/ADAPT78/MCIP1/calcipressin-1

2.1　RCAN1 の概要

21 番染色体は，2000 年に 22 番染色体に次いで染色体の塩基配列が全解読され，98 個の新規遺伝子を含む 225 個のタンパク質をコードする遺伝子が存在することが明らかとなった[12]。標準型の DS 者では全細胞で 21 番染色体が 3 本になっているが，21 番染色体の一部のみが重複している転座型 DS 者を解析することにより DS の表現型により重要な領域が特定され，「ダウン症染色体領域(DS chromosome region, DCR)」と名付けられた[13](最近では「DSCR」と呼ばれる)。

DSCRに存在する*RCAN1*遺伝子は，Ca^{2+}/カルモジュリン依存性のセリン・スレオニン脱リン酸化酵素であるカルシニューリンの内在性の抑制因子であるRCAN1(regulator of calcineurin 1)をコードする。RCAN1は，DSCR1やADAPT78，MCIP1，calcipressin-1とも呼ばれ，エクソン1，5，6，7からなるアミノ酸残基197個のRCAN1-1Sとアミノ酸残基252個のRCAN1-1L，さらにエクソン4，5，6，7からなるアミノ酸残基197個のRCAN1-4という3種類のスプライシングバリアントが存在する[14]。カルシニューリンとの結合領域はRCAN1のC末端に存在することから，RCAN1のいずれのスプライシングバリアントもカルシニューリンの抑制的な作用を有することが予想されている[15]。*RCAN1*遺伝子はほとんどの真核生物で存在し，ヒトではオルソログとして6番染色体にRCAN2(別名はDSCR1L1，MCIP2，ZAKI-4)が，1番染色体にRCAN3(別名はDSCR1L2，MCIP3，HRCN3)が存在する[16]。

2.2　RCAN1とタウ

カルシニューリンはタウを脱リン酸化することが報告されている[17]。そのため，カルシニューリンの内在性抑制因子であるRCAN1の過剰発現はタウの脱リン酸化作用を負に制御し，結果的にタウのリン酸化を維持・亢進するように働く[18]。さらにRCAN1の過剰発現は，カルシニューリンのホスファターゼ活性とは別に，翻訳後修飾を変化させてグリコーゲン合成酵素キナーゼ-3β(glycogen synthase kinase-3β, GSK-3β)のタンパク質レベルでの亢進を導く[19)20]。つまり，RCAN1の過剰発現はタウのリン酸化に対して，カルシニューリンのホスファターゼ活性の抑制とGSK-3βの発現の増強という2つの機序で作用する(**図1**)。

2.3　RCAN1とAβ

カルシニューリンは，活性化T細胞核内因子(nuclear factor of activated T-cells, NFAT)を脱リン酸化することによりNFATを細胞質から核への移行を促進させ，転写を活性化させる[21]。カルシウムイオノフォア等で刺激するとカルシニューリン-NFAT系が活性化し，フィードバック機構としてRCAN1の発現が増強する[22]。一方，RCAN1はAβ[20)23]や酸化ストレス[20)24]によっても発現が誘導することが知られている。この結果を補強するかのように，AD患者脳でもRCAN1の発現が亢進していることが報告されている[23)25]。

2.4　RCAN1を標的とした創薬

RCAN1はAβによって発現が誘導され，タウのリン酸化を亢進するため，ADにとっては増悪因子として作用する。このことは，RCAN1の阻害剤がADの有用な治療薬になり得ることを示唆する。しかしながら，*Rcan1*欠損マウスが空間学習や記憶に問題が生じ後期相の長期増強に障害が見られることから[26]，RCAN1の過剰な阻害は副作用を引き起こすことが予想される。脳内にカルシニューリンは非常に多く存在し，全タンパク質の1%とも見積もられている[27]。カルシニューリンは脳神経系の多様な基質の脱リン酸化に関与することから，

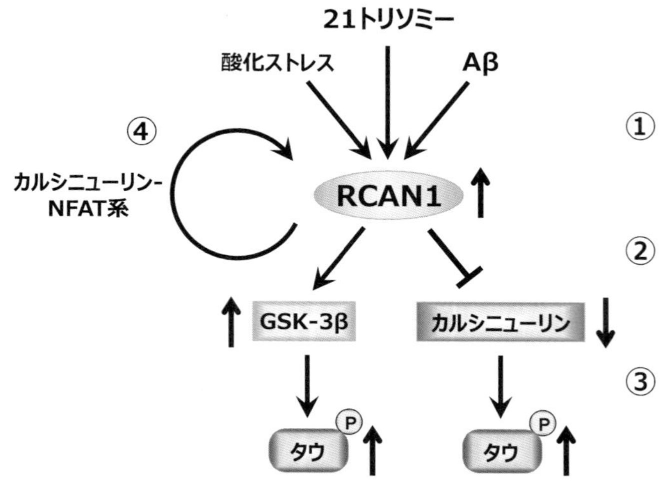

図1　アルツハイマー病に対するRCAN1の作用機序

①21番染色体にRCAN1が存在することからダウン症者では発現が亢進している。また，RCAN1は酸化ストレスやAβにより発現が誘導される。②過剰発現したRCAN1により，カルシニューリンの抑制作用が増強される。また，翻訳後修飾を介してGSK-3βが増加する。③カルシニューリンの脱リン酸化活性が過度に抑制されているためタウの脱リン酸化が停滞する。また，GSK-3βの増加によりタウのリン酸化が亢進する。④RCAN1はカルシニューリン-NFAT系で発現が制御されている。アルツハイマー病患者脳ではRCAN1の発現が亢進している。

RCAN1によるその活性制御は厳密でなければならないのだろう。今後のさらなる研究により，RCAN1を標的とした薬剤の開発に期待したい。

3　DYRK1A/MNBH/HP86

3.1　DYRK1Aの概要

変異を有すると神経細胞数が減少するショウジョウバエの*minibrain*遺伝子のホモログとして，DSCR内の21q22.13に*DYRK1A*遺伝子が存在する。この二重特異性チロシンリン酸化調節キナーゼ1A(dual-specificity tyrosine-phosphorylation-regulated kinase 1A, DYRK1A)は核移行シグナルを有するセリン・スレオニンキナーゼである。DSCRに存在する遺伝子の中で，DSの表現型に最も影響を及ぼす遺伝子の1つであると考えられている[28)]。

転写抑制因子であるREST(repressor element 1-silencing transcription factor)により*DYRK1A*の転写は制御され，DYRK1Aの過剰発現や機能阻害によってRESTが減少するフィードバック機構が備わっている[29)]。発現したDYRK1Aはユビキチン－プロテアソーム系によって代謝されることが示唆されている[30)]。

DYRK1AはNFATをはじめ，CREB(cAMP response element binding protein)やFOXO1(forkhead box O1)，STAT3(signal transducer and activator of transcription 3)等の転写因子や翻訳開始因子eIF2Bε(eukaryotic translation initiation factor 2B subunit ε)，サイクリンD1，GSK-3β等の様々なリン酸化に関与することからも示唆されるように，*Dyrk1A*$^{-/-}$マ

ウスは胎生14.5日までに死亡する[31)]。

3.2　DYRK1Aとタウ

DYRK1Aはタウのリン酸化を担うことが*in vitro*および*in vivo*の解析で明らかになっており[32)-34)]，ADに対して増悪的に作用する(**図2**)。タウへの直接的なリン化とは別に，DYRK1Aはタウのアイソフォームの発現変化[35)]やタウの発現量[36)]にも影響を及ぼすことが報告されており，DS者脳ではタウのC末端には存在する微小管と結合するリピート配列を3つ含む3Rと4つ含む4Rの比率3R/4Rが上昇している[35)36)]。

3.3　DYRK1AとAβ

DYRK1AはAPP(668番目のスレオニン残基)[37)]およびプレセニリン1[38)](354番目のスレオニン残基)のリン酸化にも関与し，Aβの産生増加を引き起こすことが報告されている(図2)。またDYRK1Aの過剰発現によって脳内の主要なAβ分解酵素であるネプリライシン(neprilysin, NEP)の活性が低下することが示唆されており，DS者由来線維芽細胞では対照細胞と比較してNEP活性が低下している[39)]。このNEPの活性低下は，DYRK1Aの阻害剤処理やsiRNAによるノックダウンにより回復する[39)]。リコンビナントDYRK1AとNEP細胞内領域の合成ペプチドを用いた*in vitro*キナーゼ解析で複数のスレオニン残基がリン酸化されることから，DYRK1AはNEPの細胞内領域をリン酸化することによりNEPの立体構造が変化し活性低下を引き起こしているのかもしれない(図2)。

3.4　DYRK1Aを標的とした創薬

DYRK1Aトランスジェニックマウスは，一貫して海馬依存的な学習や記憶に問題が見られ，過活動であり，シナプス可塑性の異常が生じる[28)]。また前述の通り，DYRK1AはタウやAβに対して複数の作用機序でADの病態を進行させるように働くことから，その阻害剤はADに対して有用な治療薬になり得る[40)]。興味深いことに，RCAN1はDYRK1Aによってリン酸化され，カルシニューリンの阻害活性が亢進する[41)]。そのため，DYRK1A阻害剤は多様な効果をもたらすことが期待できる。

天然物由来の化合物ではインドール構造とピリジン環を持つharmineや主要な茶カテキンである没食子酸エピガロカテキン(epigallocatechin gallate, EGCG)がDYRK1Aに対する阻害活性を有することが報告されている[40)]。合成化合物としてはDMAT，INDY，TG003，CANDY等が開発されている[40)]。

近年開発されたALGERNONは，妊娠マウスへの投与で仔のDSモデルマウスの大脳皮質の形成異常および低下した学習行動を改善させた[42)]。また成人DS者のEGCGの服用で認知機能が向上するという臨床結果も報告されており，その効果はDYRK1A阻害と考えられている[43)]。

DYRK1Aは4種類のパラログを含め，5分子でDYRKファミリーを形成していることから，各々のDYRK分子に対する特異性を高めることが阻害剤開発で重要になってくるだろう。今後の発展が期待される。

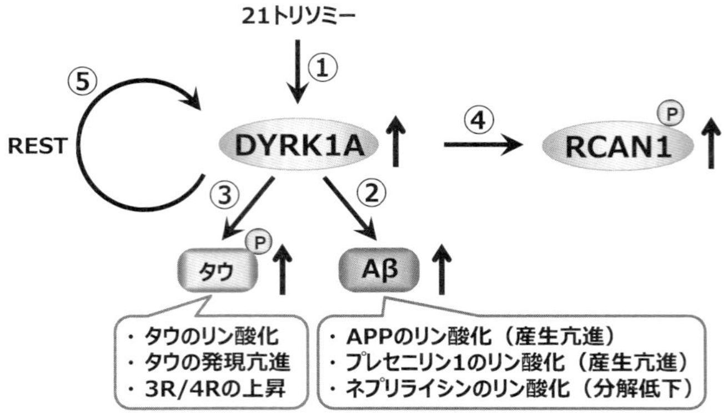

図２　アルツハイマー病に対するDYRK1Aの作用機序

①21番染色体にDYRK1Aが存在することからダウン症者では発現が亢進している。②DYRK1AはAPPやプレセニリン1のリン酸化を介してAβ産生を増加させ，ネプリライシンのリン酸化を介してAβ分解を低下させる。③DYRK1Aはタウをリン酸化すると共に，酵素活性に依存しない経路でタウの発現増加を誘導する。さらに選択的スプライシングを変化させて3R/4R比を上昇させる。④DYRK1AはRCAN1をリン酸化し，RCAN1のカルシニューリンの阻害活性を増強させる。⑤DYRK1AはRESTにより発現が制御されている。

4　おわりに

DSCR内に存在しDSの表現型に深く関与するRCAN1およびDYRK1Aについて，タウやAβを中心としたAD病態への影響を概説してきた。DS者におけるこれら2分子の過剰発現は，早期AD発症に対して促進的に作用することは間違いないだろう。しかしながら，DSCRにはこれら2分子も含め40個近い遺伝子が存在する。*DYRK1A*遺伝子に隣接して存在する*DSCR3*遺伝子がコードするタンパク質は，細胞サイズに関与することが示唆されている[44]。実際にDS者由来線維芽細胞は対照細胞と比較して増殖性が低く，大きい(**図3**)。さらなる研究が必要であることは言うまでもないが，DSCR3の過剰発現による細胞の巨大化は細胞の脆弱性を引き起こすかもしれない。

また，DSCR外にも*APP*をはじめ，DSにおける過剰発現が早期AD発症に関与し得る遺伝子が存在するため，DS者由来線維芽細胞やDSモデルマウス，疾患iPS細胞等を用いて，DSとADの比較解析を行っていくことが重要になるだろう。

21番染色体にはDS児の白血病の発症に関与することが指摘されているRUNX1をはじめ，BACH1，GABPA，ERG，ETS2，SIM2等の転写因子をコードする遺伝子が多数存在する。そのため，21トリソミーではこれらの標的遺伝子の発現が増加していることが予想される。また先述の通り，カルシニューリンによって活性化されるNFATは核内へ移行後，DYRK1Aによってリン酸化され核外へと移行する[21]。このようにDS者ではカルシニューリン−NFAT系は過剰発現したRCAN1とDYRK1Aによる相乗的な抑制がかかっている。つまり，DS者では21番染色体上の遺伝子が必ずしも1.5倍増加しているわけではなく，すべての染色体で1.5倍以上の過剰発現が見られる遺伝子や発現が顕著に抑制されている遺伝子もあることを念頭に置き研究を進めていく必要があるだろう。

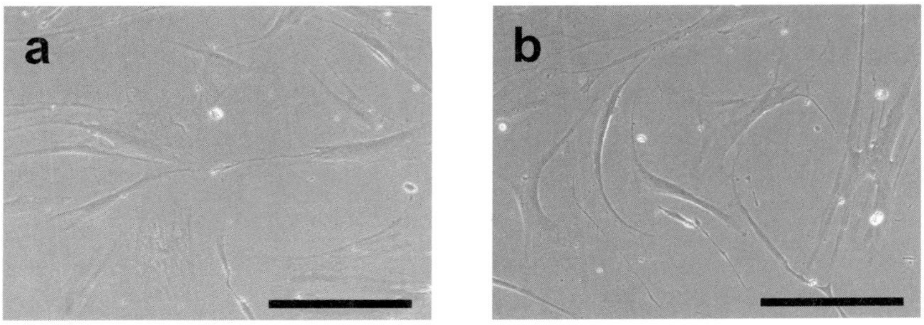

健常者由来線維芽細胞　　**ダウン症者由来線維芽細胞**

図３　健常者およびダウン症者由来線維芽細胞の形態

(a)健常者由来線維芽細胞(日本人，6ヶ月，男性，皮膚由来)，(b)ダウン症者由来線維芽細胞(皮膚由来)。
スケールバー＝250 μm。

近年，DS 児の出生が倍増し，DS 者の寿命も飛躍的に延長していることから，DS 者の AD 対策は孤発性の AD 患者と同様に社会全体で取り組むべき喫緊の課題である。RCAN1 や DYRK1A が存在する 21 番染色体に着目したこれまでとは異なる視点の AD 研究により，DS 者および AD 患者双方に有用な創薬のブレークスルーに期待したい。

文　献

1) G. G. Glenner and C. W. Wong：*Biochem. Biophys. Res. Commun.*, **122**(3), 1131(1984).
2) J. A. Hardy and G. A. Higgins：*Science*, **256**(5054), 184(1992).
3) T. Iwatsubo, A. Odaka, N. Suzuki, H. Mizusawa, N. Nukina and Y. Ihara：*Neuron*, **13**(1), 45(1994).
4) T. C. Saido, T. Iwatsubo, D. M. Mann, H. Shimada, Y. Ihara and S. Kawashima：*Neuron*, **14**(2), 457(1995).
5) T. Iwatsubo, T. C. Saido, D. M. Mann, V. M. Lee and J. Q. Trojanowski：*Am. J. Pathol.*, **149**(6), 1823(1996).
6) T. C. Saido, W. Yamao-Harigaya, T. Iwatsubo and S. Kawashima：*Neurosci. Lett.*, **215**(3), 173(1996).
7) D. K. Lahiri, B. Maloney, J. M. Long and N. H. Greig：*Alzheimers Dement.*, **10**(5 Suppl), S411(2014).
8) B. De Strooper and L. Chávez Gutiérrez：*Annu. Rev. Pharmacol. Toxicol.*, **55**, 419(2015).
9) D. J. Marciani：*Drug Discov. Today*, **22**(4), 609(2017).
10) C. H. van Dyck：*Biol. Psychiatry*, **83**(4), 311(2018).
11) J. Kang, H. G. Lemaire, A. Unterbeck, J. M. Salbaum, C. L. Masters, K. H. Grzeschik, G. Multhaup, K. Beyreuther and B. Müller-Hill：*Nature*, **325**(6106), 733(1987).
12) M. Hattori, A. Fujiyama, T. D. Taylor, H. Watanabe, T. Yada et al.：*Nature*, **405**(6784), 311(2000).
13) J. M. Delabar, D. Theophile, Z. Rahmani, Z. Chettouh, J. L. Blouin, M. Prieur, B. Noel and P. M. Sinet：*Eur. J. Hum.* Genet., **1**(2), 114(1993).
14) C. D. Harris, G. Ermak and K. J. Davies：*Cell. Mol. Life Sci.*, **62**(21), 2477(2005).
15) B. Rothermel, R. B. Vega, J. Yang, H. Wu, R. Bassel-Duby and R. S. Williams：*J. Biol. Chem.*, **275**(12), 8719(2000).
16) P. Strippoli, M. Petrini, L. Lenzi, P. Carinci and M. Zannotti：*Gene*, **257**(2), 223(2000).

17) Q. Wei, M. Holzer, M. K. Brueckner, Y. Liu and T. Arendt：*Cell. Mol. Neurobiol.*, **22**(1), 13(2002).

18) G. Ermak, M. A. Pritchard, S. Dronjak, B. Niu and K. J. Davies：*FASEB J.*, **25**(10), 3306(2011).

19) G Ermak, C. D. Harris, D. Battocchio and K. J. Davies：*FEBS J.*, **273**(10), 2100(2006).

20) A. Lloret, M. C. Badia, E. Giraldo, G. Ermak, M. D. Alonso, F. V. Pallardó, K. J. Davies and J. Viña：*J. Alzheimers Dis.*, **27**(4), 701(2011).

21) M. Mancini and A. Toker：*Nat. Rev. Cancer*, **9**(11), 810(2009).

22) M. Asai, A. Kinjo, S. Kimura, R. Mori, T. Kawakubo, K. Shirotani, S. Yagishita, K. Maruyama and N. Iwata：*Biol. Pharm. Bull.*, **39**(10), 1646(2016).

23) G. Ermak, T. E. Morgan and K. J. Davies：*J. Biol. Chem.*, **276**(42), 38787(2001).

24) S. Porta, S. A. Serra, M. Huch, M. A. Valverde, F. Llorens, X. Estivill, M. L. Arbonés and E. Martí：*Hum. Mol. Genet.*, **16**(9), 1039(2007).

25) C. D. Harris, G. Ermak and K. J. Davies：*FEBS J.*, **274**(7), 1715(2007).

26) C. A. Hoeffer, A. Dey, N. Sachan, H. Wong, R. J. Patterson, J. M. Shelton, J. A. Richardson, E. Klann and B. A. Rothermel：*J. Neurosci.*, **27**(48), 13161(2007).

27) C. B. Klee, G. F. Draetta and M. J. Hubbard：*Adv. Enzymol. Relat. Areas Mol. Biol.*, **61**, 149(1988).

28) J. Park, Y. Oh and K. C. Chung：*BMB Rep.*, **42**(1), 6(2009).

29) M. Lu, L. Zheng, B. Han, L. Wang, P. Wang, H. Liu and X. Sun：*J. Biol. Chem.*, **286**(12), 10755(2011).

30) Q. Liu, Y. Tang, L. Chen, N. Liu, F. Lang, H. Liu, P. Wang and X. Sun：*J. Biol. Chem.*, **291**(51), 26399(2016).

31) V. Fotaki, M. Dierssen, S. Alcántara, S. Martínez, E. Martí, C. Casas, J. Visa, E. Soriano, X. Estivill and M. L. Arbonés：*Mol. Cell. Biol.*, **22**(18), 6636(2002).

32) Y. L. Woods, P. Cohen, W. Becker, R. Jakes, M. Goedert, X. Wang and C. G. Proud：*Biochem. J.*, **355**(Pt 3), 609(2001).

33) S. R. Ryoo, H. K. Jeong, C. Radnaabazar, J. J. Yoo, H. J. Cho, H. W. Lee, I. S. Kim, Y. H. Cheon, Y. S. Ahn, S. H. Chung and W. J. Song：*J. Biol. Chem.*, **282**(48), 34850(2007).

34) F. Liu, Z. Liang, J. Wegiel, Y. W. Hwang, K. Iqbal, I. Grundke-Iqbal, N. Ramakrishna and C. X. Gong：*FASEB J.*, **22**(9), 3224(2008).

35) J. Shi, T. Zhang, C. Zhou, M. O. Chohan, X. Gu, J. Wegiel, J. Zhou, Y. W. Hwang, K. Iqbal, I. Grundke-Iqbal, C. X. Gong and F. Liu：*J. Biol. Chem.*, **283**(42), 28660(2008).

36) W. Qian, N. Jin, J. Shi, X. Yin, X. Jin, S. Wang, M. Cao, K. Iqbal, C. X. Gong and F. Liu：*J. Alzheimers Dis.*, **37**(3), 529(2013).

37) S. R. Ryoo, H. J. Cho, H. W. Lee, H. K. Jeong, C. Radnaabazar, Y. S. Kim, M. J. Kim, M. Y. Son, H. Seo, S. H. Chung and W. J. Song：*J. Neurochem.*, **104**(5), 1333(2008).

38) Y. S. Ryu, S. Y. Park, M. S. Jung, S. H. Yoon, M. Y. Kwen, S. Y. Lee, S. H. Choi, C. Radnaabazar, M. K. Kim, H. Kim, K. Kim, W. J. Song and S. H. Chung：*J. Neurochem.*, **115**(3), 574(2010).

39) T. Kawakubo, R. Mori, K. Shirotani, N. Iwata and M. Asai：*Biol. Pharm. Bull.*, **40**(3), 327(2017).

40) S. Stotani, F. Giordanetto and F. Medda：*Future Med. Chem.*, **8**(6), 681(2016).

41) M. S. Jung, J. H. Park, Y. S. Ryu, S. H. Choi, S. H. Yoon, M. Y. Kwen, J. Y. Oh, W. J. Song and S. H. Chung：*J. Biol. Chem.*, **286**(46), 40401(2011).

42) A. Nakano-Kobayashi, T. Awaya, I. Kii, Y. Sumida, Y. Okuno, S. Yoshida, T. Sumida, H. Inoue, T. Hosoya and M. Hagiwara：*Proc. Natl. Acad. Sci. U. S. A.*, **114**(38), 10268(2017).

43) R. de la Torre, S. de Sola, G. Hernandez, M. Farré, J. Pujol, et al.：*Lancet Neurol.*, **15**(8), 801(2016).

44) K. Yamamoto, V. Gandin, M. Sasaki, S. McCracken, W. Li, et al.：*Mol. Cell*, **53**(6), 904(2014).

第1編　発症と原因たんぱく質

第1章　発症メカニズム仮説

第4節　アルツハイマー病とナトリウムポンプ
―神経変性疾患に共通する新たな神経細胞死メカニズム―

公益財団法人神戸医療産業都市推進機構　星　美奈子

1　はじめに

World Alzheimer Report 2015 によると認知症患者は 3.2 秒に 1 人の割合で増え，2050 年には世界総数 1.3 億人を突破する見込みである。その中で最大の割合を占めるアルツハイマー病だが，現時点では症状を緩和する薬剤があるのみで，根治出来る治療法の開発が求められている。筆者は，アルツハイマー病患者の脳を神経病理学的に解析した経験から，「ヒトでの発症メカニズムを真に理解する」ことが重要と考えて研究を進めてきた。その結果，生命活動に必須とみなされてきたナトリウムポンプの活性阻害が発症の原因であるという発見に至った(**図 1**)[1]。さらに，ナトリウムポンプの活性阻害は，アルツハイマー病に止まらず他の神経変性疾患においても共通に起きることがわかってきた(図 1)[2)3)]。その最新の知見についても触れたい。

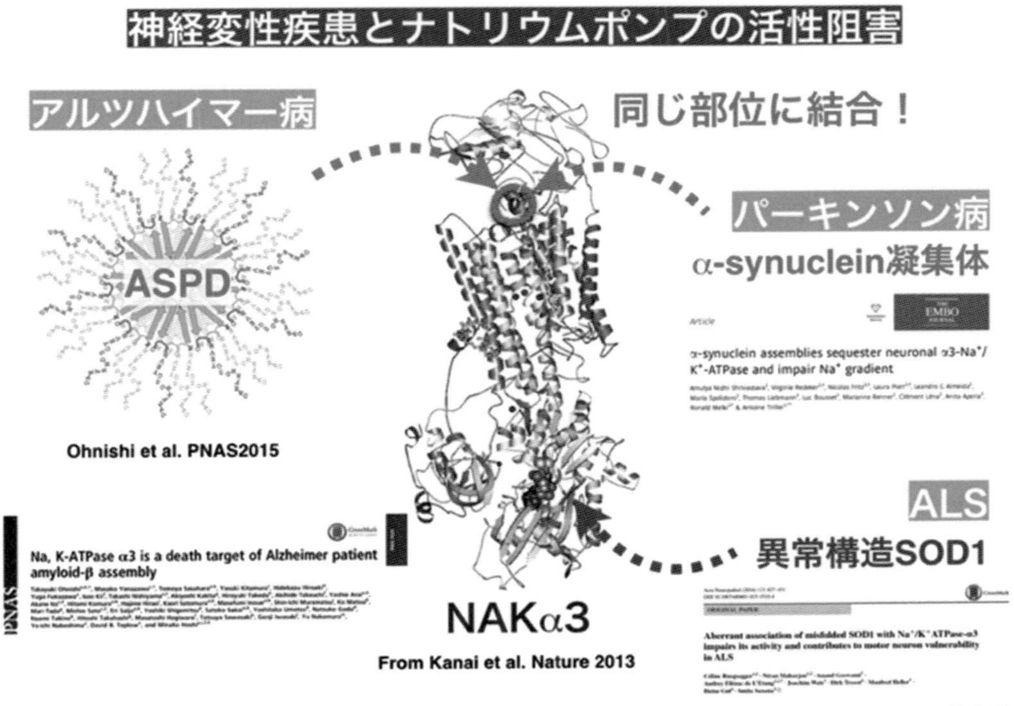

※口絵参照

図 1　神経特異的ナトリウムポンプの活性阻害による神経細胞死メカニズム

2　アルツハイマー病患者脳の観察から発症の原因に遡る

アルツハイマー病研究は難しい。なぜ，難しいのか。1つには，神経は「シナプス」を介しネットワークを作ることで機能するが，高次機能に関わる神経は割合としては極めて限られていることによる。例えば，人間の意識に関わらない小脳はアルツハイマー病ではあまり障害が起きないが，実は小脳には脳の約2/3の神経が存在する。それは小脳が主にリアルタイムの制御に関わるために，神経は階層を組まず多数で一斉に並列処理をしているからである。それに対して，高次機能を司る神経は多層的で複雑なネットワークを脳全体に張り巡らせ統合的に機能を果たしており，一ヵ所にまとまっている訳ではない。そして，発症過程では，まずシナプスに異常が起き，やがて神経細胞が脱落することで認知症が顕在化するため，初期に起きる変化は極めて微細であり病理学的な検出は難しい。さらに，アルツハイマー病は老人に起きる疾患であり，その病態は老化プロセスと入り交じっている。

筆者が研究を開始した当時は「アルツハイマー病は老化のなれの果て」という考えが主流であった。しかし，当時，東京都老人総合研究所で神経病理部長をなさっていた水谷俊雄博士の下でヒトの神経病理の研修をさせて頂いた結果，「アルツハイマー病は老化のなれの果てではなく病気である」ということが私の中で明確になった。というのは，ヒトの脳は100歳になると正常でも平均30%程度は重さが減るものだが，正常の場合はあらゆる部位が均等に縮小しているのに対して，アルツハイマー病を初めとする神経変性疾患では，特定の神経細胞種だけ，あるいは特定の領域だけで神経が脱落しており，バランスが崩れていることが見えてきたからである。したがって，正常の老化プロセスの上にアルツハイマー病に固有の病態が載っていると考えられるが，そもそも「正常の老化プロセス」というものが明確ではなく，個人差もある。

さらに，アルツハイマー病の発症の殆どは孤発性であり，複数の遺伝的要因と環境因子が複合的に発症のトリガーとなることから，そこにも個人差があるはずである。しかし，「アルツハイマー病」という診断がつく以上，そこには幅はあっても共通の病態が存在するはずであり，実際，水谷博士には卒業検定として剖検脳のブラインドテストをさせられたが，確かに，アルツハイマー病は他の疾患と区別が出来た。したがって，トリガーは様々であるかもしれないが，発症のあるところからは共通の発症経路があるはずと考えた。そして，Alzheimer's Disease Neuroimaging Initiative（ADNI）などの大規模なコホート研究でも裏付けされているとおり臨床症状と最も相関するのは「特定の領域における神経細胞脱落」である[4]。そこで，エンドポイントである脳の特定の領域に起こる神経細胞死を指標に，発症経路を可能な限り上に遡ることを考えた。

3　患者脳から神経細胞死の原因物質「アミロスフェロイド」を発見する

「ヒトでの発症メカニズム」を理解するために，神経細胞死の原因物質を探索した。私が研究に着手した当時，バイオマーカー，遺伝学，生化学などの研究から，アミロイドβ（Aβ）の脳への蓄積がアルツハイマー病の発症と相関するのは確かとされていたが，Aβが神経細胞死と直接関わるかは不明であった[5]。当時は患者脳に蓄積した線維状Aβ凝集体が毒性を持つとされていたが，患者脳の観察からも初代培養神経細胞の実験からもそうは思えなかった。そこで，Aβに由来する線維状凝集体以外の原因物質を探索することとした。その当時のAβ凝集方法は，Aβを濃い濃度で有機溶媒に溶解し，それを凍結し再融解して使うという，運を天に任せたようなもので，後で思えばAβ自体が様々な形態を取り得ること[6]を考えれば再現性の高い結果が得られないのは当然であった。市販の42アミノ酸残基の$A\beta_{1\text{-}42}$を実際に扱ってみると，メーカーや合成ロットにより出来る凝集体も生物活性も様々で研究にならない状況であった。後に解るのだが，$A\beta_{1\text{-}42}$ペプチドを固相合成し精製する過程で普通に行うと凝集してしまい(これをシードと呼ぶ)，特定の凝集体が出来やすい状態になってしまう。そこで，自分達の手でシードの含有量が極めて少ない高品質のAβを作製する方法を確立した。現在では，$A\beta_{1\text{-}42}$に留まらず長鎖の$A\beta_{1\text{-}43}$から$A\beta_{1\text{-}49}$まで高品質なAβを提供出来るようになっている。

物性も分子量も解らずに患者脳からAβに由来する毒性物質を探索するのは困難であるため，上記の高品質Aβを様々な条件下で凝集させ，アルツハイマー病患者脳で神経細胞死が起きる前脳基底野と海馬の初代培養神経細胞を用いて，凝集体のサイズと神経細胞死活性の相関を解析した。その結果，神経細胞死活性の本体は，電子顕微鏡で平均直径約11 nmに見える，Aβが約30個集まった球状構造であることを見出し，当時所属していた三菱化学生命科学研究所の所長である永井克孝先生の勧めに従い，これをアミロスフェロイド(ASPD)と命名した[7]。

この合成ASPDを抗原としてウサギ，マウス，ハムスターで抗体を作製した。取れた抗体は，ASPDに対する乖離乗数が10^{-10}～10^{-11} Mと極めて低く，しかも全てASPDの立体構造を認識し変性条件では反応しない抗体であった[8]。興味深いことに，これらの抗体はAβ単量体や他のAβ凝集体への反応性は極めて低く，ASPDは他のAβ凝集体とは構造が異なることが強く示唆され[8]，これは後ほどNMRの解析からやはり構造が異なることが証明された[1][9]。

ASPDに選択的な極めて良い抗体が得られたことを，現在UCLAにいるDavid Teplow博士に話すと，「なぜ患者脳からASPDを単離しないのだ？」とストレートに返され，生化学者であるがゆえに見える道の険しさに躊躇していた私の迷いを一蹴してくれた。まず，新潟大学脳研究所の柿田明美博士に解析をして貰ったところ，アルツハイマー患者脳でASPD選択的抗体に対する良好な染色が得られた[8]（**図2**）。そこで，患者凍結脳からASPDを生化学的に抽出することに挑戦した。ASPDは患者脳抽出液の可溶性画分に存在し，しかも分子量が100 kDaより大きいことから，可溶性画分を分画分子量100 kDaのフィルターで濃縮し，ASPD選択的抗体により単離出来た(図2)。実は最も苦労したのはASPDを壊さず抗体から遊離させることで，半年以上に渡る連日の試行錯誤の結果，患者脳から安定的に抽出する条件を確立出来た[8]。また，ASPDが存在しない正常脳にあえて合成Aβを添加して抽出操作を行ってもASPDが作られないことも確認した[8]。精製した患者由来ASPDは平均分子量123 kDa，電子顕微鏡観察では平均直径11 nm(酢酸ウランにより少し大きくなるため原子間力顕微鏡で測定した真の直径は7.2 nm[10]，高性能質量分析装置の解析から$A\beta_{1\text{-}40}$と$A\beta_{1\text{-}42}$が主成分であること(即ち約三十量体である)もわかった[1]。また合成ASPDは患者ASPDと物性

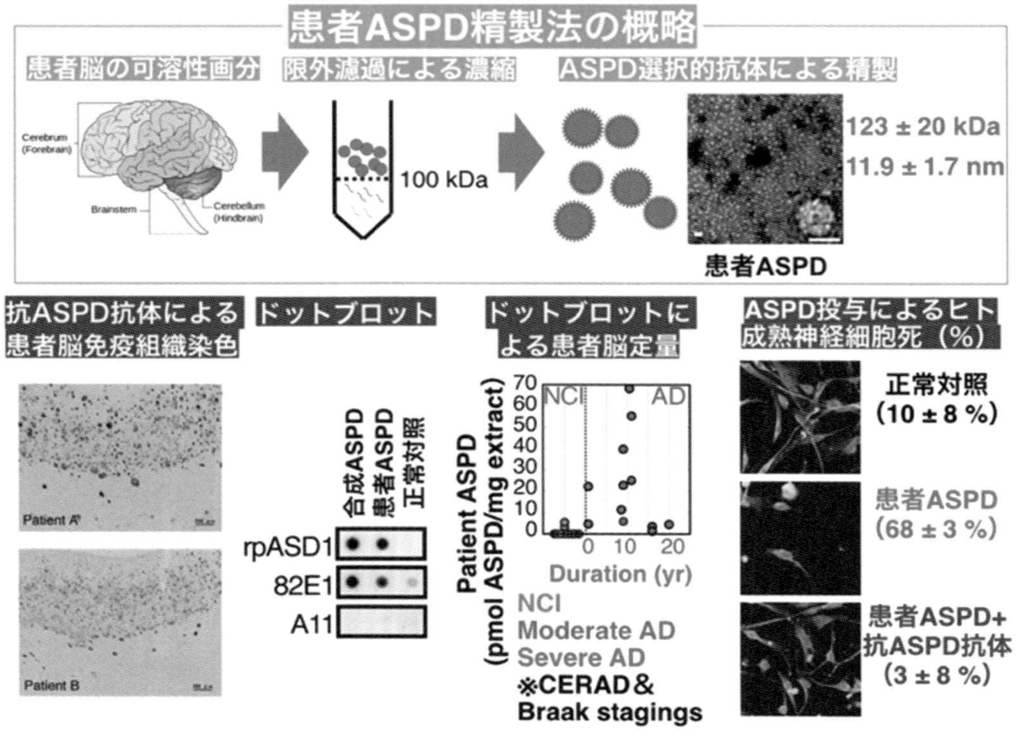

※口絵参照

図２　患者 ASPD の精製とその特徴

および活性がほぼ同等であることもわかった[8]。そこで ASPD の定義を，ASPD 選択的抗体に反応し，神経細胞死活性を持つ，電子顕微鏡観察で直径 10～15 nm の A β 球状凝集体とした[1]。正常の老人脳での ASPD 量はほぼ検出感度以下であるが，調べた限り全てのアルツハイマー病患者大脳皮質に ASPD は存在し，特に重症の患者脳で増加していた[1]（図 2）。患者脳由来可溶性 A β の約 6 割を ASPD が占めていた[1]。患者脳から単離精製した ASPD は，実際に成熟したヒト神経細胞に毒性を発揮し，ASPD 選択的抗体のみがこれを阻害出来た[8]（図 2）。上記から ASPD はアルツハイマー病患者脳に存在し，脳で成熟神経細胞が死ぬ原因物質の有力候補と考えられることがわかった。

4　アミロスフェロイドのターゲット分子はナトリウムポンプだった

ASPD による毒性には際だった特徴があった。ヒトおよびサル由来分化誘導細胞で確認したところ，ASPD は神経伝達が可能になった成熟神経に極めて強い毒性を示すが，未成熟神経やグリア細胞などには影響しない[8]。しかも，ASPD を投与した直後から神経は泡を吹いたようになり神経突起も細胞体も粉々になる[1]（**図 3**A）。これはアポトーシスを起こすスタウロスポリンとは全く異なっていた[1]（図 3A）。電子顕微鏡観察から細胞表面がざらざらになり，最終

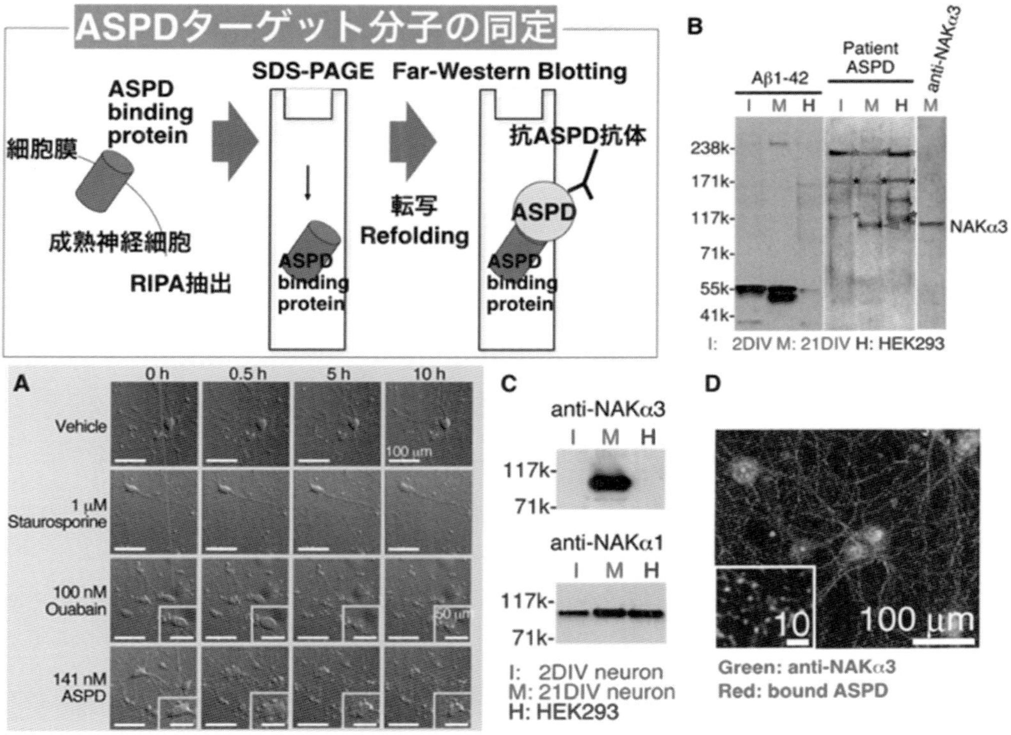

※口絵参照

図3　患者ASPDのターゲット分子はナトリウムポンプだった

的には穴が開いていることもわかった[1)]。その当時他のAβ凝集体に対する受容体として報告されていたグルタミン酸受容体などはASPDの毒性に関わらないことから[1)]，ASPDのターゲット分子は成熟神経細胞の膜表面に発現する，これまでAβ受容体としては報告されていない分子であることが示唆された。

上記のとおり患者脳からASPDを安定的に得る方法を確立していたため(実際，同じ患者脳の同じ部位からは常に同量のASPDが得られる)，患者ASPDをリガンドとした結合アッセイにより，ASPDターゲット分子を成熟神経細胞から探索した(図3模式図)。その結果，ナトリウムポンプの活性部位であるNa, K-ATPase αサブユニット(NAKα)だけが有意なシグナルとして検出された(図3B)。溶かしたばかりのA$\beta_{1\text{-}42}$(この場合，殆どは単量体だが僅かに二量体や十二量体も含まれる)をリガンドとして用いた場合は，Aβ受容体として報告されていたα7-ニコチン性アセチルコリン受容体とRAGEと思われるバンドは検出されたが，NAKαは全く検出されなかった[1)](図3B)。

NAKαには4種類のアイソフォームがあり，神経にはNAKα3が存在する。Westernブロットの結果から，我々の初代培養神経細胞では，NAKα1は全ての段階で発現しているが，NAKα3は神経が成熟するに従って発現量が格段に増えることがわかった[1)](図3C)。したがって，神経細胞に特異的に発現するNAKα3がASPDターゲット分子であると推定された。実際，ASPDを生きた神経細胞に投与してASPDが壊れないようにターゲット分子を引き抜いてくるとNAKα3が検出され，共沈実験でもNAKα3が検出されてきた[1]。また，成熟神経細胞の膜にASPDを投与するとNAKα3に選択的なナトリウムポンプ活性は抑制されるが，NAKα3に由来するポンプ活性は変化しないことがわかった[1]。さらに，愛媛大学の竹田浩之博士，澤崎達也博士の協力を得て，無細胞系でミクロソームにNAKα3のみ発現させ，表面プラズモン共鳴によりASPDとの直接相互作用を検証したところ，神経細胞にASPDを投与した場合と同等の7.8 nMという乖離乗数が得られた[1]。実際，シナプス上でASPDとNAKα3は共存していることが顕微鏡観察から示された(図3D)。上記から，NAKα3がASPDターゲット分子であり，ASPDによりポンプ活性が阻害されることがわかった。

5　アミロスフェロイドはナトリウムポンプの活性を抑制しカルシウム代謝異常を引き起こす

神経細胞の膜電位は，ナトリウムポンプが細胞の外に3分子のNa^+を排出し，2分子のK^+を取り込むことにより，約 −70 mV に保たれる(**図4**模式図)。したがって，ナトリウムポンプが作動しなくなれば，細胞の浸透圧が変わる上に(これが，ASPD投与により細胞の形態が泡を吹いたようになる理由である)，膜電位の上昇により神経では膜電位依存性カルシウムチャ

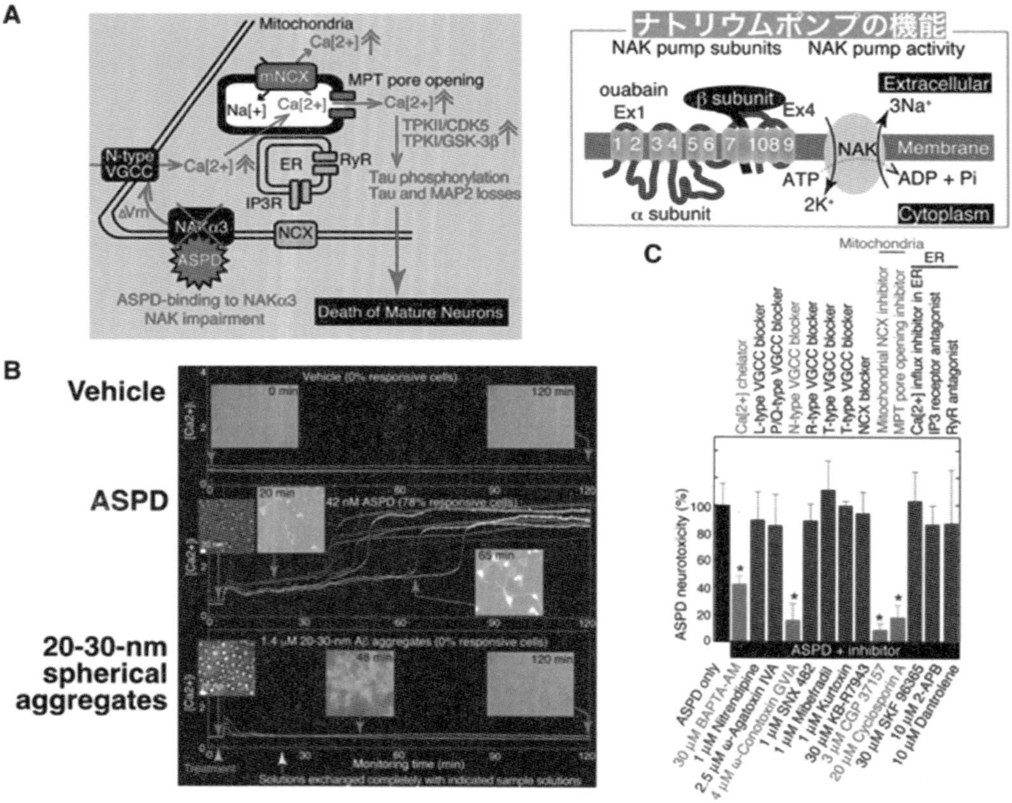

※口絵参照

図4　ナトリウムポンプの失活によるカルシウム代謝異常

ンネルが開孔し，細胞外からカルシウムが流入するはずである(図4A)。実際，ASPDを投与の直後に細胞内カルシウム濃度は上昇する[1](図4B)。このカルシウムはミトコンドリアが吸収するが，限界が来るとミトコンドリアは内部のカルシウムを全て放出し細胞は死に至る。ASPDの場合，まさにこの二層性のカルシウム変化を起こしていた[1](図4B)。それに対して，ASPD抗体とは反応しない直径20 nmの球状凝集体を成熟神経に投与したところ，投与直後に少しカルシウム流入が起こるが，ASPDのような二層性の細胞内カルシウム上昇は起こらず，細胞死も全く起こらなかった[1](図4B)。したがって，ナトリウムポンプと相互作用するためには，ASPD抗体が認識するASPD特異的な表面構造が必要であることが示された。

興味深いことに，複数種類ある膜電位依存性のカルシウムチャンネルの中で神経の主にプレシナプスにあるとされているN-type VGCCがASPDの神経細胞死に関わっていた[1](図4C)。NAKα3の細胞内局在については，プレシナプスとポストシナプスの双方に存在すると言われているが，海馬神経においては存在としても機能としてもプレシナプスが重要と考えられており，この結果と整合性が取れている[1]。また，試した中では小胞体に対する阻害剤は効果がなかった[1]。調べてみるとNAKα3の発現量は神経の種類に応じて大きく差があり，大脳皮質では深層に多く発現している。また小脳でもNAKα3を多く発現する神経が存在していた[1]。その理由は今のところ不明だが，同一の患者大脳皮質と小脳でASPD量を定量したところ，大脳皮質には多量のASPDが存在するが，小脳には殆どない[1]。そして，ASPDの存在量に相関して，大脳皮質ではNAKα3神経が脱落しているが，小脳では影響を受けていないことがわかった[1](**図5**)。以上から，アルツハイマー病脳においてASPDはNAKα3を阻害することで，神経を過興奮状態にし，カルシウム代謝異常により細胞死を誘導すると考えられた。その過程でタウのリン酸化も起きることも解った[1]。

過去に報告されたAβの凝集体とその受容体は以下のとおりグループ分けが出来る[1](**図6**)。第一のグループは，RAGEやApoEのように，脳内にAβを運搬したりAβに結合して安定化することで凝集しにくくするなど，脳内で利用可能なAβ量を定めているもの[1]。第二のグループは，ポストシナプスに存在する異なった受容体に結合しその活性に影響を与えることで，最終的にはNMDA型グルタミン酸受容体の活性や局在に影響を与え，シナプスの機能に

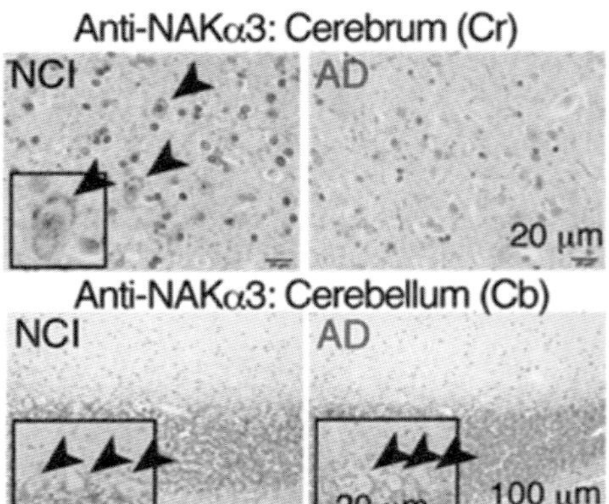

	ASPD (pmol/mg extracts) n = 3	Loss of NAKα3 neurons
NCI Cortex	0.7 ± 0.4	±
AD Cortex	55.7 ± 7.0	++
AD Cerebellum	0.7 ± 0.7	±

図5　ASPD量に応じてNAKα3神経が脱落していた

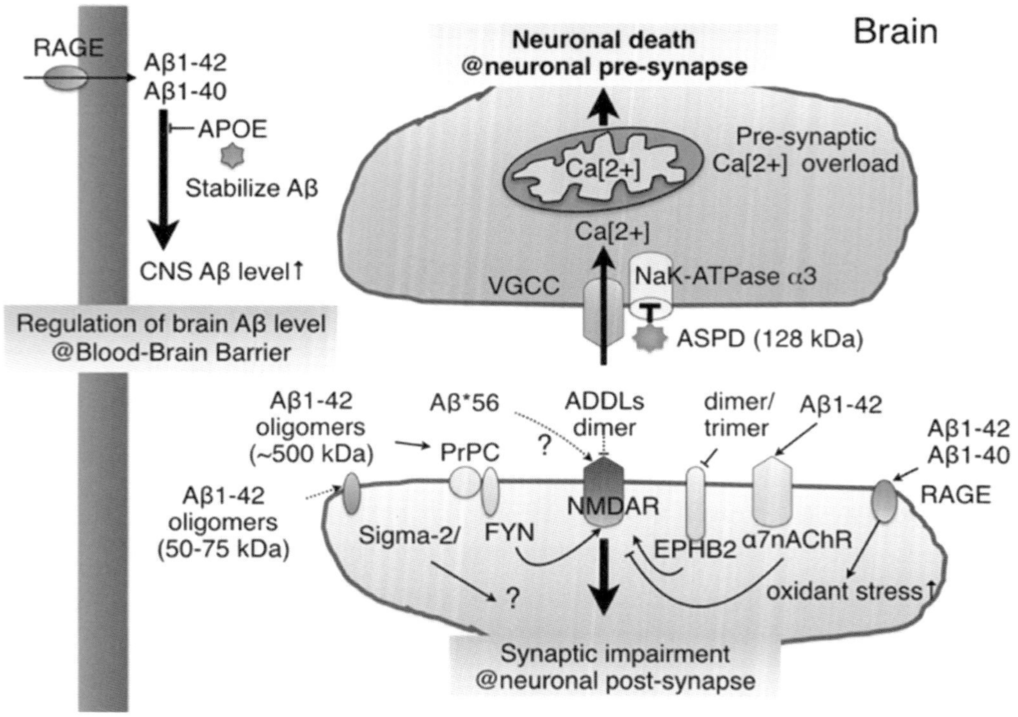

図６　Aβによる神経細胞死メカニズムのまとめ

影響を与えるもの[1)]。これは一見，極めて様々な受容体が出てくるように見えるが，それぞれ結合するAβの分子量が異なっていることから，分子量に応じて凝集体はそれぞれ立体構造が異なり，その構造に応じたターゲットに結合していると考えられる。そして，第三のグループが，今回筆者らが新たに見出したナトリウムポンプの失活による神経細胞死である[1)]。アルツハイマー病の発症はこれらが複合的に作用していると考えられ，発症の時系列の中で異なるAβ凝集体がいつ形成されるのか，形成されやすさに個人差があるのかなど今後の課題である。ミネソタ大のグループは，発症の最も初期に彼らが見出した十二量体がまず形成され，次が三量体，最後が二量体と報告しており[11)]，脳内での凝集は，単量体，二量体，三量体と進む訳ではないようである。ASPDが三量体から作られること[10)]を考えてもこれは興味深い。

6　アミロスフェロイドの構造とナトリウムポンプの結合部位

NAKα3にASPDが結合し，なぜ二量体などは結合しないのか[1)]。この謎を解くために固体並びに溶液NMRを使った構造解析を行った。結論だけを述べると，ASPDは，Aβがそれぞれのアミノ酸残基の部分で主に１通りのコンフォメーションを取っており，極めて秩序ある一定の構造を取っていることがわかった[9)]。その内部にβシートも存在するが，それは線維状凝集体の作るβシートとは明確に異なっていた[9)]。そして，ASPD表面には，AβのN末端と中心部分からなる突起のような構造が繰り返し表面に出ており，これがNAKα3との結合に重

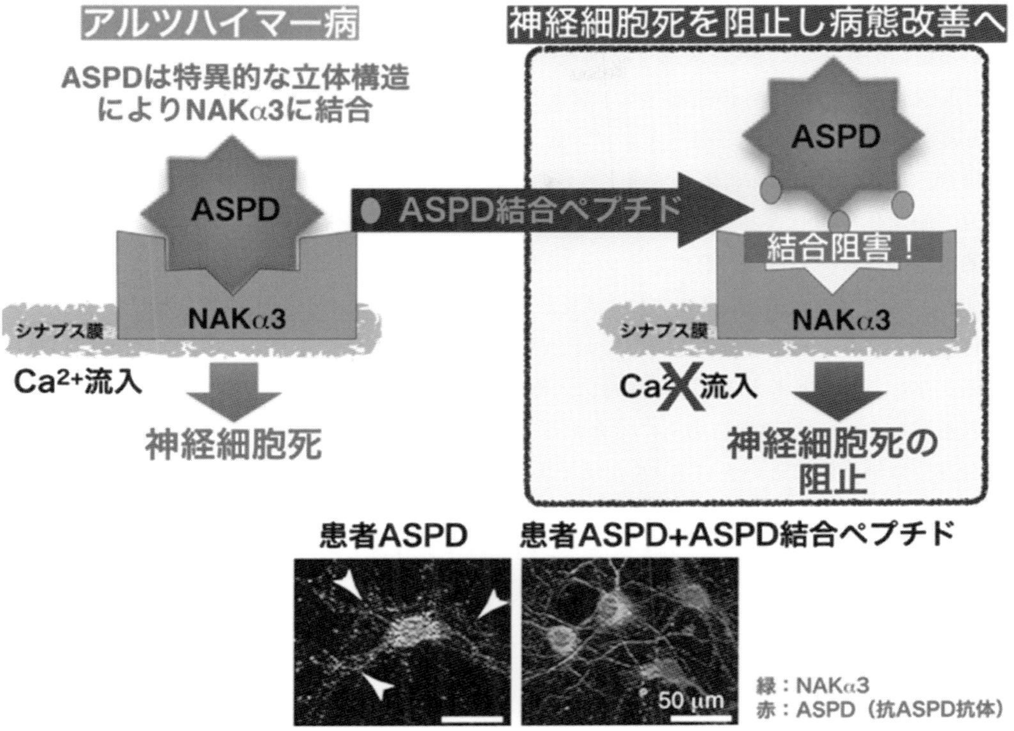

図7　新たなアルツハイマー病治療薬の可能性の提示

ASPD は NAK α 3 に結合し神経細胞死を誘導する(左)。
ASPD に選択的なペプチドあるいはペプチド類縁化合物によって ASPD 表面をマスクすることで NAK α 3 への結合を阻害し，ASPD による神経細胞死を抑制することが可能となる(右)

要であることが解った[1]。

では，ASPD は 10 回膜貫通型の NAK α 3 のどこに結合しているのか？ NAK α 3 は細胞外に出ている部分は極めて少なく，可能性としては細胞外ループの L1/L2 か，L7/L8 と考えられた。そこで，この部分のペプチドを合成し検証したところ，L7/L8 に対するペプチドのみ ASPD の結合を阻害し，神経細胞死も抑制することが解り，L7/L8 に結合すると考えられた[1](図 1，7)。

7　ナトリウムポンプはアルツハイマー病だけではなく神経変性疾患に共通の経路になっている

筆者らの論文の発表から半年後，驚いたことにパーキンソン病の原因となる α シヌクレインの凝集体が NAK α 3 に結合し，その活性を阻害することで神経細胞死の原因となることが報告され[2]，さらにその半年後に，ALS において SOD1 が NAK α 3 に結合し，神経細胞死の原因となることが報告された[2)3)](図 1)。これまで，ナトリウムポンプは神経で合成される ATP の約 7 割を消費してイオンバランスを調節しており生命活動に必須であるがゆえに特定の疾患に関わるとは考えられていなかったが，それが覆されたのであった。さらに，極めてまれではあるが，NAK α3の突然変異により神経細胞死と痙攣を共通の病態に持つ，主に発達障害に関わる遺伝的疾患が起きることがわかってきた[12]。

アルツハイマー病でも神経細胞死が起きる時期に痙攣が起きるとの報告があり興味深い[13]。但し，アルツハイマー病，パーキンソン病，ALSのようにリガンドがあって活性阻害が起きる場合，リガンドの分布に応じて限定された神経で障害が起きるが，生まれつきの突然変異の場合，脳全体での障害となる。しかし，上記のとおりNAK α3の発現量は均等ではなく，遺伝的疾患の場合，どこの神経にどういう障害が起きて病態が生じるかはまだわかっていない。いずれにせよ，神経細胞において，NAK α3はNAK α1とは異なった生理的機能を担っている可能性が高く，それが障害と結びついていると考えられ，神経変性疾患において共通の発症経路となっていると考えられる。さらに，驚いたことに，ASPDとαシヌクレイン凝集体はいずれもNAK α3のほぼ同じ場所に結合する[1)2)]。しかし，どちらも極めて大きい分子であり，結合部位は細胞膜に近い上にNAK βサブユニットとの相互作用の近傍にある。そこで，ナトリウムポンプの結晶構造解析を行っている東京大学の豊島近博士に解析を依頼したところ，特定の向きからであればASPDの表面にある突起はナトリウムポンプの結合部位に届くであろうことがわかった(C. Toyoshima and M. Hoshi, unpublished observation)。この結合様式のみならず，阻害メカニズムも既知の阻害剤とは本質的に異なると考えられる。今後，これを分子レベルで解析する予定である。

8　新たな創薬ストラテジーの提唱

直接創薬ターゲットとするにはNAK α3ナトリウムポンプの生理的機能並びにその機能の制御機構にはまだ謎が多い。そこで我々は，ASPD表面を低分子でマスクしてナトリウムポンプへの結合を阻害することを目指した。ファージディスプレイを行ったところ，NAK α3のL7/L8に類似するモチーフのペプチドのみが，ASPDに結合しその毒性を阻害出来ることがわかった[1)](図7)。このペプチドの最小単位は4アミノ酸であり，分子量から充分低分子創薬が可能な範囲である[1)]。そこで，その当時籍を置いていた，京都大学医学部からベンチャーを作り，そこで現在，Protein-Protein interactionの阻害剤を作るという創薬研究に挑戦している。また，ASPD選択的抗体を生かして，ASPDを数pMで検出出来るシステムを構築し診断系の構築にも取り組んでいる。

9　おわりに

アルツハイマー病創薬のハードルが高い理由の1つには，ヒト病態モデルを齧歯類で構築することが難しいことにある。理由は不明であるが，多くの場合，齧歯類ではシナプス変性が起きる初期段階までは病態が進むが，神経細胞死が起きる段階までは進まない。この動物モデルの問題とも絡むのであるが，現在，そもそもASPDがどうして作られるのかという謎に挑戦しており，なるほどこういうことだったのかと思うことが解ってきている。アルツハイマー病の研究は難しいが，亡くなった患者の方の脳が語りかけてくることに耳を澄ませ，一見は矛盾するようなことでも全体像が見えると繋がってくることを考えるに，良く識ることこそ実は近道なのではないかと思う。ヒトは未来を夢見，目標を未来に設計する生き物であり，ヒトの高次機能はそのために使われている。それが損なわれるアルツハイマー病が少しでも良くなる薬が出来て，最後までその人がその人らしく人生を全うするお手伝いが出来たら，と思うこの頃である。

上記の成果は，三菱化学生命科学研究所，京都大学医学部，先端医療振興財団と3つの場所において，多くの研究者の支援を受けて実現出来たものである。特に今は亡き今堀和友先生，永井克孝先生の薫陶なしには実現出来なかった。また，さきがけ研究，厚生労働科研費，NEDOなど多くの公的資金に支えられた研究であった。最後に心から御礼申し上げる。

文　献

1) T. Ohnishi, *et al.*：*PNAS*, **112**, E4465-4474, 1421182112(2015).
2) A. N. Shrivastava, *et al.*：*EMBO J*, **34**, 2408-2423(2015).
3) C. Ruegsegger, *et al.*：*Acta Neuropathol*, **131**, 427-451(2016).
4) M. W. Weiner, *et al.*：*Alzheimers Dement*, **8**, S1-S68(2012).
5) I. Benilova, E. Karran and B. De Strooper：*Nat Neurosci*, **15**, 349-357(2012).
6) V. H. Man, P. H. Nguyen and P. Derreumaux：*J Phys Chem* B, **121**, 2434-2442(2017).
7) M. Hoshi, *et al.*：*PNAS*, **100**, 6370-6375(2003).
8) A. Noguchi, *et al.*：*JBC*, **284**, 32895-32905(2009).
9) S. Parthasarathy, *et al.*：*JACS*, **137**, 6480-6483(2015).
10) S. Matsumura, *et al.*：*JBC*, **286**, 11555-11562(2011).
11) S. E. Lesné, *et al.*：*Brain*, **136**, 1383-1398(2013).
12) E. L. Heinzen, *et al.*：*Lancet Neurol*, **13**, 503-514(2014).
13) K. A. Vossel：*JAMA Neurol*, **70**, 1158-1166(2013).

第5節　歯周病によるアルツハイマー病の関与メカニズム

九州大学　武　洲

1　歯周病と全身疾患

歯周病は歯周病病原細菌の感染による歯周組織(歯肉，歯根膜，セメント質，歯槽骨)における慢性炎症性疾患である。歯周病の罹患は加齢につれて高くなり，平成28年厚生省歯科疾患実態調査の結果によると，40代以後では罹患率は80%を超えている。健康的な歯であれば，歯と歯茎の間に1～2ミリ程度の溝(歯肉溝)があるが，歯周病にかかっていると，歯肉溝がより深くなり歯周ポケットという深い溝が形成される。歯周ポケットは嫌気性病原細菌を増殖させるのに好都合な環境となり，定着する細菌による歯周組織における炎症を持続させ，さらに歯周ポケットを深化させるといった悪循環になる。歯周ポケットに検出された数百種の細菌の中，特に *Porphyromonas gingivalis*(*Pg*)，*Tannerella forsythia*, *Treponema denticola* が歯周病の病原性に強い菌と同定され，red complex と呼ばれている。深い歯周ポケットに溜まった *Pg* 菌など(プラーク)は日常のブラッシングによる清掃では取り切れない。またバイオフイルムを形成するため，歯周組織に浸潤する好中球やマクロファージなどで貪食排除するのも難しい。増加し続ける *Pg* 菌とその構成成分などが咀嚼やブラッシングなどによって炎症を起こした歯肉の血管から血液にのって全身に広がり，たどり着いた臓器に炎症を引き起こすことが考えられる。血管なら動脈硬化，肺なら肺炎，骨なら骨粗鬆症など全身性疾患のリスクを高め，脳なら脳梗塞さらにアルツハイマー病に関わることも注目されている。

2　歯周病とアルツハイマー病

2008年，Kamer(ニューヨーク州立大学)らは臨床研究を基に初めて歯周病がアルツハイマー病(AD)の増悪因子となる可能性を提唱し[1]，これを支持する臨床的知見は多く報告されている。Noble(コロンビア大学)らは米国の国民健康栄養調査(NHANES-III)データを分析した結果，高齢者における重度歯周病の罹患と認知機能低下との間に正の相関性を見出し[2]，Stein(ケンタッキー大学)らはAD患者における *Pg* など菌に対する血清抗体価が発症の数年前から有意に高いことを報告した[3]。一方，Ide(ロンドン大学キングズカレッジ)らはコホート研究における6ヶ月間のフォローアップの結果，歯周病に罹患したAD患者の認知低下は罹患しないAD患者より6倍早いと判明し，歯周病に罹るAD患者において抗炎症因子の低下による慢性全身性炎症が増大したことを示した[4]。これらの臨床研究は，歯周病がADの発症ならびに病態の進行に関わることを示唆している。さらにPoole(セントラルランカシャー大学)

らは剖検脳において *Pg* 菌とその構成成分などを調べた結果，AD 患者の脳に *Pg* 菌由来 LPS（*Pg*LPS）が検出され，非 AD 患者の脳には *Pg*LPS が検出されなかった。この研究は歯周病菌（菌体成分）が脳実質内侵入し直接的に AD の病態に関与する可能性を示した[5]。

3　歯周病によるアルツハイマー病の関与メカニズム

3.1　AD の増悪因子としての慢性全身性炎症と脳炎症

加齢は AD の主なリスク因子であるが，Holmes（サウサンプトン大学）らは加齢に伴う炎症性と抗炎症性因子アンバランスは慢性全身性炎症を来すと提唱した[6]。コホート研究 5 年間のフォローアップの結果，1 種類以上の感染があると AD 発症リスクは約 2 倍に増加する。また血清 IL-6 濃度は AD 発症の約 5 年前から有意に上昇し，中年期における血清 IL-6 濃度の上昇は 10 年後の AD 発症リスクが約 2 倍に増加することもわかった。さらに血清 TNF-α 濃度の低い AD 患者では 6ヶ月間の認知機能低下が認められず，血清 TNF-α 濃度が高い AD 患者の 6ヶ月間の認知機能低下は低い AD の患者の 2 倍であることも明らかになった。これらの研究は加齢に伴う慢性全身炎症が AD の発症や病態の進行を促すことを示している。

最近，脳の主な免疫細胞であるミクログリアの活性化による脳炎症が AD に密接に関与することが注目されている。臨床研究ではポジトロン断層撮影（PET）により，AD ならびに軽度認知障害（MCI）患者の前頭皮質ならびに側頭皮質において ^{3}H-PK-11195 の結合増加により活性化ミクログリアの集積が認められた。興味深いことに，AD ならびに MCI 患者において ^{3}H-PK-11195（活性化ミクログリアを標識）と ^{11}C－PIB（アミロイド β，Aβ 蓄積を標識）を同時に用いた PET 研究では認知スコアの低下は ^{11}C－PIB ではなく，^{3}H-PK-11195 の結合と有意に相関し，^{11}C－PIB と ^{3}H-PK-11195 の結合に相関関係は認められなかった[7]。

一方，Olmos-Alonso（サウサンプトン大学）らはミクログリアの活性化による脳炎症を抑える化学物質が，AD モデルマウス（APP/PS1）における学習・記憶障害を予防することを報告した[8]。APP/PS1 マウスを用いた解析により，AD 患者脳のミクログリアに増加するコロニー刺激性因子 1 受容体（CSF1R）の発現と AD 病態の進行が相関することを判明し，さらに GW2580（CSF1R 阻害活性をもつチロシンキナーゼ阻害剤）を経口投与した APP/PS1 マウスにおける学習・記憶障害が有意に改善されることを明らかにした。これらの研究は活性化ミクログリアにより惹起される脳炎症が AD の発症や病態の進行に密接に関与することが示した。

3.2　全身から脳への炎症シグナル伝達

慢性全身性炎症の脳への炎症シグナル伝達には 4 つの古典的な経路が認められている。全身で生じた炎症性メディエーターなどが，①血液脳関門を欠いた有窓性血管の脳室周囲器官から脳実質内に拡散する diffusion 経路，②脳毛細血管内皮細胞ならびに血管周囲に局在する細胞を活性化し炎症性メディエーターを脳内に産生分泌する secretion 経路，③脳毛細血管内皮細胞のトランスポーターを介して血液脳関門を通過し脳内に到達する transport 経路，ならびに④迷走神経などの原発性求心性神経を活性化して脳内に波及する neural 経路が認められていた。これらの経路に加え，筆者らは，脳実質を覆う髄（軟）膜細胞を活性化し炎症性メディエーターを脳内に産生分泌する新たな secretion 経路を見出している[9]。ラットの慢性炎症モデルを用いた研究によると，慢性全身性炎症のシグナルを受けたミクログリアの活性化は年齢に依存する。若年期の活性化ミクログリアは IL-10 など抗炎症性メディエーターを産生分泌するが，中年期の活性化ミクログリアは IL-1β など炎症性メディエーターを産生分泌し，認知機能障害を引き起こす[10]。さらにミクログリアからの炎症性メディエーターは髄膜細胞の密着結合タンパク質の発現を低下させ，全身から炎症性細胞の脳実質内への浸潤を増加させ脳炎症を慢性化する[9]。これらのことより中年期からの慢性全身性炎症は脳内ミクログリア(老化型ミクログリア)を活性化し，脳炎症を起因とする認知機能障害を誘発することが示唆された。

3.3　*Pg* 菌 LPS の全身慢性曝露による AD 様病態の誘発

歯周病を慢性炎症と捉え，筆者らは歯周病病原性の強い菌である *Pg* 菌を用いて歯周病による AD への関与について解析を行っている。近年，*Pg* 菌の構成成分 *Pg*LPS が髄膜を介してミクログリアを活性化し，脳炎症を誘発することを見出し，*Pg*LPS による脳への炎症シグナル伝達経路を明らかにした[11]。最近，*Pg*LPS をマウスに全身慢性投与し，野生型中年マウスではミクログリアの依存性脳炎症，ニューロン内 Aβ 蓄積ならびに認知機能障害など AD 様病態を誘発することを明らかにした。一方，リソソーム性タンパク質分解酵素のカテプシン B (CatB)を欠損した中年マウスでは *Pg*LPS を全身慢性投与しても AD 様病態は生じなかった。興味深いことに，*Pg*LPS を全身慢性投与した野生型の中年マウスにおける CatB 発現はミクログリアとニューロン共に著明に増加していた。ミクログリアでは CatB がプロカスパーゼ-1 の活性化を介して IL-1β の産生分泌に関与することが[12]，ニューロンでは CatB がセクレターゼとして働き，Aβ 産生に関与することが報告されている[13]。

そこで培養系を用い，*Pg*LPS によるミクログリアから産生分泌される液性因子とニューロン内の Aβ 蓄積との因果関係について解析を行った。初代培養ミクログリアでは *Pg*LPS 刺激により CatB の発現増大ならびに CatB に依存した IL-1β の産生が認められた。一方，初代培

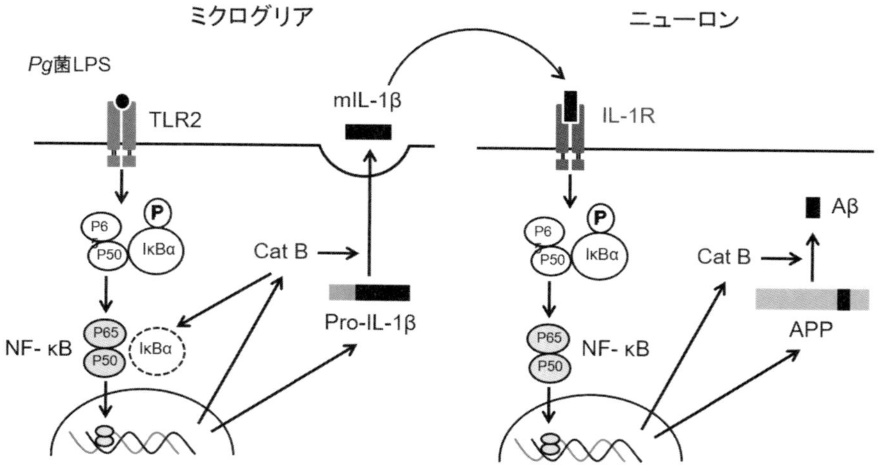

図1　*Pg* 菌 LPS による CatB を介したミクログリアにおける IL-1β の産生分泌ならびにニューロンにおける Aβ 産生[14]

養海馬ニューロンでは*Pg*LPSの直接作用は認められず，*Pg*LPSで刺激したミクログリア培養上清(MCM)を添加するとCatB発現が増大した。さらにMCMの添加によりCatBに依存したAβ蓄積が海馬ニューロン内に認められ，MCMの作用は抗IL-1抗体の添加により消失した。したがって，*Pg*LPSが全身慢性的に曝露されると，活性化されたミクログリアがCatB依存的にIL-1βを産生分泌し，ニューロンにおけるCatBに依存したAβ産生・蓄積ならびに認知機能障害というAD様病態を誘発すると考えられる[14)](**図1**)。

3.4 *Pg*菌LPS全身慢性曝露による全身性炎症の増大

歯周病が動脈硬化症，骨粗鬆症など全身疾患のリスク因子であることが知られている。しかし慢性全身性炎症をどうのように維持するかについて不明な点が多い。

脾臓は生体内最大の二次免疫臓器であり，樹状細胞応答による全身免疫応答・炎症を調節する中心的な役割を果たしている。近年，筆者らはリソソーム性タンパク質分解酵素のカテプシンS(CatS)が脾臓におけるCD4陽性T細胞のサブタイプの分化に関与することを見出した[15)]。*Pg*LPSの全身慢性曝露は脾臓における免疫応答・炎症を高め全身性炎症の維持に貢献するという仮説を立て解析を行った。*Pg*LPSを全身慢性投与した野生型マウスでは脾臓肥大が生じ，脾臓周辺領域において樹状細胞ならびにTh17細胞が有意に増加した。一方Th1，Th2ならびにTreg細胞の増加は認められなかった。また脾臓におけるCatSならびにIL-6の発現が有意に増加した。驚いたことに，CatS欠損マウスに*Pg*LPSを全身投与しても野生型マウスの脾臓で生じた変化は認められなかった。

そこで培養系を用いて，*Pg*LPSによる樹状細胞を介したTh17細胞の分化におけるCatSの関与について解析を行った。野生型マウス脾臓から単離した樹状細胞を*Pg*LPSで刺激するとIL-6の産生分泌が著明に増加し，そのIL-6の産生分泌はCatSの特異的阻害剤の前処理により抑制された。また*Pg*LPSにより誘導される樹状細胞におけるプロテアーゼ活性化受容体(PAR)2の発現もCatSの特異的阻害剤により有意に抑制された。さらに*Pg*LPSにより誘導されるIL-6産生はPAR2抗体による前処理によって有意に抑制された。これらの結果から，全身曝露した*Pg*LPSは樹状細胞においてCatS依存的にPAR2を活性化し，IL-6の産生分泌を介してTh17細胞の分化を促進することで全身性炎症を増幅することが示唆された[16)]。

脳炎症ならびに全身炎症はADの発症・病態の進行を促す観点から，歯周病がAD治療介入の標的となりうる根拠が求められている。筆者らは*Pg*菌と*Pg*LPSなどの全身慢性曝露によるADの病態進行に関する解析を進めている。

4　まとめ

2012年，DIAN観察研究によりAD型認知症に進行していく脳の変化が明らかとなった[17)]。「症状なし」の発症の25年前からAβ蓄積が認められ，15年前からタウの量が増加し，海馬の体積は減少し始める。発症の5年前にはAβ蓄積はピークとなり，海馬の体積減少も進み，「軽い物忘れ」(mild cognitive impairment：MCI)が始まる。認知機能の低下が進行し，発症してから5年後には要介護となる。このようにADは25年以上の長いスパンで進行する病気

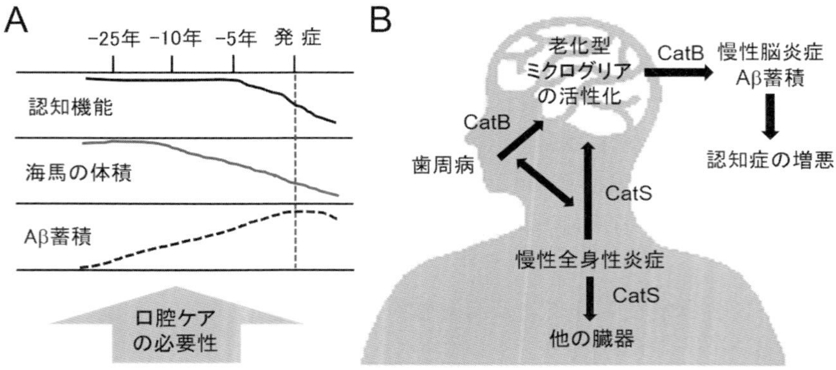

図２　A：AD の発症・病態進行と口腔ケアの重要性，B：歯周病に伴う CatB ならびに CatS を介した全身性炎症の増大と活性化ミクログリアに依存する慢性脳炎症と Aβ 蓄積[18)]

であり，発症時はすでに海馬の萎縮が進んでしまった段階に当たることが明らかとなった。AD が発症すると治療は極めて困難でしかも根本的な治療薬は未だ開発されていないため，AD の発症や進行を遅らせるための口腔ケアは大きな意義があると考えられる(**図 2**A)。また CatB や CatS などリソソーム性タンパク質分解酵素は歯周病を含む全身性炎症から脳への炎症シグナル伝達に大きく関与するため(図 2B)，CatB や CatS などの阻害は AD の発症や進行を阻む可能性があり，今後の展開に期待したい。

文　献

1) A. R. Kamer, et al.,：*Alzheimers Dement.* **4**, 242-250(2008).
2) J. M. Noble, et al.,：*J. Neurol Neurosurg Psychiatry,* **80**, 1206-1211(2009).
3) P. S. Stein, et al.,：*Alzheimers Dement.* **8**, 196-203(2012).
4) M. Ide, et al.,：PLoS One. 11 e0151081(2016).
5) S. Poole, et al.,：*J. Alzheimers Dis.* **36**, 665-677(2013).
6) C. Holmes：*Neuropathol Appl Neurobiol,* **39**, 51-68(2013).
7) M. Yokokura, et al.,：*Eur J Nucl Med Mol Imaging.* **38**, 343-51(2011).
8) A. Olmos-Alonso, et al.,：*Brain,* **139**, 891-907(2016).
9) Z. Wu, et al.,：*Neurobiol Dis.* **32**, 543-551(2008).
10) X. Liu, et al.,：*Neuroscience,* **216**, 133-142(2012).
11) Y. Liu, et al.,：Mediators Inflamm. 407562(2013).
12) Z. Wu. et al.,：*Neurobiol Aging,* **34**, 2715-25(2013).
13) VY. Hook, et al.,：*J. Biol Chem,* **283**, 7745-7753(2008).
14) Z. Wu and J. Ni, et al.,：*Brain Behav Immun.* **65**, 350-361(2017).
15) X. Zhang, Z. Wu and Y. Hayashi, et al.,：*J Neurosci.* **34**, 3013-3022(2014).
16) M. Dekita, Z. Wu and J. Ni, et al.,：*Front Pharmacol.* **8**, 470(2017).
17) RJ. Bateman, et al.,：*N Eng J Med.* **367**, 795-804(2012).
18) 武洲，中西博：*BIO Clinica,* **8**, 75-80(2017).

第１節　アミロイドβタンパク凝集機構と凝集体の伝播

金沢大学　浜口　毅　　金沢大学　山田　正仁

1　はじめに

Creutzfeld-Jakob 病(Creutzfeldt-Jakob disease：CJD)に代表されるプリオン病は，脳における海綿状変化と異常プリオン蛋白蓄積を特徴とする神経変性疾患である。ウシ海綿状脳症(bovine spongiform encephalopathy：BSE)からヒトへ伝播したと考えられる変異型 CJD やヒト乾燥屍体硬膜移植や成長ホルモン療法，脳外科手術等によって伝播したと考えられる医原性 CJD のように，プリオン病は同種間あるいは異種間で伝播しうるという特徴を有し，それらはしばしば大きな社会問題となっている[1]。プリオン病の伝播は，通常の感染症のように細菌，真菌，ウイルスといった核酸を持つ生物が媒介するのではなく，正常なプリオン蛋白(PrP^C)とは異なる構造を持つ異常プリオン蛋白(PrP^{Sc})が関与していると考えられている[2]。PrP^{Sc} は PrP^C と全く同じアミノ酸配列を持つが，その立体構造は大きく異なる。PrP^C はα-helixes 構造に富み，β-sheet 構造をほとんど持たないが，逆に PrP^{Sc} はα-helixes が少なく，β-sheet 構造を豊富に含んでいる[2]。この立体構造上の違いにより，PrP^{Sc} は，蛋白分解酵素による分解に抵抗性を示し，アミロイド線維化しやすいといった PrP^C とは異なる特徴を有し[2]，そのことがプリオン病発症メカニズムに関与していると考えられている。PrP^{Sc} が PrP^C に何らかの理由で接触すると，その PrP^{Sc} を鋳型として PrP^C のフォールディング異常が引き起こされ PrP^{Sc} に変化していくことによって，PrP^{Sc} は複製・増殖していくと考えられている[2]。

Alzheimer 病(Alzheimer's disease：AD)は，最も頻度の高い神経変性疾患で，その神経病理学的な特徴の１つがアミロイドβタンパク(amyloid β protein：Aβ)の脳への沈着である。Aβ凝集体に神経毒性があることや，家族性 AD の原因遺伝子としてAβの前駆体蛋白(amyloid precursor protein：APP)や APP からのAβの切り出しにかかわるγセクレターゼの活性部位を構成する presenilin 1 および 2 が報告されたことにより，Aβが AD 発症機序の最上流にあるとするAβカスケード仮説が広く受け入れられてきた[3]。Aβは，モノマーからオリゴマー，更にはより多量体に凝集し，それぞれ神経毒性を発揮する。Parkinson 病といった他の神経変性疾患においても，プリオン病や AD と同様にある特定の蛋白の構造異常あるいはフォールディング異常によって，蛋白がミスフォールディング，即ち立体構造(コンフォメーション)を変化させて凝集することによって疾患が引き起こされると考えられている(protein conformational disorders)[4]。さらに，これらの神経変性疾患も，プリオン病と同様に原因となる異常蛋白の伝播が１個体の中枢神経系内のみならず，個体間でも可能であるという実験やヒトにおける報告が増加してきている[5]。本稿では，これらの神経変性疾患の中でも特に，ADに関連するAβの線維形成機構やその個体間の伝播について概説する。

2　アミロイドβタンパク凝集機構

試験管内の実験による検討から，Aβを含むアミロイド線維の形成機構を説明するモデルとして重合核依存性重合モデルが提唱されている(**図1**)[6]。Aβが線維を形成する過程では，無構造のAβモノマーからβシートへの構造変換を起こし，続いて重合核が形成され，幅約5 nmのプロトフィブリル，更に幅約10 nmの線維が形成される(**図2**)[7)8)]。Aβオリゴマーは，そのサイズによってダイマーやトリマーなどの低分子オリゴマー，12量体であるAβ-derived

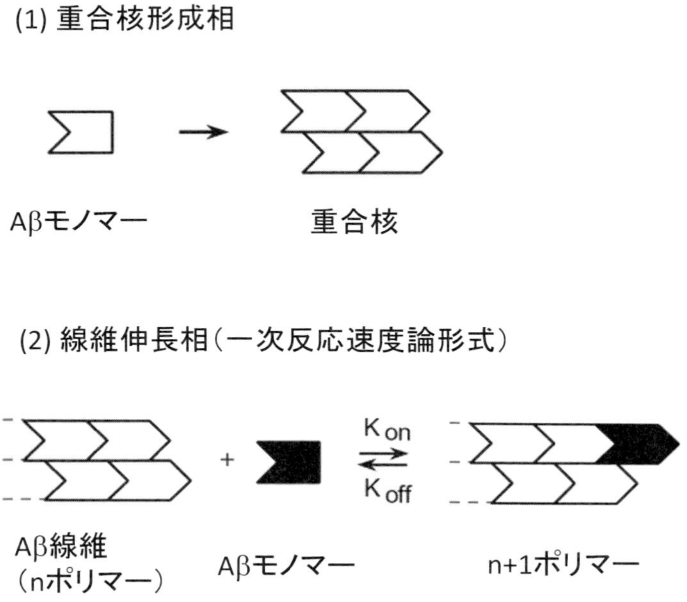

図1　重合核依存性重合モデルの模式図
(1)重合核形成相では，アミロイドβタンパク(amyloid β protein：Aβ)モノマーが重合して重合核を形成する。
(2)線維伸長相では，Aβ線維にAβモノマーが一次反応速度論に従い重合して行くことで線維が伸長する。

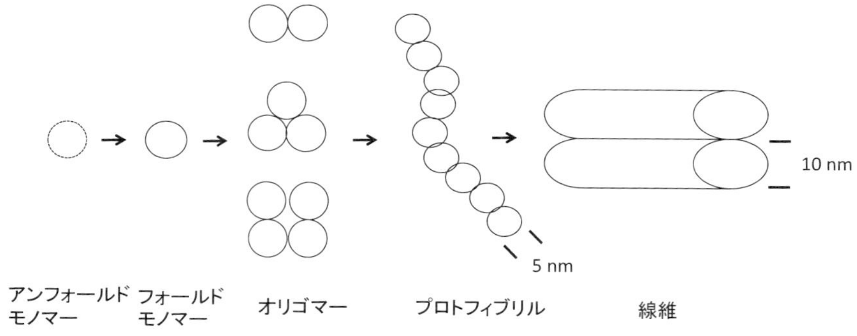

図2　アミロイドβタンパク(amyloid β protein：Aβ)が線維を形成する過程の模式図
無構造のAβモノマーからβシートへの構造変換を起こし，続いて重合核が形成され，幅約5 nmのプロトフィブリル，更に幅約10 nmの線維が形成される。

diffusible ligand（ADDL）やAβ*56，あるいは球状のamylospheroidなどが報告されている[7)9)-11)]。アミロイドとして蓄積するAβ線維と比較して，これらの可溶性オリゴマーはより強力な神経毒性を有することが報告されており，Aβ凝集機構についてADの治療法開発のターゲットとして多くの研究が行われている。

3　アミロイドβ線維の多型

ADは通常は緩徐に進行する疾患であるが[12)]，稀にプリオン病を疑う程急速に進行するタイプが存在する[13)-17)]。このように，ADには異なる臨床病理像を有する様々な病型が存在する。その原因には，遺伝的因子や環境因子など様々な因子が関係していると考えられている。その因子の1つとして，Aβ凝集体の構造状の違い（多型）の可能性が考えられている。合成Aβを用いた試験管内の研究では，Aβ凝集体は様々な構造をとることが示されている[18)-22)]。また，筆者を含む研究グループは，試験管内でのAβ凝集過程を高速原子間力顕微鏡（High-speed atomic force microscopy：HS-AFM）で観察し，$A\beta_{1\text{-}42}$が線維形成を行う過程で，「直線型」と「螺旋型」の形態を取り，それらの形態は同じAβ線維の線維伸長の途中で，「直線型」から「螺旋型」へという様に異なる形態にスイッチすることを報告した[23)]。更に，AD患者脳から抽出したAβ線維の構造の違いが，ADの病型と関連していることが報告されている[19)24)]。これらの研究結果は，Aβ線維の構造上の違いが，ADの臨床病理型の違いの原因である可能性を示している。

4　モデルマウスを用いた脳βアミロイドーシスの個体間伝播

1980年代から，プリオン病と同様にAD脳病理変化が個体間を伝播するのではと考えられ，実験動物を用いた研究が行われていたが，何れも失敗に終わっていた[5)]。しかし，1990年代にADの遺伝子改変モデルマウスが作成されるようになり，今までに多数のAPP遺伝子あるいはpresenilin1または2遺伝子の変異を導入した遺伝子改変モデルマウスが作成され，多くのモデルマウスで脳へのAβ沈着が再現されている[25)]。そこで，2000年にKaneらは，AD患者脳ホモジネートを3ヵ月齢のAPP遺伝子改変マウス（Tg2576）の脳に注入したところ，何も注入しなかった群や対照症例の脳ホモジネートを注入した群と比較して，5ヵ月後（8ヵ月齢）に脳実質および脳血管へのAβ沈着が有意に多いことを示し，脳Aβアミロイドーシスが個体から個体への伝播する可能性を初めて報告した[26)]。その後，異なるADモデルマウス（APP23，APPPS1）でもこの結果が再現された[27)]。また，この伝播はAβを注入してからの時間と注入したAβ濃度に依存すること，免疫沈降法にて脳ホモジネートからAβを取り除くとAβの伝播は起こらなくなることから，この伝播にはAβが不可欠であることが示された[27)]。その後の研究では，合成Aβから作成したAβ線維を遺伝子改変モデルマウス脳に注入しても脳にAβ沈着を引き起こすことが報告されている[28)29)]。さらに，神経病理学的な表現型や沈着したAβの生化学的な特徴は，宿主のADモデルマウスと注入する脳ホモジネートの種類に依存することを示し，このことはプリオン病の表現型がPrP^{Sc}の株の違いに依存していることと類似していた[27)30)31)]。さらに，試験管内の様々な異なった条件下では，電子顕微鏡による形態が異なるＡβ線維を作成でき，その異なるＡβ線維をADモデルマウスの脳に注入すると，病理学的な脳βアミロイドーシスの特徴が異なっていた[29)]。また，異なるAPP遺伝子変異を持つ患者剖検脳のホモジネートをADモデルマウスの脳に注入した時にも異なる病理学的特徴を呈していた[31)]。これらの報告からは，ＡβもPrP^{Sc}と同様に株が存在すると考えられている。また，proteinase K(PK)で分解されないＡβ線維の不溶性分画やPKで分解される可溶性分画のＡβの両方で伝播を引き起こすことが可能であることが示され，伝播を引き起こすＡβの形態は1つではないことが示された[5)32)]。この報告では，不溶性分画のＡβを超音波でより小さな可溶性のものに破砕すると伝播の効率が上がることも報告されている[5)32)]。

その後，末梢ルートからのＡβ脳アミロイドーシスの伝播についての検討が行われ，脳ホモジネートの腹腔内投与にてＡβ脳アミロイドーシスが伝播することを報告し，Ａβ脳アミロイドーシスもプリオンと同様に末梢からの投与にて伝播しうることが示された[33)34)]。これらの報告では，末梢から伝播したＡβは，まず血管壁に沈着し，その後脳実質に拡がっていったことが報告されている[33)34)]。

5　個体内での脳βアミロイドーシスの拡散

APP23マウスを用いた実験では，嗅内皮質にＡβを含む脳ホモジネートを注入すると，3ヵ

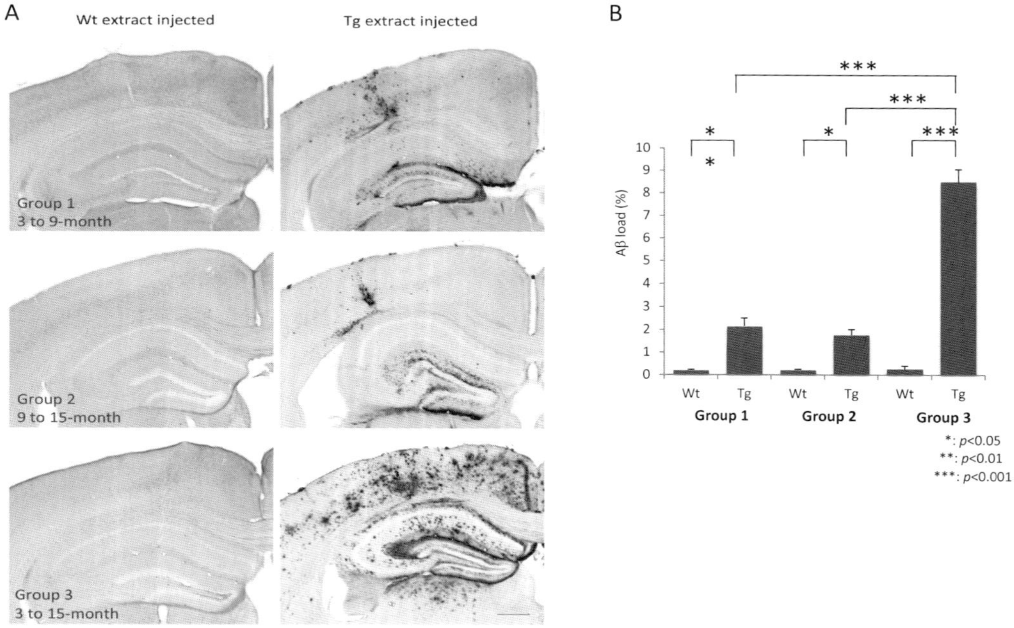

図3　異なる年齢や潜伏期間による脳・アミロイドーシス伝播の違い

Group 1とGroup 3は脳ホモジネートを3ヵ月齢で脳へ注入し，Group 2は9ヵ月齢にて注入した。Group 1とGroup 2は6ヵ月後に，Group 3は12ヵ月後に評価を行った。Wtマウス脳ホモジネートを脳に注入した群では，何れのGroupでも脳へのＡβ沈着を認めなかった(A, B)。Tgマウス脳ホモジネートを脳に注入した群では，Group 1とGroup 2は脳へのＡβ沈着の程度に差は無かったが，Group 3では他の群と比較して有意にＡβ沈着の程度が多かった(A, B)。

月後には注入した嗅内皮質へのAβ沈着が始まり，6ヵ月後には注入した局所だけでなく隣接する海馬へもAβ沈着が広がることが示された[35]。しかし，APP23マウスでは6〜8ヵ月齢で内因性のAβ沈着が始まってしまうため，Aβを含む脳ホモジネートを注入後6ヵ月以上待って評価することが難しく，それ以上の個体内の進展を評価することが困難であった。そこで筆者らは，内因性のAβ沈着が13〜15ヵ月で始まるAPP遺伝子改変マウスであるR1.40マウスを用いて実験を行った[36]。この実験では，海馬とその上層の皮質に微量のAβを含む脳ホモジネートを注入したところ，6ヵ月後には注入した海馬とその上層の皮質にAβ沈着は限局していたが，12ヵ月後にはAβ沈着は脳全体に拡がっており，伝播した脳βアミロイドーシスが，個体内で拡散した(**図3**，**図4**)[36]。更に，異なる年齢のマウスにAβを含む脳ホモジネートを注入し，加齢によって脳βアミロイドーシス伝播が促進されるかを調べたところ，脳へのAβ沈着の程度は，異なる年齢の宿主間でも差はなく，Aβを含む脳ホモジネートが脳内に存在した期間に依存することを示した(図4)[36]。

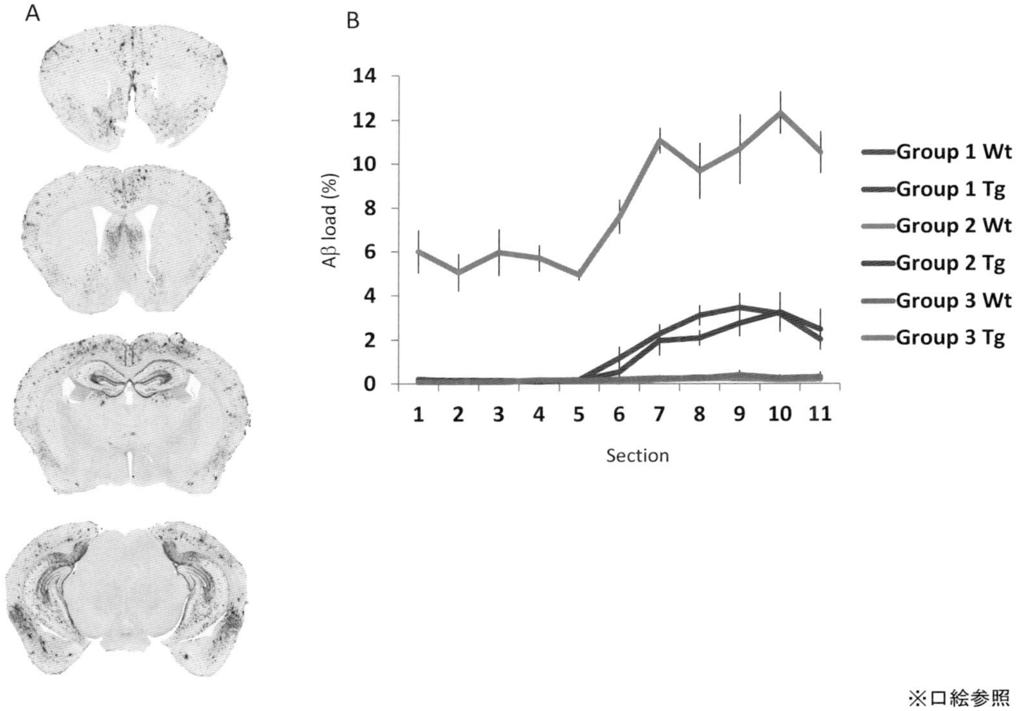

※口絵参照

図4　伝播した脳・アミロイドーシスの個体内での広がり

A 脳ホモジネートを3ヵ月齢で脳へ注入し，12ヵ月後に評価した(Group 3 Tg)。両側海馬とその上層の皮質に少量(3.5 μl)の脳ホモジネートを注入したところ，12ヵ月後には注入した部位のみだけでなく，海馬および大脳皮質全体にAβ沈着が広がった。B 前頭部より脳を25 μmで冠状断に切り，12スライス毎にAβ沈着の程度を評価した。Wtマウスの脳を注入したマウスではほとんどAβ沈着を認めなかった。Tgマウス脳を注入した群では，6ヵ月後に評価した群では海馬とその近傍にAβ沈着が限局しているが(Group 1 Tg，Group 2 Tg)，12ヵ月後に評価した群ではAβ沈着が脳全体に広がっていた(Group 3 Tg)。

6　変異のないヒトAPP遺伝子導入マウスを用いた脳βアミロイドーシス個体間伝播

ここまでは，遺伝子変異を導入したマウスを用いた個体間伝播の実験について述べてきたが，最近，遺伝子変異を持たないヒトAPP遺伝子が導入されたマウスでも個体間の伝播が可能であることが示された[37]。このマウスでは，自然に脳にAβ沈着を認めることはないが，AD患者の脳ホモジネートを脳内接種すると，接種285日後には脳にAβ沈着を認めた[37]。また，接種450日後まではThioflavin S陽性のAβ沈着ははっきりしないが，585日後にはThioflavin S陽性のAβ沈着を認めるようになった[37]。この報告によって，プリオン病と同様に，脳βアミロイドーシスの個体間伝播には遺伝子変異は必要ないことが示された。

7　マウス以外の動物を用いた脳βアミロイドーシス伝播

これまでマウスを用いた実験について述べてきたが，マウス以外の動物を用いた研究の報告も存在する。1つは人間と同じ霊長類であるマーモセットを用いた研究で，脳内にAD患者の脳ホモジネートを接種後3年5ヵ月経過した全てのマーモセットで脳にAβ沈着を認めたと報告されている[38]。さらに，筆者を含むグループは，APP遺伝子改変ラットでもマウスと同様に個体間の伝播が成立することを報告した[39]。

8　ヒトでの脳βアミロイドーシスの個体間伝播

近年，医原性プリオン病症例の検討で，脳βアミロイドーシスのヒトからヒトへの伝播の可能性が報告されている。成長ホルモン製剤関連CJD剖検脳を用いた検討では，8例の若い症例(36～51歳)のうち4例で中等から高度の脳実質および脳血管へのAβ沈着を認め，19例の若い他のプリオン病症例(36～51歳)と比較すると，成長ホルモン製剤関連CJD群で有意にAβ沈着が高度であった[40]。更に，別の研究では，成長ホルモン製剤を使用した症例で，プリオン病以外の疾患で若くに亡くなった症例(13～45歳)にもAβ沈着を認めていたことが報告されている[41]。

また，硬膜移植後CJDに関する報告では，7例の硬膜移植後CJD(28～63歳)のうち5例で脳実質および脳血管へのAβ沈着を認め，その頻度は孤発性CJDと比較して有意に高頻度であったことが報告された[42]。更に，高齢者84例(年齢の中間値84.9歳)の硬膜を免疫染色したところ，13%の症例で硬膜にAβ沈着を認めていた[43]。また，筆者らは我が国の硬膜移植後CJD剖検例16例と孤発性CJD剖検例21例を比較し，硬膜移植後CJDでは孤発性CJDと比較して，髄膜CAAや軟膜下Aβ沈着の程度が有意に強いことを報告した(**図5**)[44]。これらの結果は，硬膜移植時に屍体由来乾燥硬膜が移植された脳の表面からAβ沈着が始まっていることを示しており，脳βアミロイドーシスが移植硬膜から脳の表面に直接伝播している可能性がある。

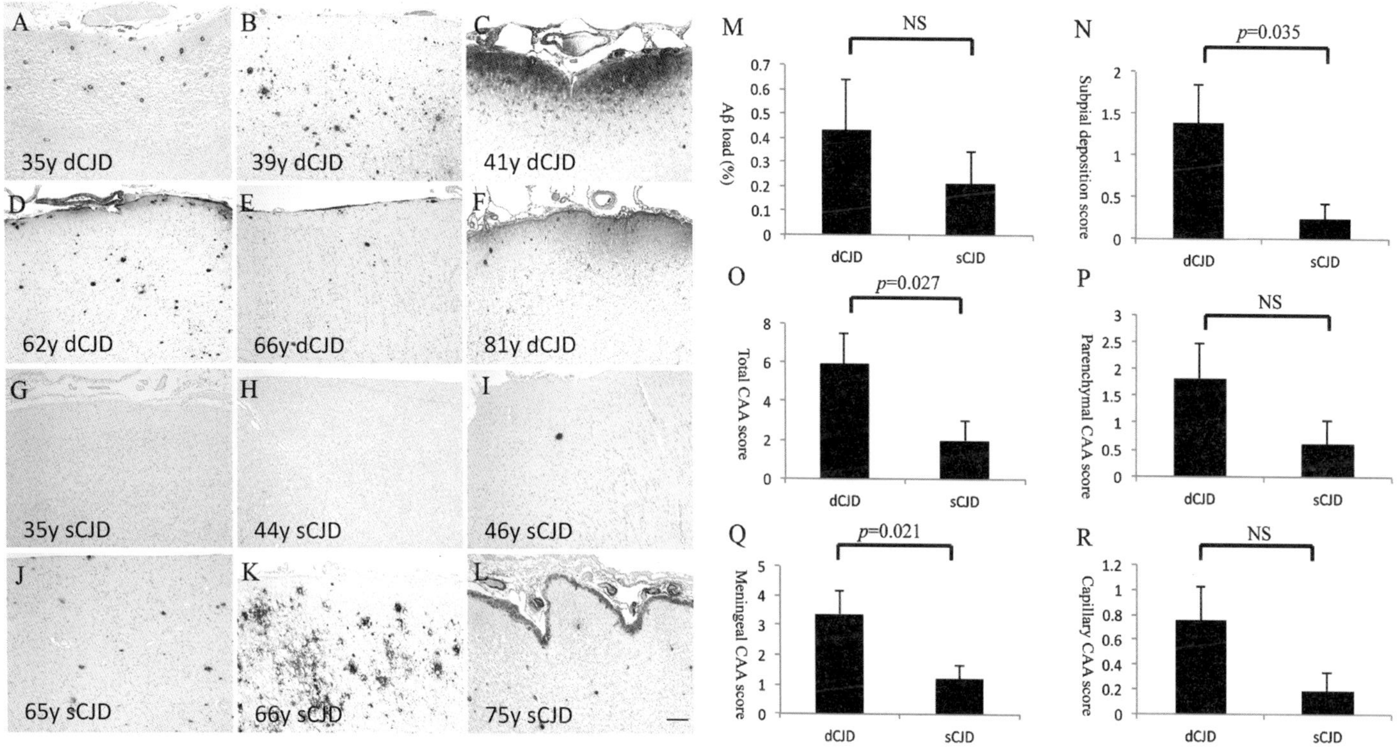

Scale bar: 200 μm

図５　硬膜移植後 Creutzfeldt-Jakob 病（Creutzfeldt-Jakob disease：CJD）と孤発性 CJD 剖検脳へのアミロイド β 蛋白（amyloid β protein：A β）の沈着

硬膜移植後 CJD（A-F）と孤発性 CJD（G-L）の代表的な症例の A β に対する抗体（4G8）による免疫染色標本を示す。A-C および G-I は若年例の病理所見で，硬膜移植後 CJD は若年例の３例全例で A β の沈着を認めたが（A-C），孤発性 CJD では若年例の３例中２例で A β の沈着を認めなかった（G-I）。硬膜移植後 CJD と孤発性 CJD との比較を M-R に示す。硬膜移植後 CJD では，軟膜下 A β 沈着（N），全脳アミロイドアンギオパチー（cerebral amyloid angiopathy：CAA）（O），髄膜 CAA（Q）の程度が，孤発性 CJD と比較して有意に大きかった。

9　おわりに

Aβの凝集機構と脳βアミロイドーシスの個体間伝播について，これまでの報告を概説した。Aβの凝集機構は，AD発症の重要な役割を担っており，治療法開発の重要なターゲットである。動物実験では，脳βアミロイドーシスの個体間伝播が可能であるという報告が積み上げられてきている。プリオン病の教訓から考えると，ADについても医療行為や食品によるヒトでの伝播の可能性が問題となり，最近，脳βアミロイドーシスについては，ヒトで個体間伝播が起こっている可能性が報告され始めている。今後，詳細な症例検討や疫学研究などを注意深く行っていく必要がある。

文　献

1) RT. Johnson：Prion diseases. *Lancet Neurol*, **4**, 635-642(2005).
2) I. Poggiolini, D. Saverioni and P. Parchi：Prion protein misfolding, strains, and neurotoxicity：an update from studies on Mammalian prions. *Int J Cell Biol*, 2013：910314(2013).
3) J. Hardy and DJ. Selkoe：The amyloid hypothesis of Alzheimer's disease：progress and problems on the road to therapeutics. *Science*, **297**, 353-356(2002).
4) C. Soto：Unfolding the role of protein misfolding in neurodegenerative diseases. *Nat Rev Neurosci*, **4**, 49-60(2003).
5) M. Jucker and LC. Walker：Pathogenic protein seeding in Alzheimer disease and other neurodegenerative disorders. *Annals of neurology*, **70**, 532-540(2011).
6) H. Naiki and F. Gejyo：Kinetic analysis of amyloid fibril formation. *Methods Enzymol*, **309**, 305-318(1999).
7) R. Roychaudhuri, M. Yang and MM. Hoshi,：Teplow DB. Amyloid beta-protein assembly and Alzheimer disease. *J Biol Chem*, **284**, 4749-4753(2009).
8) G. Yamin, K. Ono, M. Inayathullah and DB. Teplow：Amyloid beta-protein assembly as a therapeutic target of Alzheimer's disease. *Curr Pharm Des*, **14**, 3231-3246(2008).
9) MP. Lambert, AK. Barlow, BA. Chromy, et al.：Diffusible, nonfibrillar ligands derived from Abeta1-42 are potent central nervous system neurotoxins. Proc Natl Acad Sci U S A, **95**, 6448-6453(1998).
10) S. Lesne, MT. Koh, L. Kotilinek, et al.：A specific amyloid-beta protein assembly in the brain impairs memory. *Nature*, **440**, 352-357(2006).
11) DM. Walsh, DM. Hartley, Y. Kusumoto, et al.：Amyloid beta-protein fibrillogenesis. Structure and biological activity of protofibrillar intermediates. *J Biol Chem*, **274**, 25945-25952(1999).
12) GD. Schellenberg and TJ. Montine：The genetics and neuropathology of Alzheimer's disease. *Acta Neuropathol*, **124**, 305-323(2012).
13) N. Chitravas, RS. Jung, DM. Kofskey, et al.：Treatable neurological disorders misdiagnosed as Creutzfeldt-Jakob disease. *Ann Neurol*, **70**, 437-444(2011).
14) ML. Cohen, C. Kim, T. Haldiman, et al.：Rapidly progressive Alzheimer's disease features distinct structures of amyloid-beta. *Brain*, **138**, 1009-1022(2015).
15) C. Schmidt, S. Haik, K. Satoh, et al.：Rapidly progressive Alzheimer's disease：a multicenter

update. *J Alzheimers* Dis, **30**, 751-756(2012).

16) C. Schmidt, K. Redyk, B. Meissner, et al.：Clinical features of rapidly progressive Alzheimer's disease. *Dement Geriatr Cogn Disord*, **29**, 371-378(2010).

17) S. Zafar, N. Younas, S. Correia, et al.：Strain-Specific Altered Regulatory Response of Rab7a and Tau in Creutzfeldt-Jakob Disease and Alzheimer's Disease. *Mol Neurobiol*, **54**, 697-709(2017).

18) L. Gremer, D. Scholzel, C. Schenk, et al.：Fibril structure of amyloid-beta(1-42)by cryo-electron microscopy. *Science*, **358**, 116-119(2017).

19) W. Qiang, WM. Yau, JX. Lu, J. Collinge and R. Tycko：Structural variation in amyloid-beta fibrils from Alzheimer's disease clinical subtypes. *Nature*, **541**, 217-221(2017).

20) M. Schmidt, A. Rohou, K. Lasker, et al.：Peptide dimer structure in an Abeta(1-42)fibril visualized with cryo-EM. Proc Natl Acad Sci U S A, 112：11858-11863(2015).

21) M. Schmidt, C. Sachse, W. Richter, C. Xu, M. Fandrich and N. Grigorieff：Comparison of Alzheimer Abeta(1-40)and Abeta(1-42)amyloid fibrils reveals similar protofilament structures. Proc Natl Acad Sci U S A, 106：19813-19818(2009).

22) Y. Xiao, B. Ma, D. McElheny, et al.：Abeta(1-42)fibril structure illuminates self-recognition and replication of amyloid in Alzheimer's disease. *Nat Struct Mol Biol*, **22**, 499-505(2015).

23) T. Watanabe-Nakayama, K. Ono, M. Itami, R. Takahashi, DB. Teplow and M. Yamada：High-speed atomic force microscopy reveals structural dynamics of amyloid beta1-42 aggregates. Proc Natl Acad Sci U S A, 113：5835-5840(2016).

24) JX. Lu, W. Qiang, WM. Yau, CD. Schwieters, SC. Meredith and R. Tycko：Molecular structure of beta-amyloid fibrils in Alzheimer's disease brain tissue. *Cell*, **154**, 1257-1268(2013).

25) DS. Woodruff-Pak：Animal models of Alzheimer's disease：therapeutic implications. Journal of Alzheimer's disease：*JAD*, **15**, 507-521(2008).

26) MD. Kane, WJ. Lipinski, MJ. Callahan, et al.：Evidence for seeding of beta -amyloid by intracerebral infusion of Alzheimer brain extracts in beta -amyloid precursor protein-transgenic mice. *J Neurosci*, **20**, 3606-3611(2000).

27) M. Meyer-Luehmann, J. Coomaraswamy, T. Bolmont, et al.：Exogenous induction of cerebral beta-amyloidogenesis is governed by agent and host. *Science*, **313**, 1781-1784(2006).

28) J. Stohr, JC. Watts, ZL. Mensinger, et al.：Purified and synthetic Alzheimer's amyloid beta(Abeta) prions. Proc Natl Acad Sci U S A, **109**, 11025-11030(2012).

29) J. Stohr, C. Condello, JC. Watts, et al.：Distinct synthetic Abeta prion strains producing different amyloid deposits in bigenic mice. Proc Natl Acad Sci U S A, 111：10329-10334(2014).

30) G. Heilbronner, YS. Eisele, F. Langer, et al.：Seeded strain-like transmission of beta-amyloid morphotypes in APP transgenic mice. *EMBO Rep*, **14**, 1017-1022(2013).

31) JC. Watts, C. Condello, J. Stohr, et al.：Serial propagation of distinct strains of Abeta prions from Alzheimer's disease patients. Proc Natl Acad Sci U S A, 111：10323-10328(2014).

32) F. Langer, YS. Eisele, SK. Fritschi, M. Staufenbiel, LC. Walker and M. Jucker：Soluble Abeta seeds are potent inducers of cerebral beta-amyloid deposition. The Journal of neuroscience：*the official journal of the Society for Neuroscience*, **31**, 14488-14495(2011).

33) YS. Eisele, U. Obermuller, G. Heilbronner, et al.：Peripherally Applied A {beta} -Containing Inoculates Induce Cerebral {beta} -Amyloidosis. *Science*(2010).

34) YS. Eisele, SK. Fritschi, T. Hamaguchi, et al.：Multiple factors contribute to the peripheral induction of cerebral beta-amyloidosis. *J Neurosci*, **34**, 10264-10273(2014).

35) YS. Eisele, T. Bolmont, M. Heikenwalder, et al.：Induction of cerebral beta-amyloidosis：intracerebral versus systemic Abeta inoculation. Proc Natl Acad Sci U S A, 106：12926-12931 (2009).

36) T. Hamaguchi, YS. Eisele, NH. Varvel, BT. Lamb, LC.Walker and M. Jucker：The presence of Abeta seeds, and not age per se, is critical to the initiation of Abeta deposition in the brain. *Acta Neuropathol*, **123**, 31-37 (2012).

37) R. Morales, C. Duran-Aniotz, J. Castilla, LD. Estrada and C. Soto：De novo induction of amyloid-beta deposition in vivo. *Mol Psychiatry*, **17**, 1347-1353 (2012).

38) RM. Ridley, HF. Baker, CP. Windle and RM. Cummings：Very long term studies of the seeding of beta-amyloidosis in primates. *J Neural Transm*, **113**, 1243-1251 (2006).

39) RF. Rosen, JJ. Fritz, J. Dooyema, et al.：Exogenous seeding of cerebral beta-amyloid deposition in betaAPP-transgenic rats. *J Neurochem*, **120**, 660-666 (2012).

40) Z. Jaunmuktane, S. Mead, M. Ellis, et al.：Evidence for human transmission of amyloid-beta pathology and cerebral amyloid angiopathy. *Nature*, **525**, 247-250 (2015).

41) DL. Ritchie, P. Adlard, AH. Peden, et al.：Amyloid-beta accumulation in the CNS in human growth hormone recipients in the UK. *Acta Neuropathol*, **134**, 221-240 (2017).

42) K. Frontzek, MI. Lutz, A. Aguzzi, GG. Kovacs and H. Budka：Amyloid-beta pathology and cerebral amyloid angiopathy are frequent in iatrogenic Creutzfeldt-Jakob disease after dural grafting. *Swiss Med Wkly*, **146**, w14287 (2016).

43) GG. Kovacs, MI. Lutz, G. Ricken, et al.：Dura mater is a potential source of Abeta seeds. *Acta Neuropathol* (2016).

44) T. Hamaguchi, Y. Taniguchi, K. Sakai, et al.：Significant association of cadaveric dura mater grafting with subpial Abeta deposition and meningeal amyloid angiopathy. *Acta Neuropathol*, **132**, 313-315 (2016).

第２節　アミロイドβの蓄積に関わる構造糖鎖の発見

徳島大学/和歌山県立医科大学　西辻　和親
名古屋大学/フランス国立科学研究センター　内村　健治

1　グリコサミノグリカン

グリコサミノグリカンはほとんど全ての細胞で発現が見られる分枝のない細胞外糖鎖の一種である。コアタンパク質と結合したプロテオグリカン型，コアタンパク質を持たない遊離型，あるいはプロテオグリカン型が切断されることにより生じる遊離エクトドメイン型として存在する。プロテオグリカンの機能は細胞の接着，移動，増殖，分化，形態形成といった細胞活動の制御から炎症や腫瘍形成などの病的現象まで多岐に亘り，グリコサミノグリカン糖鎖はプロテオグリカンとそのリガンド間の相互作用を制御すると考えられている。グリコサミノグリカンは構成２糖単位及び硫酸化修飾の違いにより，ヘパリン/ヘパラン硫酸，コンドロイチン硫酸/デルマタン硫酸，ケラタン硫酸，およびヒアルロン酸に分類される。ヒアルロン酸は，細胞膜で合成され硫酸化修飾を受けずコアタンパク質に結合しないため，他の硫酸化グリコサミノグリカンとは区別される。本稿ではアルツハイマー病の脳アミロイドーシスに着目し，アミロイド沈着における硫酸化グリコサミノグリカン，特に本糖鎖内部に存在する多硫酸化ドメインの役割について述べる。

2　ヘパラン硫酸プロテオグリカンとS-ドメイン

ヘパラン硫酸は硫酸化グリコサミノグリカンの一種であり，主要な部分はウロン糖（イズロン酸：IdoA またはグルクロン酸：GlcA）とアミノ糖（グルコサミン：GlcN）からなる二糖単位の繰り返し領域により構成される。ヘパラン硫酸の合成は小胞体で起こるコアタンパク質の特定のセリン残基への四糖結合領域の付加とそれに続くゴルジ体での二糖繰り返し領域の伸長と硫酸化修飾の過程からなる。硫酸基の付加は二糖繰り返し領域のウロン糖残基の２位，およびアミノ糖の６位，３位，*N* 位でそれぞれ起こる。これにより生物学的活性を持ったドメイン構造の形成が可能となる。このような糖転移反応や硫酸基転移反応はヘパラン硫酸プロテオグリカンの機能を決定付けるため，厳密に制御されている。

ヘパラン硫酸糖鎖の硫酸化修飾はゴルジ体局在酵素である硫酸転移酵素により行われる。特に６位の硫酸化がヘパラン硫酸糖鎖とそのいくつかのリガンド，すなわち骨形成因子，線維芽細胞増殖因子，グリア細胞由来神経栄養因子及び血管内皮増殖因子との相互作用に重要である[1)]。ヘパラン硫酸糖鎖内部では硫酸化の度合いによりいくつかの異なるドメインが形成され

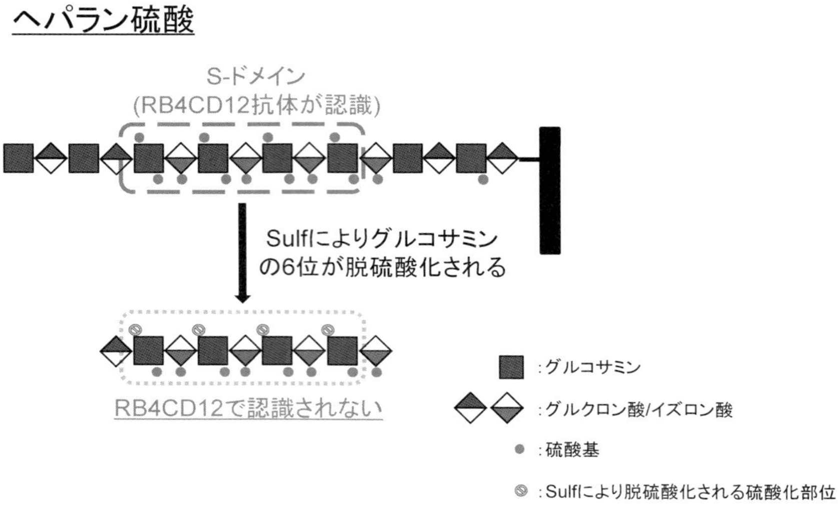

図１　ヘパラン硫酸の多硫酸化ドメイン(S-ドメイン)

ヘパラン硫酸糖鎖内部には２位，６位，*N*位が硫酸化を受けた3-4個の二糖単位から構成される多硫酸化ドメインが存在し，当該ドメインはS-ドメインとよばれる。ヘパラン硫酸S-ドメインはファージ抗体RB4CD12により認識されるが，細胞外スルファターゼSulfにより６位硫酸基が遊離されると，RB4CD12に対する反応性が失われる。

る。この内，ヘパラン硫酸多硫酸化ドメイン(S-ドメイン)は２位，６位，N位が硫酸化されているIdoA2S-GlcNS6Sの二糖単位が複数つながったものである(**図１**)[2]。なお，ヘパラン硫酸はほぼ全ての細胞で合成されるが，ヘパリンは主に肥満細胞により合成され構成単位の80%程度がS-ドメインであるため，S-ドメインのアナログとみなされる。S-ドメインは硫酸化されていないアミノ糖が主体のNA-ドメインにより分離され，トランジションドメインと呼ばれる比較的硫酸化程度の低いドメインが隣接する[3)4)]。

ヘパラン硫酸糖鎖の６位の硫酸化修飾は細胞外スルファターゼSulf(Sulf-1及びSulf-2)により細胞外で異化調節を受ける。すなわち，SulfはS-ドメインの６位の硫酸基を遊離して分解することによりヘパラン硫酸糖鎖の細胞外リモデリングを行う酵素である。ヘパラン硫酸糖鎖６位の硫酸化修飾は生合成後に調節を受ける唯一の硫酸化修飾である。SulfはS-ドメインの発現を制御することにより成長因子を含む様々なシグナル伝達を制御するほか，組織/臓器特異的なヘパラン硫酸糖鎖の硫酸化修飾パターンの形成に寄与する[5)6)]。

3　アルツハイマー病とヘパラン硫酸S-ドメイン

アミロイドーシスとは，アミロイドの前駆体となるタンパク質が凝集し不溶化することにより形成されるアミロイド線維が，組織に沈着し細胞，組織，臓器の機能障害を引き起こす疾患群を指す。アミロイド線維はクロスβ構造[7)8)]を特徴とし，コンゴーレッド染色で橙赤色に染まり，偏光顕微鏡下において青リンゴ色の複屈折性を呈する。アミロイドーシスは全身性アミロイドーシスと限局性アミロイドーシスに大別され，さらにアミロイドの前駆体タンパク質の種類により分類される。アルツハイマー病はアミロイドβペプチド(Aβ)をアミロイド前駆体とする限局性アミロイドーシスの一種，すなわち脳アミロイドーシスに分類される。

全てのアミロイドーシスにおいてアミロイド線維は単独で沈着することはなく，炭水化物やさまざまな他のタンパク質成分と共に沈着する。これらの非アミロイド成分はアミロイドーシスの発症や病態に深く関与すると考えられてきた。1980年代にスノウらがAAアミロイドーシスにおけるアミロイド沈着物の構成成分としてヘパラン硫酸糖鎖を同定したが[9]，現在ではヘパラン硫酸糖鎖は種々の全身性アミロイドーシスや限局性アミロイドーシスにおけるアミロイド線維と共沈着していることがわかっている[10]。筆者らは上記ヘパラン硫酸S-ドメインの特異的認識抗体(ファージ抗体RB4CD12)[11]を用い，アルツハイマー病の特徴的な病理所見である老人斑やモデルマウス脳のアミロイド斑にヘパラン硫酸S-ドメインが多量に蓄積していることを報告した[12]。アミロイドーシスの病態はアミロイド線維の形成，各組織/臓器への沈着および組織/臓器障害に大きくわけられる。これら各過程におけるヘパラン硫酸S-ドメインの予想される機能について次項で触れる。

4　Aβ線維形成における補因子としての役割

アミロイド形成能はほぼ全てのタンパク質に共通する性質であり，ある特定の種類のタンパク質やポリペプチドに限定されるものではない[13]。したがってほぼ全てのタンパク質は試験管内では単独でもアミロイド線維を形成し得る。しかしながら，生体内では上で述べたような脂質，核酸，グリコサミノグリカン糖鎖といったさまざまな生体因子による影響を受けると考えられる。ヘパラン硫酸糖鎖もその1つであり，*in vitro*の実験系においてAβやタウ(アルツハイマー病)，PrP^C(クロイツフェルト・ヤコブ病)，血清アミロイドA(AAアミロイドーシス)，アミリン(II型糖尿病関連アミロイドーシス)，免疫グロブリンL鎖(ALアミロイドーシス)，β_2ミクログロブリン(透析アミロイドーシス)などのアミロイド形成を促進する[10]。興味深いことにこれらの作用はヘパラン硫酸糖鎖の硫酸化程度やパターンに依存的である。逆に，非硫酸化グリコサミノグリカンは，PrP^Cの凝集には影響しない[14]。また，ヘパラン硫酸糖鎖を分解するヒトヘパラナーゼの過剰発現マウスを用いたウプサラ大学のグループによる一連の研究から，Aβ，アミリン，SAAの生体内におけるアミロイド沈着にはヘパラン硫酸糖鎖が重要であることがわかっている[15)-17)]。ヘパラン硫酸糖鎖がアミロイド形成を促進するメカニズムについてはあまりはっきりしていないが，フィレンツェ大学のグループにより下記のメカニズムが提唱されている。1つは，ヘパラン硫酸糖鎖がアミロイド前駆体の構造を天然構造からアミロイド形成的な構造に変換し，βシート構造を取るオリゴマーへの迅速な変換を引き起こすというメカニズムである[18]。もう1つは，ヘパラン硫酸糖鎖がアミロイド形成時の足場として働くというメカニズムである[19]。後者ではヘパラン硫酸糖鎖の硫酸基成分とアミロイド形成前駆体タンパク質との相互作用により局所的なアミロイド前駆体濃度の上昇やアミロイド形成に有利な構造変化及び配向性への誘導が起こるため，S-ドメインが非常に重要な活性を保持すると考えられる(**図2**)。

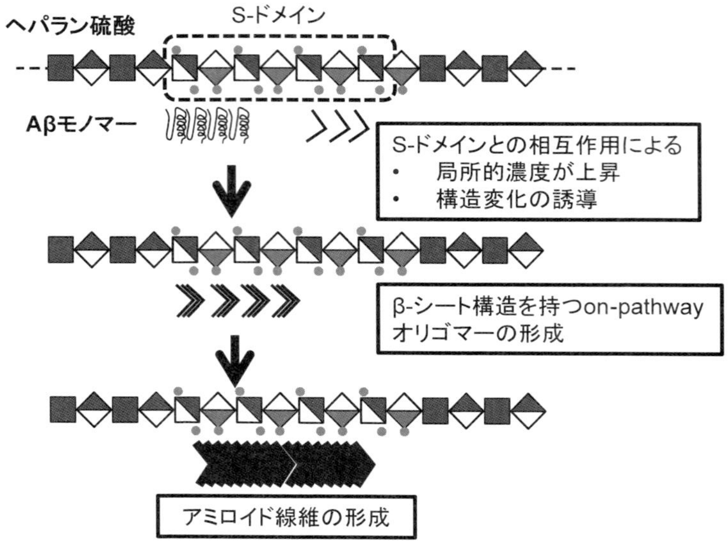

図２　ヘパラン硫酸 S-ドメインによる Aβ線維形成促進のメカニズム
ヘパラン硫酸糖鎖はアミロイド形成の足場となり，速やかにβシート含有オリゴマーに凝集する変性モノマー（on-pathway オリゴマー）の形成が促進される。

5　Aβ線維-細胞相互作用における受容体としての役割

細胞表面のヘパラン硫酸糖鎖がアミロイド線維やアミロイド前駆体と細胞間の相互作用における受容体として作用することも考えられる（**図３**）。例えば，細胞表面のヘパラン硫酸糖鎖はクロイツフェルト・ヤコブ病における異常型プリオン PrP^{Sc} の受容体として働く[20)21)]。また，筆者らはAβのアストロサイトによる取り込みが細胞表面上のヘパラン硫酸糖鎖及びその硫酸化修飾パターンに影響され得ることを発見した[22)]。取り込まれたAβはライソゾーム依存的に分解を受けるため，Aβの分解もヘパラン硫酸糖鎖に依存することが示唆される。同様の結果は神経系の細胞についても報告されている[23)]。一方，スウェーデンのグループはAβ線維の細胞による取り込み及び細胞毒性が細胞膜上のヘパラン硫酸糖鎖に依存的であることを報告した[24)]。S-ドメインアナログであるヘパリンがAβ線維の細胞毒性を競合的に軽減したが，脱硫酸化したヘパリンはこのような作用を持たなかった。これらのことから，S-ドメインの細胞表面受容体としての重要性が示唆された。筆者らは AApoA1 アミロイドーシスで沈着するアポリポタンパク質 A1（apoA-I）線維の細胞による取り込み及び細胞毒性が細胞表面のヘパラン硫酸 S-ドメイン依存的であることを報告したが[25)]，これがAβ線維にも当てはまるかどうかは重要な課題である。アルツハイマー病のもう１つの特徴的な病理所見である神経原線維変化の構成成分であるタウ凝集体の細胞による取り込み及び細胞間の伝播もヘパラン硫酸糖鎖依存的である[26)]。タウ凝集体の伝播が S-ドメイン依存的であるかどうかも興味深い。

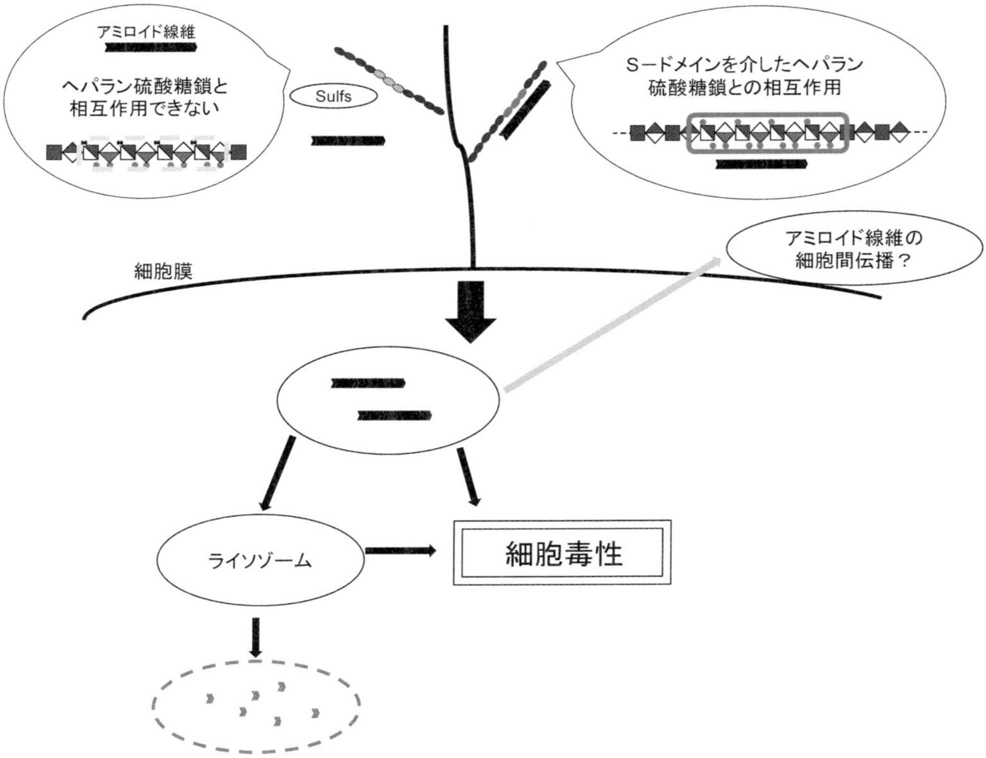

図3　ヘパラン硫酸S-ドメインの役割
アミロイド線維の細胞による取り込みを仲介することにより，その細胞毒性を制御する。線維はライソゾームなどに運ばれ分解を受けるが，細胞の種類により，あるいは分解能を超えて過剰量が存在すると細胞毒性を発揮することがある。また，アミロイド線維の細胞間伝播にも関与する可能性がある。

6　ケラタン硫酸多硫酸化ドメインとアルツハイマー病

脳内のＡβ量はＡβの産生と脳からのクリアランスのバランスにより調整されており，どちらかに異常が起こるとＡβが増加し，アミロイド線維の沈着につながると考えられる。脳内におけるＡβクリアランスは脳血液関門を介した排出[27]，ネプリライシンやインスリン分解酵素といったプロテアーゼによる分解[28]，および脳内細胞による細胞性貪食とそれに続く分解[29]が主な経路である。ＡβあるいはＡβ線維は脳内に存在するさまざまな細胞により分解を受けることが報告されている[30]。例えば，アストロサイトはＡβを分解するが，これはヘパラン硫酸を含むグリコサミノグリカン糖鎖の硫酸化修飾に依存的である[22][31]。また，アルツハイマー病の老人斑周囲にはバリアーのような役割が示唆される活性化ミクログリアが多く存在するが[32]，ミクログリアは可溶性Ａβ，リポタンパク質様粒子と結合したＡβ，およびＡβ線維のクリアランスを行うことが報告されている[33]。興味深いことに，5D4モノクローナル抗体で認識されるケラタン硫酸糖鎖の多硫酸化ドメイン（**図4**）は活性化ミクログリアのマーカーとして用いられてきた[34]。後半ではこのケラタン硫酸多硫酸化ドメインとアルツハイマー病との関連について，筆者らの最新の知見を紹介する。

7　5D4陽性ケラタン硫酸多硫酸化ドメインとアルツハイマー病

中枢神経系にはコンドロイチン硫酸糖鎖やヘパラン硫酸糖鎖に加え，比較的短い糖鎖として存在するケラタン硫酸糖鎖も発現している。ケラタン硫酸はガラクトースと*N*-アセチルグルコサミンの二糖繰り返し構造からなり，各残基は*C*-6位で硫酸化修飾され得る。ケラタン硫酸糖鎖はヘテロなミクロ構造を形成する。ケラタン硫酸糖鎖の*C*-6位における硫酸化反応はGlcNAc/Gal/GalNAc硫酸転移酵素により触媒され，神経障害や神経炎症下で影響を受けることが知られている。我々が以前発見命名した*Chst2*遺伝子によりコードされるGlcNAc-6-硫酸転移酵素-1(GlcNAc6ST-1)は，脳で発現が認められている硫酸基転移酵素の1つであり，ミクログリアによる5D4陽性ケラタン硫酸糖鎖の発現に必須である[35)-37)]。また，*Chst2*はアルツハイマー病モデルマウスのミクログリアで発現が上昇する“神経変性関連遺伝子”の1つである[38)]。

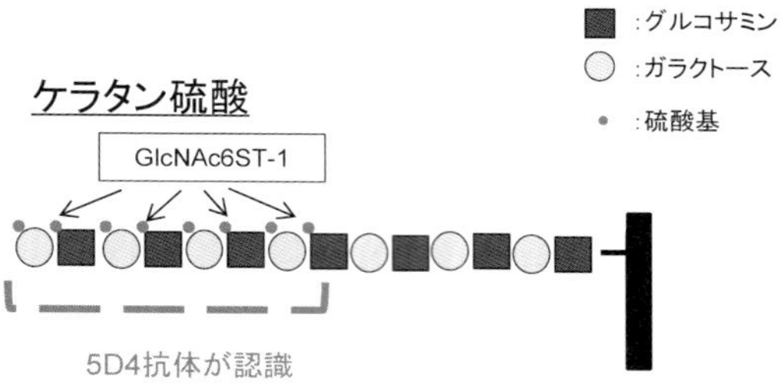

図4　ケラタン硫酸の多硫酸化ドメイン
ケラタン硫酸糖鎖内部には特に硫酸化修飾が多い部位が存在し，その1つは5D4モノクローナル抗体で認識される。ミクログリアによる5D4エピトープの発現には，硫酸基転移酵素の1つであり脳内での発現が認められているGlcNAc6ST-1が必須である。

筆者らは5D4モノクローナル抗体を用い，アルツハイマー病患者とそのモデルマウスの脳では5D4陽性ケラタン硫酸多硫酸化ドメインの総発現量が上昇していること，特にミクログリアが5D4陽性ケラタン硫酸多硫酸化ドメインを強く発現していることを発見した[39)]。また，上記GlcNAc6ST-1の遺伝子欠損マウスとアルツハイマー病モデルマウスを交配すると，アミロイド病変，すなわちAβ-アミロイドーシスが大幅に軽減された。これはGlcNAc6ST-1が何らかのミクログリア機能を制御していることを示唆すると考え，野生型マウスとGlcNAcc6ST-1遺伝子欠損マウスから得られた初代培養ミクログリアを用い，Aβ線維の細胞取り込みを比較した。その結果，GlcNAc6ST-1遺伝子欠損マウスから得られたミクログリアではAβ貪食能が亢進されていることが分かった(**図5**)。GlcNAc6ST-1を欠損したミクログリアでは抗炎症性刺激に対する応答が亢進していたことから，5D4陽性ケラタン硫酸多硫酸化ドメインはミクログリアの炎症性応答の制御に関わっていることが示唆された。興味深いことに，5D4陽性ケラタン硫酸多硫酸化ドメインはアルツハイマー病と同様にタンパク質凝集病の一種である筋萎縮性側索硬化症患者とそのモデルマウス脳のミクログリアでも発現が亢進している[37)]。これが，タンパク質凝集体によるものか神経傷害あるいは神経変性によるものかは現時点では不明である。

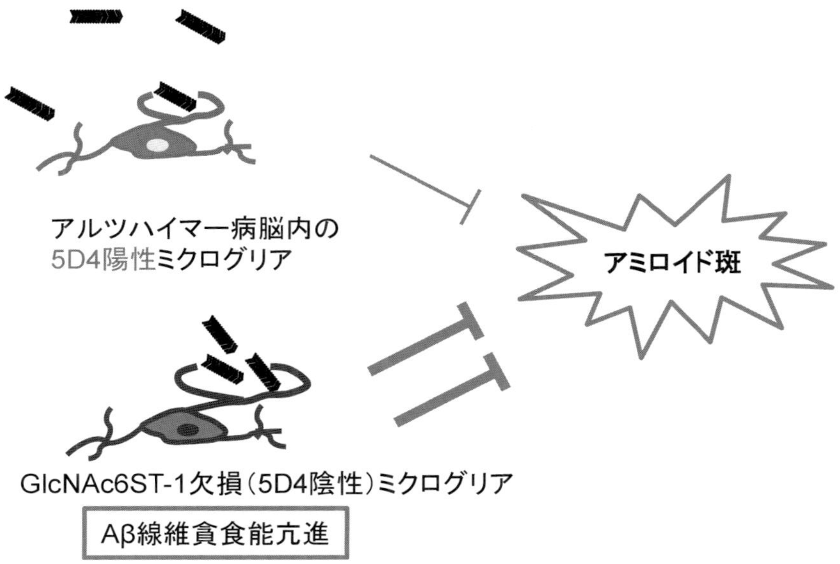

図5　ケラタン硫酸多硫酸化ドメインの役割

アルツハイマー病患者やそのモデルマウス脳のミクログリアでは5D4陽性ケラタン硫酸多硫酸化ドメインの発現が上昇している。また，5D4抗体陽性のケラタン硫酸多硫酸化ドメインを発現しないミクログリアではAβ線維貪食能が亢進している。5D4エピトープはシアル酸修飾されており，このようなシアル酸修飾ケラタン硫酸糖鎖はミクログリアの機能制御を介してアルツハイマー病病態に寄与していると考えられる。

8　今後の展望

予想されるヘパラン硫酸糖鎖S-ドメインと5D4陽性ケラタン硫酸糖鎖のアルツハイマー病病態における役割を本稿で述べた。Aβ凝集過程やAβ線維の細胞による取り込み，細胞毒性とヘパラン硫酸S-ドメインの関係は現時点では予想の域を出ない。筆者らはさまざまなアミロイド形成タンパク質の凝集や細胞毒性に対するヘパラン硫酸糖鎖S-ドメインの影響を*in vitro*で解析するアッセイ系を確立した。このようなアッセイ系やヘパラン硫酸糖鎖S-ドメインの分解酵素であるSulfのトランスジェニックマウスを用いたさらなる研究が必要である。また，S-ドメインは様々な成長因子と相互作用することによりそれらのシグナル伝達経路を正または負に制御している。老人斑/アミロイド斑にヘパラン硫酸糖鎖S-ドメインが蓄積することにより成長因子のシグナル伝達がどのような影響を受け得るかはまだわかっていない。アルツハイマー病病態には脳由来神経栄養因子や血管内皮増殖因子などが仲介するシグナル伝達が何らかの役割を果たすことが示唆されており，S-ドメイン及びそのリモデリング酵素であるSulfはアルツハイマー病におけるシグナル伝達の正常化の観点においても興味深い研究対象である。

5D4陽性ケラタン硫酸糖鎖がどのようにしてミクログリアの機能を制御しているかはまだわかっていない。アルツハイマー病モデルマウス脳の5D4陽性ミクログリアの50%がミクログリア貪食能に関わる受容体TREM2(triggering receptor expressed on myeloid cells-2)陽性であった[39]。細胞表面におけるTREM2の発現を制御するCD33抗原はシアル酸修飾糖鎖をリガンドとする[40)41)]。TREM2およびCD33の遺伝子多型がアルツハイマー病の発症と関連することが報告されている[42)43)]。我々は5D4陽性ケラタン硫酸糖鎖が実はシアル酸糖鎖の修飾を受けている事を最近明らかにした[37)]。TREM2およびCD33とミクログリア発現5D4陽性ケラタン硫酸糖鎖の関係の解明は，アルツハイマー病だけでなく筋萎縮性側索硬化症などミクログリアが病態に関与するさまざまな神経変性疾患の発症機序解明に貢献すると考えられる。また，ケラタン硫酸糖鎖の機能や局在はコアタンパク質に強く影響されると考えられるため，コアタンパク質の同定も残された重要な課題である。

文　献

1) R. El Masri, A. Seffouh, H. Lortat-Jacob and R. R. Vives：The "in and out" of glucosamine 6-O-sulfation：the 6th sense of heparan sulfate. *Glycoconj J*(2016).

2) M. Lyon and J. T. Gallagher：Bio-specific sequences and domains in heparan sulphate and the regulation of cell growth and adhesion. *Matrix biology：journal of the International Society for Matrix Biology* **17**, 485-493(1998).

3) J. T. Gallagher：Heparan sulfate：growth control with a restricted sequence menu. *J Clin Invest* **108**, 357-361(2001).

4) J. D. Esko and U. Lindahl：Molecular diversity of heparan sulfate. *J Clin Invest* **108**, 169-173(2001).

5) S. D. Rosen and H. Lemjabbar-Alaoui：Sulf-2：an extracellular modulator of cell signaling and a cancer target candidate. *Expert opinion on therapeutic targets* **14**, 935-949(2010).

6) S. Nagamine, *et al.*：Organ-specific sulfation patterns of heparan sulfate generated by extracellular sulfatases Sulf1 and Sulf2 in mice. *J Biol Chem* **287**, 9579-9590(2012).

7) E. D. Eanes and G. G. Glenner：X-ray diffraction studies on amyloid filaments. *J Histochem Cytochem* **16**, 673-677(1968).

8) W. T. Astbury, S. Dickinson and K. Bailey：The X-ray interpretation of denaturation and the structure of the seed globulins. *Biochem J* **29**, 2351-2360 2351(1935).

9) A. D. Snow, J. Willmer and R. Kisilevsky：Sulfated glycosaminoglycans：a common constituent of all amyloids? *Laboratory investigation; a journal of technical methods and pathology* **56**, 120-123 (1987).

10) K. Nishitsuji and K. Uchimura：Sulfated glycosaminoglycans in protein aggregation diseases. *Glycoconj J* **34**, 453-466(2017).

11) M. A. Dennissen, *et al.*：Large, tissue-regulated domain diversity of heparan sulfates demonstrated by phage display antibodies. *J Biol Chem* **277**, 10982-10986(2002).

12) T. Hosono-Fukao, *et al.*：Heparan sulfate subdomains that are degraded by Sulf accumulate in cerebral amyloid β plaques of Alzheimer's disease：evidence from mouse models and patients. *The American journal of pathology* **180**, 2056-2067(2012).

13) C. M. Dobson：Protein folding and misfolding. *Nature* **426**, 884-890(2003).

14) M. Pérez, F. Wandosell, C. Colaço and J. Avila：Sulphated glycosaminoglycans prevent the neurotoxicity of a human prion protein fragment. *Biochem J* **335**(Pt 2), 369-374(1998).

15) J. P. Li, *et al.*：In vivo fragmentation of heparan sulfate by heparanase overexpression renders mice resistant to amyloid protein A amyloidosis. Proceedings of the National Academy of Sciences of the United States of America 102, 6473-6477(2005).

16) M. E. Oskarsson, *et al.*：Heparan Sulfate Proteoglycans Are Important for Islet Amyloid Formation and Islet Amyloid Polypeptide-induced Apoptosis. *J Biol Chem* **290**, 15121-15132(2015).
17) C. B. Jendresen, *et al.*：Overexpression of heparanase lowers the amyloid burden in amyloid-β precursor protein transgenic mice. *J Biol Chem* **290**, 5053-5064(2015).
18) N. Motamedi-Shad, E. Monsellier, S. Torrassa, A. Relini and F. Chiti：Kinetic analysis of amyloid formation in the presence of heparan sulfate：faster unfolding and change of pathway. *J Biol Chem* **284**, 29921-29934(2009).
19) N. Motamedi-Shad, E. Monsellier and F. Chiti：Amyloid formation by the model protein muscle acylphosphatase is accelerated by heparin and heparan sulphate through a scaffolding-based mechanism. *Journal of biochemistry* **146**, 805-814(2009).
20) L. Horonchik, *et al.*：Heparan sulfate is a cellular receptor for purified infectious prions. *J Biol Chem* **280**, 17062-17067(2005).
21) N. Hijazi, Z. Kariv-Inbal, M. Gasset and R. Gabizon：PrPSc incorporation to cells requires endogenous glycosaminoglycan expression. *J Biol Chem* **280**, 17057-17061(2005).
22) K. Nishitsuji, T. Hosono, K. Uchimura and M. Michikawa：Lipoprotein lipase is a novel amyloid beta(Aβ)-binding protein that promotes glycosaminoglycan-dependent cellular uptake of Abeta in astrocytes. *J Biol Chem* **286**, 6393-6401(2011).
23) T. Kanekiyo, *et al.*：Heparan sulphate proteoglycan and the low-density lipoprotein receptor-related protein 1 constitute major pathways for neuronal amyloid-β uptake. *The Journal of neuroscience：the official journal of the Society for Neuroscience* **31**, 1644-1651(2011).
24) E. Sandwall, *et al.*：Heparan sulfate mediates amyloid-β internalization and cytotoxicity. *Glycobiology* **20**, 533-541(2010).
25) K. Kuwabara, *et al.*：Cellular Interaction and Cytotoxicity of the Iowa Mutation of Apolipoprotein A-I(ApoA-I_{Iowa}) Amyloid Mediated by Sulfate Moieties of Heparan Sulfate. *J Biol Chem* **290**, 24210-24221(2015).
26) B. B. Holmes, *et al.*：Heparan sulfate proteoglycans mediate internalization and propagation of specific proteopathic seeds. Proceedings of the National Academy of Sciences of the United States of America 110, E3138-3147(2013).
27) A. P. Sagare, R. D. Bell and B. V. Zlokovic：Neurovascular dysfunction and faulty amyloid β-peptide clearance in Alzheimer disease. *Cold Spring Harbor perspectives in medicine* **2**(2012).
28) E. R. Vardy, A. J. Catto and N. M. Hooper：Proteolytic mechanisms in amyloid-β metabolism：therapeutic implications for Alzheimer's disease. *Trends Mol Med* **11**, 464-472(2005).
29) S. D. Mhatre, C. A. Tsai, A. J. Rubin, M. L. James and K. I. Andreasson：Microglial malfunction：the third rail in the development of Alzheimer's disease. *Trends Neurosci* **38**, 621-636(2015).
30) J. M. Tarasoff-Conway, *et al.*：Clearance systems in the brain-implications for Alzheimer disease. *Nat Rev Neurol* **11**, 457-470(2015).
31) T. Wyss-Coray, *et al.*：Adult mouse astrocytes degrade amyloid-β in vitro and in situ. *Nature medicine* **9**, 453-457(2003).
32) C. Condello, P. Yuan, A. Schain and J. Grutzendler：Microglia constitute a barrier that prevents neurotoxic protofibrillar Aβ42 hotspots around plaques. *Nature communications* **6**, 6176(2015).
33) D. V. Hansen, J. E. Hanson and M. Sheng,：Microglia in Alzheimer's disease. *The Journal of cell biology* **217**, 459-472(2018).
34) A. Bertolotto, E. Manzardo, M. Iudicello, R. Guglielmone and A. Riccio：Keratan sulphate is a

marker of differentiation of ramified microglia. *Brain research. Developmental brain research* **86**, 233-241 (1995).

35) K. Uchimura, *et al.*：Molecular cloning and characterization of an *N*-acetylglucosamine-6-*O*-sulfotransferase. *J Biol Chem* **273**, 22577-22583 (1998).

36) X. Li and T. F. Tedder：CHST1 and CHST2 sulfotransferases expressed by human vascular endothelial cells：cDNA cloning, expression, and chromosomal localization. *Genomics* **55**, 345-347 (1999).

37) T. Foyez, *et al.*：Microglial keratan sulfate epitope elicits in central nervous tissues of transgenic model mice and patients with amyotrophic lateral sclerosis. *The American journal of pathology* **185**, 3053-3065 (2015).

38) B. A. Friedman, *et al.*：Diverse Brain Myeloid Expression Profiles Reveal Distinct Microglial Activation States and Aspects of Alzheimer's Disease Not Evident in Mouse Models. *Cell Rep* **22**, 832-847 (2018).

39) Z. Zhang, *et al.*：Deficiency of a sulfotransferase for sialic acid-modified glycans mitigates Alzheimer's pathology. Proceedings of the National Academy of Sciences of the United States of America (2017).

40) G. Chan, *et al.*：CD33 modulates TREM2：convergence of Alzheimer loci. *Nature neuroscience* **18**, 1556-1558 (2015).

41) M. S. Macauley, P. R. Crocker and J. C. Paulson：Siglec-mediated regulation of immune cell function in disease. *Nat Rev Immunol* **14**, 653-666 (2014).

42) P. Hollingworth, *et al.*：Common variants at ABCA7, MS4A6A/MS4A4E, EPHA1, CD33 and CD2AP are associated with Alzheimer's disease. *Nat Genet* **43**, 429-435 (2011).

43) M. Colonna and Y. Wang：TREM2 variants：new keys to decipher Alzheimer disease pathogenesis. *Nat Rev Neurosci* **17**, 201-207 (2016).

第3節　樹脂チューブを分離場とするアミロイドβ凝集体の分離分析技術の開発

日本大学　朝本　紘充

1　はじめに

アミロイド線維形成の分子機構の解明は，アミロイドーシスの予防と治療法の開発に繋がる重要な課題である。近年では“重合核依存性重合モデル”と呼ばれる機構が提唱されており，最終生成物であるアミロイド線維以外にも，オリゴマー(oligomer)と呼ばれる重合核やプロトフィブリル(protofibril)など，中間体としてのアミロイドの存在も明らかとなった。アミロイドに関する *in vitro* 実験系で現在，汎用されているのがチオフラビンT(Thioflavine T)と蛍光検出器を利用した分析技術である[1)-4)]。蛍光試薬であるチオフラビンTは溶液中において，アミロイドがもつ積層したβシート構造部分と特異的に分子間結合することで485 nm(励起波長：435 nm)の蛍光を発する。その際，蛍光強度は強塩基性条件下(pH約9.0)で最も高くなる[5)]。既存のチオフラビンTを用いた分析技術は，試料溶液中に存在する全アミロイド量を一括で測定するものであり，中間体などを分離しながら個別に定量した例はほとんどない。実際の疾患においても病状の進行に伴い，こうした中間体などの存在割合が体内で変動している可能性が高い。つまり，伸長度や形状の異なるアミロイドの個別分離と検出，および定量が可能になれば，アミロイド線維形成の分子機構に関するより詳細な知見が得られると考えた。本稿では筆者らが考案したアミロイドβ凝集体の分離分析法について解説する。

2　高速液体クロマトグラフィー[6)]

高速液体クロマトグラフィー(High Performance Liquid Chromatography：HPLC)は，主に試料成分の定性・定量のために生命科学，医薬学および環境科学等の幅広い分野で利用される，汎用性と堅牢性に秀でた分離分析装置である。本装置の一般的な流路システムを**図1**(a)に示した。液体(移動相)を装置流路内に流すための送液ポンプ，試料注入部(インジェクター)，カラム，検出器およびクロマトグラムと呼ばれる波形データを記録・解析するための機器から構成される。通常，分離場であるカラムには充填剤と呼ばれる固体粒子が詰め込まれており，移動相と試料成分はその空隙を縫う形で検出器に向かって進む。これより，流路内は必然的に高圧条件(数MPa)となる。試料成分は固体(固定相)粒子表面と移動相との間で分配現象を繰り返しながら，ポンプからの圧力に従い検出器方向へ進む。ここで，分配係数が異なる成分は結果として移動速度に差が生じ，時間差で検出器に到達する。すなわち，HPLCでは移動相と固定相間での分配平衡における差を利用して成分分離が行われる。通常，タンパク質成分の分

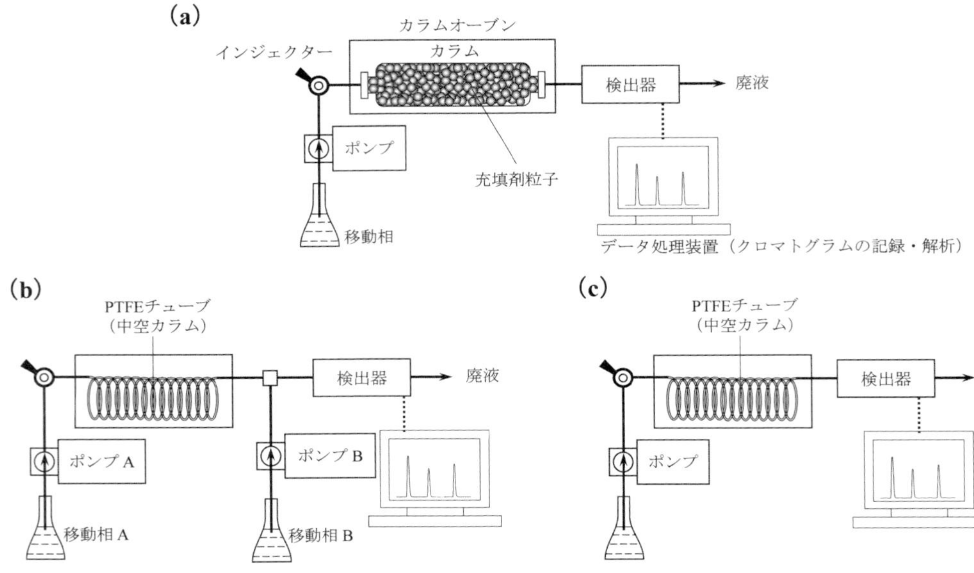

図1　HPLC の構成
(a)一般的なシステム　(b)中空カラムを備えたポストカラム法　(c)中空カラムを備えたプレカラム法

離分析には逆相クロマトグラフィーと呼ばれる，疎水性相互作用を示す固定相と水系溶媒の移動相とを組み合わせた方法が用いられる[7]。

3　アミロイドβ凝集体の分離分析の開発

3.1　既存の分析技術について

アミロイド線維は変性した前駆体タンパク質分子が，疎水性相互作用や水素結合などの分子間力によって多数結合した構造体であり，モノマー間で強固な共有結合を形成している一般的な高分子(ポリマー)とは安定性が異なる。このため，固体粒子が詰め込まれた通常のカラムを使用した場合，圧力等の影響でアミロイド線維の分解や損失が引き起こされる可能性がある。本来の形態を破壊することなくアミロイド線維の分離分析を行うには，固体粒子との接触による圧力上昇が起こらない分離場が必要である。

固体粒子を含まない分離場によるアミロイドβ凝集体の分析技術として，キャピラリー電気泳動(Capillary Electrophoresis：CE)法がある。CE ではポンプの圧力駆動を利用する HPLC とは異なり，内壁面に電気二重層を形成している管の入口から出口に直流電圧をかけることで引き起こされる電気浸透流を利用する[8]。この管にはフューズドシリカキャピラリーと呼ばれる，長さ数 m の毛細管が用いられる。これは粒子が充填されていない分離場であることから，中空カラムとも呼ばれる。Sabella らは，検出器にダイオードアレイを用いた CE 法により，アミロイドβモノマーと中間体の分離・検出を達成した[9]。また，Kato らはチオフラビン T とレーザー励起蛍光検出器を利用したシステムでアミロイド線維と中間体との分離・検出に成功している[10]。CE 法は流路内の体積が極めて小さいことから微量成分の定量に秀でている一方，汎用性と堅牢性は高くない。筆者らはHPLCでのアミロイドβ凝集体の分離分析を実現すべく，中空カラムを応用した分析技術の開発に着手した。

3.2　樹脂チューブの中空カラムへの応用

図1(b)に示したとおり，樹脂の1種で高い撥水性を示すポリテトラフルオロエチレン(Poly Tetra Fluoro Ethylene：PTFE)製のチューブを分離場として組み込んだHPLC分析システムを設計した。ここでは分離されたアミロイドを特異的かつ高感度に検出するために，検出器に至る直前に別流路から検出試薬であるチオフラビンT(移動相B)を流入させる(ポストカラム法)。PTFEチューブにおける分離機構としては第一に，アミロイドと樹脂表面との疎水性相互作用がある。疎水性を示す成分と固相との分配を利用したこの機構は既存の逆相クロマトグラフィー用カラムと類似しているが，充填剤粒子を使用しないため圧力上昇がほとんど起こらない利点がある。但し，内壁面との充分な分配平衡を促すためにPTFEチューブの長さは数mオーダーのものを使用した(通常のHPLC用カラムは数cmから数十cm)。また第二の分離機構として，流体力学的な分級が挙げられる。分級とは一般的に重力，慣性力，遠心力または抗力などを利用して粉体レベルの大きさにある粒子をサイズ別に分けることをいう。図1(b)では断面積が一定の円管内を充分に伸長したアミロイド粒子が，流体である移動相に乗って流れる。このとき，流体の流れのなかで分級が起こる可能性がある。近年では毒性の高いスフェルライトと呼ばれる，アミロイド線維性の超高次凝集体やアモルファスな凝集体など，分級が可能なレベルの大きさであるμmオーダーサイズの複数の凝集多形が確認されている。さらに，それらとアミロイド斑との間では類似性も指摘[11]されており，重要な分析対象である。

流体の流れの状態は**図2**のように各部分が流れの方向に沿って平衡に直進する層流と，流体が乱れて動く乱流がある。この流れの状態を規定する無次元項としてレイノルズ数Reがある[12]。

$$Re = \frac{D\bar{u}\rho}{\mu}$$

ここで，Dは管の内径(m)，は平均流速(m)，ρは密度(kg/m^3)，μは粘度(Pa･s)を示す。

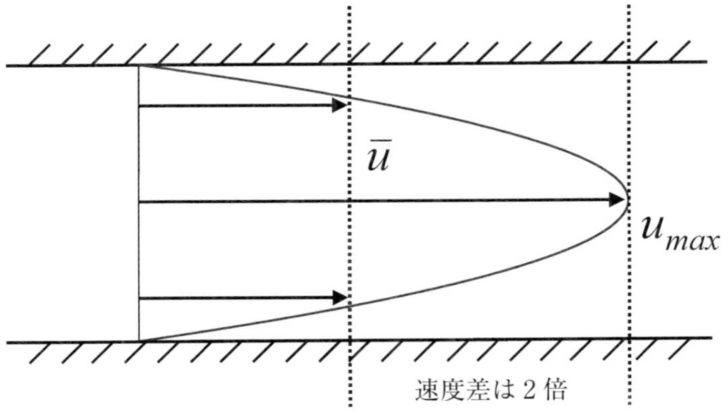

図2　層流における速度分布

今回用いたPTFEチューブのように，断面積が一定の円管内で水などのニュートン流体が定常流にあるとき，2100以下のレイノルズ数領域では管内の速度分布は回転放物面状(層流)となる。また，流体の速度は円管内で一定ではなく，中心部が最も早く，内壁に近づくにつれて遅くなる(図2)。このときの円管内の平均流速($\bar{u}$)は管中心部での速度u_{max}の半分0.5 u_{max}となる。

管内の流体中におかれた粒子はMagnus効果により管の中心方向に向かって移動する。これに関してSegréら[13]は，層流ではMagnus効果と逆向きの力が働き，粒子はその粒径に応じた位置に停滞しながら高濃度環と呼ばれる年輪状の流れを形成することを見いだした(**図3**)。この現象はTubular pinch効果と呼ばれ，高濃度環は粒径の増加に伴い円管中心方向へ移動する。高濃度環が形成される位置は，*Re*が比較的低い条件では円管の中心から見て半径の約0.6倍の地点となる(平均流速の分布位置はそれより外側部分である)。すなわち，PTFEチューブ内の層流における速度分布とTubular pinch効果によって粒子の移動速度に差が生じ，結果的に分級が行われる。なお，本実験における平均流速は，HPLC装置におけるポンプの設定流速に等しいものとする。

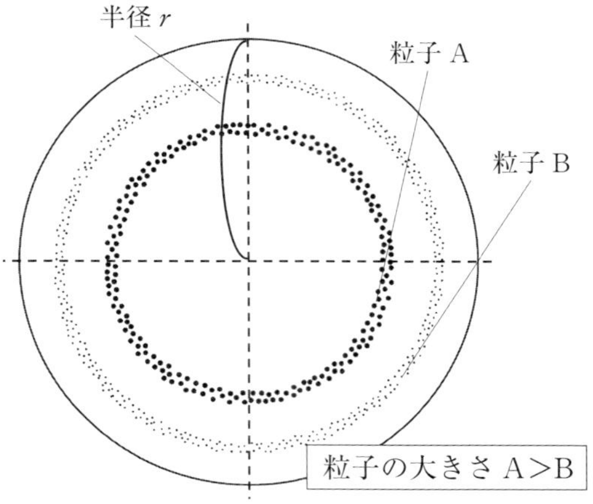

図3　管内流れにおける粒子集中現象
(Tubular pinch効果)

こうした流体力学的な分級の手法はハイドロダイナミック・クロマトグラフィーと呼ばれ，コロイド科学などの分野では古くから知られている[14]。同法は約0.01 μm以上の比較的大きな粒子に適用可能であるといわれている。以上の知見を踏まえ，筆者らはPTFE表面への分配，および流体力学的な分級の機構を兼ね備えたハイブリッドカラムとしてのPTFEチューブの性能について検証した。

4　リゾチームを前駆タンパク質とするアミロイドの分離分析[15][16]

4.1　実験方法

家族性腎アミロイドーシスの前駆タンパク質であるヒトリゾチームとの相同性が高く，アミロイド線維の構造解析用のモデルタンパク質としても知られる鶏卵白由来リゾチーム(Hen egg white lysozyme：HEWL)[17)-19)]を試料とした。具体的には希塩酸(pH 2.0)を用いて1.0 mM HEWL溶液を調製し，これを約55℃で所定の時間インキュベートした溶液を試料溶液とした。また，移動相として図1(b)のポンプAには0.1Mリン酸緩衝液(pH 7.0)，Bには25 mMリン酸二水素ナトリウム水溶液(pH約9.0)を用いて調製した50μM Th T溶液を用いた。移動相の1分間あたりの流量(流速)はポンプAとBそれぞれ，0.05および2.0 mL min^{-1}に設定した。分離場となるPTFEチューブは内径0.50 mm，長さ5.0 mのものを使用した。蛍光検出器における励起，蛍光波長はそれぞれ 435 nm および 485 nm に設定した。

4.2　結果および考察

4.2.1　HEWL 凝集体の分離分析

図 1(b)のポンプ A の流速(1 分間当たりの流量(mL)で表す)は，分離度に大きな影響を与える重要なパラメーターである。ここでは，最適値を決定するために流速を 1.0 mL min^{-1} から 0.5, 0.10, 0.05 および 0.025 mL min^{-1} と段階的に引き下げ，それぞれの条件下での HEWL 凝集体のクロマトグラムを測定した。その結果，0.05 mL min^{-1} において 5 本以上の良好に分離したピークを示すクロマトグラムが得られた(**図 4**(d))。なお，流速 0.025 mL min^{-1} ではポンプ A の脈流がノイズとして現れ，ピークの消失が確認された(データ未掲載)。これより，ポンプ A の流速は 0.05 mL min^{-1} に決定した。また，図 4(d)では試料溶液注入時からおよそ 14 分後にアミロイド線維とみられる成分が検出されている。チューブの内径と長さから単純に算出した，インジェクターから検出器に至るまでの時間(約 20 分)に比べ短いことがわかる。仮に検出された成分すべてが PTFE チューブ内壁面との疎水性相互作用で分離された場合，検出される時間は 20 分より長くなる。これより，HEWL 凝集体は既述の流体力学的な分級の機構によって分離されたことがわかる。

4.2.2　アミロイド伸長反応の経過観察

Goto らはアミロイド伸長反応をリアルタイムに可視化するために，チオフラビン T と全反射蛍光顕微鏡を組み合わせた手法を開発した[20]。アミロイド線維の形成は本質的に物質の結晶成長と同じ現象であり，重合核形成と伸長の二段階から成ることがわかっている。また，アミ

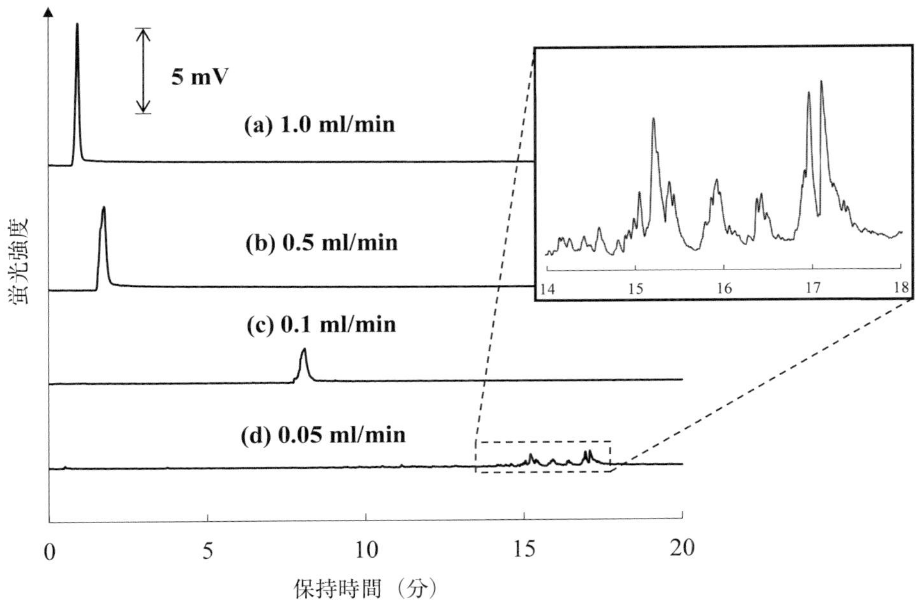

図 4　HEWL 凝集体のクロマトグラムに及ぼす移動相の流速の影響

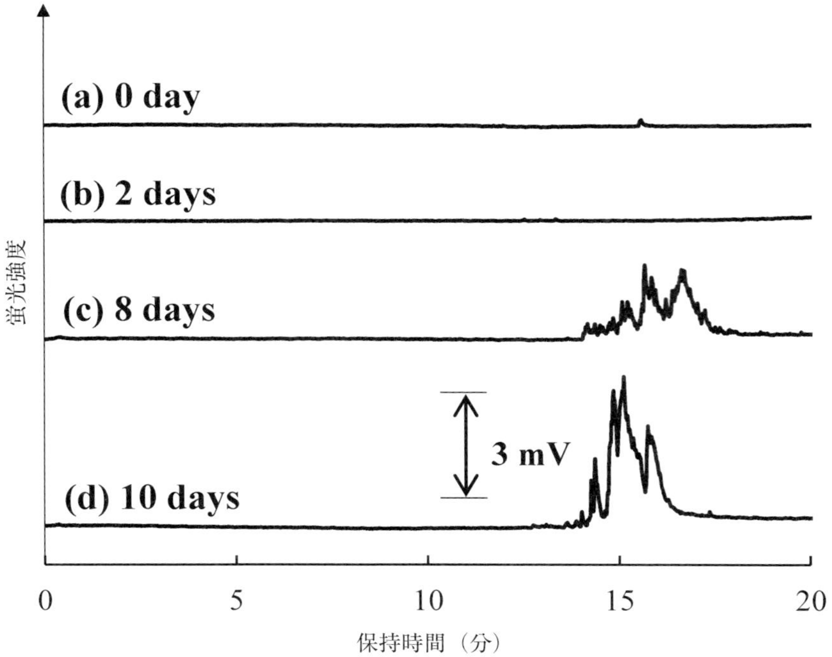

図5　HEWL凝集体のクロマトグラムに及ぼすインキュベート時間の影響

ロイドの形態(多形)は形成反応の条件次第で異なること，さらに，こうした形態や伸長度(サイズ)の違いは細胞に対する毒性の強さに影響を及ぼすことが知られている[21]。筆者らは図1(b)のシステムでもアミロイド伸長反応の経過観察が可能と考え，インキュベート時間の異なるHEWL溶液のクロマトグラムを測定した。その結果，**図5**(c)および(d)に示したとおり，インキュベート8日目から10日目にかけてピーク数の減少とともに強度の増大が確認された。Yamaguchiらは異なる形態のアミロイドが競争的に成長する条件では，最終的にその環境に適した形態が伝播されて伸長し続ける現象を明らかにし，これをアミロイドの成熟と定義した[22]。今回確認された10日目にかけてのクロマトグラムの変化は，この成熟の過程を反映している可能性が高い。なお，図5(a)および(b)ではピークはほぼ検出されておらず，インキュベート時間が短い場合にはアミロイドの形成がほとんど進行していないことがわかる。

5　アミロイドβ凝集体の分離分析[23]

5.1　実験方法

リン酸緩衝生理食塩水を用いてアミロイドβ(42のアミノ酸より構成)を溶解した溶液を37℃で20時間インキュベートすることでアミロイド線維を含む試料溶液を調製した。HPLCの構成については図1(c)に示したとおり，単一流路で検出するよう変更した。移動相には25 mMリン酸二水素ナトリウム水溶液(pH約9.0)を用いて調製した50 μMチオフラビンT溶液を用いた。図1(b)ではPTFEチューブ(中空カラム)による分離後，別流路からの検出試薬と反応(ポストカラム法)する設計であったが，ここでは単一流路内でカラム分離より前に検出試薬と反応(プレカラム法)するシステムに変更した。これによりアミロイド線維とチオフラビンTの反応時間を充分に確保できるだけでなく，検出器直前での別流路からの溶液との混合による希釈がないため，高感度化が期待できる。またこれに加え，分離度のさらなる向上を目指しPTFEチューブの長さを5mから10mに変更した。なお，移動相の流速は図1(b)のポンプAと同じく0.05 mL min^{-1}とし，蛍光検出器の設定条件も同一とした。

5.2　結果および考察

図6にアミロイドβ凝集体のクロマトグラムを示した。試料溶液注入時からおよそ20分後に良好に分離された複数のピークが検出された。図4のHEWL凝集体の測定結果と同様，設定流速から算出されるチューブの通過時間(約40分)よりも格段に速いことがわかる。これより，アミロイドβ凝集体についても中空カラムにより流体力学的に分離されたことがわかる。また，50分付近にはブロードなピークが確認された。これは設定流速を若干下回る程度の検出時間であり，PTFEチューブ内壁面との疎水性相互作用によって分離された，サイズが小さく移動相への溶解度が高い中間体の凝集体である可能性が高い。以上の結果より，異なる分離機構が同時にはたらくハイブリッドカラムとしてのPTFEチューブの有用性が確認できた。なお，疎水性を示す低分子量化合物が，PTFEチューブ内壁面との分配で分離される現象については，パラオキシ安息香酸エステル類を使用した実験からも証明されている。

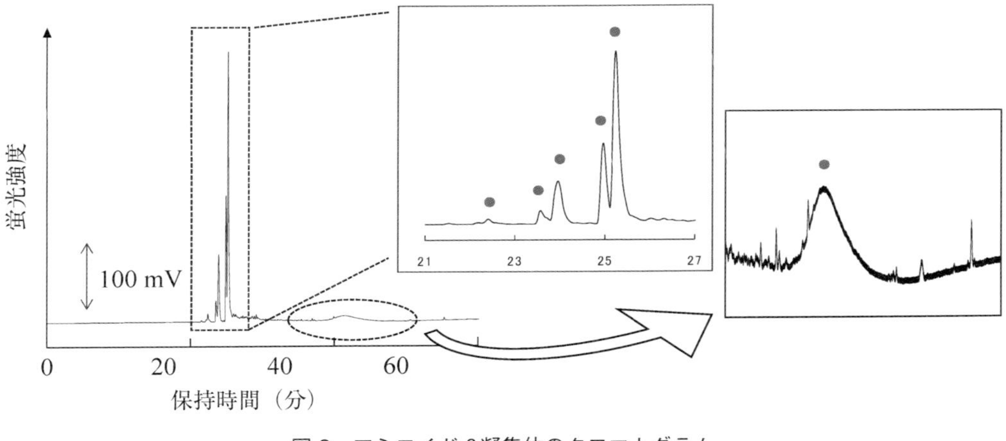

図6　アミロイドβ凝集体のクロマトグラム

6　おわりに

Virchowらによって1854年，アミロイドと命名された不溶性の沈着物はそれ以降，世界中で注目される研究対象となった。現在，アミロイドの前駆タンパク質は，アミロイドβ以外にもParkinson病におけるαシヌクレインやポリグルタミン病におけるポリグルタミンタンパク質など多くの種類が知られている。超高齢化社会に突入した我が国において，アルツハイマー病をはじめとしたアミロイドーシス発症機構に関する研究は医学，薬学および工学などの領域を融合して取り組むべき重要な課題である。我々は汎用性が高く，高精度な定性・定量分析が行えるHPLCのような分析技術の応用性を広げることが，当該研究分野の活性化の一助になると信じている。本稿で解説した分離分析技術は今後，アミロイドーシスの迅速診断や創薬スクリーニングへの応用が期待される。

文　献

1) H. Naiki, K. Higuchi, M. Hosokawa and T. Takeda：*Anal. Biochem.*, **177**, 244(1989).
2) R. Khurana, C. Coleman, C. I. Zanetti, et al.,：*J. Struct. Biol.*, **151**, 229(2005).
3) M. Biancalana and S. Koide：*Biochim. Biophys. Acta*, **1804**, 1405(2010).
4) A. Chauhan, T. Pirttila, V. P. S. Chauhan, et al.,：*J. Neurol. Sci.*, **154**, 159(1998).
5) V. Fodera, M. Groenning, V. Vetri, et al.,：*J. Phys. Chem. B*, **112**, 15174(2008).
6) 梅澤喜夫，澤田嗣郎，寺部茂：先端の分析法，pp.4-20，エヌ・ティー・エス. (2004).
7) H. Asamoto, T. Ichibangase, K. Uchikura and K. Imai：*J. Chromatogr. A*, **1208**, 147(2008).
8) 原口紘炁：クリスチャン分析化学Ⅱ，pp.322-331，丸善出版. (2005).
9) S. Sabella, M. Quaglia, C. Lanni, et al.,：*Electrophoresis*, **25**, 3186(2004).
10) M. Kato, H. Kinoshita, M. Enokita, et al.,：*Anal. Chem.*, **79**, 4887(2007).
11) T. Ban, K. Morigaki, H. Yagi, et al.,：*J. Biol. Chem.*, **281**, 33677(2006).
12) 日秋俊彦，松田弘幸，松本真和 他：標準 化学工学Ⅰ，pp.28-40，朝倉書店. (2018).
13) G. Segré and A. Silberberg：*Nature*, **189**, 209(1961).
14) R. J. Noel, K. M. Gooding, F. E. Regnier, et al.,：*J. Chromatogr.*, **166**, 373(1978).
15) 朝本紘充，長嶋恭介，中釜達朗 他：分析化学，**66**, 89(2017).
16) 長嶋恭介，朝本紘充，中釜達朗 他：日本分析化学会第66年会「展望とトピックス」，p.18，（公社）日本分析化学会. (2017).
17) A. Cao, D. Hu and L. Lai：*Protein Sci.*, **13**, 319(2004).
18) M. Holley, C. Eginton, D. Schaefer and L. R. Brown：*Biochem. Biophys. Res. Commun.*, **373**, 164(2008).
19) S. S. S. Wang, K. N. Liu and Y. C. Lu：*Biochem. Biophys. Res. Commun.*, **381**, 639(2009).
20) 後藤祐児：高分子，**58**, 92(2009).
21) 李映昊，小澤大作，後藤祐児：生化学，**81**, 677(2009).
22) K. Yamaguchi, S. Takahashi, T. Kawai, et al.,：*J. Mol. Biol.*, **352**, 952(2005).
23) 日経産業新聞：「大きさで分け 壊さず解析—アルツハイマー病の原因物質—」，2017年10月16日，p.8.

第４節　セクレターゼ構造活性相関に基づくアミロイドβ産生抑制メカニズム

東京大学　富田　泰輔

1　はじめに

認知症の大部分を占めるのがアルツハイマー病(Alzheimer disease；AD)である。ADの分子病態解明および創薬研究は，患者脳の病理学，生化学研究に加えて，1990年代に精力的に進められた家族性アルツハイマー病(Familial AD；FAD)の遺伝学，分子生物学研究を契機に飛躍的に進んだ。そしてβおよびγセクレターゼによって産生されるAmyloid-β protein(Aβ)の脳内存在量の制御は，発症機序に基づいた疾患修飾薬となることが期待され，Aβ産生に関わるセクレターゼ活性の抑制を目指した創薬が進められてきた。本稿においては，βおよびγセクレターゼの構造活性相関に基づくAβ産生機構の理解と，その制御によるAD治療・予防法の開発における最近の知見を述べる。

2　Aβとアルツハイマー病

AD患者脳における病理学的特徴である老人斑，神経原線維変化の主要構成成分は，Aβおよびタウタンパクである[1)2)]。

Aβは濃度上昇に伴って凝集性を示し，アミロイド線維を形成して老人斑として蓄積する。Aβは前駆体タンパク(Amyloid Precursor Protein；APP)の一部分であり，βおよびγセクレターゼにより神経細胞から常に産生・細胞外に分泌される。βセクレターゼによる切断はAβ産生の第一ステップであり，その切断の多寡は産生されるAβ総量を既定する。一方C末端側については，培養細胞から分泌されているAβは主に第40位で切断されているAβ40であるが，さらに第37〜43位までの多様性が認められる。Aβの凝集性はそのC末端長に非常に強く依存し，特に分泌されるAβの中では，全Aβ量の10%以下であるAβ42やAβ43では凝集性が著しく高い。

優性遺伝形式を示す家族性AD(familial AD；FAD)の解析は，Aβそしてセクレターゼ活性とAD発症の関連を決定づけた。まずAPP遺伝子に同定されたSwedish変異に代表されるβセクレターゼによる切断部位近傍の変異はいずれもAβ産生総量の上昇を招く。一方，London変異を初めとするγセクレターゼ切断部位近傍の変異は，いずれもγセクレターゼによる切断を変化させ，Aβ42産生比率(総Aβ産生量に対する)を上昇させる。また患者脳においても，Aβ42が早期より蓄積している分子種であることが示され[3)]，さらに1995年に新たなFAD遺伝子として同定されたプレセニリン(Presenilin；PS)遺伝子変異も，Aβ42産生比率を特異的に上昇させたことから[4)]，産生量は少ないものの凝集性の高いＡβ42の病的重要性に焦点が向けられるようになった。加えて，Ａβの一次配列上に凝集性やオリゴマー形成能を増加させるFAD変異や，FAD家系においてAPP遺伝子そのもののコピー数増加も同定された。すなわち，FAD変異がもたらす分子病態として，脳内における凝集性の高いＡβの量を増加させる，ということが共通して見出された。そして2012年になり，アルツハイマー病および老化に伴う認知機能低下に対して予防的に作用するIcelandic変異(A673T)が同定され，この変異がβセクレターゼによる切断効率を低下させることが明らかとなった[5)]。興味深いことに，全く同じアミノ酸残基にFADに連鎖するA673V変異が同定されており，この変異ではＡβ産生が増加する[6)]。すなわち，脳内Ａβ産生量の多寡がAD発症リスクに直結することが遺伝学的，分子生物学的な解析から強く示唆された。

3　γセクレターゼの分子実態と活性制御

γセクレターゼによって切断されるＡβのC末端は，APPの膜貫通領域内に存在する。しかし膜脂質に埋没し安定な構造を保っているはずの膜貫通領域を切断するプロテアーゼはそれまで知られていなかった。そのため，機能未知の複数回膜貫通型タンパクであるPSがγセクレターゼによるAPPの切断を制御することから，PSの機能とそのメカニズムに注目が集まった。そして低分子化合物を用いたケミカルバイオロジー研究を含めた様々なアプローチから，PSがプロテアーゼ活性を発揮する分子であること，そしてPSに加え，Nicastrin，Aph-1，Pen-2の4分子を最小限構成因子とする膜タンパク複合体がγセクレターゼそのものであることが明らかとなった[7)]。しかし同時にγセクレターゼが細胞分化に重要な役割を果たすNotchシグナルの必須因子であることが示された。そして残念ながらγセクレターゼ阻害薬であるSemagacestatは，第Ⅲ相治験の途中で被験者群において認知機能の悪化と皮膚がんリスクの亢進が認められ，開発中止となった[8)]。一方，γセクレターゼ活性に対する薬理学的な解析の中から，Ａβ42産生を特異的に阻害する一方で，Notchシグナルを遮断しない化合物，γセクレターゼモジュレーター(γ-secretase modulator；GSM)が同定，開発された[9)]。これらの化合物はＡβ38などの短いＡβ産生を増加させるため，Ａβ総産生量には大きな影響を与えない。当初GSMとして開発，治験に至ったTarenflurbilは第Ⅲ相治験において有意な治療効果が見られなかったため，開発中止となった。しかしその後より強力な活性を示す種々のGSMが複数報告された。

4　γセクレターゼの構造解析

酵素の構造生物学的解析は，その活性発揮プロセスを原子レベルで解明すると同時に，論理的な阻害剤の開発を進める，重要な情報をもたらす。しかしγセクレターゼのような膜タンパク質複合体の構造生物学的研究は，X線結晶構造解析やNMRでは部分的に進められていたものの，その全体構造の理解は進んでいなかった。また膜タンパクの部分構造の解析は，本来，脂質二重膜中に存在している状態と異なる構造情報を与えることが往々にして知られている。

筆者らはγセクレターゼの構造活性相関の理解を目的として，親水性環境下でのみシステインと反応する試薬を用いた生化学的構造解析手法 Substituted Cysteine Accessibility Method[10)] を利用して解析を行った。この方法では標的としたアミノ酸残基近辺の親水性しか明らかにならないが，その情報をシステマチックに全分子にわたって収集していくことで，培養細胞において形質膜に存在している機能型膜タンパクの全体構造を推定することができることにある。そしてこの方法により，PS の活性中心であるアスパラギン酸残基が膜内に構成されている親水性の「活性中心ポア構造」に面していることを明らかにし，ペプチド性の遷移状態模倣型γセクレターゼ阻害剤がそのポア構造を塞いでプロテアーゼ活性を阻害することを示した[11)]。

最近になり，クライオ電子顕微鏡を用いた単粒子構造解析の飛躍的な技術革新により，これまで困難とされてきた膜タンパクの構造活性相関解析，そしてその理解に基づく活性制御薬の開発が精力的に進められている。これはタンパクそのものを電子顕微鏡により観察，撮像し，その粒子像から構造をコンピューター上で三次元再構築する手法である。近年，CCD カメラの性能向上と二次元像からの三次元構造再構築プログラムの飛躍的な技術革新によって様々な高分子量タンパク質複合体の構造解析に用いられ，2017 年ノーベル化学賞の受賞対象となった。精華大学の Shi らは本手法によりγセクレターゼ複合体の全体構造解析を行い，ほぼ原子レベルの構造を明らかとした(**図 1**)[12)]。そしてγセクレターゼの脂質二重膜中の構造として，PS，Aph-1，Pen-2 が馬蹄形の構造を取り，活性中心部位は膜中央部に位置するものの，その周囲は細胞質側から連続して繋がる親水性クレバス環境として存在することが確認された。

5　γセクレターゼの構造活性相関

構造解析の問題点として，それぞれタンパクがとりうるコンフォメーションのスナップショットが理解できるが，構造の連続的な変化，すなわち構造ダイナミクスの解明は困難であ

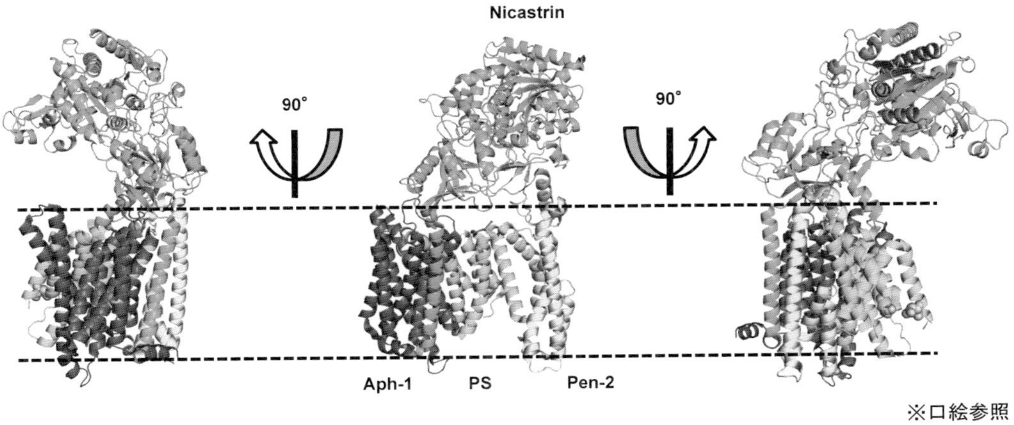

※口絵参照

図 1　γセクレターゼ複合体の全体構造
PDB ID 5A63(Bai et al., 2015)のデータを利用して Pymol を用いて作成した。各サブユニットを異なる色で示し，活性中心アスパラギン酸を橙色の残基として示した。脂質二重膜に対して左右に 90° 回転したものを左右に記載した。

ることがあげられる。実際，単粒子構造解析の結果から，γセクレターゼ全体構造には多様性が認められており[13)14)]，形を変えながら活性を発揮していることが示唆されている[14)]。またFAD変異やGSMが何故Notchシグナルに大きく影響せず，毒性分子種であるAβ42産生を選択的もしくは優位に制御するか，についても不明であった。しかし酵素学的解析からγセクレターゼが膜内配列を基質の細胞質側から連続して切断する，Successive cleavageを行っていることが明らかとなった[15)]。そのメカニズムを踏まえると，FAD変異によって生じるAβ42産生「上昇」は，実はγセクレターゼによるSuccessive cleavage効率の「低下」として説明できる[16)17)]。すなわち治療法を考える上でAβ42産生を抑制するためには，Successive cleavageにおけるAβの切断をさらに推し進める必要があると言え，GSMによる変化はそのような活性変化を起こしていると考えられる。実際，GSMはγセクレターゼにアロステリックに作用しその構造を活性型コンフォメーションにさせることや[18)-21)]，Aβ42産生が低下している人工的なPS遺伝子変異は，γセクレターゼ活性が亢進していることを我々は見出している[22)]。このように，γセクレターゼを標的とした治療法開発の上では酵素活性亢進薬としてのGSM探索という新しい方向性が提示されつつあり，今後更なる構造活性相関解析によってGSMのラショナルデザインに繋がることが期待される。

近年，ゲノム解析技術が著しい進歩を遂げ，複数の一塩基多型(SNP)やRare variantがAD発症リスクに寄与することが明らかとなってきた[23)]。その中のいくつかはセクレターゼ活性，ひいてはAβ産生に影響を与えることが示されている。筆者らはゲノムワイド関連解析から見出された遺伝学的AD発症リスク因子のうち小胞輸送分子とセクレターゼ活性に着目して研究を進めてきた。まずノックアウトマウスを用いた解析により，AD発症を抑制する遺伝学的因子*PICALM*が脳内Aβ42量および蓄積を規定する因子であることを見出した[24)]。*PICALM*遺伝子がコードするCALMはエンドサイトーシスに関与する細胞質アダプター分子であり，細胞表面膜からのγセクレターゼの内在化と輸送を制御する。特にγセクレターゼのカルボキシペプチダーゼ様活性が小胞内腔側pHの影響を受けており，表面膜から初期エンドソームよりも後期エンドソーム・リソソームではAβ42が多く産生される。そのためCALM機能の低下はAβ42産生およびアミロイド蓄積の減少を招来する。すなわち，内腔側pHに依存してγセクレターゼ活性が変化することが示唆された。一方活性中心部位は細胞質側に大きく開いたクレバス構造に面しており，直接的に内腔側のpH変化が影響することは考えにくい。

そこで筆者らはγセクレターゼの内腔側にpHを感受する領域が存在すると仮設を立て解析を行い，PSの内腔側に面しているヒスチジン残基がpHセンサーアミノ酸として機能していることを最近見出した。ヒスチジンはpH変化に影響を受けうるアミノ酸として知られており，そのイミダゾール環に対してプロトンがpHの変化により着脱する。そのため，このヒスチジン残基は中性pH環境である細胞表面付近にγセクレターゼが局在している際は電荷を持たず，エンドソーム成熟化が進んだ低pH環境下で正電荷を帯びると考えられ，その変化を契機としてPS全体構造が変化し，Aβ42産生が上昇することが明らかとなった(畑野，富田ら，2017年日本認知症学会学術集会)。このようなγセクレターゼの構造ダイナミクスの解明とその鍵領域の同定は新たなγセクレターゼ活性制御法の開発につながる可能性がある。

6　βセクレターゼの構造活性相関と阻害剤開発

1999年，脳内におけるβセクレターゼとして膜結合型アスパラギン酸プロテアーゼであるβ-site APP cleaving enzyme 1(BACE1)が同定された。基質であるAPPの一次配列を基にしたペプチド性BACE1阻害剤OM99-2の開発に成功していたことや，プロテアーゼドメインは古典的なアスパラギン酸プロテアーゼのFoldをとっていたことなどから(**図2**)[25]，構造活性相関解析に基づくBACE1阻害剤の開発が積極的に進められてきた[26]。そのなかでもMerck社が開発したVerubecestat[27]については，Mild to moderate ADを対象としたEPOCH trialが2012年から，Prodromal ADを対象としたAPECS trialが2013年から進められた。しかしそれぞれ2017年，2018年に治療効果が全く認められないことから中止された。Verubecestatが非常に強いBACE1阻害剤であり，ヒト脳脊髄液でも十分にAβ濃度を低下させていたことを鑑みると[28]，AD発症後，もしくは直前ではβセクレターゼを標的としたAβ産生抑制剤では発症を抑制することが難しいと考えられる。そこでAstraZeneca社のLanabecestat，Janssen社・Shionogi社のJNJ-54861911，Novartis社のCNP520，Eisai社のElenbecestatについては，FAD家系における遺伝子変異キャリアーや，アミロイドPET陽性もしくはApoE4をホモに持つ未発症者のような，発症高リスク群に対して先制的に抗Aβ医薬を用いる第Ⅱないし第Ⅲ相治験が進められている，もしくは予定されている。これは近年明らかとなってきた慢性疾患としてのAD発症メカニズムと，抗Aβ薬の投与時期および期間の問題点などを勘案しての設定であり，当然と言えよう。

メカニズムという観点では，構造が未開示のものを除き，現在治験が進められている上記阻害剤はいずれもBACE1の活性中心部位に作用することでプロテアーゼ活性を消失せしめるものである。一方，BACE1の活性を制御する新しいメカニズムも示されている。筆者らは武田薬品工業株式会社との共同研究により，新規化合物TAK-070がBACE1膜貫通領域に結合す

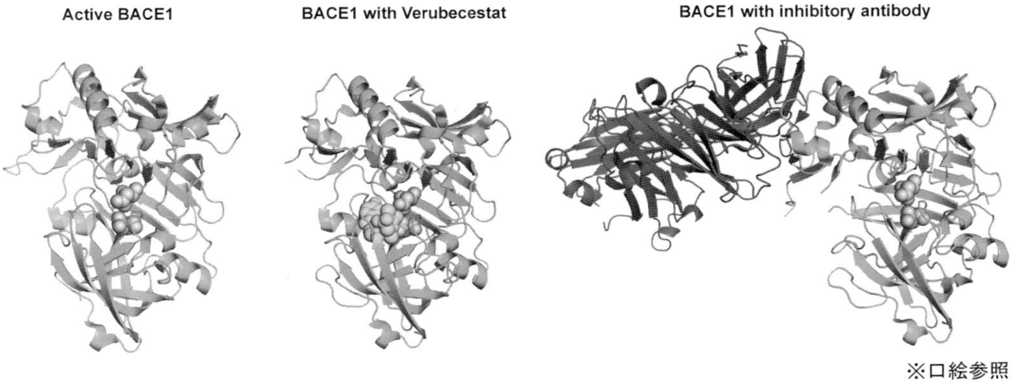

※口絵参照

図2　BACE1プロテアーゼドメインの構造

活性型BACE1の構造はPDB ID 1FKN(Hong et al., 2000)，Verubeceastatとの共結晶構造はPDB ID 5HU1(Scott et al., 2016)，阻害抗体との共結晶構造はPDB ID 3R1G(Atwal et al., 2011)のデータを利用してPymolを用いて作成した。BACE1を緑色で，その活性中心残基を橙色で，Verubecestatをシアンで，BACE1活性阻害抗体をマゼンタで示した。

るアロステリック阻害剤であることを示した[29]。TAK-070はBACE1活性に対して30%の阻害能しか示さないが，経口投与においては非常に優れた脳内移行性を示す。またGenentech社のグループでは構造解析の結果から明らかとなった，他のアスパラギン酸プロテアーゼにはない，特徴的なループ構造をBACE1活性中心近傍に存在していることに着目し，この領域を標的とした抗体がAβ産生を低下させることを示している。興味深いことに，血液脳関門の透過性を高めた抗体とのバイスペシフィック抗体医薬として改変することで，霊長類モデルにおいて脳内Aβ量を低下させることに成功している[30]。このようにこれらの活性中心を直接標的とした阻害剤以外のアプローチとして，新たなメカニズムのBACE1活性阻害の研究・開発も進められている。

7　おわりに

FAD遺伝子変異と，AD発症を予防するIcelandic変異がもたらす分子病態の解明により，遺伝学的には脳内Aβ濃度の変動がAD発症リスクに直結していることが明確となったと言える。しかし一方でAβ産生を阻害する低分子化合物の治験は失敗が続いている。すなわち前述したように，AD発症後もしくは直前におけるAβ量の低下はAD発症プロセスを止めることができない，ということである。これはアミロイドPETの開発や，FAD家系におけるバイオマーカーの解析からも明らかなように，AD発症の15～20年以上前から脳内Aβ蓄積が生じていることを考えると[31]，セクレターゼ活性の制御はできるだけ早期にその発症リスクを見積もった上で開始することが必須であろう。その点から米国で進められている先制医療治験でのBACE1阻害剤の成果について注目が集まっている。またAβが蓄積した後にどのような分子細胞病態が生じていくのか[32]，ということの理解は，どのタイミングであればAβ産生抑制が効果的なAD予防薬になり得るか，治療時期の決定にもつながってくるであろう。一方，γセクレターゼについては阻害薬のもたらした副作用から，現在はその臨床開発はかなり遅れている。しかし早期発症型FADの大部分はPS遺伝子変異であり，またその逆作用をもたらすGSMの薬効メカニズムについて，構造生物学的アプローチが徐々に可能となっていることを考えると今後画期的な創薬研究に繋がることも期待される。今後さらなる研究を推進していくことで，今後AD治療・予防薬としてのセクレターゼ活性制御法の真価が明らかとなることが期待されている。

文　献

1) D. J. Selkoe and J. Hardy：The amyloid hypothesis of Alzheimer's disease at 25 years. *EMBO Mol Med*, **8**(6), 595-608(2016).

2) E. Karran, M. Mercken and B. De Strooper：The amyloid cascade hypothesis for Alzheimer's disease：an appraisal for the development of therapeutics. *Nat Rev Drug Discov*, **10**(9), 698-712 (2011).

3) T. Iwatsubo *et al.*：Visualization of A beta 42(43) and A beta 40 in senile plaques with end-specific

A beta monoclonals : evidence that an initially deposited species is A beta 42(43). *Neuron*, **13**(1), 45-53(1994).
4) T. Tomita *et al.* : The presenilin 2 mutation(N141I)linked to familial Alzheimer disease(Volga German families)increases the secretion of amyloid beta protein ending at the 42nd(or 43rd) residue. Proc Natl Acad Sci U. S. A., **94**(5), 2025-2030(1997).
5) T. Jonsson *et al.* : A mutation in APP protects against Alzheimer's disease and age-related cognitive decline. *Nature*, **488**(7409), 96-99(2012).
6) G. Di Fede *et al.* : A recessive mutation in the APP gene with dominant-negative effect on amyloidogenesis. *Science* **323**(5920), 1473-1477(2009).
7) N. Takasugi *et al.* : The role of presenilin cofactors in the gamma-secretase complex. *Nature*, 00422(6930), 438-441(2003).
8) R. S. Doody *et al.* : A phase 3 trial of semagacestat for treatment of Alzheimer's disease. *N Engl J Med*, **369**(4), 341-350.
9) T. E. Golde, E. H. Koo, K. M. Felsenstein, B. A. Osborne and L. Miele : gamma-Secretase inhibitors and modulators. *Biochim Biophys Acta* **1828**(12), 2898-2907(2013).
10) T. Tomita : Probing the Structure and Function Relationships of Presenilin by Substituted-Cysteine Accessibility Method. *Methods Enzymol*, **584**, 185-205(2017).
11) C. Sato, Y. Morohashi, T. Tomita and T. Iwatsubo : Structure of the catalytic pore of gamma-secretase probed by the accessibility of substituted cysteines. *J Neurosci*, **26**(46), 12081-12088 (2006).
12) XC. Bai *et al.* : An atomic structure of human gamma-secretase. *Nature*, **525**(7568), 212-217(2015).
13) N. Elad N *et al.* : The dynamic conformational landscape of gamma-secretase. *J Cell Sci*, **128**(3), 589-598(2015).
14) XC. Bai, E. Rajendra, G. Yang, Y. Shi and S. H. Scheres : Sampling the conformational space of the catalytic subunit of human gamma-secretase. *Elife*, 4(2015).
15) M. Takami *et al.* : gamma-Secretase : successive tripeptide and tetrapeptide release from the transmembrane domain of beta-carboxyl terminal fragment. *J Neurosci*, **29**(41), 13042-13052 (2009).
16) L. Chavez-Gutierrez *et al.* : The mechanism of gamma-Secretase dysfunction in familial Alzheimer disease. *EMBO J*, **31**(10), 2261-2274(2012).
17) M. Szaruga *et al.* : Alzheimer's-Causing Mutations Shift Abeta Length by Destabilizing gamma-Secretase-Abetan Interactions. *Cell*, **170**(3), 443-456 e414(2017).
18) Y. Ohki *et al.* : Phenylpiperidine-type gamma-secretase modulators target the transmembrane domain 1 of presenilin 1. *EMBO J*, **30**(23), 4815-4824(2011).
19) K. Takeo *et al.* : Allosteric regulation of gamma-secretase activity by a phenylimidazole-type gamma-secretase modulator. Proc Natl Acad Sci U. S. A., 111(29), 10544-10549(2014).
20) A. Tominaga, T. Cai, S. Takagi-Niidome, T. Iwatsubo and T. Tomita : Conformational Changes in Transmembrane Domain 4 of Presenilin 1 Are Associated with Altered Amyloid-beta 42 Production. *J Neurosci*, **36**(4), 1362-1372(2016).
21) T. Cai, M. Yonaga and T. Tomita : Activation of gamma-Secretase Trimming Activity by Topological Changes of Transmembrane Domain 1 of Presenilin 1. *J Neurosci*, **37**(50), 12272-12280 (2017).
22) E. Futai *et al.* : Suppressor Mutations for Presenilin 1 Familial Alzheimer Disease Mutants

Modulate gamma-Secretase Activities. *J Biol Chem*, **291**(1), 435-446(2016).

23) JC. Lambert *et al.* : Meta-analysis of 74, 046 individuals identifies 11 new susceptibility loci for Alzheimer's disease. *Nat Genet*, **45**(12), 1452-1458(2013).

24) K. Kanatsu *et al.* : Decreased CALM expression reduces Abeta42 to total Abeta ratio through clathrin-mediated endocytosis of gamma-secretase. *Nat Commun*, **5**, 3386(2014).

25) L. Hong *et al.* : Structure of the protease domain of memapsin 2(beta-secretase)complexed with inhibitor. *Science*, **290**(5489), 150-153(2000).

26) A. K. Ghosh and H. L. Osswald : BACE1(beta-secretase)inhibitors for the treatment of Alzheimer's disease. *Chem Soc Rev*, **43**(19), 6765-6813(2014).

27) J. D. Scott *et al.* : Discovery of the 3-Imino-1,2,4-thiadiazinane 1,1-Dioxide Derivative Verubecestat (MK-8931)-A beta-Site Amyloid Precursor Protein Cleaving Enzyme 1 Inhibitor for the Treatment of Alzheimer's Disease. *J Med Chem*, **59**(23), 10435-10450(2016).

28) M. E. Kennedy *et al.* : The BACE1 inhibitor verubecestat(MK-8931)reduces CNS beta-amyloid in animal models and in Alzheimer's disease patients. *Sci Transl Med*, **8**(363), 363ra150(2016).

29) H. Fukumoto *et al.* : A noncompetitive BACE1 inhibitor TAK-070 ameliorates Abeta pathology and behavioral deficits in a mouse model of Alzheimer's disease. *J Neurosci*, **30**(33), 11157-11166 (2010).

30) Y. J. Yu *et al.* : Therapeutic bispecific antibodies cross the blood-brain barrier in nonhuman primates. *Sci Transl Med*, **6**(261), 261ra154(2014).

31) C. R. Jack, Jr. and D. M. Holtzman : Biomarker modeling of Alzheimer's disease. *Neuron*, **80**(6), 1347-1358(2013).

32) B. De Strooper and E. Karran : The Cellular Phase of Alzheimer's Disease. *Cell*, **164**(4), 603-615 (2016).

第１節　脳の“リンパ”機能を促進する新規アルツハイマー病治療薬の可能性

国立研究開発法人国立循環器病研究センター　齊藤　聡

1　脳の“リンパ”機能とは？

リンパ系は人体の老廃物の処理機構である。生存に必要な栄養素や酸素は，動脈を介して運搬される。そのため，血管は“上水道”に例えられることがある。その場合，リンパ管は“下水道”とみなすことが可能である。

古典的には，頭蓋内にリンパ管は存在しないと信じられてきた。しかし，2015年にLouveauらによって，頭蓋内の髄膜血管に並走するリンパ経路の存在が示された[1)]。Louveauらはリンパ管マーカーを用いて髄膜内のリンパ経路を描出した。とはいうものの，本稿の執筆時点において，脳実質内のリンパ系の全容は未だ解明されていない。そもそも，脳実質内にリンパ系は存在するのであろうか？　神経細胞やグリア細胞から産生された老廃物を溶解する排液は，一体どのような機序によって処理されているのであろうか？

脳実質内のリンパ系として，以下の２つの経路が提唱されている。Glymphatic system[2)]とIntramural periarterial drainage(IPAD)[3)4)]である。Glymphatic systemとは，髄液から脳の動脈に沿って脳内に流入し，静脈に沿って流出する経路である。血管の外側(基底膜とglia limitansの間）を通過する。Glymphatic systemは睡眠との関連が指摘されている。一方IPADは，Perivascular lymphatic drainageとも呼ばれるが，老廃物を溶解する排液が，脳内の毛細血管から小動脈の平滑筋の間を縫って，血管中膜の内部(二層の基底膜の間)を通って，脳外へと流出する経路である(**表1**)。アルツハイマー病(Alzheimer's disease：AD)の原因タ

表１　２種類のAβ排出路

	Intramural periarterial drainage(IPAD)	Glymphatic system
排出路 (どちらも血管周囲)	血管中膜の内部： 二層の基底膜の間	血管の外側： 外側の基底膜とglia limitansの間
動脈	脳実質からの流出路	脳実質への流入路
静脈	不明	脳実質からの流出路
主な解析方法	Confocal microscopy	Two-photon microscopy
トレーサー注入部位	脳実質(線条体，海馬など)	脳表
排出路に到達するまでの時間	10分以内	数時間
$A\beta_{40}$の注入実験	排出される	排出される
$A\beta_{42}$の注入実験	排出されない (注入部位に蓄積する)	排出される

ンパクの１つである，β-amyloid 蛋白（Aβ）については，Glymphatic system や IPAD によって，脳外へと排出されると考えられている[5]。したがって，老廃物の排出機構を促進させることは，AD に対する有効な治療戦略として期待される。

2　脳アミロイド血管症

脳血管を介したAβクリアランスの障害は脳アミロイド血管症（cerebral amyloid angiopathy：CAA）の原因となる[6]。CAA は，90% 以上の AD 患者で認められる病態であり，AD との病態の重複が指摘されている。

CAA は，多彩な脳血管障害の原因となる。症候性の脳葉出血のみならず，微小出血，微小梗塞，脳表ヘモジデローシスなどの多くがCAA に起因する（**図 1**）。近年では，CAA と白質病変との関連も指摘されている[7]。微小出血や脳表ヘモジデローシスは MRI-T2* 強調画像にて描出されるため，アミロイド PET と MRI を組み合わせれば，精度の高い CAA の診断が可能である[8]。多くの家族性 AD 患者で CAA の合併が見られること[9]，Aβ前駆蛋白の遺伝子変異の一部が，家族性 CAA の原因となることなどから[10]，AD と CAA との間の密接な関連が示唆されている。

CAA 患者で認められる Aβ沈着の局在は，IPAD 経路と一致している[4]。CAA では，主として軟膜動脈の中膜に Aβが沈着し，各種の脳血管障害の原因となる。ApoE4 の症例では，毛細血管に Aβが沈着することも多い[11]。更に CAA を呈する動物モデルでは IPAD の障害が報告されている[12]。このような実験結果より，IPAD の障害は CAA の病態の中核であると考えられている。

CAA の進行例では，血管壁の断裂や重複化（double barrel）が出現する。このような重症例では，CAA は脳の循環不全の一因となる。その結果，低酸素誘導因子[13]やエネルギー不全[14]を介してβセクレターゼやγセクレターゼを誘導し，Aβ産生の増加を招くと考えられている。したがって，CAA が一旦完成してしまうと，上述したように IPAD の破綻によりAβを十分に脳外に排出できないにもかかわらず，Aβの産生は亢進し，Aβ蓄積への悪循環を形成する。認知機能障害がさらに悪化することは容易に予想できる。病初期の段階で，Aβクリア

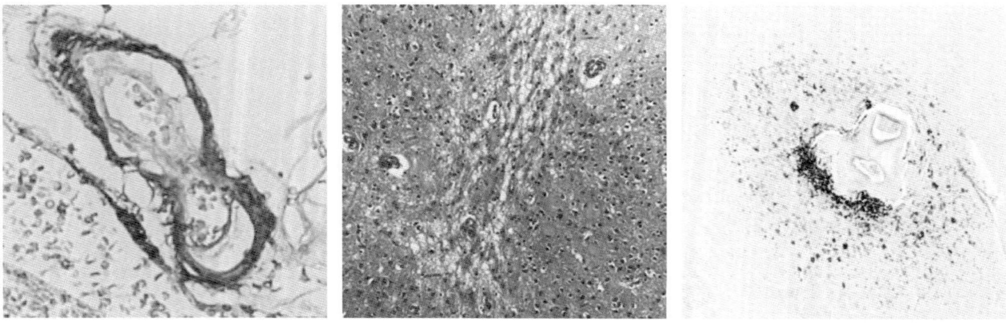

※口絵参照

図１　CAA の病理像

ランスの障害を予防することが重要である。

3　Aβ免疫療法とAβクリアランス

AD患者を対象に行われたAβ免疫療法において，老人斑が消失した部位で，かえってCAAが悪化したという所見が報告された[15]。この現象は，既にIPADの障害が生じていた患者で，老人斑からAβを溶出させても，十分に脳外へと除去されず，結果としてAβが血管壁に更に蓄積し，CAAを悪化させたとも解釈されている[16]。また，Aβ免疫療法の合併症として注目されているamyloid-related imaging abnormalities(ARIA)もIPADを介したAβクリアランスの障害と関連しているとの意見がある[17]。CAA関連炎症，即ちCAA-related inflammation(CAA-RI)では，髄液から抗Aβ抗体が検出され，ARIAと病態が類似している[18]。

Aβ免疫療法の効果を最大化する上において，Aβクリアランスの健全性を維持することは必要条件である。そのため，Aβクリアランスを改善させる薬剤の開発が求められている。

4　シロスタゾール

IPAD理論に従えば，Aβは血管平滑筋に沿ってクリアランスされる。それ故，血管平滑筋の健常性を維持する血管作動薬の投与は，IPAD経路を介したAβクリアランスを促進させると期待される。筆者らは，AD患者の血管平滑筋でPDE-3の発現が亢進していることを見出した[19]。そのため，PDE-3阻害剤で，血管作動薬でもあるシロスタゾールは，脳外へのAβ排出を促進させる作用を有していると考えた。そこで，脳の小血管にAβが蓄積するTg-SwDIマウスにシロスタゾールを投与した。その結果，シロスタゾールの投与によって，Aβクリアランスが亢進し，血管拡張予備能が改善した。脳内のAβ沈着量も減少し，認知機能障害も改善した。興味深いことに，シロスタゾールにはIPADを介したAβクリアランスの亢進のみならず，Aβ産生をも抑制した。このような多彩な作用を有するシロスタゾールは，ADやCAAの治療に有用であると考えられた。

MCI(mild cognitive impairment)およびAD患者におけるシロスタゾールの有効性は，国内外の複数の臨床研究から示されている[20)-24)]。そこで，我々はMCI患者を対象としたシロスタゾールの医師主導治験，COMCID研究を2015年から開始した[25]。本研究は第Ⅱ相治験であり，多施設共同無作為化プラセボ対照二重盲検比較試験である。臨床研究の結果[21]を参考に，シロスタゾールの投与量は100 mg/日を設定した。2020年夏頃には解析結果が明らかになる予定である。

5　タキシフォリン

分子量が大きい高分子に比べ，低分子はより効率的にIPADで排出されることが報告されている[26]。そのため，Aβの重合を抑制することは，IPADによるAβの排出を更に促進でき

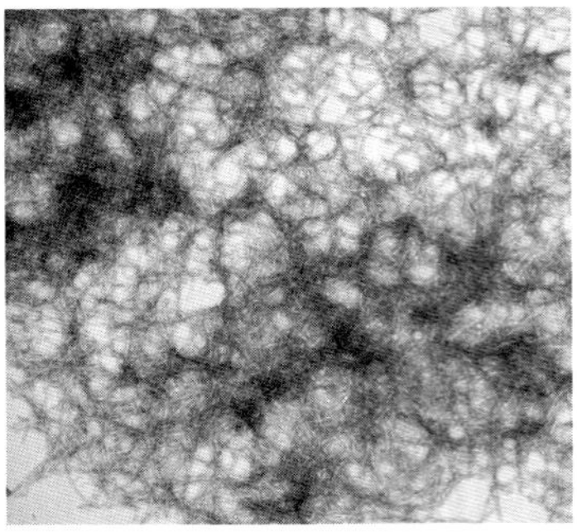

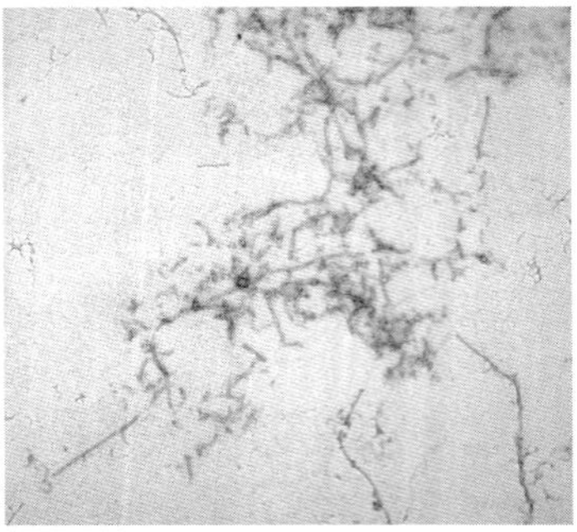

Aβ$_{40}$　　Aβ$_{40}$ + タキシフォリン

図2　電子顕微鏡像

ると考えた。

カテコール型フラボノイドであるタキシフォリンは，優れた抗酸化作用，抗糖化作用を有するのみならず，Aβのリジン残基との共有結合を介して，Aβの凝集を抑制する(**図2**)[27)28)]。そこで，筆者らはタキシフォリンをTg-SwDIマウスに投与した[29)]。その結果，タキシフォリンを投与したTg-SwDIマウスでは脳血流や血管拡張予備能が改善した。更にAβオリゴマーの産生も抑制され，Aβ$_{40}$の血中への排出が亢進していた。タキシフォリンを投与したマウスでは海馬のAβ沈着量も減少し，視空間記憶障害も著明に改善していた。シロスタゾールとタキシフォリンの相乗効果を示した報告もあり[30)]，我々もCOMCID研究の次のステップとして，シロスタゾールとタキシフォリンの併用療法の可能性を考え，現在研究を進めている。

6　まとめ

血管を介したAβクリアランスの促進という戦略に基づいたAD新規治療薬の可能性について概説した。複数の薬剤が必要になると予想されるが，神経細胞を標的とし，Aβ産生の抑制を目指す一方で，脳血管を標的として，Aβ排泄の促進を目指すことこそが，AD制圧の最短経路であると筆者は考える。

文　献

1) A. Louveau et al.：Structural and functional features of central nervous system lymphatic vessels. *Nature*, **523**, 337-341(2015).
2) L. Xie et al.：Sleep drives metabolite clearance from the adult brain. *Science*, **342**, 373-377(2013).
3) A. K. Diem et al.：Arterial Pulsations cannot Drive Intramural Periarterial Drainage：Significance for A beta Drainage. *Front. Neurosci*, **11**, (2017).
4) A. W. J. Morris et al.：Vascular basement membranes as pathways for the passage of fluid into and out of the brain. *Acta Neuropathol*, **131**, 725-736(2016).
5) S. Saito and M. Ihara：New therapeutic approaches for Alzheimer's disease and cerebral amyloid angiopathy. *Front Aging Neurosci*, **6**, 290(2014).

6) S. Saito and M. Ihara : Interaction between cerebrovascular disease and Alzheimer pathology. *Curr Opin Psychiatry*, **29**, 168-173(2016).

7) M. E. Gurol et al. : Cerebral amyloid angiopathy burden associated with leukoaraiosis : a positron emission tomography/magnetic resonance imaging study. *Ann. Neurol*, **73**, 529-536(2013).

8) G. A. Dierksen et al. : Spatial relation between microbleeds and amyloid deposits in amyloid angiopathy. *Ann. Neurol*, **68**, 545-548(2010).

9) F. K. Wiseman et al. : A genetic cause of Alzheimer disease : mechanistic insights from Down syndrome. *Nat. Rev. Neurosci*, **16**, 564-574(2015).

10) R. Natte et al. : Dementia in hereditary cerebral hemorrhage with amyloidosis-Dutch type is associated with cerebral amyloid angiopathy but is independent of plaques and neurofibrillary tangles. *Ann. Neurol*, **50**, 765-772(2001).

11) D. R. Thal, W. S. Griffin, R. A. de Vos and E. Ghebremedhin : Cerebral amyloid angiopathy and its relationship to Alzheimer's disease. *Acta Neuropathol*, **115**, 599-609(2008).

12) C. A. Hawkes, et al. : Perivascular drainage of solutes is impaired in the ageing mouse brain and in the presence of cerebral amyloid angiopathy. *Acta Neuropathol*, **121**, 431-443(2011).

13) X. Sun et al. : Hypoxia facilitates Alzheimer's disease pathogenesis by up-regulating BACE1 gene expression. *Proc. Natl. Acad. Sci. U. S. A*, **103**, 18727-18732(2006).

14) R. A. Velliquette, T. O'Connor and R. Vassar : Energy inhibition elevates beta-secretase levels and activity and is potentially amyloidogenic in APP transgenic mice : possible early events in Alzheimer's disease pathogenesis. *J. Neurosci*, **25**, 10874-10883(2005).

15) R. L. Patton et al. : Amyloid-beta peptide remnants in AN-1792-immunized Alzheimer's disease patients : a biochemical analysis. *Am. J. Pathol*, **169**, 1048-1063(2006).

16) J. A. Nicoll, M. Yamada, J. Frackowiak, B. Mazur-Kolecka and R. O. Weller : Cerebral amyloid angiopathy plays a direct role in the pathogenesis of Alzheimer's disease. Pro-CAA position statement. *Neurobiol. Aging*, **25**, 589-597 ; discussion 603-584(2004).

17) R. Sperling et al. : Amyloid-related imaging abnormalities in patients with Alzheimer's disease treated with bapineuzumab : a retrospective analysis. *Lancet Neurol*, **11**, 241-249(2012).

18) F. Piazza et al. : Anti-amyloid β autoantibodies in cerebral amyloid angiopathy-related inflammation : implications for amyloid-modifying therapies. *Ann Neurol*, **73**, 449-458(2013).

19) T. Maki et al. : Phosphodiesterase III inhibitor promotes drainage of cerebrovascular β-amyloid. *Ann Clin Transl Neurol*, **1**, 519-533(2014).

20) H. Arai and T. A Takahashi : combination therapy of donepezil and cilostazol for patients with moderate Alzheimer disease : pilot follow-up study. *Am. J. Geriatr. Psychiatry*, **17**, 353-354(2009).

21) A. Taguchi et al. : Cilostazol improves cognitive function in patients with mild cognitive impairment : a retrospective analysis. *Psychogeriatrics*, **13**, 164-169(2013).

22) M. Ihara et al. : Cilostazol add-on therapy in patients with mild dementia receiving donepezil : a retrospective study. *PLoS One*. **9**, e89516(2014).

23) S. Y. Tai, C. H. Chen, C. Y. Chien and Y. H. Yang : Cilostazol as an add-on therapy for patients with Alzheimer's disease in Taiwan : a case control study. *BMC Neurol*, **17**, 40(2017).

24) S. Y. Tai, C. Y. Chien, Y. H. Chang and Y. H. Yang : Cilostazol Use Is Associated with Reduced Risk of Dementia : A Nationwide Cohort Study. *Neurotherapeutics*, **14**, 784-791(2017).

25) S. Saito et al. : A multicenter, randomized, placebo-controlled trial for cilostazol in patients with mild cognitive impairment : The COMCID study protocol. *Alzheimers Dement(N Y)*, **2**, 250-257

(2016).

26) N. U. Barua et al. : Intrastriatal convection-enhanced delivery results in widespread perivascular distribution in a pre-clinical model. *Fluids Barriers CNS*, **9**, 2(2012).

27) M. Sato et al. : Site-specific inhibitory mechanism for amyloid β42 aggregation by catechol-type flavonoids targeting the Lys residues. *J. Biol. Chem*, **288**, 23212-23224(2013).

28) M. Sato et al. : Structure-activity relationship for(+)-taxifolin isolated from silymarin as an inhibitor of amyloid β aggregation. *Biosci. Biotechnol. Biochem*, **77**, 1100-1103(2013).

29) S. Saito et al. : Taxifolin inhibits amyloid-beta oligomer formation and fully restores vascular integrity and memory in cerebral amyloid angiopathy. *Acta Neuropathol Commun*, **5**, 26(2017).

30) S. Y. Park et al. : Concurrent Treatment with Taxifolin and Cilostazol on the Lowering of beta-Amyloid Accumulation and Neurotoxicity via the Suppression of P-JAK2/P-STAT3/NF-kappaB/BACE1 Signaling Pathways. *PLoS One*, **11**, e0168286(2016).

第2節　プラズマローゲンによる神経炎症・アミロイドβ蓄積の抑制メカニズムと記憶力改善効果

九州大学　Md. Shamim Hossain
株式会社レオロジー機能食品研究所　馬渡　志郎
九州大学名誉教授/株式会社レオロジー機能食品研究所　藤野　武彦

1　はじめに

プラズマローゲン(plasmalogen, Pls)はグリセロール骨格(glycerol backbone)のsn-1にビニルエーテル(vinyl ether)結合をもつリン脂質(phospholipid)の一種であるが，哺乳類の細胞膜に多く存在して，生命維持に重要な多彩な機能を担っていることが知られている。近年，アルツハイマー病患者(AD)の脳内・血中において顕著に減少するという報告によりさらに注目されるようになった[1)2)]。

一方，アミロイドβ(amyloidβ, Aβ)蛋白がAD発症の主因であることも確実視されるようになってきた。筆者らは今までPlsの生理作用とそのメカニズムについて報告してきたが，本稿ではADとPlsとの関連，特にPlsによる神経炎症・Aβ蓄積の抑制メカニズムに焦点を合わせて報告する。また，これらの結果として発現する記憶改善効果についても言及する。

2　AD患者の脳におけるAβ蓄積とPls減少の関係

ADの発症メカニズムとしてアミロイド前駆体蛋白(amyloid precursor protein, APP)が膜結合型のβセクレターゼ(β-secretase)とγセクレターゼ(γ-secretase)によって派生する可溶性オリゴマー(oligomer)Aβ蛋白が過剰プラーク形成するという説が最も有力である(**図1**)。近年，死後のAD患者の脳内でPls含量が顕著に減少していることが発見され，Pls減少とADの密接な関係が示唆されるようになった。さらに死後のAD患者の脳から抽出し，Plsを投与して培養した細胞膜を用いた実験により，Plsがγセクレターゼ活動を抑制することが報告された[3)]。この研究ではPls処理によってγセクレターゼの蛋白量が変わることはなかった。したがって，AD患者の脳でのPls減少が有害なAβオリゴマーの過剰生成につながることが示唆される。

一方，筆者らはミクログリア細胞(microglial cell)とアストロサイト(astrocyte)がリポポリサッカライド〔lipopolysaccharide, LPS, Toll様受容体4(toll-like receptor 4, TLR4)のリガンド〕，インターロイキン-1β(Interleukin-1β, IL-1β)やポリイノシン・ポリシチジル酸〔polyinosinic-polycytidylic acid, Poly I：C, Toll様受容体3(Toll-like receptor 3, TLR3)のリガンド〕に接触すると脳内のPls含量が顕著に減少することを発見した[4)]。さらに老齢マウスと慢性的なスト

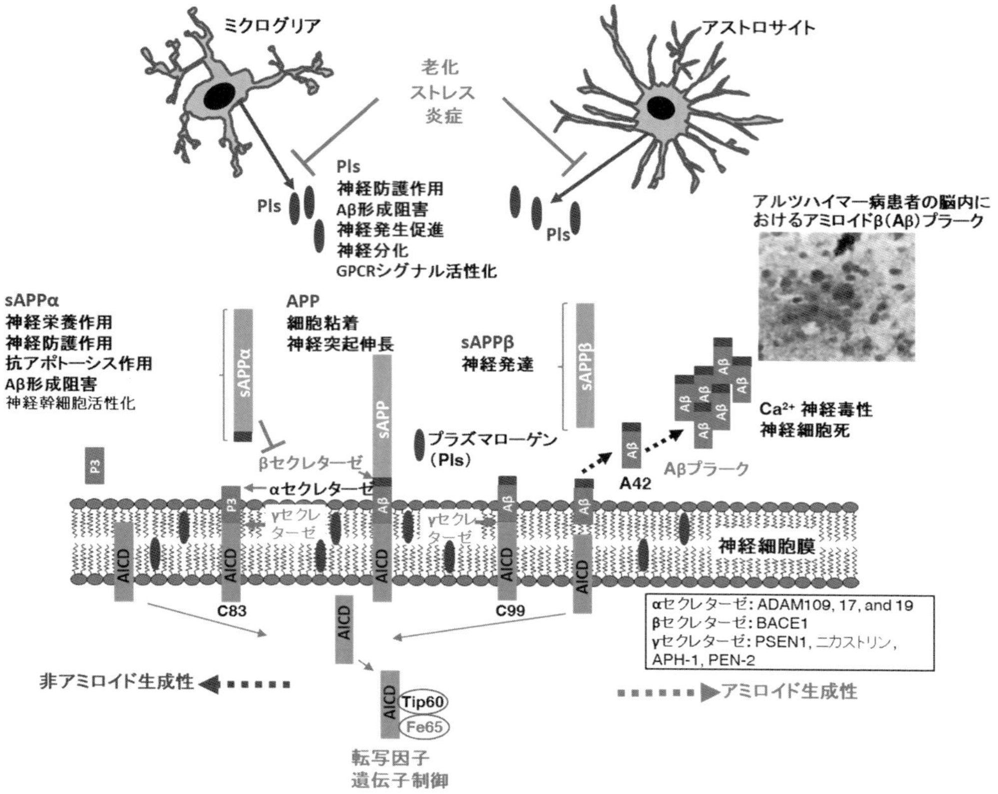

図1　AD発症メカニズム

レスにさらされたマウスでは脳内Plsが減少することを明らかにした[4]。グリア細胞は細胞外にPlsを分泌する機能があり，これらのPlsが周りの神経細胞の機能活性に影響する可能性があることが知られているが，この我々の実験結果からグリア細胞によるPls分泌が老化によって著しく減少することがADの進行につながる可能性があることが示唆される。

3　Plsは脳内でのAβ生成を抑制し，記憶力を改善する

脳内のPls減少によってγセクレターゼ活動が過剰になり，その結果AD患者の脳に見られる有害なAβオリゴマーの蓄積につながるということが示唆されるが，Plsの摂取によって脳内でのAβの蓄積が抑制できるかどうかは明らかではなかった。そこで体外から投与されたPlsと脳内Aβ蓄積の関係性を調べるため，炎症物質であるLPSをマウスに7日間腹腔内注射をした。LPS注射後にPlsを同時注射すると，Pls無投与群と比べてマウスの脳内におけるLPS誘発性Aβ蓄積が著しく抑制された[5]。この研究では，マウスの脳内でのAβ蓄積はアストロサイト，そしてミクログリア細胞の活性化と関連しており，Pls投与によりこれらグリア細胞の活性化が顕著に抑えられた。グリア細胞の活性化はADの病理に関連していることはよく知られている。Aβ蓄積がグリア細胞を活性化させる可能性があるということは共通の理

解となっている。しかし，我々の実験ではAβ蓄積がグリア細胞を活性化したのか，またはその逆なのかは明らかではない。

しかし先行研究で，アストロサイトとミクログリア細胞は，神経細胞によって生成されたAβを取り込む可能性が示されている。ミクログリア細胞はAβを消化除去し，脳内のAβによる負荷を減少させる防護作用があり，また，アストロサイトはAβを消化できないが，この取り込んだAβを脳内で移動させる可能性があるとの報告がある[6)]。しかし，グリア細胞は有毒なAβを分配や消化のために取り込むため，Aβ蓄積がグリア細胞の活性化を起こすことは明らかである。また，グリア細胞の活性化はAD患者の脳においてAβ蓄積が始まる以前の初期の段階で起こることも考えられる。グリア細胞活性化はAD以外のAβ蓄積が見られない神経変性疾患も引き起こすことがわかっており，これはAβ蓄積がなくともグリア細胞活性化が起こることを示唆している。若年者において軽度認知障害はグリア細胞活性化と関連しているが，有害なAβ蓄積は見られない。ひとたびAβによる負荷が増加すると，これを減少させるためグリア細胞の二次活性化が起こる。筆者らの最新の研究では，マウスにLPS注射をするとグリア細胞が活性化され，それに伴い脳内のPls含量が減少することを見出した[4)]。これはグリア細胞活性化を介した脳内のPls含量の減少によりAβ生成・蓄積が起こりうることを強く示唆している。したがって，Pls減少がAD発症の主な原因の1つではないかと考えられる。

Pls減少がAβ蓄積を加速させるメカニズムはまだわかっていないが，以下に述べるようにγクレターゼ活動の促進または他の経路を介してではないかと考えられる。Pls生成酵素であるGNPAT(Glyceronephosphate O-Acyltransferase)を抑制しマウスの脳内Plsを減少させた実験から，炎症性転写因子複合体であるNF-κB(nuclear factor-κB)が活性化され炎症性サイトカインIL-1β，腫瘍壊死因子α(tumor necrosis factor-α，TNF-α)，そして単球遊走促進因子-1(monocyte chemoattractant protein-1, MCP-1)が誘導されることを見出した。これらのサイトカインにより，Aβ生成を誘導するγセクレターゼ活動が活性化されることが知られている[7)]。よって，高齢者におけるPlsの減少によりサイトカインが増加することでAβの生成・蓄積が始まり，ADに進行する可能性が高いとすれば，体外からのPls投与がADの予防・治療に有効である可能性が期待される。そこでPlsの経口摂取による記憶力改善のメカニズムを解明するため，マウスでの実験を行った。マウスに慢性的にLPS注射を行い，3か月間Pls(投与量0.1 μg/mlならびに10 μg/ml)を飲用させると老齢マウスのグリア細胞活性化とAβの蓄積が軽減された[8)]。また，LPS注射によってコントロール群マウスの海馬依存性記憶は減退したが，Pls飲用群のマウスでは記憶力低下は僅かであった[8)]。これらの結果はPls経口摂取によってグリア細胞活性化とAβの蓄積が抑制され記憶障害が抑制されることが示唆される[9)-12)]。

4　脳内Pls含量減少のメカニズム

AD患者の脳内および血中でエタノラミン(ethanolamine)Pls量が顕著に減少していることは周知のことである[13)14)]。また，Plsの減少はパーキンソン病(PD)患者の脳内・血中においても見られる[15)]。グリア細胞活性化は老齢脳において一般的にみられる現象であることから，Pls減少がこの現象と直接関係していると仮定した。筆者らは老齢脳，ストレス，及び神経炎症モデルにおいてPls減少のメカニズムを解明することにした。そして，炎症性シグナル（LPS，IL-1β，Poly I：C）によってグリア細胞内のPls含量が著しく減少することを初めて明らかにした[4)]。Poly I：Cは動物におけるウイルス感染と疑似しており，Poly I：Cモデルは風邪，疲労やその他のウイルス感染と関係のある疾患を疑似する。このことから，Plsが風邪やウイルス感染においても減少し，グリア細胞が活性化している可能性が考えられる。LPSはTLR4，Poly I：CはTLR3，そしてIL-1βは受容体IL-1Rを活性化し，炎症性因子であるNF-κBシグナルを活性化することが知られている。NF-κBはp65とp50蛋白のヘテロマー（heteromer）からなる転写因子複合体であり，不活性時は通常IκBα（inhibitor Kappa Bα）と結合し細胞質に存在している。この複合体が炎症性シグナルによって活性化されると，IκBαから解離し核内へ移行してIL-1β，TNF-α，MCP-1などの炎症性サイトカインの遺伝子を発現させる。制御転写因子であるc-Myc蛋白は老化とともに増加し，がんの発生に強く関連していることが知られている。老化とともにがんや神経変性疾患のリスクが高まるが，この2つの異なる疾患のトリガーポイントが何かはまだ解明されていない。

ここで筆者らは炎症性シグナルによってc-Myc蛋白の発現が著しく増加し，N-Myc蛋白が減少したことを見出した。したがって，c-Mycは標的遺伝子の発現により高齢者のがんや神経変性疾患を制御している可能性がある。NF-κBがc-Myc蛋白発現を促進することはすでに知られている。そこで我々は増加したc-MycがPls生成酵素をコードする*GNPAT*遺伝子のプロモーター域に誘導されることに気づいた。また，このc-Myc誘導は*GNPAT*遺伝子発現を減少させる主な現象であり，その結果GNPAT酵素が減少し脳内のグリア細胞のPls含量減少が起きることを見出した。したがって，NF-κBとc-Mycを介したGNPAT減少がグリア細胞におけるPls減少の主な原因であると結論づけた。このPls減少のメカニズムはマウス，ヒト由来細胞，そして死後のAD患者の脳組織においても同様にみられることを発見した。

5　おわりに

以上，Plsの生理作用に関する研究の一環としてPlsのAβ蓄積抑制・神経炎症メカニズムに焦点を合わせて解説したが，その研究の深化にはこれらの背景研究の発展も重要である。なぜならPlsはAβ蓄積→AD→記憶機能低下に重要な関与をしているが，実は他の神経機能やシグナルメッセンジャーなどの幅広い機能を持つことが明らかになってきている。例えば，PlsがG蛋白質共役受容体（G protein-coupled receptor，GPCR）のリガンドであることを我々は見出している[16)]。すなわちPlsがホルモン様物質であることの証明である。さらにPlsが神経細胞膜のリピッドラフト（lipid raft）の主要構成物であることを明らかにしたが，Plsがシグナルメッセンジャーとして重要な働きをしていることがわかり，その経路でアポートシス（apoptosis）を抑制することも明らかになってきている[17)]。

これらの背景を基にPlsはAD発症に深く関与していることが理解されるので，今後はADのみならず多数の神経疾患の予防と治療に寄与することが期待される。

文　献

1) L. Ginsberg et al：*Brain Research*, **698**, 223(1995).
2) Z. Guan et al：*J. Neuropathol. Exp.* Neurol., **58**, 740(1999).
3) T. L. Rothhaar et al：*ScientificWorldJournal*, **2012**, 141240(2012).
4) M. S. Hossain et al：*J. Neurosci.*, **37**, 4074(2017).
5) M. Ifuku et al：*J. Neuroinflammation*, **9**, 197(2012).
6) S. Sollvander et al：*Mol. Neurodegener.*, **11**, 38(2016).
7) Y. F. Liao et al：*J. Biol. Chem.*, **279**, 49523(2004).
8) M. S. Hossain et al：*Biochem. Biophys. Res. Commun.*, **496**, 1033(2018).
9) T. Fujino et al：*EBioMedicine*, **17**, 199(2017).
10) T. Fujino et al：*J. Alzheimers Dis Parkinsonism*. **8**, 419(2018).
11) S. Mawatari S et al：*Anal. Biochem.*, **370**, 54(2007).
12) S. Mawatari S et al：*Lipids* **51**, 997(2016).
13) P. L. Wood et al：*J. Psychiatry. Neurosci.* **35**, 59(2010).
14) A. A. Farooqui et al：*Neurochem. Res.* **22**, 523(1997).
15) E. Miville-Godbout et al：*PLOS One*, **11**, e0151020(2016).
16) M. S. Hossain et al：*PLOS One*, **11**, e0150846(2016).
17) M. S. Hossain et al：*PLOS One*, **8**, e83508(2013).

第3節　SAK3のアミロイドβ凝集抑制作用のメカニズム

東北大学　福永　浩司

1　はじめに

電位依存性Ｔ型カルシウムチャネル(以下Ｔ型カルシウムチャネル)は早い不活性化と遅い脱活性化を特徴とし，低閾値(－60 mV)で開口する電位依存性カルシウムチャネルである[1)]。Ｔ型カルシウムチャネルにはCav3.1(α1G)，Cav3.2(α1H)およびCav3.3(α1I)の３種類が存在し，主に脳と心臓のペースメーカー細胞に発現がみられる。他の電位依存性カルシウムチャネルとは違い，β，γおよびδサブユニットを必要とせず，α1サブユニットのみで機能する。遺伝子欠損マウスと阻害薬を用いた研究から，Ｔ型カルシウムチャネルはてんかん発作，疼痛，睡眠に関与することが知られている[1)2)]。しかし，記憶学習機能における役割については不明である。筆者らはＴ型カルシウムチャネルの活性化薬SAK3を創製して，嗅球摘出マウスおよびアルツハイマー病モデルマウスの認知機能を改善することを報告した[3)4)]。本稿では認知機能改善およびアミロイドβタンパク質の蓄積抑制のメカニズムについて解説する。

2　Ｔ型カルシウムチャネルによるシナプス伝達調節と記憶学習機能改善のメカニズム

齧歯類の脳において，Ｔ型カルシウムチャネルは脳全体に広く分布している[5)]。記憶学習獲得に重要な脳領域である海馬において，in situハイブリダイゼーション法の解析によるとCav3.1，Cav3.2およびCav3.3mRNAは海馬の錐体細胞層に発現している[5)]。タンパク質の発現を調べると，海馬ではCav3.1およびCav3.3はグルタミン酸作動性興奮性神経細胞の細胞体およびGABA作動性抑制性神経細胞の細胞体・神経終末に発現している[6)7)]。Cav3.2については不明である。さらに，記憶に関係する中隔野のアセチルコリン神経細胞体にもCav3.1およびCav3.3が高発現している[3)]。Neuro2A細胞に発現して調べると，私達が開発したSAK3はCav3.1およびCav3.3のカルシウム電流を促進するが，Cav3.2は活性化しない[3)]。主に，心臓のペースメーカー細胞に発現しているCav3.2に作用しないことは，循環系に対する副作用が少ないことを示唆している。Cav3.1過剰発現neuro2A細胞においてホールセルパッチクランプ法により電流を測定したところ，ST101よりもSAK3の方がより強力にCav3.1電流を促進した(**図1**)。Cav3.3電流に対しても同様に，SAK3はST101よりも強力に電流を亢進した。一方，Cav3.2電流に対してはどちらの化合物も促進効果を示さなかった[3)]。

Ｔ型カルシウムチャネルは神経終末にも発現することから，神経伝達物質の遊離に関与して

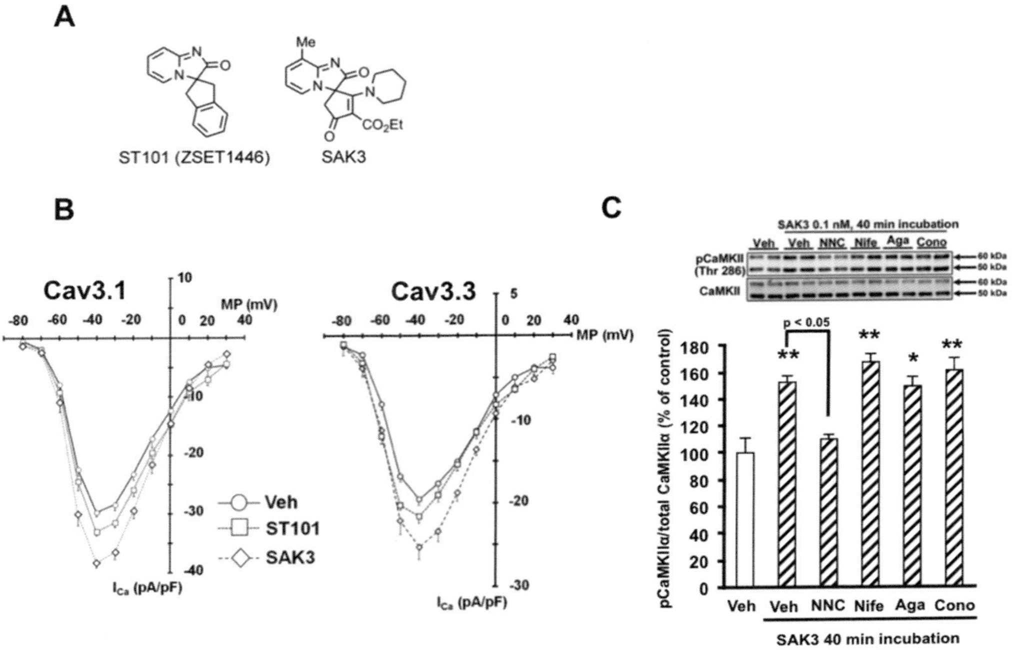

図１　SAK3によるＴ型カルシウムチャネルの活性化と海馬におけるCaMKII活性化反応[3)]
(A)Ｔ型カルシウムチャネル ST101 と SAK3 の構造，(B)ST101 と SAK3 はＴ型 Cav3.1 および Cav3.3 を発現した Neuro2A 細胞においてＴ型カルシウムカレントを増強する。(C)海馬切片を SAK3(100 pM)でインキュベートすると CaMKII 自己リン酸化反応が亢進し，Ｔ型カルシウムチャネル阻害薬 NNC55-0396(1 μM)のみで阻害される。

いる。実際，海馬ではアセチルコリンの遊離を高め，アセチルコリン終末にも，Cav3.1 および Cav3.3 の抗体に対する染色性が見られた[3)]。海馬ではグルタミン酸遊離も亢進させるが，この作用はニコチン性アセチルコリン受容体(ニコチン性受容体)阻害薬で阻害されることから，グルタミン酸の細胞体あるいは神経終末に存在するニコチン性受容体を介する間接的な作用である。SAK3 のプロトタイプであり，Ｔ型カルシウムチャネルの活性化薬である ST101[8)]にも GABA の遊離促進作用がある[9)]。同様にこの遊離促進もアセチルコリン受容体を介している。すなわち，SAK3 および ST101 は海馬のＴ型カルシウムチャネルの活性化アセチルコリン遊離を促進する。二次的にグルタミン酸や GABA 遊離を促進すると考えられる。ST101 をマウス大脳皮質切片に還流適用するとカルシウム/カルモデュリン依存性プロテインキナーゼII (CaMKII)が活性化され，シナプス伝達の長期増強(LTP)が起こる[8)]。この反応はＴ型カルシウムチャネル阻害薬ミベフラジルで完全に抑えられる。しかし，この ST101 による LTP 増強は海馬ではみられない。その後 ST101 は認知機能改善薬としてアルツハイマー病患者を対象にフェーズ IIa 試験まで行われたが，単独での効果が弱いという結果であった。しかし，ドネペジルとの併用では患者への有効性が見られたことから，さらに臨床試験が継続されることが期待される。

筆者らはＴ型カルシウムチャネルの活性化が強い SAK3 を創製することに成功した[3)]。SAK3 は海馬切片で LTP を誘導することに加えて，経口投与でも CaMKII を活性化することからより強力なT型カルシウムチャネル活性化薬である。さらに，SAK3の記憶改善効果は動物実験でも確認された。OBXマウスの記憶学習障害に対し，SAK3急性投与はT型カルシウムチャネル賦活化を介し改善効果を示した。

SAK3は他の認知機能障害モデルにおいても有効である。私達はバセドウ病治療薬であるメチマゾールをマウスに大量投与すると嗅神経終末が存在する嗅球糸球体層が変性脱落する。同時に，中隔野のアセチルコリン神経が変性脱落した。このモデルの認知機能障害もSAK3，2週間の慢性投与で完全に回復した。作用機序として，SAK3はアセチルコリン神経の変性脱落を抑制し，神経保護作用を有することがわかった[10)]。このモデルでは急性投与でも認知機能を改善する。この効果には海馬におけるCaMKIIの活性化が関与している[11)]。これの結果から，SAK3の認知機能改善効果にはアセチルコリン遊離促進とそれに伴うCaMKIIの活性化が関与している。

3　SAK3のアミロイド凝集抑制のメカニズム

第二世代アルツハイマー治療薬に求められるのはアミロイド産生や蓄積を抑制する疾患修飾治療薬である。現在，ワクチン療法や抗体療法の臨床でのトライアルが継続しており，近い将来有望なものが出てくると予想される。さらに，新しい作用機序の疾患修飾治療薬が必要である。筆者らは西道隆臣博士(理化学研究所)が開発したAPPノックインマウス($APP^{NL\text{-}F}$)を用いて，SAK3の慢性投与を検討した[4)]。9ヵ月から3ヵ月間，SAK3を慢性経口投与すると，大脳皮質のアミロイドプラークの数と50-200 μm^2 の大きなプラークが特に減少した。さらに，大脳皮質の不溶性画分から抽出されるAβ 42の濃度も有意に低下した。次に，認知機能について調べると，新規物体認識試験，受動回避学習試験において12ヵ月で観察される学習および認知機能障がいがSAK3慢性投与で改善された。この段階では，海馬において神経細胞死は観察されない。

次に，アミロイドベータ蛋白質プラーク形成抑制のメカニズムについて調べた。12ヵ月目の大脳皮質からmRNAを抽出し，網羅的mRNA解析により，$APP^{NL\text{-}F}$ マウスで低下し，SAK3慢性投与で改善する遺伝子を解析した(**図2**)。アミロイドベータ蛋白質代謝に関わるADAM10，BACE1，neprilysinのmRNAには変化は見られない。特に，SAK3作用が顕著に見られたのは*Mertk* mRNAおよびserum- and glucocorticoid-induced protein kinase 1(*SGK1*)mRNAが有意に亢進した。しかし，これらの遺伝子のアルツハイマー病態での機能は不明である。*Mertk*はc-MER活性化キナーゼをコードする遺伝子で，中枢神経系では神経幹細胞の増殖や分化に関わる[12)]。一方，SGK1タンパク質は主に神経細胞に発現して，nicastrinのリン酸化反応を介してγ-セクレターゼによるAPP分解を抑制することが知られている[13)14)]。さらに，APPのアダプター蛋白質としての機能するFE65がSGK1によりリン酸化されるとAPPから乖離して，APPが分解され安くなる[15)]。しかし，SGK1とc-MER活性化キナーゼがSAK3慢性投与で活性化上昇するメカニズムの解明は今後の検討課題である。

私達は，SGK1遺伝子発現上昇に加えて，CaMKIIの活性化反応が関与すると考えている。細胞質内のAβはユビキチン-プロテオソーム系を阻害して，Aβオリゴマーや凝集したタウ

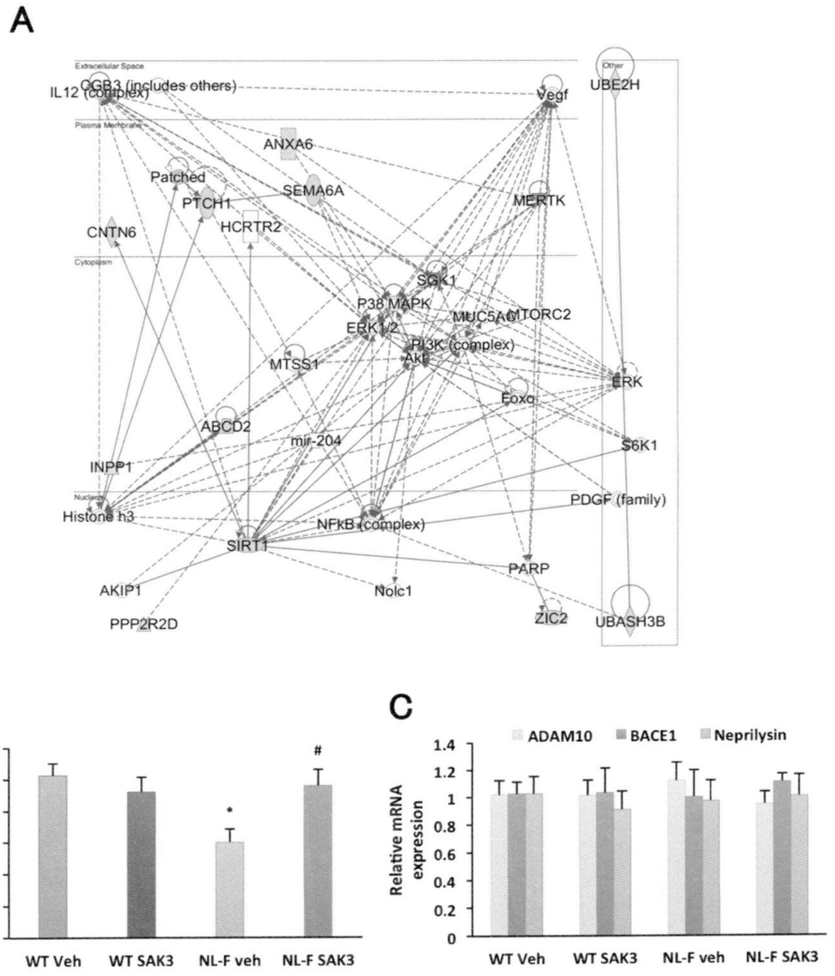

※口絵参照

図2　APPノックイン(APP^{NL-F})マウスにおける遺伝子の網羅的解析とSAK3による*sgk1*遺伝子の発現[4]
(A)SAK3 3ヶ月投与後に大脳皮質で遺伝子の網羅的解析を行った。SAK3投与で上昇する遺伝子を赤色で，低下する遺伝子を緑色で表示した。(B)リアルタイムmRNA測定では*sgk1*遺伝子はAPP^{NL-F}マウス大脳皮質で有意に低下して，SAK3慢性投与で改善した。(C)アミロイドβの代謝に関わるADAM10, BACE1, NeprilysinのmRNAは変化しなかった。

蛋白質の分解を抑制する[16,17]。神経細胞におけるプロテオソーム活性はNMDA受容体やL型カルシウムチャネルから流入するカルシウムにより活性化される[18,19]。このプロテオソームの活性化には19SプロテオソームサブユニットのCaMKIIによるRpt6のリン酸化反応が必須である[18,19]。さらに，ハンチントン舞踏病のハンチンチンの分解促進にもRpt6にリン酸化反応が関与している[20]。私達はAPPノックインマウスでプロテオソーム活性が低下すること，SAK3慢性投与で改善することを確認した(論文作成中)。以上のことを総合するとSAK3による認知機能の改善作用には上述のとおり，SAK3によるアセチルコリン遊離によるグルタミン酸の遊離，それに続くCaMKIIの活性化が関与している。さらに，SAK3による凝集抑制にはA・産生抑制に加えて，CaMKIIによる神経内プロテオソームの活性化が関与いると考えら

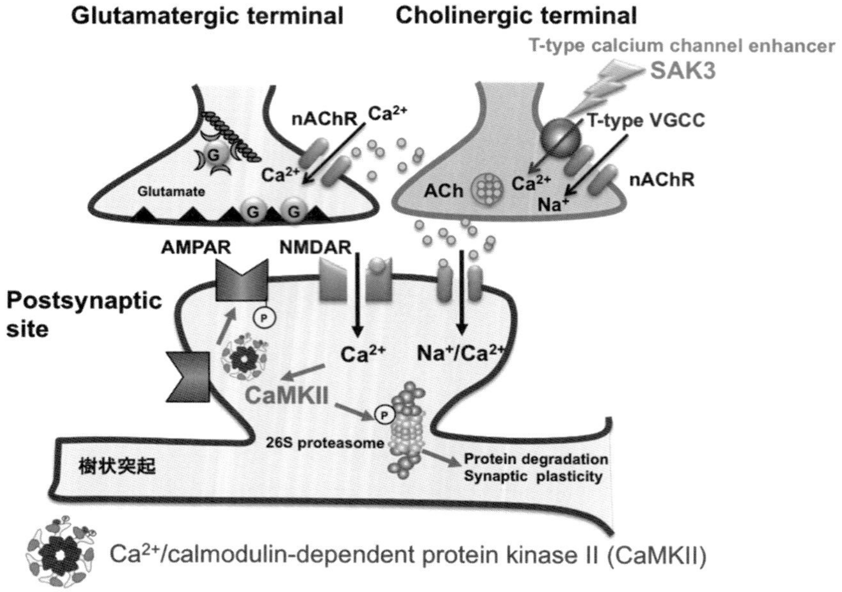

図3　SAK3による認知機能改善効果およびアミロイドβ凝集抑制のメカニズム
SAK3はアセチルコリン神経に作用して，アセチルコリン遊離を促進する結果，グルタミン酸の遊離を促進する。nACh受容体，NMDA受容体の活性化によりCaMKIIが活性化されて，認知機能が改善する。さらに，CaMKIIはプロテオソームのRpt6のリン酸化反応を亢進して，プロテオソーム活性を亢進して，アミロイドβ凝集体の分解を促進する。

れる(**図3**)。今後は，アルツハイマー病脳での解析が必要である。

4　SAK3の抗うつ作用

最後に，SAK3の抗うつ作用について解説する。T型カルシウムチャネルのプロトタイプであるST101は神経新生促進作用がある[21]。SAK3の神経新生促進作用について検討した。嗅球摘出マウスでは術後2週目にうつ様症状が発現する。生後2週目からSAK3を2週間投与して，治療効果を検討した。4週目においてうつ様症状は完全に改善し，この効果はT型カルシウムチャネル阻害薬で完全に消失する。次に，神経新生細胞の増殖と生存に対する効果を検討すると，SAK3は増殖および生存の両方を促進した。また，海馬歯状回の神経新生細胞にはT型カルシウムチャネルが発現している。これらの結果はラット海馬歯状回の新生細胞におけるカルシウムスパイクはT型カルシウムチャネル依存的であることを支持している[22]。本稿では新規アルツハイマー治療候補薬SAK3のアミロイド凝集抑制のメカニズムと認知機能改善効果について紹介した。本薬剤は前臨床試験では毒性は全くみられない。今後はヒト臨床試験により，有効性を検証する必要がある。SAK3は認知機能改善効果に加えて，アミロイド凝集抑制効果が顕著であり，疾患修飾治療薬としての可能性が高い。

文　献

1) E. Perez-Reyes：*Physio. Rev.*, , **83**, 117(2003).
2) G. W. Zamponi, P. Lory and E. Perez-Reyes：*Pflugers Arch.*, , **460**, 395(2010).
3) Y. Yabuki, K. Matsuo, H. Izumi H et al.,：*Neuropharmacology*, **117**, 1(2017).
4) H. Izumi, Y. Shinoda, T. Saito et al., *Neuroscience*, **377**, 87(2018).
5) E. M. Talley, L. L. Cribbs, J. H. Lee et al.,：*J Neurosci*, , **19**, 1895(1999).
6) T. Broicher, T. Kanyshkova, P. Meuth et al.,：*Mol Cell Neurosci*, , **39**, 384(2008).
7) X. B. Liu, K. D. Murray and E. G. Jones：*J Comp Neurol*, , **519**, 1181(2011).
8) S. Moriguchi, N. Shioda, Y. Yamamoto et al.,：*J Neurochem*, , **121**, 44(2012).
9) K. Takeda, Y. Yamaguchi, M. Hino et al.,：*J Pharmacol Exp Ther.*, **356**, 445(2016).
10) N. Husain, Y. Yabuki and K. Fukunaga：*Neurochem Int.*, **108**, 91(2017).
11) N. Husain, Y. Yabuki, Y. Shinoda et al.,：*Pharmacology*, **101**, 309(2018).
12) R. Ji, L. Meng, X. Jiang et al.,：*PLoS One*, **9**, e115140(2014).
13) H. Mizuno and E. Nishida：*Genes Cells*, **6**, 261(2001).
14) J. S. Mo, J. H. Yoon, J. A. Hong et al.,：*PLoS One.*, **7**：e37111(2012).
15) W. N. Chow, J. C. Ngo and W. Li ,：*Biochem J.*, **470**, 303(2015).
16) H-J. Park, S-S. Kim, S. Kang et al.,：*Brain Res.*, **1273**, 1(2009).
17) M. Hoshi, M. Sato, S. Matsumoto et al., Proc. Natl Acad. Sci. USA, 100, 6370(2003).
18) S. N. Djakovic, L. A. Schwarz, B. Barylko et al.,：*J Biol Chem*, **284**, 26655(2009).
19) S. N. Djakovic, E. M. Marquez-Lona, S. K. Jakawich et al.,：*J Neurosci*, **32**, 5126(2012).
20) E. M. Marquez-Lona, A. L. Torres-Machorro, F. R. Gonzales et al.,：*PLoS One.*, **12**, e0179893(2017).
21) J Xu, Y. Yabuki, M. Yu et al.,：*J Pharmacol Sci.*(2018), in press
22) C. Schmidt-Hieber, P. Jonas and J. Bischofberger：*Nature.*, **429**, 184(2004).

第４章　タウたんぱく質の構造解析と蓄積メカニズム

第１節　カルシウム恒常性破綻とタウ蓄積の関連性

京都大学/国立研究開発法人理化学研究所　近藤　孝之
京都大学/国立研究開発法人理化学研究所　井上　治久

1　はじめに

アルツハイマー病(Alzheimer's disease：AD)は進行性の記銘力低下を中心とした臨床症状を呈する神経変性疾患である。ADの中心病態の解明は，1980年代に生化学的手法を用いて，老人斑と神経原線維変化という２つの特徴的な構造物の主要構成成分として，それぞれアミロイドβ(Aβ)蛋白とタウが同定されたことに始まる。続いて1990年代に遺伝学的アプローチによって家族性ADの原因遺伝子としてアミロイドβ前駆体タンパク質(APP)・プレセニリン1(PSEN1)・プレセニリン2(PSEN2)が同定されたことにより，理解が急速に進んできた。最終的にこれらの知見はアミロイドカスケード仮説[1)]としてまとめられ，患者脳内で数十年に渡って進行する病態が想定されている[2)]。これらAβおよびタウを中心として様々な分子研究アプローチがとられてきたが，いまだに病態機序は明らかでないことが多く，ADの予防法あるいは進行を食い止める有効な治療法の開発が待たれている。この背景として，多様な因子が複雑に絡み合いAD病態が発症・進展するためであると考えられ，Aβおよびタウを修飾する様々な分子病態が提案されている。その中でも本稿においては，ADの初期から進行期に至る全ての時期との関連性が想定されている，カルシウム恒常性の異常がアルツハイマー病の病態に与える影響について論じたい。

2　アルツハイマー病とカルシウム仮説

2.1　カルシウム仮説の歴史

カルシウムイオン(Ca^{2+})は，細胞内シグナリングの普遍的なメッセンジャーとして働き，神経細胞の発生や増殖，神経ネットワーク構築など，様々な生理機能にとり重要な役割をもつ[3)-5)]。このようなCa^{2+}の生理的な重要性が明らかになるにつれ，アルツハイマー病におけるCa^{2+}の重要性も明らかになってきた。ADの病態においてカルシウム恒常性破綻が関与することは30年以上前にカルシウム仮説として提起され[6)]，Aβあるいはタウの産生を増やし病態を加速する，あるいは逆にAβとタウの蓄積がカルシウム恒常性破綻を促進させ，最終的に認知症発症にいたると説明されてきた[7)](**図１**)。

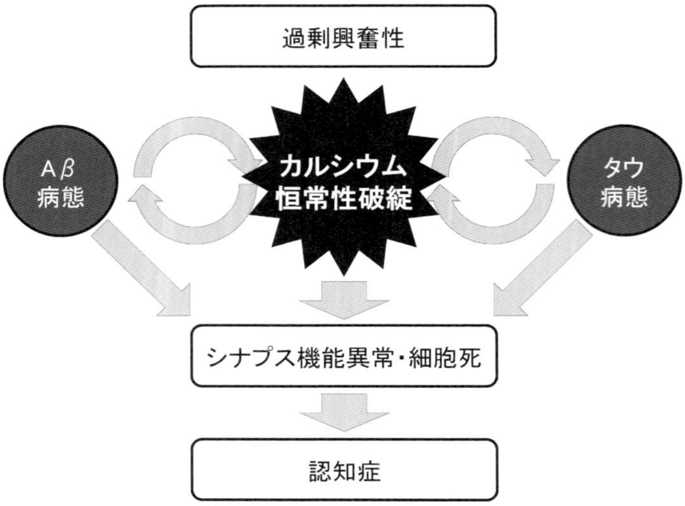

図1　カルシウムの恒常性破綻は，アルツハイマー病の中心的病理と相互に関連する
アルツハイマー病で見られる最も重要な病理学的所見であるAβ病理とタウ病理は，神経細胞の過剰興奮性を経てカルシウムの恒常性破綻が生じると加速される。逆にAβ病理とタウ病理は，カルシウム恒常性の破綻を加速させ，互いに関連しながら神経機能の異常と細胞死，結果として認知機能の低下をもたらす。

2.2　Aβの蓄積がカルシウム動態の異常を引き起こす

ADにおけるカルシウム仮説はAβ病態との関連性について，中心的に研究されてきた(**図2**)。最初は，合成Aβが直接的にカルシウム動態の異常を引き起こす知見について報告があり，毒性の強い重合体であるAβオリゴマー体は細胞膜にCa^{2+}透過性のポアを開け，細胞内へのCa^{2+}流入と細胞死を惹起するという証拠が示された[8)]。ADモデルマウスを用いた*in vivo*でも同様の生体現象が見出され，さらに細胞内Ca^{2+}と結合して様々な機能を持つカルシニューリンを阻害するFK-506を投与することで，マウスの行動異常が改善されることも報告され細胞内Ca^{2+}の重要性を裏付けた[9)]。さらに，Aβオリゴマー体は，NMDA型グルタミン酸受容体[10)]・AMPA型グルタミン酸受容体[11)]・P/Q型電位依存性カルシウムチャネル[12)]などに作用して，細胞内Ca^{2+}の恒常性を破綻させることも実験的に示された。そしてこれらCa^{2+}に関連するチャネルは，AD治療ターゲットとしても捉えられ，NMDA型グルタミン酸受容体NR2Bサブタイプ阻害薬であるEVT-101(ClinicalTrials.gov：NCT00526968，抗うつ薬としても治験が進行中)や，電位依存性カルシウムチャネル阻害薬であるMEM-1003(ClinicalTrials.gov：NCT00257673)がAD治療薬として検討されてきた。

2.3　家族性アルツハイマー病に関連する遺伝子変異とカルシウム恒常性異常

別のカルシウムとAβ病態との関連としては，家族性ADの原因遺伝子であるPSEN1変異が，カルシウムシグナリング異常を誘発することが知られている。最も古くには，PSEN1変異をもつ家族性AD患者の線維芽細胞ではイノシトール三リン酸(IP_3)に反応してより多くのCa^{2+}を放出することが報告された[13)]。同様のCa^{2+}応答性異常は，変異体PSEN1発現細胞株や[14)]，変異体PSEN1遺伝子導入マウスでも見られる[15)]。これらの変異体PSEN1によるCa^{2+}

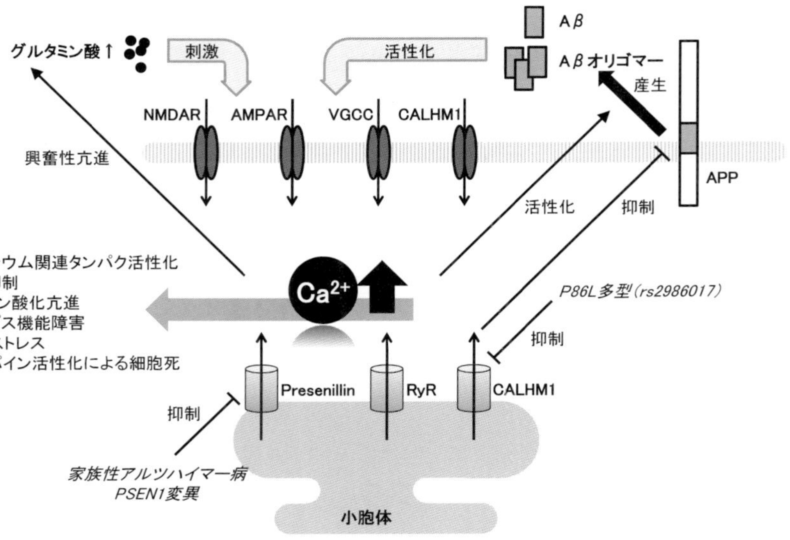

図２　アルツハイマー病におけるカルシウムの恒常性破綻と関連分子

細胞内のカルシウムイオン増加は，カルシウム関連タンパクの活性化を経てAβの産生増加や神経細胞興奮性の亢進，さらには様々な細胞ストレスと細胞死を惹起する。一方で，増加したAβもカルシウム流入経路の活性化により細胞内カルシウムイオンの増加をもたらし，互いに病態が連環している。APP：Amyloid precursor protein, NMDAR：N-methyl-D-aspartate receptor, AMPAR：amino-3-hydroxy-5-methyl-4-isoxazol propionate receptor, VGCC：voltage-gated Ca^{2+} channel, CALHM1：calcium homeostasis modulator 1, LTP：long-term potentiation, PSEN1：Presenilin-1 遺伝子，RyR：ryanodine receptors

恒常性破綻は，細胞内での Ca^{2+} 放出チャネルであるリアノジン受容体[16]や IP_3 受容体の活性および発現量を変えたり[17]，小胞体内への Ca^{2+} 再取り込み経路である筋小胞体/小胞体カルシウム ATP アーゼ(SERCA)のポンプ機能を修飾したりすることで説明されてきた[18]。さらに重要な発見として，PSEN1 はそれ自身が小胞体からのカルシウム漏出の通り道となることが報告され，PSEN1 変異体では小胞体からの恒常的な Ca^{2+} 漏出がなくなり小胞体に過剰な Ca^{2+} が蓄積，そしてリアノジン感受性チャネルや IP_3 感受性チャネルから一度に放出されることが見出された[19]。過剰な Ca^{2+} の細胞質への流入は，過剰なカルパインの活性化を経て，学習や記憶に重要な働きを持つ各種酵素やシグナル伝達を阻害する[20]。とくに高齢者や AD 患者脳内では，細胞内 Ca^{2+} のバッファあるいはシグナル伝達の担い手として機能するカルパイン結合蛋白が減少し，過剰な Ca^{2+} 流入に脆弱であるという機序も指摘されている[21]。

2.4　カルシウム動態異常を示唆する臨床遺伝学研究

この様に，細胞内カルシウム調節の破綻が，特にAβ或いは家族性アルツハイマー病の関連遺伝子の変異により生じることが実験的に示されてきた[7]。そして，連鎖遺伝解析を用いた孤発性 AD の疫学研究においても，calcium homeostasis modulator 1(CALHM1)遺伝子の P86L 多型(rs2986017)を有すると，より早期の AD 発症リスク(オッズ比 1.44)となることが報告された[22]。CALHM1 タンパクはあらゆる脳内細胞に広く発現する。細胞内では小胞体および細胞膜に局在し，新しく見出されたCa^{2+}の流入路として細胞内Ca^{2+}濃度を調節する。

CALHM1を通じたCa^{2+}細胞内流入は，APPタンパクのC末端から83残基を切断する酵素活性を増やし，Aβ産生経路を抑制する。一方で，P86Lアレルを持つとCa^{2+}透過性が下がり，Aβ産生を増やすと報告されている[22)23)]。この現象は，多くの研究者が想定していた「細胞外或いは小胞体から，細胞内Ca^{2+}流入が増えると，Aβ産生が増加する」という仮説とは反対であり興味深い[7)]。さらに，日本(非コーカシアン)においては，rs2986017と孤発性AD発症の関連性はないという報告もされ[24)]，新たな独立したコホートでの検討が続けられている[25)26)]。このように，ADの最も早期に生じる病態の1つであるAβとカルシウム恒常性破綻が直接的に関連して，AD病態を形成することが示されてきた。一方でカルシウム恒常性破綻は，Aβ以外にも様々な神経機能を障害し，AD病態に寄与することも知られるようになった。

3　カルシウム恒常性破綻とタウ

3.1　アルツハイマー病患者脳内におけるCaMKIIの異常活性化

生体内において細胞内カルシウムの動態は神経細胞の様々な機能と連関している。そして，カルシウム恒常性破綻は細胞死を伴うことなくシナプス機能を引き起こし，様々な神経変性疾患病態に影響すると考えられている。AD患者剖検脳でも細胞内カルシウム動態の異常を示唆する変化が見られる。例えば，海馬CA1領域の錐体細胞や前脳基底部コリン作動性神経などの特定脳領域は，カルシウム貯蔵が増えており，カルシウム依存性リン酸化酵素の活性化を介して，興奮性・前/後シナプス可塑性・一酸化窒素産生・ミトコンドリア機能の異常をきたすと考えられている[27)]。そして，カルシウム恒常性異常とAD病態を結びつけて考える際によく検討されているカルシウム関連タンパクの1つに，Ca^{2+}/calmodulin(CaM)dependent protein kinase II(CaMKII)がある。CaMKIIは興奮性のシナプス後膜に局在し，シナプス可塑性と記憶回路の形成に重要であり，リン酸化酵素として働く。CaMKIIは，Ca^{2+}/CaMとの結合，あるいはNMDA受容体やL型電位依存性カルシウムチャネルにより活性化され，T286部位の自己リン酸化を経て長期記憶増強(LTP)の形成に寄与する[28)29)]。そしてADモデルマウスでは，このT286部位の自己リン酸化が低下してしまい，NMDA受容体を介したCA1領域のシナプス機能と維持が障害され，結果として記憶低下をきたすと考えられている[28)-30)]。同様の傾向はAD患者剖検脳でも見られ，認知症前期あるいは進行期AD患者脳海馬領域のT286リン酸化CaMKII量を検討すると，臨床認知症ステージと認知機能スコアに相関することも報告された[31)]。

3.2　活性型CaMKIIによるタウリン酸化の亢進

そして，カルシウム動態の変化はADの神経病理学的特徴の1つであるタウのリン酸化にも影響し，病態における重要性が指摘されている(**図3**)。リン酸化酵素であるCaMKIIは，AD患者死後脳の海馬や前頭葉皮質全体ではそのタンパク量に変化はないものの，海馬CA1領域のCaMKIIを発現するグルタミン作動性神経細胞では，CaMKIIαサブユニット量が増えており[32)33)]，CA3領域と顆粒細胞においてはT286部位の自己リン酸化が増えCaMKII自身も

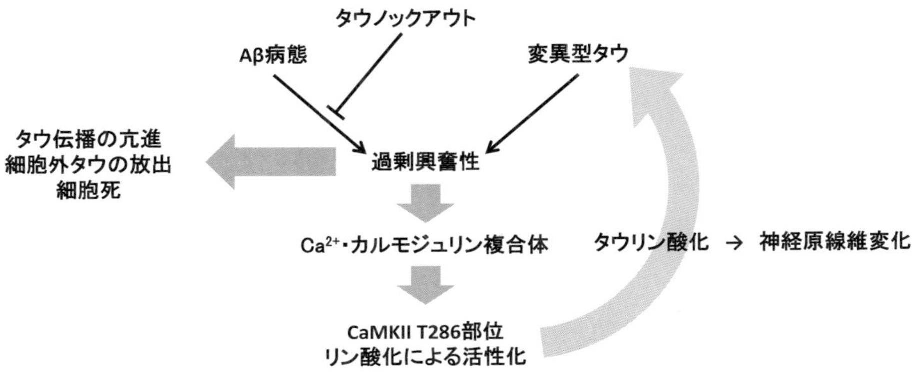

図３　カルシウムの恒常性破綻とタウ病態
カルシウム恒常性の破綻は神経細胞の過剰興奮を誘導し，タウのリン酸化による蓄積と，タウの伝播を促進する。CaMKII：Ca^{2+}/calmodulin dependent protein kinase II

活性化状態にあることが示されている[31)34)]。活性化状態のCaMKIIは，タウの様々な部位に対してリン酸化酵素活性をもつため[35)]，過剰リン酸化されたタウで構成される神経原線維変化病態を悪化させると考えられており，AD患者の剖検脳でもCaMKIIの活性化とリン酸化タウの局在が見られる[36)37)]。さらに，56 kDaのAβオリゴマー体（Aβ*56）は，初代培養神経細胞あるいはTg2576ADモデルマウス（APP KM670/671NL（Swedish変異体）を強制発現）脳内で，NMDA受容体を介したCa^{2+}流入を促進しCaMKIIαの活性化させる，そしてAD患者脳内で亢進することが知られるタウのSer202・Ser416部位リン酸化を亢進させる[38)]。これらの事実から，カルシウム恒常性の異常を起点として，最終的に過剰リン酸化をうけたタウが神経細胞内に蓄積するメカニズムが推定されている。

3.3　過剰興奮性とタウ

ここまで，カルシウム恒常性の異常がCaMKIIによるタウのリン酸化を介してAD病態に寄与することを述べた。一方でタウ自身が，カルシウム恒常性の異常を惹起し，神経細胞の過剰興奮を引き起こすことも明らかになっている。脳内の過剰興奮状態は，アルツハイマー病患者の様々な病態を加速させる修飾因子として重要視されている。古くからAD患者は同年代の健常高齢者と比べてけいれん発作を起こすリスクが高く[39)40)]，しかも脳波の過剰興奮に関連する異常波形は認知症早期の段階から生じていることが判明している[41)]。そしてタウはこの過剰興奮性に関連することがよく調べられており，タウをコードする遺伝子*MAPT*のノックアウト動物ではADモデル動物で見られるAβによる過剰興奮毒性が軽減され[42)43)]，Aβとは独立したタウの生理的な興奮性制御が示唆されている。一方で，P301LあるいはA152Tの変異を有するタウを脳内で過剰発現させても，神経細胞あるいはネットワークのグルタミン酸放出とNMDA受容体を介した過剰興奮が惹起される[44)45)]。このように，脳神経の興奮性とタウは密接に関連し，適切なレベルを維持するための恒常性破綻がAD病態を引き起こすと考えられている。

それでは，AD患者脳内における過剰興奮性は，どのようにしてタウ病理を悪化させるのだろうか？ タウ病理は進行期のAD患者では脳内に広く分布するが，初期段階では嗅内皮質に限局して蓄積し，病期の進行とともに他の中枢神経領域に広がることが，1991年Braakらにより提起された[46]。このタウの広がりがなぜ起こるか長らく不明であったが，脳内への直接的なタウ接種[47]，あるいはモデルマウスを用いて[48]，タウは細胞骨格として神経細胞内にのみ逗まっているのではなく，細胞外に放出されることが初代培養神経細胞の培養液や[49]，AD患者の脳脊髄液・脳間質液にタウが存在することから示された[50]。このタウが病期の進行に伴って広がるさまは，「タウ伝播仮説」としてまとめられ，実験的証拠が積み重ねられた[51)52]。特に，タウ過剰発現モデル脳内で，タウの蓄積が嗅内皮質のみではなくその投射先である海馬CA1-3領域・歯状回に見られることから，シナプス間でタウが伝播すると想定されるようになった[48)49]。この様にして構築されたタウ伝播仮説が，AD患者の脳内で生じている過剰興奮性と結びつけてとらえられるようになった。たとえば，神経細胞からのタウ細胞外放出はAMPA受容体とカルシウム流入に依存し，神経細胞の活動度により制御されること培養神経細胞[53]，あるいはマウス脳内でも示された[54]。しかしながらカルシウムの恒常性・神経細胞の興奮性は先に述べたとおり，非常に緻密に制御されており，生理的な遺伝子発現下におけるヒト神経細胞を用いた検討が行われた。

4　カルシウム恒常性破綻と過剰興奮によるタウ病態をiPS細胞技術でモデル化する

ADの病態研究の歴史は，AD病態において重要と考えられる一部の遺伝子を，生理的な遺伝子発現状態の数十～数百倍強制発現，あるいはノックアウトをすることによるモデルを用いて，研究が進んできた。しかし20年を超える長い歴史で有用な治療法はほとんど開発されなかった。この背景の1つに，生理的な遺伝子発現量を有するヒト神経系細胞をモデルあるいは薬効評価に用いることができなかった問題がある。この問題を解決するため，患者からiPS細胞を樹立して，大脳皮質神経細胞に分化誘導しADの病態モデルおよび創薬研究を進める動きが2010年頃から始まり[55]，孤発性ADのモデリングや[56]，創薬スクリーニングにも応用されるようになった[57]。

疾患モデルにおいて，生理的な遺伝子発現量が重要で，過剰発現モデルと，ヒトiPS細胞から分化誘導したモデルを比較検討すると，薬効薬理動態に差異があるという知見が相次いで報告されている。ADの標的蛋白であるAβを減らすことが知られているNSAIDs系薬剤や，臨床治験まで進み失敗に終わったAβ産生抑制薬であるセマガセスタットの薬効が，既存の過剰発現モデルと比べて患者iPS細胞から分化誘導した神経細胞では効果が乏しく50%阻害濃度(IC_{50})も高いと報告された[58)-60]。これらの報告は，従来の遺伝子強制発現系やマウス細胞を用いることのみでは十分にヒトAD患者の病態を反映できない可能性を示唆し，薬剤開発段階において生理的な遺伝子発現量のヒト細胞を用いることの重要性を示す。筆者らは，CRISPR-Cas9による遺伝子改変技術を用いて前頭側頭葉型認知症患者(FTLD)のタウ遺伝子変異を修復し，FLTD患者における4リピートタウの増加およびオリゴマー化タウの蓄積が，タウ遺伝子座の変異により生じることを示した[61]。さらに，この変異は，カルシウム動態の異常と，神経細胞の過剰興奮性，そして細胞死に影響することも見出すことに成功した。さらには，神経活動を人工的に調節できるDREADD(Designer Receptors Exclusively Activated by Designer Drug)というシステムを利用して，神経細胞間での情報伝達に重要な役割を果たすカルシウムイオンの細胞内への異常な流入が，異常に折りたたまれたタウタンパク質の蓄積や神経細胞の変性に関与するというメカニズムを見出した。同様に，ヒトiPS細胞とオプトジェネティクス技術を用いて，マウス脳内ネットワークにおいても神経細胞の過剰な興奮性がタウの細胞間伝播を促進する報告もされ[62]，iPS細胞技術の応用が今後も広がっていくことが期待される。

5　おわりに

本稿では，カルシウムの恒常性異常とアルツハイマー病病態の関係性，とくにAβおよびタウへの影響を俯瞰した。カルシウムイオン及び興奮性は繊細に制御され，様々な要素が関連する複雑な病態と言える。これらが，ヒトiPS細胞技術などより生理的環境下での疾患モデル技術と合わせて解明され，カルシウムを標的とする薬の開発実現に期待したい。

文　献

1) J. Hardy and DJ. Selkoe：The amyloid hypothesis of Alzheimer's disease：progress and problems on the road to therapeutics. *Science*, **297**(5580), 353-6(2002).

2) RJ. Perrin, AM. Fagan and DM. Holtzman：Multimodal techniques for diagnosis and prognosis of Alzheimer's disease. *Nature*, **15**, 461(7266), 916-22(2009).

3) NC. Spitzer, E. Olson and X. Gu：Spontaneous calcium transients regulate neuronal plasticity in developing neurons. *J Neurobiol*, **26**(3), 316-24(1995).

4) TM. Gomez and NC. Spitzer：Regulation of growth cone behavior by calcium：new dynamics to earlier perspectives. *J Neurobiol*, **44**(2), 174-83(2000).

5) H. Komuro and P. Rakic：Intracellular Ca2+ fluctuations modulate the rate of neuronal migration. Neuron., **17**(2), 275-85(1996).

6) ZS. Khachaturian：Hypothesis on the regulation of cytosol calcium concentration and the aging brain. *Neurobiol Aging*, **8**(4), 345-6(1987).

7) KN. Green and FM. LaFerla：Linking Calcium to Aβ and Alzheimer's Disease. *Neuron*, **31**, 59(2), 190-4(2008).

8) N. Arispe, E. Rojas and HB. Pollard：Alzheimer disease amyloid beta protein forms calcium channels in bilayer membranes：blockade by tromethamine and aluminum. Proc Natl Acad Sci U S A, Jan, **15**, 90(2), 567-71(1993).

9) K V. Kuchibhotla, ST. Goldman, CR. Lattarulo, et al.：Abeta plaques lead to aberrant regulation of calcium homeostasis in vivo resulting in structural and functional disruption of neuronal networks. *Neuron*, **31**, 59(2), 214-25(2008).

10) FG. De Felice, PT. Velasco, et al.：Abeta Oligomers Induce Neuronal Oxidative Stress through an N-Methyl-D-aspartate Receptor-dependent Mechanism That Is Blocked by the Alzheimer Drug Memantine. *J Biol Chem*, **282**(15), 11590-601(2007).

11) H. Hsieh, J. Boehm, C. Sato, et al.：AMPAR removal underlies Abeta-induced synaptic depression and dendritic spine loss. *Neuron*, NIH Public Access；**7**, 52(5), 831-43(2006).

12) V. Nimmrich, C. Grimm, A. Draguhn, et al.：Amyloid Oligomers(A 1-42 Globulomer)Suppress Spontaneous Synaptic Activity by Inhibition of P/Q-Type Calcium Currents. *J Neurosci*, **23**, 28(4), 788-97(2008).

13) E. Ito, K. Oka, R. Etcheberrigaray, et al.：Internal Ca2+ mobilization is altered in fibroblasts from patients with Alzheimer disease. Proc Natl Acad Sci U S A, 18, 91(2), 534-8(1994).

14) MA. Leissring, BA. Paul, I. Parker and CW. Cotman,：LaFerla FM. Alzheimer's presenilin-1 mutation potentiates inositol 1,4,5-trisphosphate-mediated calcium signaling in Xenopus oocytes. *J Neurochem*, **72**(3), 1061-8(1999).

15) F. Trinchese, M. Fa', S. Liu, et al.：Inhibition of calpains improves memory and synaptic transmission in a mouse model of Alzheimer disease. *J Clin Invest*, 1, 118(8), 2796-807(2008).

16) J. Egawa, ML. Pearn, BP. Lemkuil, et al.：Membrane lipid rafts and neurobiology：age-related changes in membrane lipids and loss of neuronal function. *J Physiol*, Wiley-Blackwell；**594**(16), 4565-79(2016).

17) RX. Santos, SC. Correia, X. Zhu, et al.：Mitochondrial DNA Oxidative Damage and Repair in Aging and Alzheimer's Disease. *Antioxid Redox Signal*, **20**, 18(18), 2444-57(2013).

18) KN. Green, A. Demuro, Y. Akbari, et al.：SERCA pump activity is physiologically regulated by presenilin and regulates amyloid β production. *J Cell Biol*, **30**, 181(7), 1107-16(2008).

19) H. Tu, O. Nelson, A. Bezprozvanny, et al.：Presenilins Form ER Ca2+ Leak Channels, a Function Disrupted by Familial Alzheimer's Disease-Linked Mutations. *Cell*, **8**, 126(5), 981-93(2006).

20) N. Arispe, HB. Pollard and E. Rojas：The ability of amyloid beta-protein[A beta P(1-40)]to form Ca2+ channels provides a mechanism for neuronal death in Alzheimer's disease. *Ann N Y Acad Sci*, **15**, 747, 256-66(1994).

21) O. Thibault, JC. Gant and PW. Landfield：Expansion of the calcium hypothesis of brain aging and Alzheimer's disease：minding the store. *Aging Cell*, **6**(3), 307-17(2007).

22) U. Dreses-Werringloer, J-C. Lambert, V. Vingtdeux, et al.：A Polymorphism in CALHM1 Influences Ca2+ Homeostasis, Aβ Levels, and Alzheimer's Disease Risk. *Cell*, **27**, 133(7), 1149-61(2008).

23) P. Marambaud, U. Dreses-Werringloer and V. Vingtdeux：Calcium signaling in neurodegeneration. *Mol Neurodegener*, **6**, 4(1), 20(2009).

24) K. Inoue, N. Tanaka, F. Yamashita et al.：The P86L common allele of CALHM1 does not influence risk for Alzheimer disease in Japanese cohorts. *Am J Med Genet Part B Neuropsychiatr Genet*, , **5**, 153B(2), 532-5(2010).

25) L. Bertram, B-MM. Schjeide, B. Hooli, et al.：No Association between CALHM1 and Alzheimer's Disease Risk. *Cell*, **12**, 135(6), 993-4(2008).

26) Y. Lu, W. Liu, K. Tan, J. Peng, Y. Zhu and X. Wang：Genetic association of CALHM1 rs2986017 polymorphism with risk of Alzheimer's disease：a meta-analysis. *Neurol Sci*, **23**, 37(4), 525-32(2016).

27) Alzheimer's Association Calcium Hypothesis Workgroup. Calcium Hypothesis of Alzheimer's disease and brain aging：A framework for integrating new evidence into a comprehensive theory of pathogenesis. *Alzheimer's Dement*, **13**(2), 178-182.e17(2017).

28) KP. Giese, NB. Fedorov, RK. Filipkowski and AJ. Silva：Autophosphorylation at Thr286 of the

alpha calcium-calmodulin kinase II in LTP and learning. *Science*, 6, 279(5352), 870-3(1998).

29) K. Radwanska, NI. Medvedev, GS. Pereira, et al.：Mechanism for long-term memory formation when synaptic strengthening is impaired. Proc Natl Acad Sci., 8, 108(45), 18471-5(2011).

30) H. Yasuda, AL. Barth, D. Stellwagen and RC. Malenka：A developmental switch in the signaling cascades for LTP induction. *Nat Neurosci*, **2**, 6(1), 15-6(2003).

31) LC. Reese, F. Laezza, R. Woltjer and G. Taglialatela：Dysregulated phosphorylation of Ca2+/calmodulin-dependent protein kinase II-α in the hippocampus of subjects with mild cognitive impairment and Alzheimer's disease. *J Neurochem*, **119**(4), 791-804(2011).

32) AC. McKee, KS. Kosik, MB. Kennedy and NW. Kowall：Hippocampal neurons predisposed to neurofibrillary tangle formation are enriched in type II calcium/calmodulin-dependent protein kinase. *J Neuropathol Exp Neurol*, **49**(1), 49-63(1990).

33) Y-J. Wang, G-H. Chen, X-Y. Hu, et al.：The expression of calcium/calmodulin-dependent protein kinase II-α in the hippocampus of patients with Alzheimer's disease and its links with AD-related pathology. *Brain Res*, **7**, 1031(1), 101-8(2005).

34) Z. Gu, W. Liu and Z. Yan：β-Amyloid Impairs AMPA Receptor Trafficking and Function by Reducing Ca^{2+}/Calmodulin-dependent Protein Kinase II Synaptic Distribution. *J Biol Chem*, **17**, 284(16), 10639-49(2009).

35) Y. Yoshimura, T. Ichinose and T. Yamauchi：Phosphorylation of tau protein to sites found in Alzheimer's disease brain is catalyzed by Ca2+/calmodulin-dependent protein kinase II as demonstrated tandem mass spectrometry. *Neurosci Lett*, **26**, 353(3), 185-8(2003).

36) J. Xiao, G. Perry, J. Troncoso and MJ. Monteiro：alpha-calcium-calmodulin-dependent kinase II is associated with paired helical filaments of Alzheimer's disease. *J Neuropathol Exp Neurol*, **55**(9), 954-63(1996).

37) H. Yamamoto, Y. Hiragami, M. Murayama, et al.：Phosphorylation of tau at serine 416 by Ca^{2+}/calmodulin-dependent protein kinase II in neuronal soma in brain. *J Neurochem*, **94**(5), 1438-47(2005).

38) F. Amar, MA. Sherman, T. Rush, et al.：The amyloid-β oligomer Aβ*56 induces specific alterations in neuronal signaling that lead to tau phosphorylation and aggregation. *Sci Signal*, **9**, 10(478), eaal2021(2017).

39) WA. Hauser, ML. Morris, LL. Heston and VE. Anderson：Seizures and myoclonus in patients with Alzheimer's disease. *Neurology*, **36**(9), 1226-30(1986).

40) DC. Hesdorffer, WA. Hauser, JF. Annegers, et al.：Dementia and adult-onset unprovoked seizures. *Neurology*, **46**(3), 727-30(1996).

41) KA. Vossel, AJ. Beagle, GD. Rabinovici, et al.：Seizures and Epileptiform Activity in the Early Stages of Alzheimer Disease. *JAMA Neurol*, **1**, 70(9), 1158(2013).

42) ED. Roberson, K. Scearce-Levie, JJ. Palop, et al.：Reducing Endogenous Tau Ameliorates Amyloid-Induced Deficits in an Alzheimer's Disease Mouse Model. *Science*(80-), **4**, 316(5825), 750-4(2007).

43) LM. Ittner, YD. Ke, F. Delerue, et al.：Dendritic Function of Tau Mediates Amyloid-β Toxicity in Alzheimer's Disease Mouse Models. *Cell*, **6**, 142(3), 387-97(2010).

44) HC. Hunsberger, CC. Rudy, SR. Batten and GA. Gerhardt,：Reed MN. P301L tau expression affects glutamate release and clearance in the hippocampal trisynaptic pathway. *J Neurochem*, **132**(2), 169-82(2015).

45) S. Maeda, B. Djukic, P. Taneja, et al. : Expression of A152T human tau causes age-dependent neuronal dysfunction and loss in transgenic mice. *EMBO Rep*, **17**(4), 530-51(2016).

46) H. Braak and E. Braak : Neuropathological stageing of Alzheimer-related changes. *Acta Neuropathol*, **82**(4), 239-59(1991).

47) F. Clavaguera, T. Bolmont, RA. Crowther, et al. : Transmission and spreading of tauopathy in transgenic mouse brain. *Nat Cell Biol*, **7**, 11(7), 909-13(2009).

48) A. de Calignon, M. Polydoro, M. Suárez-Calvet, et al. : Propagation of Tau Pathology in a Model of Early Alzheimer's Disease. *Neuron*, **23**, 73(4), 685-97(2012).

49) CM. Karch, AT. Jeng and AM. Goate : Extracellular Tau Levels Are Influenced by Variability in Tau That Is Associated with Tauopathies. *J Biol Chem*, **14**, 287(51), 42751-62(2012).

50) A. Kurz, M. Riemenschneider, K. Buch, et al. : Tau protein in cerebrospinal fluid is significantly increased at the earliest clinical stage of Alzheimer disease. *Alzheimer Dis Assoc Disord*, **12**(4), 372-7(1998).

51) N. Kfoury, BB. Holmes, H. Jiang, DM. Holtzman and MI. Diamond : Trans-cellular Propagation of Tau Aggregation by Fibrillar Species. *J Biol Chem*, **1**, 287(23), 19440-51(2012).

52) DW. Sanders, SK. Kaufman, SL. DeVos, et al. : Distinct Tau Prion Strains Propagate in Cells and Mice and Define Different Tauopathies. *Neuron*, **18**, 82(6), 1271-88(2014).

53) AM. Pooler, EC. Phillips, DHW. Lau, W. Noble and DP. Hanger : Physiological release of endogenous tau is stimulated by neuronal activity. *EMBO Rep*, **15**, 14(4), 389-94(2013).

54) K. Yamada, JK. Holth, F. Liao, et al. : Neuronal activity regulates extracellular tau in vivo. *J Exp Med*, **10**, 211(3), 387-93(2014).

55) M a. Israel, SH. Yuan, C. Bardy, et al. : Probing sporadic and familial Alzheimer's disease using induced pluripotent stem cells. *Nature*, **482**(7384), 216-20(2012).

56) T. Kondo, M. Funayama, M. Miyake, et al. : Modeling Alexander disease with patient iPSCs reveals cellular and molecular pathology of astrocytes. *Acta Neuropathol Commun*, **11**, 4(1), 69(2016).

57) T. Kondo, K. Imamura, M. Funayama, et al. : iPSC-Based Compound Screening and In Vitro Trials Identify a Synergistic Anti-amyloid β Combination for Alzheimer's Disease. *Cell Rep*, **21**, 21(8), 2304-12(2017).

58) N. Yahata, M. Asai, S. Kitaoka, et al. : Anti-Abeta drug screening platform using human iPS cell-derived neurons for the treatment of Alzheimer's disease. *PLoS One*, **6**(9), e25788(2011).

59) Q. Liu, S. Waltz, G. Woodruff, et al. : Effect of potent γ-secretase modulator in human neurons derived from multiple presenilin 1-induced pluripotent stem cell mutant carriers. *JAMA Neurol*, **71**(12), 1481-9(2014).

60) J. Mertens, K. Stüber, P. Wunderlich, et al. : APP Processing in Human Pluripotent Stem Cell-Derived Neurons Is Resistant to NSAID-Based γ-Secretase Modulation. *Stem Cell Reports*, **1**(6), 491-8(2013).

61) K. Imamura, N. Sahara, NM. Kanaan, et al. : Calcium dysregulation contributes to neurodegeneration in FTLD patient iPSC-derived neurons. *Sci Rep*, **6**(1), 34904(2016).

62) JW. Wu, SA. Hussaini, IM. Bastille, et al. : Neuronal activity enhances tau propagation and tau pathology in vivo. *Nat Neurosci*, **20**, 19(8), 1085-92(2016).

第２節　タウタンパク質蓄積メカニズム

学習院大学　高島　明彦　学習院大学　添田　義行

1　はじめに

アルツハイマー病で観察される主な病理像はβアミロイドの細胞外蓄積である老人斑と微小管結合タンパク質タウの細胞内封入体，神経原線維変化である。家族性アルツハイマー病の原因遺伝子がβアミロイド産生に関与することから，βアミロイドがアルツハイマー病の原因であるとするアミロイド仮説[1]に従ったβアミロイド産生抑制，老人斑除去の治験が行われたが，老人斑が除去されても認知症進行を抑制できないこと[2]から認知症発症のかなり前段階で治療を開始する予防薬(先制治療薬)としての開発が行われている[3]。このことは，βアミロイドはアルツハイマー病の発症要因ではあるが認知症を引き起こす直接の原因ではなく脳老化を加速する修飾因子として作用していることを示唆している。

Braak らの病理解剖学的報告から神経原線維変化の進展と認知症の進行が相関すること[4,5]，またβアミロイド蓄積が神経原線維変化進展を加速することが考えられ，近年の PET プローブの開発進展から，この推測を支持する結果が得られるようになってきた[6]。神経原線維変化を形成している領域では神経原線維変化を示す神経細胞数の数倍の神経脱落が生じている[7]。このことはタウ蓄積による神経細胞脱落が認知機能低下の原因であることを示唆している。タウの蓄積が認知症の原因となることは家族性認知症 FTDP-17 にタウ遺伝子変異が見いだされること[8]で支持される。FTDP-17 ではβアミロイド蓄積がなくてタウ変異によってタウ凝集が起こり神経原線維変化，神経細胞死と共に認知症を引き起こすのである[9]。FTDP-17 変異を持つタウを発現するモデルマウスではタウの凝集に伴う神経脱落が観察される[10]。これらのことからタウ凝集は認知症発症を引き起こす神経脱落の執行因子であると考えることができる。

2　タウタンパク質の機能

タウは，微小管結合蛋白質として同定されており，その生理作用は微小管の安定化である[11]。ヒトの成人脳においては，alternative splicing によって 352-441 残基のアミノ酸で構成される６つのタウアイソフォームが存在している。N 末端領域においては，exon 2 または exon 3 にコードされるアミノ酸配列の有無によって，0N, 1N, 2N の３パターンの配列が存在する。C 末端領域においては，exon 10 によってコードされている繰り返し配列(Repeat；R)の有無によって３リピートタウ(3R：R1, R3, R4 で構成)および４リピートタウ(4R：R1, R2,

R3, R4 で構成)が存在する。この組み合わせによって，6つのアイソフォームとなる(**図 1**)[12]。また，この繰り返し配列には微小管と直接結合する領域があり，微小管の安定化に寄与している[13]。タウの mRNA は細胞分化とともに増大し，げっ歯類では神経が分化する時 3R の発現が多いが，樹状突起，神経軸索に極性が決まる頃になると 4R タウ発現が優勢となり軸索に分布するようになる。タウは軸索に局在するのに対し微小管結合タンパク質の MAP2 は樹状突起に局在する[14]。

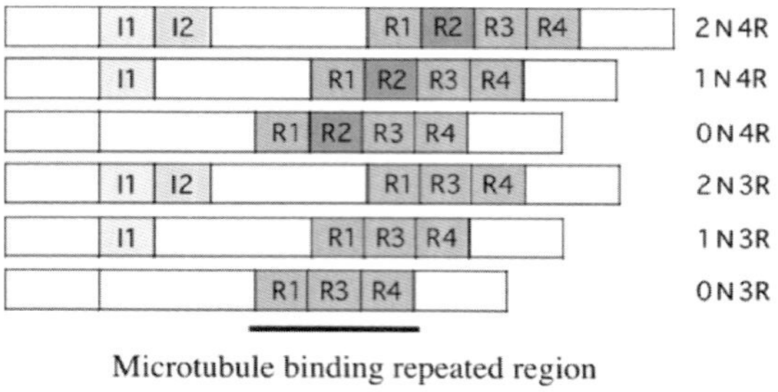

図 1　タウのアイソフォーム

タウは Alternative splicing によって 6 種類が存在する。N 末部位で Exon2,3 によって 0N, 1N, 2N と呼ばれる 3 種類が存在し，微小管結合部位にある Exon10 によって 4R, 3R の 2 種類が存在する。

タウ遺伝子をノックアウトしたマウスでは軸索の発達が遅いなどの特徴が観察されたが，形態学的な大きな変化は見いだされなかった[15]。これは，他の微小管結合タンパクがタウの機能を補償したためであろうと解釈される。一方，このマウスの電気生理学的な検討からタウの生理学的機能に関する機能が見いだされた。加齢タウ遺伝子ノックアウトマウスでは学習記憶に障害が見いだされたことから，その原因を調べるため，In vivo recording によって海馬神経細胞のシナプス可塑性が調べられた。その結果，高周波刺激によるシナプス長期増強(long term potentiation；LTP)には影響なく低周波刺激によるシナプス長期抑圧(long term depression；LTD)の消失が観察された[16]。この観察は若齢マウス脳，海馬スライスによっても確認され，タウが低周波刺激による LTD 誘導に必要な因子であることが示された。このことはタウが樹状突起，シナプスにも存在しシナプス可塑性に役割を果たしていることを示唆している。

Blum らは海馬スライスを用いてインシュリン投与による LTD を観察しタウノックアウトマウスではインシュリンによる LTD が起こらないことからタウノックアウトマウスのインシュリンシグナルについて調べたところ AKT のリン酸化に関与する PTEN とタウが相互作用することを見出している。これらのことからタウの機能不全はインシュリン耐性を引き起こすことを明らかにした[17]。したがって，タウは微小管の安定化のみならずシナプス機能，インシュリンシグナルに関与することが明らかになっている。一方，脳以外でも免疫不全を特徴とし高率にガンを発症する Bloom 症候群のモデル，シチジンデアミナーゼ欠損細胞においてタウはリボソーム DNA の安定化による細胞の生存に寄与している[18]。

3　タウ分子の構造

タウ蛋白はランダムコイル構造の蛋白であることから熱に安定で酸にも安定で変性をしない生化学的にユニークな特徴を有している。その性質を利用して簡便な精製法として組織ホモジェネートを熱処理，または酸処理後遠心することによって可溶性画分の中にタウが回収される。タウの半数の配列はグリシン，プロリンという非極性アミノ酸，セリン，スレオニンなど極性を持ちリン酸化によって負電荷をもつアミノ酸，リシン正荷電をもつアミノ酸によって構成されている。アミノ末端から120残基は負に荷電したアミノ酸に富む配列で構成されている。X線構造解析では結晶が得られず，naturally unfolded proteinと考えられている[19)]（ScienceDirect, Topic Index；https://www.sciencedirect.com/topics/biochemistry-genetics-and-molecular-biology/intrinsically-disordered-proteins)。

ヒトタウ遺伝子は17番染色体長腕17q21に存在し16個のエクソンからなる。タウ蛋白はエクソン2，エクソン2と3，及びエクソン10の選択的スプライシングによってアミノ酸が352～441個からなる分子量の異なる6種類のアイソフォームを発現している(図1)[12)]。タウのC末側には31または32個のアミノ酸からなるPGGGというモチーフを含む繰り返し配列が存在しリピート領域と呼ばれる。R1はQ244-K274, R2はV275-S305, R3はV306-Q336, R4はV337-N368で構成される。R2はエクソン10の配列に存在するため，R1, R2, R3, R4の4-リピートタウ(4R)とR1, R3, R4から構成される3リピートタウ(3R)が存在する。エクソン2と3がない0N3R, 0N4R，エクソン2を持つ1N3R, 1N4R，エクソン2と3を持つ2N3R, 2N4Rと呼ばれる6種類のタウがヒトでは発現している[12)]。リピート部分を含むC末部分は微小管との結合と重合促進に関与し，N-末部位はプロジェクション領域と呼ばれ微小管の間の間隔を決定している[20)]。電子顕微鏡観察では微小管同士の間にできる架橋として観察される[21)]。微小管重合のコアとなる部分は4Rタウでは R1-R2，3Rタウでは R1-R3の領域である。胎児期では3Rタウが主であり，成熟すると4R，3Rタウが発現するようになる。これは微小管ネットワークのダイナミックスを保つ上で3Rタウによる微小管形成が必要であり，安定な微小管ネットワークを保持するのに4Rタウによる微小管形成が必要である可能性を示唆している。最も強い微小管重合能を持つのはR1/R2にある274-281の領域であり，3Rタウではこの領域

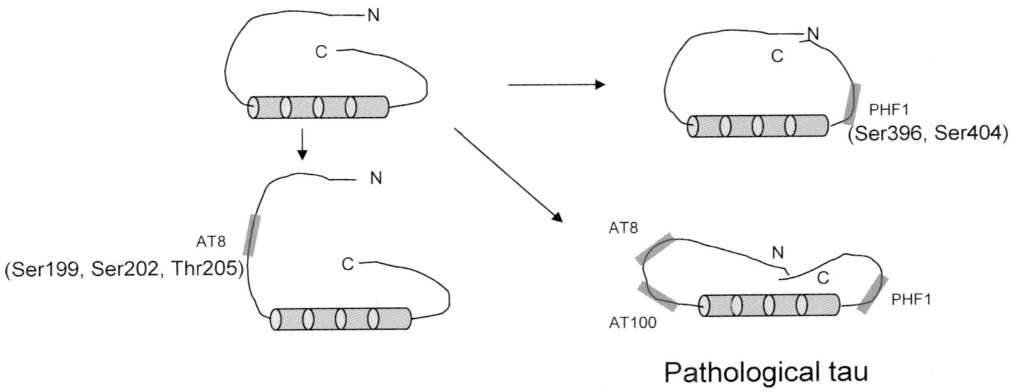

図2　タウの構造とリン酸化による構造の変化[23)]

溶液中にあるタウの構造をFRETを用いてアミノ酸の部位間の距離を測定したところペーパークリップに似た構造を有することが示唆された。その構造は，タウのAT8(Ser199, Ser202, Ser205)又はPHF1(Ser396, Ser404)エピトープに対する擬似リン酸化によって消失した。また，AT8，PHF1及びAT100(Thr-212, Ser-214)の擬似リン酸化は，タウのN-末部位，C-末部位及びリピート部位間の距離が近づき，圧縮されたペーパークリップ様の構造を取ることが示唆され，このタウは，MC1抗体で検出される病的なタウ立体構造を有していた(文献23(Jeganathan et al., 2008)より)。

がないため4Rタウと比べて微小管結合能が数倍低くなっている。微小管結合能はリピート領域だけに依存している訳ではなくR1配列の前に存在する多プロリン領域も重要である。この領域は微小管表面を標的として捉えてリピート部位の効率的な結合に寄与している。これらの観察を元にMandelkowらは微小管上におけるタウの“Jawsモデル”を提唱している[22)]。さらにFRETを利用して溶液中ではタウはペーパークリップ構造を取り(**図2**)，リン酸化によって構造変化が起こることを示した[23)]。

4　タウのリン酸化修飾

タウには，最も長い441アミノ酸残基のタウ(2N4R)において，リン酸化され得る部位が85ヶ所(45個のSer，35個のThr，5個のTyr)存在する。各々のリン酸化部位特異的な抗体が数多く作られており，それらによって少なくとも30ヶ所のリン酸化部位が同定されている(**表1**)。Ser262など，いくつかの部位を除いて，全て微小管結合ドメインの外側に存在しており，大半はProに隣接している。通常，脳に存在するタウは1分子につき，2～3ヶ所がリン酸化されているが，アルツハイマー病などで見られる過剰リン酸化タウ(PHF-tau)は1分子につき，少なくとも8ヶ所程度がリン酸化を受けている[24)]。NFTに含まれる過剰にリン酸化されたタウは微小管重合能を持たない。タウの微小管結合ドメイン内にあるSer262, 356がリン酸化されることで微小管との結合能低下が起こる。過剰にリン酸化されたタウは他の微小管結合タンパク質であるmicrotubule-associated protein(MAP)1やMAP2を巻き込み，それらの機能を阻害することで微小管の安定性が失われることが示唆されている[25)]。FTDP-17で見つかった変異型タウでは，野生型タウほどにリン酸化を受けずに凝集し得ることがわかっている[26)]。

一方，胎児期のタウも1分子につき，7ヶ所程度がリン酸化されているものの，凝集はしない。しかも，PHF-タウとは異なり，微小管結合能を保持している。発生段階の進行に伴って脱リン酸化酵素が活性化すると，胎児型のリン酸化タウは急速に減少する。

タウをリン酸化する酵素としては，Pro指向性のものとして，mitogen activated protein kinase(MAPK)，glycogen synthase kinase 3β(GSK3β)，cyclin-dependent kinases(CDK)として知られるcdc2やcdk5など，Pro指向性ではないものとしては，microtuble-affinity regulating kinase(MAPK)，Ca2＋/calmodulin-dependent protein kinase II(CaMKII)などが知られている[27)]。その他，FynなどのSrcキナーゼによるTyrのリン酸化も報告されている。

一方，タウの脱リン酸化に関わる酵素として，protein phosphatase(PP)1，PP2A，PP2B，などの可能性が考えられているが，脳内では主にPP2Aがその役割を担っていると考えられており，実際にAD脳でその活性低下も報告されている[28)]。

PHF-tauに特異的なリン酸化部位としては，抗体AT100の認識部位(Thr212，Ser214)やSer422が知られている。特に，AT100認識部位はGSK3βでリン酸化され得ることから，GSK3βとADとの関連が強く示唆されている[29)]。一方，Ser422については，GSK3βはリン酸化を行えない。ここをリン酸化する酵素の1つとして，c-Jun NH2-terminal kinase(JNK)の可能性が考えられている。JNKは，細胞ストレスや炎症因子，Aβの添加などによって活性

表1　タウのリン酸化部位

リン酸化部位	T	SP	TP	TP	TP	TP	S	S	S	SP	SP	TP	S	S	TP	S	TP	TP	SP	S	S
(Moles P/Mole tau)	39	46	50	153	175	181	184/5	195	198	199	202	205	208	210	212	214	217	231	235	237	238
New born tau (~7)						*			*	*	*	*a					*	*	*		
Adult tau (~2)						*				*	*	*a						*	*		
PHF-tau (~8)		*a			*	*	*		*	*	*	*a	*	*	*	*	*	*	*	*	*
リン酸化酵素																					
CaMKII																					
Casein Kinase I																					
Casein Kinase II	*																				
cdc2				*							*	*			*			*	*		
cdk2										*	*								*		
cdk5+p25 (TPKII)				*				*			*	*			*	*		*	*		
JNK (SAPK)					*	*					*	*			*		*	*	*		
MAPK (ERK1/2)		*	*	*	*	*				*	*	*			*		*	*	*		
MARK																					
GSK3α															*c			*c	*		
GSK3β (TPKI)		*	*		*	*				*					*		*	*	*		
p38		*			*	*	*				*	*			*		*	*	*		
Phosphorylase Kinase																				*	
PKA																*					
PKC																					
PKN																					
TTK													*	*							
脱リン酸化酵素																					
PP1										*	*	*b						*	*b		
PP2A		*								*	*							*	*		
PP2B		*								*	*							*	*		

リン酸化部位	S	S	S	S	S	S	S	S	S	S	SP	S	T	SP	S	S	S	S	SP
(Moles P/Mole tau)	245	258	262	285	293	305	320	324	352	356	396	400	403	404	409	412	413	416	422
New born tau (~7)			*a								*	*		*	*		*		
Adult tau (~2)			*a								*			*					
PHF-tau (~8)			*							*	*	*	*	*	*	*	*		*
リン酸化酵素																			
CaMKII			*							*									
Casein Kinase I											*			*					
Casein Kinase II																			
cdc2														*					
cdk2											*			*					
cdk5+p25 (TPKII)											*			*					
JNK (SAPK)										*	*								
MAPK (ERK1/2)											*			*					*
MARK			*		*	*		*		*									
GSK3α								*c		*c				*					
GSK3β (TPKI)											*	*		*			*		
p38	*					*				*	*			*					
Phosphorylase Kinase			*	*		*			*										
PKA			*					*		*									
PKC		*			*			*	*										
PKN		*					*		*										
TTK																			
脱リン酸化酵素																			
PP1			*b								*						*		
PP2A											*			*			*		*
PP2B											*			*			*		*

化する。また，ホスファターゼの阻害でSer422のリン酸化されたタウが増加することから，キナーゼのみならずホスファターゼの関与も示唆されている[30]。

5　神経原線維変化の構造

これまで神経原線維変化は電子顕微鏡観察から2本の細線維が最大幅15 nm最少幅7 nmで65～80 nmのピッチで繰り返すPHFと呼ばれるヘリクス対を形成するタウ線維で形成されると考えられていた。一方，宮川らはPHFの極薄切片を作成し高倍率の電子顕微鏡を用いてPHFは顆粒状構造物で形成されていることを報告した[31][32]。これらの研究が報告された30年後，3.4～3.5 Å（0.34～0.35 nm）の解像度（タウ分子の大きさ～50 nm）を有するクライオ電顕を用いて神経原線維変化のコア部分のアミノ酸構造が再構成された[33]。この報告ではR3とR4の部位が折畳まってCシェイプ構造をとったタウ2分子が$_{332}$PGGGQ$_{336}$にあるGGGを介した水素結合でコア構造を形成していることを示した。そこから伸びたN末，C末部位はfuzzy coatと呼ばれ安定した構造をとっていない。この2分子からなるコア領域はantiparallelに水素結合で縦方向にも結合し延びている。この時Q_{336}とantiparallelになるK_{331}の水素結合が線維の安定化を担っている。このようにタウ線維コア部分の構造は明らかになったもののモノマータウがどのようにしてこのような結合を形成するのか，ほかの凝集体は存在しないのかは依然不明である。

6　タウタンパク質凝集機構

神経原線維変化を形成する過程で神経細胞脱落やシナプス消失が起こるため[34]，タウが線維化する前にどのような凝集体を形成するかを知ることは治療薬開発あるいは病態形成を知る上で重要なことである。

前田らは試験管内でのタウ凝集過程をβシート構造に結合し蛍光を発するチオフラビン（ThT）と溶液中で高解像度観察が可能な原子間力顕微鏡（AFM）を用いて観察を行った[35][36]。リコンビナントタウをヘパリンと混合しインキュベーションすると数時間のラグタイムを経てThTの増大が観察される。このラグタイムの間にAFMで観察される構造物は見出されない。しかし，非還元SDS-PAGEゲルで観察すると，タウ2量体はすでに存在しているがインキュベーションと共にタウ多量体（オリゴマー）が増大する。これらのサンプルを還元SDS-PAGEゲルを用いて観察するとタウオリゴマーの増大が観察されなくなることから，このタウオリゴマーは酸化ストレスによるCysのチオール基を介したジスルフィド結合が関与している。一方，細胞内は還元状態であること，更にCysをAlaに置換したタウもラグタイムは長くなるもののThTの増大が観察される。また，Cys結合を阻害する化合物は動物的モデルにおいて神経細胞脱落とタウ凝集阻害を示す[37]がタウ線維コアの配列が$_{332}$PGGGQ$_{336}$であることからCysのタウオリゴマー形成への関与を明らかにする必要がある。

タウ凝集実験においてThTが増大する時間帯では反応溶液中に顆粒状の構造物がAFMで観察される（**図3**）[35]。この顆粒状タウオリゴマーはレーザー光散乱を用いた解析から約40個

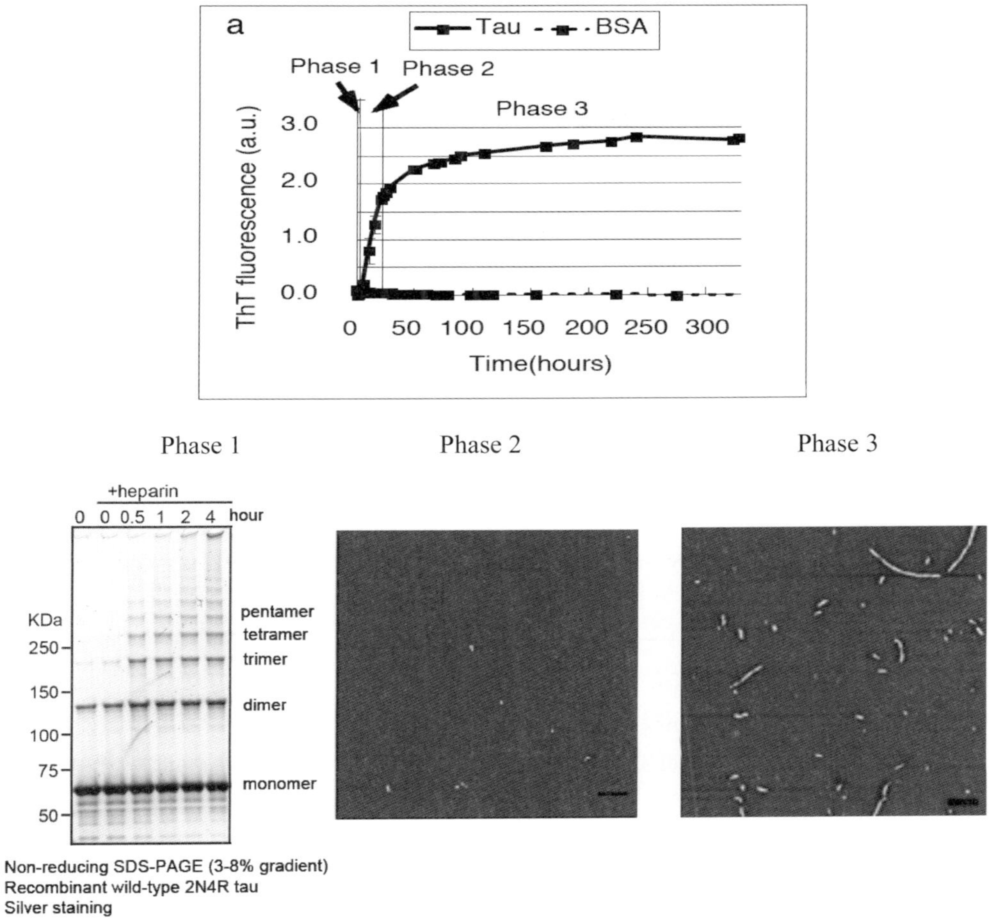

図３　時間依存性に変化するタウ凝集

リコンビナントタウをヘパリンと混合してインキュベーションをするとタウはβシート構造を持った凝集体を形成する。この凝集をシートを認識するThT蛍光でモニターすると上図のようなカーブを描く。ThT蛍光が上がらない期間をPhaseI，上がり始めたところをPhaseII，上がってしまったところをPhaseIIIと呼びさらに解析を行った。PhaseIではAFMで何も見えなかったがSDS-PAGEでタウのオリゴマー化がすぐに始まっていることが観察された。PhaseIIでは丸い粒状の構造物が出現し，PhaseIIIではそれに加えて線維が観察された。

のタウ分子で構成されていることが示唆された。これらをまとめた**図4**に示すようにモノマータウは互いに重合し可溶性のタウオリゴマーを形成する。このタウオリゴマーがβシートを持つようになると顆粒状タウオリゴマーとなる。顆粒状タウオリゴマーが結合してタウ線維を形成する。

タウオリゴマーを認識する抗体としてTOC1, T22が存在する。T22はAβ42オリゴマーをシードとしてタウオリゴマーを作成しこれを抗原として作成された抗体でモノマータウには反応せずダイマー以上のタウオリゴマーと反応性を示し，アルツハイマー病脳で増大が観察されている[38]。このタウオリゴマー抗体のエピトープは示されていないため，実際には何を認識しているのか不明である。TOC1抗体はリコンビナントタウを光化学的にクロスリンクさせたダイマーを抗原として作製された[39]。抗体はダイマー以上のタウオリゴマーと反応をするが線維

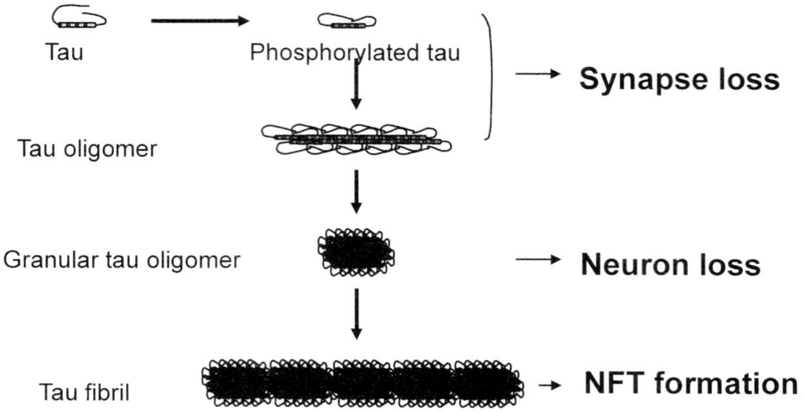

図4　タウ凝集機構と神経変性との関連

図3の実験からタウ分子は重合し可溶性オリゴマーから顆粒状オリゴマー(granular tau oligomer)，タウ線維(tau fibril)へと進行することが明らかになった。また，動物モデルの観察からリン酸化タウの出現とシナプス消失が相関することが見出された。さらに顆粒状タウオリゴマーの増大は神経細胞死を引き起こすこと，及び生存した細胞内では顆粒状タウオリゴマーが結合したタウ線維が神経原線維変化となることが示唆された。

化タウとの反応は低い。エピトープは209～224番目のプロリンリッチ部位として知られるアミノ酸領域であった[40]。このことからタウがオリゴマーを形成するときこのエピトープ部位が抗原部位として出現する事が示唆される。

P301L変異を持つタウを発現するマウスの解析ではサルコシル不溶性タウ増大と神経脱落が観察されるが，神経原線維変化が見出せないこと。線維タウ，顆粒状タウオリゴマーはいずれもサルコシルに不溶性であることから顆粒状タウオリゴマーの増大が神経脱落に関与することを示唆している[34]。Mandelkowらはタウのリピート部位を用いてタウ凝集体を作製し初代培養神経細胞またはヒトニューロブラストーマSHSY細胞に添加したところタウ線維，タウオリゴマーは細胞死を引き起こさなかったと報告している[41]。タウオリゴマーによる細胞死機構は細胞内または細胞外で異なる機構によるのかもしれない。

7　タウタンパク質局在と蓄積

タウは神経細胞全体に存在しているが成熟と共に軸索に主に存在するようになる[42]。これはmRNAの発現量が成熟後急速に低下するため軸索にタウ蛋白が結合して安定化するためである。アルツハイマー病患者脳ではタウは過剰にリン酸化された状態で細胞体や樹状突起に蓄積していることが観察されている[43]。このタウの異常分布を引き起こす機構が神経変性を惹起する機構に繋がると考えられる。一般的に過剰にリン酸化されたタウは微小管結合能が低下しており，微小管から外れ拡散障壁である軸索起始部を超えて細胞体，樹状突起に蓄積するのではないかと考えられてきた。この細胞体や樹状突起へのタウ蓄積はβアミロイドによって惹起されることが報告されている[44]。このβアミロイドによって惹起される細胞体や樹状突起へのタウ蓄積について近頃Fynを介した局所翻訳が細胞体や樹状突起で起こることが報告されている[45]。

筆者らはタウが後シナプスでシナプス可塑性に関与している点から細胞体や樹状突起へのタウ蓄積機構を調べた[46]。シナプス蛋白質はmRNAがシナプス領域に運ばれ刺激に応じてタンパク質に局所翻訳される。シナプス領域にmRNAを運搬するRNA結合タンパク質としてFMRPやStaufen1が知られている。シナプスタンパク質mRNAはこれらと複合体を形成しKif5, Myosin Vaを介してシナプスまで運搬されている(**図5**)。タウmRNAは実際FMRP, Staufen1複合体に存在し，RNP顆粒として細胞体や樹状突起に分布している。さらにグルタミン酸刺激によって樹状突起で約2倍のタウ翻訳促進が引き起こされ，このタウはGSK-3βによって過剰にリン酸化し蓄積していた。これらのことから神経細胞の過興奮がアルツハイマー病などタウオパチーで観察される神経変性の鍵機構ではないかと考えられる。MCI(mild cognitive impairment)患者の脳では海馬で神経過活動が観察されており[47]，我々の考えを支持している。

可溶性モノマータウがβシート構造をもった不溶性凝集体となるためには相転移が必要となる。この相転移を引き起こすためには局所タンパク濃度の増大が必要と考えられており，タウもその分子の1つである[48)-50]。局所濃度増大を引き起こす機構として近年LLPS(液-液相分離：liquid-liquid phase separation)が注目されている。このLLPSを介してstress granuleなど細胞膜をもたない細胞内顆粒が形成される[51]。この顆粒はRNAなどイオン化した分子とタンパク質がコアとなり，そこにTIA1など多数の因子が結合している[51,52]。ここでタンパク質とRNAが高濃度の塊となって液体の性質を残しつつ細胞質とは分離された構造をとっている。

RNAなどポリアニオンはタウの凝集誘導剤として使用されている[50]。タウとRNAを混合

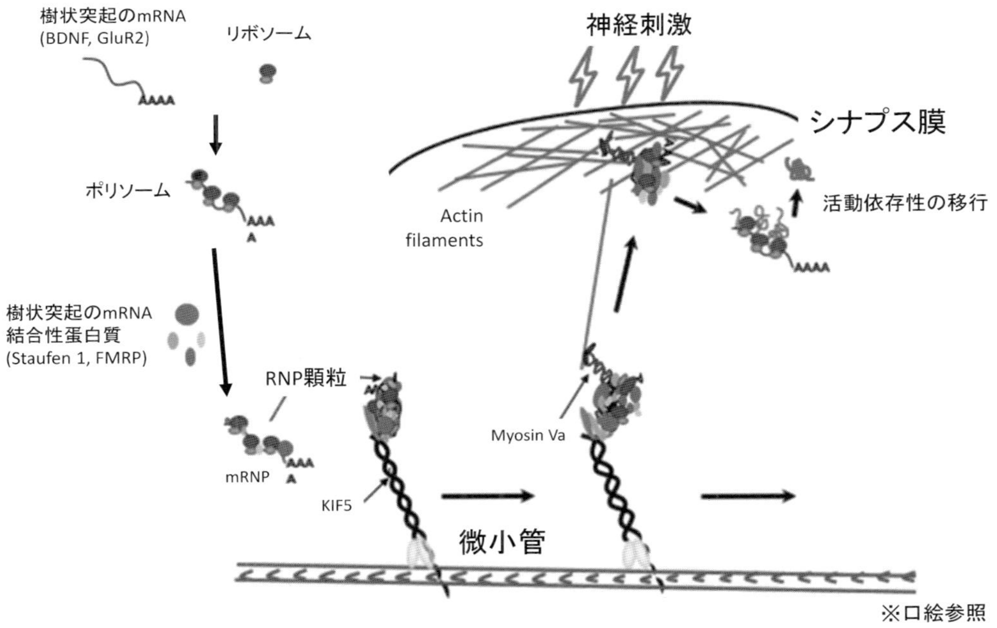

図5　神経刺激による細胞体や樹状突起へのタウ蓄積
ニューロン刺激に応答して，RNP顆粒が樹状突起に沿ってシナプスタンパク質のmRNAをシナプスへ輸送する。

した溶液を作成するとタウ濃度が生体内と同様の濃度範囲の溶液中で球状の液滴を形成した[53)54)]。かたや，リボソーム RNA とタウが細胞内で結合していること，タウと RNA の高濃度液滴は長時間インキュベーションすると線維が形成されること[50)]からタウ液滴形成が細胞内でのタウ凝集の初期構造物である可能性が考えられた。

ストレス顆粒は外界からの様々なストレス刺激に対して，損傷を防御し生存を図る“ストレス適応機構”として液-液相分離(LLPS)によって形成される細胞質内構造体である[51)55)]。その構造体には mRNA, RNA, RNA 結合タンパクなどが含まれる[51)52)]。ストレス顆粒に含まれる RNA 結合タンパク質 TIA1 はタウと結合することが報告されている[56)]。タウ発現マウスを用いて TIA1 量を抑制すると神経原線維量は増大したが，ストレス顆粒とタウオリゴマー形成を阻害し神経脱落を抑制することが報告されている[57)]。このことから神経細胞の過活動によってタウが過剰に発現するストレスに対応し，タウを含むストレス顆粒の様な液滴形成がタウ凝集を引き起こし神経変性に関与することが考えられた(**図6**)。

8　タウタンパク質蓄積の伝播機構

2009 年に M. Diamond らはモノマーではなく凝集したタウが細胞外から細胞内に入り細胞内で線維化することを最初に報告した[58)]。同年に Goedert らは pretangle までの病理しか示さない野生型ヒトタウを発現するマウスに家族性前頭側頭葉認知症の P301S 変異タウを発現し，神経原線維変化を示すマウスから得られた脳抽出液を注入すると神経原線維変化が見いだされた[59)]という報告をした。これら 2 つの報告からヒト病理で神経原線維変化が嗅内野から新皮質へ広がり，病態が進行する理由を神経原線維変化が他の神経細胞に伝播することによると言う仮説が提唱された。プリオンの定義としては異なるものの「タウ病理のプリオン様伝播」として知られている。

タウ病理の伝播機構としてヘパリンサルフェイトが関与していること[60)]，凝集したリコンビナントタウでも引き起こされること[61)]，シナプスを介して伝播が起こること[62)]がこれまで示さ

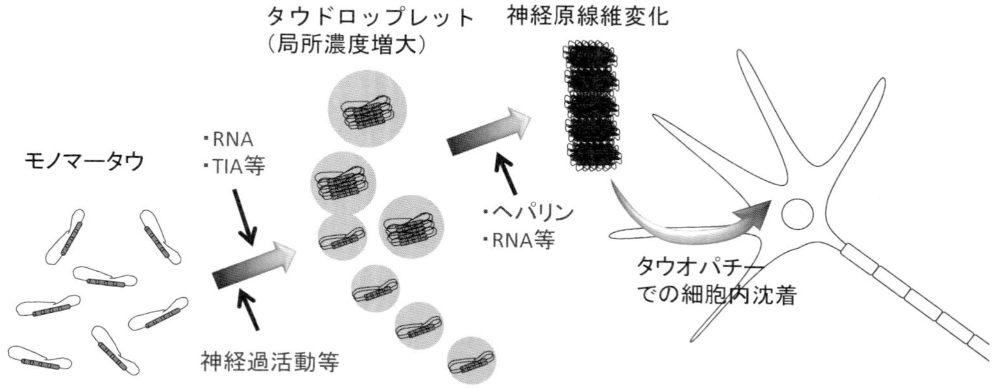

図6　タウ凝集と液-液相分離

外界からの様々なストレス刺激に対して，液-液相分離(LLPS)によってたんぱく質局所濃度増大を伴うドロップレットが形成され，それがタウ凝集を引き起こし，神経変性に関与することが考えられる。

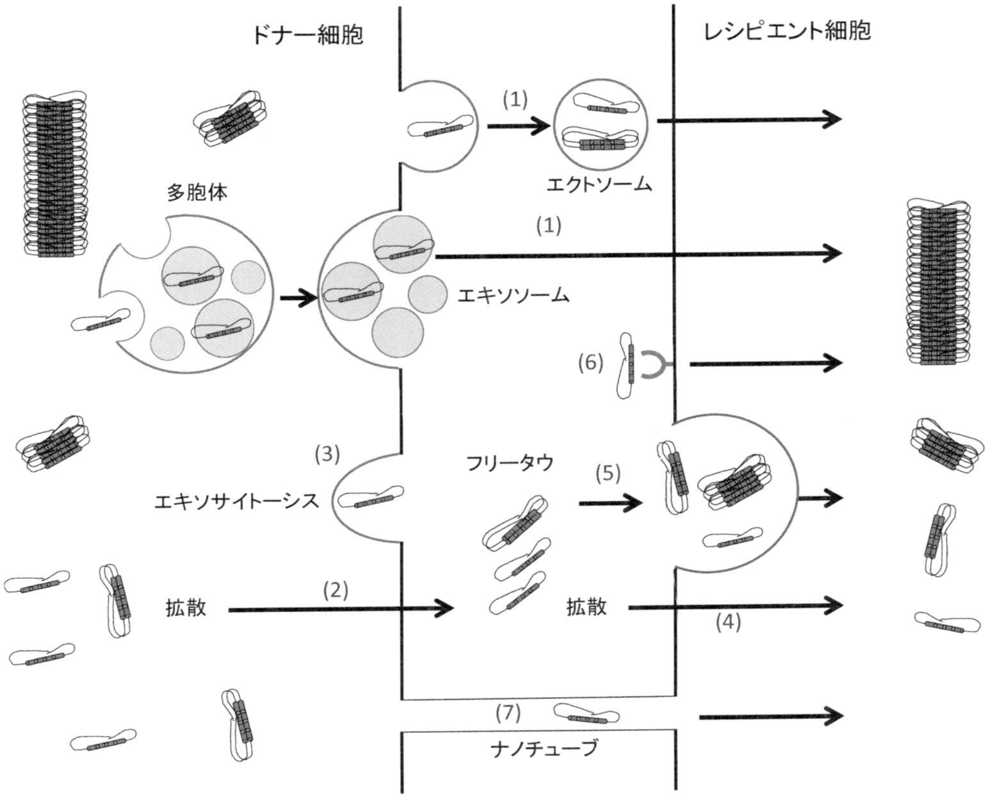

図7　タウの伝播

タウは，ドナー細胞からレシピエント細胞にいくつかの経路を使用して伝播すると考えられる。(1)タウは，エキソソームおよびエクトソームのような細胞外小胞によって細胞外に放出され，その後ベシクルで運ばれたタウがレシピエント細胞の細胞質に到達するという仮説がなされている。細胞外においてタウは遊離タンパク質として見出され，そのプロセスとして，(2)細胞内からの拡散や(3)エキソサイートシスが関与している可能性がある。細胞外タウは，(4)レシピエント細胞内への拡散，(5)エンドサイトーシス/マクロピノサイトーシスや(6)受容体等を介した経路でレシピエント細胞内に取り込まれる可能性が示唆されている。膜結合型タウがどのように小胞から脱出し，細胞質に至るかは不明である。(7)インビトロで細胞を連結し，その細胞間伝達を可能にする内部ナノチューブを介して，タウを伝播する可能性が示唆されている。

れてきている。凝集したリコンビナントタウで伝播が観察される事から，3量体タウが伝播の最小単位となる，またはβシートを持った凝集体が必要であることがこれまでに示されている[61]。

嗅内野にだけ変異タウを発現したマウスでは嗅内野に神経原線維変化が出現した後，嗅内野2層の神経細胞の投射先である歯状回にも出現することからシナプスを介したタウ伝播が報告されている[62]。しかしながらBraakらが示すヒトのタウ病理進展は嗅内野から海馬CA1に神経原線維変化が起こり，歯状回では病態の後半で病理が見られることになっている[4)5)]。近頃ではマイクログリアとエクソソームの関与が報告されている[63]。さらにイメージングの結果からβアミロイド蓄積後にタウ蓄積の伝播が起こることが報告されており[64]，伝播機構の解明は単純ではないかもしれない。なお，伝播のメカニズム(仮説を含む)について，Mudherらがレビューで報告しており[65]，**図7**で取り上げた。参照いただければと思う。

文　献

1) J. Hardy and D. J. Selkoe：The amyloid hypothesis of Alzheimer's disease：progress and problems on the road to therapeutics. *Science*, **297**, 353-356(2002).

2) C. Holmes et al.,：Long-term effects of Abeta42 immunisation in Alzheimer's disease：follow-up of a randomised, placebo-controlled phase I trial. *Lancet*, **372**, 216-223(2008).

3) J. Sevigny et al.,：The antibody aducanumab reduces Abeta plaques in Alzheimer's disease. *Nature*, **537**, 50-56(2016).

4) H. Braak and E. Braak：Evolution of the neuropathology of Alzheimer's disease. *Acta neurologica Scandinavica. Supplementum*, **165**, 3-12(1996).

5) H. Braak, D. R. Thal, E. Ghebremedhin and K. Del：Tredici, Stages of the pathologic process in Alzheimer disease：age categories from 1 to 100 years. *Journal of neuropathology and experimental neurology*, **70**, 960-969(2011).

6) V. J. Lowe et al.,：Widespread brain tau and its association with ageing, Braak stage and Alzheimer's dementia. *Brain：a journal of neurology*, **141**, 271-287(2018).

7) T. Gomez-Isla et al.,：Neuronal loss correlates with but exceeds neurofibrillary tangles in Alzheimer's disease. *Annals of neurology*, **41**, 17-24(1997).

8) B. Ghetti et al.,：Invited review：Frontotemporal dementia caused by microtubule-associated protein tau gene(MAPT)mutations：a chameleon for neuropathology and neuroimaging. *Neuropathology and applied neurobiology*, **41**, 24-46(2015).

9) M. G. Spillantini and M. Goedert：Tau protein pathology in neurodegenerative diseases. *Trends in neurosciences*, **21**, 428-433(1998).

10) J. Lewis et al.,：Neurofibrillary tangles, amyotrophy and progressive motor disturbance in mice expressing mutant(P301L)tau protein. *Nature genetics*, **25**, 402-405(2000).

11) A. R. Duan et al.,：Interactions between Tau and Different Conformations of Tubulin：Implications for Tau Function and Mechanism. *Journal of molecular biology*, **429**, 1424-1438(2017).

12) M. Goedert, M. G. Spillantini and R. A. Crowther：A Brief History of Tau. *Clinical chemistry*, **61**, 1417-1418(2015).

13) H. Kadavath et al.,：Tau stabilizes microtubules by binding at the interface between tubulin heterodimers. *Proceedings of the National Academy of Sciences of the United States of America*, **112**, 7501-7506(2015).

14) L. Dehmelt and S. Halpain：The MAP2/Tau family of microtubule-associated proteins. *Genome biology*, **6**, 204(2005).

15) H. N. Dawson et al.,：Inhibition of neuronal maturation in primary hippocampal neurons from tau deficient mice. *Journal of cell science*, **114**, 1179-1187(2001).

16) T. Kimura et al.,：Microtubule-associated protein tau is essential for long-term depression in the hippocampus. *Philosophical transactions of the Royal Society of London. Series B, Biological sciences*, **369**, 20130144(2014).

17) E. Marciniak et al.,：Tau deletion promotes brain insulin resistance. *The Journal of experimental medicine*, **214**, 2257-2269(2017).

18) E. Bou Samra et al.,：A role for Tau protein in maintaining ribosomal DNA stability and cytidine deaminase-deficient cell survival. *Nature communications*, **8**, 693(2017).

19) J. Avila et al.,：Tau Structures. *Frontiers in aging neuroscience*, **8**, 262(2016).

20) E. M. Mandelkow and E. Mandelkow：Biochemistry and cell biology of tau protein in

neurofibrillary degeneration. *Cold Spring Harbor perspectives in medicine*, **2**, a006247(2012).

21) N. Hirokawa, Y. Shiomura and S. Okabe : Tau proteins : the molecular structure and mode of binding on microtubules. *The Journal of cell biology*, **107**, 1449-1459(1988).

22) N. Gustke, B. Trinczek, J. Biernat, E. M. Mandelkow and E. Mandelkow : Domains of tau protein and interactions with microtubules. *Biochemistry*, **33**, 9511-9522(1994).

23) S. Jeganathan et al., : Proline-directed pseudo-phosphorylation at AT8 and PHF1 epitopes induces a compaction of the paperclip folding of Tau and generates a pathological(MC-1)conformation. *The Journal of biological chemistry*, **283**, 32066-32076(2008).

24) E. Kopke et al., : Microtubule-associated protein tau. Abnormal phosphorylation of a non-paired helical filament pool in Alzheimer disease. *The Journal of biological chemistry*, **268**, 24374-24384 (1993).

25) A. D. Alonso, I. Grundke-Iqbal, H. S. Barra and K. Iqbal : Abnormal phosphorylation of tau and the mechanism of Alzheimer neurofibrillary degeneration : sequestration of microtubule-associated proteins 1 and 2 and the disassembly of microtubules by the abnormal tau. *Proceedings of the National Academy of Sciences of the United States of America*, **94**, 298-303(1997).

26) A. Lathuiliere et al., : Motifs in the tau protein that control binding to microtubules and aggregation determine pathological effects. *Scientific reports*, **7**, 13556(2017).

27) T. Guo, W. Noble and D. P. Hanger : Roles of tau protein in health and disease. *Acta neuropathologica*, **133**, 665-704(2017).

28) E. S. Matsuo et al., : Biopsy-derived adult human brain tau is phosphorylated at many of the same sites as Alzheimer's disease paired helical filament tau. *Neuron*, **13**, 989-1002(1994).

29) Q. Zheng-Fischhofer et al., : Sequential phosphorylation of Tau by glycogen synthase kinase-3beta and protein kinase A at Thr212 and Ser214 generates the Alzheimer-specific epitope of antibody AT100 and requires a paired-helical-filament-like conformation. *European journal of biochemistry*, **252**, 542-552(1998).

30) C. Mailliot et al., : Phosphorylation of specific sets of tau isoforms reflects different neurofibrillary degeneration processes. *FEBS letters*, **433**, 201-204(1998).

31) T. Miyakawa et al., : Ultrastructure of neurofibrillary tangles in Alzheimer's disease. *Virchows Archiv. B, Cell pathology including molecular pathology*, **57**, 267-273(1989).

32) S. Katsuragi, T. Miyakawa, K. Ouchi and R. Kuramoto : Ultrastructure of neurofibrillary tangles in Alzheimer's disease by means of tilt-stage electron microscopy. *The Japanese journal of psychiatry and neurology*, **45**, 91-94(1991).

33) A. W. P. Fitzpatrick et al., : Cryo-EM structures of tau filaments from Alzheimer's disease. *Nature*, **547**, 185-190(2017).

34) A. Takashima : Tauopathies and tau oligomers. *Journal of Alzheimer's disease : JAD*, **37**, 565-568 (2013).

35) S. Maeda et al., : Granular tau oligomers as intermediates of tau filaments. *Biochemistry*, **46**, 3856-3861(2007).

36) S. Maeda et al., Increased levels of granular tau oligomers : an early sign of brain aging and Alzheimer's disease. *Neuroscience research*, **54**, 197-201(2006).

37) Y. Soeda et al., : Toxic tau oligomer formation blocked by capping of cysteine residues with 1,2-dihydroxybenzene groups. *Nature communications*, **6**, 10216(2015).

38) C. A. Lasagna-Reeves et al., : Identification of oligomers at early stages of tau aggregation in

Alzheimer's disease. *FASEB journal : official publication of the Federation of American Societies for Experimental Biology*, **26**, 1946-1959(2012).

39) K. R. Patterson et al., : Characterization of prefibrillar Tau oligomers in vitro and in Alzheimer disease. *The Journal of biological chemistry*, **286**, 23063-23076(2011).

40) S. M. Ward et al., : TOC1 : characterization of a selective oligomeric tau antibody. *Journal of Alzheimer's disease : JAD*, **37**, 593-602(2013).

41) S. Kumar et al., : Stages and conformations of the Tau repeat domain during aggregation and its effect on neuronal toxicity. *The Journal of biological chemistry*, **289**, 20318-20332(2014).

42) K. S. Kosik and E. A. Finch : MAP2 and tau segregate into dendritic and axonal domains after the elaboration of morphologically distinct neurites : an immunocytochemical study of cultured rat cerebrum. *The Journal of neuroscience : the official journal of the Society for Neuroscience*, **7**, 3142-3153(1987).

43) J. Z. Wang, Y. Y. Xia, I. Grundke-Iqbal and K. Iqbal : Abnormal hyperphosphorylation of tau : sites, regulation, and molecular mechanism of neurofibrillary degeneration. *Journal of Alzheimer's disease : JAD*, **33 Suppl 1**, S123-139(2013).

44) H. Zempel et al., : Amyloid-beta oligomers induce synaptic damage via Tau-dependent microtubule severing by TTLL6 and spastin. *The EMBO journal*, **32**, 2920-2937(2013).

45) C. Li and J. Gotz : Somatodendritic accumulation of Tau in Alzheimer's disease is promoted by Fyn-mediated local protein translation. *The EMBO journal*, **36**, 3120-3138(2017).

46) S. Kobayashi, T. Tanaka, Y. Soeda, O. F. X. Almeida and A. Takashima : Local Somatodendritic Translation and Hyperphosphorylation of Tau Protein Triggered by AMPA and NMDA Receptor Stimulation. *EBioMedicine*, **20**, 120-126(2017).

47) B. C. Dickerson et al., : Increased hippocampal activation in mild cognitive impairment compared to normal aging and AD. *Neurology*, **65**, 404-411(2005).

48) P. Ciryam, G. G. Tartaglia, R. I. Morimoto, C. M. Dobson and M. Vendruscolo : Widespread aggregation and neurodegenerative diseases are associated with supersaturated proteins. *Cell reports*, **5**, 781-790(2013).

49) P. Ciryam, R. Kundra, R. I. Morimoto, C. M. Dobson and M. Vendruscolo : Supersaturation is a major driving force for protein aggregation in neurodegenerative diseases. *Trends in pharmacological sciences*, **36**, 72-77(2015).

50) T. Kampers, P. Friedhoff, J. Biernat, E. M. Mandelkow and E. Mandelkow : RNA stimulates aggregation of microtubule-associated protein tau into Alzheimer-like paired helical filaments. *FEBS letters*, **399**, 344-349(1996).

51) C. P. Brangwynne : Phase transitions and size scaling of membrane-less organelles. *The Journal of cell biology*, **203**, 875-881(2013).

52) J. B. Rayman and E. R. Kandel : TIA-1 Is a Functional Prion-Like Protein. *Cold Spring Harbor perspectives in biology*, **9**, (2017).

53) S. Wegmann et al., : Tau protein liquid-liquid phase separation can initiate tau aggregation. *The EMBO journal*, (2018).

54) S. Ambadipudi, J. Biernat, D. Riedel, E. Mandelkow and M. Zweckstetter : Liquid-liquid phase separation of the microtubule-binding repeats of the Alzheimer-related protein Tau. *Nature communications*, **8**, 275(2017).

55) E. Grabocka and D. Bar-Sagi : Mutant KRAS Enhances Tumor Cell Fitness by Upregulating

Stress Granules. *Cell*, **167**, 1803-1813.e1812(2016).

56) T. Vanderweyde et al.,：Interaction of tau with the RNA-Binding Protein TIA1 Regulates tau Pathophysiology and Toxicity. *Cell reports*, **15**, 1455-1466(2016).

57) D. J. Apicco et al.,：Reducing the RNA binding protein TIA1 protects against tau-mediated neurodegeneration in vivo. *Nature neuroscience*, **21**, 72-80(2018).

58) B. Frost, R. L. Jacks and M. I. Diamond：Propagation of tau misfolding from the outside to the inside of a cell. *The Journal of biological chemistry*, **284**, 12845-12852(2009).

59) F. Clavaguera et al.,：Transmission and spreading of tauopathy in transgenic mouse brain. *Nature cell biology*, **11**, 909-913(2009).

60) B. B. Holmes et al.,：Heparan sulfate proteoglycans mediate internalization and propagation of specific proteopathic seeds. *Proceedings of the National Academy of Sciences of the United States of America*, **110**, E3138-3147(2013).

61) B. Falcon et al.,：Conformation determines the seeding potencies of native and recombinant Tau aggregates. *The Journal of biological chemistry*, **290**, 1049-1065(2015).

62) S. Calafate et al.,：Synaptic Contacts Enhance Cell-to-Cell Tau Pathology Propagation. *Cell reports*, **11**, 1176-1183(2015).

63) H. Asai et al.,：Depletion of microglia and inhibition of exosome synthesis halt tau propagation. *Nature neuroscience*, **18**, 1584-1593(2015).

64) H. I. L. Jacobs et al.,：Structural tract alterations predict downstream tau accumulation in amyloid-positive older individuals. *Nature neuroscience*, **21**, 424-431(2018).

65) A. Mudher et al.,：What is the evidence that tau pathology spreads through prion-like propagation? *Acta neuropathologica communications*, **5**, 99(2017).

第３節　異常タウタンパク質の構造と伝播メカニズム

公益財団法人東京都医学総合研究所　鈴掛　雅美
公益財団法人東京都医学総合研究所　長谷川　成人

1　はじめに

タウタンパク質の蓄積を特徴とする神経変性疾患にはアルツハイマー病(Alzheimer's disease；AD)のほか，ピック病，進行性核上性麻痺，皮質基底核変性症など複数あり，「タウが蓄積する疾患」という意味でタウオパチーと総称される。タウオパチーは進行性の疾患であるが，タウ蓄積病理の脳内分布は臨床症状の進行に伴って広がる傾向が示されていることから，タウ蓄積が広がる過程は疾患の進行過程といえる。近年，細胞内に蓄積するタウ病理が異常型プリオンのように自己複製し脳内伝播するという説が注目を集めており，それを裏付ける実験データも数多く報告されている。本稿では蓄積タウの構造とその脳内伝播の可能性について概説したい。

2　タウの構造変化

2.1　タウの基本構造

タウの構造を理解するには，その一次構造と発現アイソフォームを知ることが重要である。タウは17番染色体長腕に位置する *MAPT* 遺伝子にコードされており，１つの遺伝子から選択

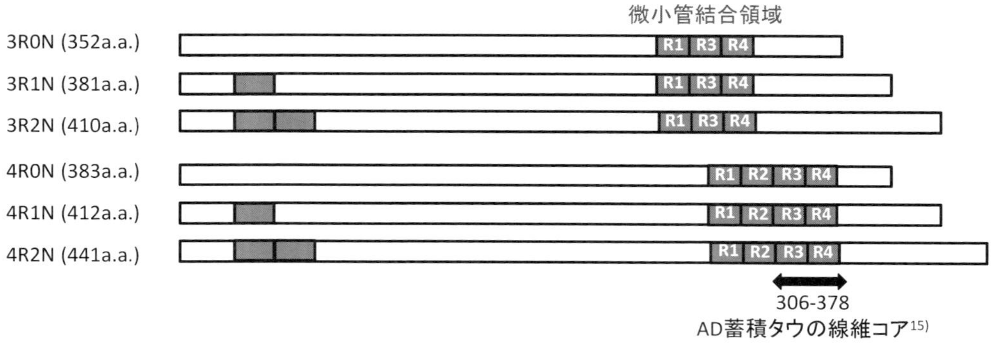

図１　ヒト成人脳で発現するタウアイソフォーム
タウはMAPT遺伝子にコードされており，ヒト成人脳では選択的スプライシングによって６種類のアイソフォームが発現している。N末側にはエキソン２と３の挿入による挿入配列がある(0N-2N)。C末側にはリピートドメインがあり(R1-R4)，リピート配列が３つのものを３リピート(3R)タウ，４つのものを４リピート(4R)タウと呼ぶ。タウはリピートドメインを介して微小管に結合する。

的スプライシングによって352～441アミノ酸からなる6つのアイソフォームを発現する。脳に多く発現し，ヒト成人脳では6種類すべてのアイソフォームが発現している(**図1**)。タウはそのC末端側に約30アミノ酸からなる繰り返し配列を3つ(3リピート)または4つ(4リピート)有しており，この領域を介してチューブリンに結合する微小管結合タンパク質である。N末側の領域はプロジェクション領域とされ，エキソン2と3の挿入の有無により挿入配列が0～2個(0N, 1N, 2N)入る事で微小管同士の間隔を調節する役割をもつと言われている。タウはチューブリンに結合することによって，微小管の重合を促進し安定化させる機能を持つことから，神経細胞の形態維持や機能発現，物質輸送などに関与している。

タウは水溶液中では明瞭な構造をとらないnatively unfoldedな可溶性のタンパク質として存在しており，タウが熱処理に対して耐性を示すこともこれを支持している。一方，患者脳に蓄積するタウはβシート構造に富むアミロイド線維構造をとっており，陰イオン性界面活性剤サルコシルに対しても不溶性を示す。タウのアミロイド線維形成は試験管内で再現する事ができ，合成タウタンパク質にヘパリンなどの硫酸化多糖を加えて37℃でインキュベートするとAD脳でみられるようなタウ線維が形成される[1)2)]。タウのアミロイド形成領域は微小管結合領域周辺であり，線維を形成することで微小管結合能が低下し機能低下を引き起こすと考えられる。

2.2　蓄積タウのアイソフォーム

タウオパチーはタウが蓄積するという共通点をもつが，疾患によって蓄積アイソフォームが異なる(**表1**)。6種類すべてのアイソフォームが蓄積しているのはADと慢性外傷性脳症(chronic traumatic encephalopathy；CTE)である。ピック病(Pick's disease；PiD)では3Rタウのみが蓄積している。4Rタウのみが蓄積する疾患として大脳皮質基底核変性症(corticobasal degeneration；CBD)，進行性核上性麻痺(progressive supranuclear palsy；PSP)，嗜銀顆粒性認知症(argyrophilic grain disease；AGD)がある。成人脳では6種類すべてのタウアイソフォームが発現しているにもかかわらず疾患によって特定のアイソフォームが蓄積する機序は

表1　タウが蓄積する主な神経変性疾患とタウ線維構造の比較

疾患	蓄積アイソフォーム	蓄積タウ線維の超微細構造	タウ線維コア領域	シード能(動物実験)
アルツハイマー病(AD)	3R&4R	paired helical filaments(10-20 nm径) straight filaments(15 nm径)	306-378*1	+[19)20)23)-25)]
慢性外傷性脳症(CTE)	3R&4R	報告なし	報告なし	報告なし
ピック病(PiD)	3R	straight filaments(15-18 nm径)	243-387*2	+[19)]
大脳皮質基底核変性症(CBD)	4R	twisted filaments(20 nm径) straight filaments(15 nm径)	268-395*2	+[19)20)25)]
進行性核上性麻痺(PSP)	4R	straight filaments(13-14 nm径)	260-395*2	+[19)25)]
嗜銀顆粒性認知症(AGD)	4R	straight filaments(9-19 nm径)	報告なし	+[19)]

*1：クライオ電子顕微鏡による解析[15)]

*2：トリプシン耐性領域の質量分析解析[14)]

いまだ明らかではない。

2.3　蓄積タウの翻訳後修飾

タウオパチー患者脳に蓄積する不溶性タウはリン酸化[3]，ユビキチン化[4]，脱アミド化[5]，断片化[6]，アセチル化[7)-9]など様々な翻訳後修飾を受けている。多くの翻訳後修飾は微小管結合領域周辺で起こる事から，タウ蓄積過程やタウオパチー病態に大きく影響すると考えられる。しかしながら患者脳内ではそれぞれの修飾が平行して起きており，各修飾が病態に与える影響を明らかにするのは容易ではない。

2.3.1　リン酸化

タウは正常状態においても部分的にリン酸化されることが知られている。リン酸化によってタウの微小管結合能が低下することからタウの正常機能が調節されていることが示唆される。一方，蓄積タウのリン酸化部位として20ヵ所以上のセリン，スレオニン残基が同定されており，それらは微小管結合領域をはさんだN末側とC末側に集中している[3]。微小管結合領域内のリン酸化部位としてはS262があるが，S262のリン酸化は3Rが蓄積するPiDでは他のタウオパチーに比べて低いことが示されており[10,11]，疾患(またはアイソフォーム)によって異なるリン酸化修飾を受けている可能性がある。タウのリン酸化にはGlycogen synthase kinase-3β，Cyclin-dependent kinase 5，c-Jun N-terminal kinaseなど複数のキナーゼの関与が報告されている。

2.3.2　ユビキチン化

AD脳で蓄積するタウ蓄積病理はユビキチン陽性であり，蓄積タウは主にモノユビキチン化されている。蓄積タウにおけるユビキチン化部位としてK254, K257, K311, K317が同定されている[4]。これらのユビキチン化部位はすべて微小管結合領域内に存在することから，タウが線維化した後に起こった変化と考えられる。

2.3.3　脱アミド化

AD脳に蓄積するタウに特徴的な変化として脱アミド化[5]が挙げられる。AD脳試料の質量分析解析により，微小管結合領域内の279番目のアスパラギン残基が脱アミド化を受けてアスパラギン酸に変化(N279D)していることが明らかになった。N279はリピートドメイン内に存在し，4Rアイソフォームに含まれるが3Rアイソフォームには存在しない。興味深い事に，N279D変化は6アイソフォームが蓄積するADで観察されるが，4Rタウが蓄積するPSP，CBDでは認められない。AD脳で蓄積する4Rタウに特徴的であることから，AD病態を特徴づける変化である。N279の脱アミド化によりタウの微小管結合能・微小管重合能が低下する事が示されており，タウの生理機能低下を起こす可能性が考えられるが，線維化後に起こった変化と考える方が自然である。

2.3.4　断片化

4R タウが蓄積する PSP または CBD 患者脳より不溶性タウ画分を回収してイムノブロット解析を行うと全長タウのバンドの他，異なる大きさの断片が検出される。PSP では特徴的な約 33 kDa の断片が，CBD では約 37 kDa に 2 本の断片が検出され，ともに N 末側が切れた C 末断片である事が報告されている[6)]。また，これらの断片はより不溶性度の高い画分に多く含まれることから，タウ線維を構成する断片であると考えられる。同じ 4R タウが蓄積する PSP，CBD 脳内においてタウ線維が異なる断片化を受けていることは，疾患によってタウのプロセッシングが異なることを示唆しており興味深い知見である。後述するようにタウの異常構造を反映していると考えられる。

2.3.5　アセチル化

2010 年に蓄積タウのアセチル化修飾がはじめて報告された。タウオパチー患者脳のタウ蓄積病理がアセチル化タウ抗体で染色されることや，主なアセチル化部位として微小管結合領域内の K280 が報告されている。タウのアセチル化が亢進することで，微小管結合能の低下，プロテアソームによるタウ分解の抑制，タウ線維形成促進などの効果が示されている。タウをアセチル化する酵素としてヒストンアセチルトランスフェラーゼの 1 つである p300 が，脱アセチル化には SIRT1 の関与が報告されている。しかしながら，蓄積タウがどの程度アセチル化されているか明らかではなく，またタウ蓄積への関与についても不明である。

2.4　患者脳内に蓄積する異常タウの構造

患者脳内で蓄積したタウ線維を電子顕微鏡で観察すると，疾患によって異なる形態のタウ線維が観察される[12)13)]（表 1）。AD では 10～20 nm 径の paired helical filaments と 15 nm 径の straight filaments が認められる。異なるタウアイソフォームが蓄積する疾患間ではタウ線維構造に違いがあることは理解しやすいが，4R タウが蓄積する CBD，PSP，AGD の間でもタウ線維の超微細的構造に差が認められている。CBD では 20 nm 径の twisted filaments と 15 nm 径の straight filaments が，PSP では 13-14 nm 径の straight filaments が，AGD では 9-19 nm 径の straight filaments が観察される。

筆者らは生化学的手法を用いてタウ線維構造の解析を試みた。AD，PiD，CBD，PSP 患者脳から蓄積タウを精製しトリプシン消化後，質量分析により解析したところ，タウ線維のトリプシン耐性領域（線維コア領域）が疾患によって異なる事が明らかになった[14)]。これは電顕観察の結果とも一致しており CBD と PSP のように 4R タウのみが蓄積する疾患であってもタウ線維のトリプシン耐性領域に違いが認められる（表 1）。これはタウ線維構造の差が疾患を定義づけていること，タウの線維構造を調べることで診断に応用できる可能性を示している。

これまでタウ線維の詳細な分子構造については不明であったが，2017 年，クライオ電子顕微鏡を用いた高分解能な構造解析により AD に蓄積する paired helical filaments（PHF）と straight filaments（SF），それぞれの構造が明らかになった[15)]。どちらの線維構造もタウの 306～378 残基（微小管結合領域内）が会合してできた多形であること，それ以外の N 末，C 末領域は明瞭な構造を取っていない事がわかった。この 306～378aa 領域は 3R，4R のどちらにも含まれる領域なため全てのアイソフォームがPHF，SFの両方に組み込まれ得る。ADにおいて全てのタウアイソフォームが蓄積する理由がタウ線維の構造から明らかとなった。今後，同様の手法により他のタウオパチー疾患におけるタウ線維の構造解析が進むと予想され，疾患特異的な線維構造の差が明らかになることが期待される。

3　蓄積タウはプリオン様伝播機構により広がるか？

AD患者剖検脳の病理学的解析から，タウ蓄積病理はまず経嗅内野のpre-α層に出現し(stages Ⅰ-Ⅱ)，その後海馬CA1など辺縁系に広がり(stage Ⅲ-Ⅳ)，最終的には皮質全体に広がる(stage Ⅴ-Ⅵ)という一定の流れを経て広がる事が示された[16](Braak仮説)。この際，タウ蓄積病理の伝播は神経連絡を逆行性に広がる傾向が認められる。stage Ⅰ-Ⅱでは認知機能障害はほぼ認められないが，stage Ⅲ-Ⅳでは軽度認知機能障害(MCI)を伴うケースが増え，stage Ⅴ-Ⅵになると認知機能障害が現れる。タウ蓄積病理の量・分布と認知機能障害の進行に深い相関性が認められることから，タウ蓄積が神経変性に深く関与していると考えられる。AD患者脳内でタウ病変が広がる機序については，近年，異常型プリオン伝播と同様の増殖・伝播機構が提唱され(プリオン様伝播仮説)，これを支持する実験データが複数報告されつつある。この仮説は異常型プリオンの増幅機構がモデルとなっており，βシート構造に富む異常型タウ線維が正常構造のタウと接触し，その立体構造を異常型に変化させることで異常型タンパク質を増幅，蓄積させるという考え方である(**図2**)。前述したようにタウオパチー疾患間では蓄積するタウアイソフォームやタウ線維の超微細的構造が異なるが，これは体内で最初に形成されたタウ線維を鋳型としプリオン様伝播によって進行するためと考えるのが合理的である。もしプリオン様伝播ではなく，それぞれの細胞内で独立してタウの蓄積が起きるとするなら

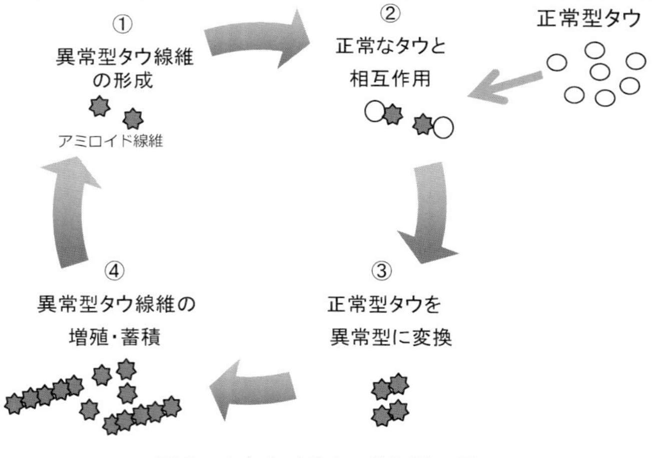

図2　タウのプリオン様伝播モデル

アミロイド線維構造をとる蓄積タウはシード依存的な凝集反応により増殖すると考えられる。異常型タウが鋳型となって正常型タウを異常型に変換する反応は異常型プリオンの増幅機構と極めて類似している。①生体内で微量のタウアミロイド線維が形成されると，②正常タウと相互作用し，③異常型を鋳型として正常タウを異常型に変換，④その結果，タウ線維形成・蓄積が加速度的に進行する。

ば，脳内で様々なタウアイソフォームが様々な形態で蓄積することも可能なはずである。しかしながら患者剖検脳解析からはそのような無秩序なタウ蓄積は認められていない。

3.1 遺伝子改変マウスを用いたプリオン様伝播実証実験

生体内で異常タウがプリオン様伝播により広がることを証明するにあたり，プリオンの感染実験と同様の手法が用いられた。マウス脳内に異常タウを含む試料を接種するという手法である。Clavagueraらはタウ蓄積を示さないタウトランスジェニック(Tg)マウス(human tau 4R2N, ALZ17 line)脳内に，タウ蓄積を有するTgマウス(human tau 4R0N with P301S mutation, TgP301S line)脳抽出物をインジェクションしたところ，6ヶ月で嗜銀性のタウ病理が出現し，経過時間に比例して病理の脳内分布の拡大が観察された[17]。

一方，抗タウ抗体により脳抽出物からタウを除去したのちに接種した群では，タウの蓄積は認められなかった。このことから脳抽出物中のタウが原因となって脳内にタウ蓄積が誘導される事がわかった[17]。TgP301Sマウス脳抽出物をショ糖密度勾配遠心法により分子量で分画後に脳内接種した結果，プリオン様伝播能を持つのはshort fibrils(10 mer以上からなる重合体で179-250 nm長のタウ線維)であり，250 nm長を超える長いタウ線維では病理誘導能は低いこと，タウオリゴマー画分には病理誘導活性がない事が示された[18]。

タウオパチー患者脳(AD, AGD, PSP, CBD, PiD)抽出物についても，ALZ17 lineに脳内接種すると接種後6ヶ月でタウ蓄積病理の誘導が認められる[19]。この報告では3Rタウが蓄積するPiD脳抽出物もALZ17 lineに病理を誘導したが，他の脳抽出物に比べ伝播効率は低い[19]。過剰発現系ではアイソフォーム非依存性のタウ伝播が進行する可能性を示唆している。また，他のタウTg系統(human 4R1N with P301S mutation, PS19 line)にADまたはCBD患者脳由来の不溶性タウ画分を脳内接種すると接種後1ヶ月でタウ蓄積病理が認められること，タウ蓄積は時間経過に伴い伝播する事が示された[20]。さらに合成タウタンパク質で作ったタウ線維をPS19マウス脳内に接種してもタウ蓄積病理の形成・伝播が観察されており，合成タウ線維でもタウ凝集のシードとして機能する事が示された[21]。

3.2 野生型マウスを用いた実証実験

タウオパチー患者の多くは遺伝的背景のない孤発性発症である。Tgマウスではタウの過剰発現やタウ遺伝子変異を有しており孤発性タウオパチーのモデルとは言い難い。Tgマウスで見られたタウ伝播が，遺伝子改変されていない野生型マウスでも進行するか明らかにする必要がある。しかしながら野生型マウスをタウ研究に用いる際には発現アイソフォームに注意を払う必要がある。上述したようにヒト成人脳では6つのタウアイソフォームが発現しているのに対し，マウスを含むげっ歯類成体脳では4リピートタウしか発現していない[22]。そのため野生型マウスではADで見られるような6アイソフォームが蓄積したタウ病理は再現できない。しかしながら野生型マウスを用いることは孤発性タウオパチー病態にタウのプリオン様伝播が関与するか知るうえで極めて有用である。

野生型マウスへのタウ脳内接種実験はすでに報告されており，AD, PSP, CBD患者脳由来タウ画分を脳内接種すると内因性のマウス4Rタウが蓄積した病理形成と時間経過に伴うタウ病理の伝播が示されている[23)-25)]。この結果はヒトタウタンパク質からなる線維がマウス内因性タウの鋳型として機能しプリオン様伝播を誘導できる事を示している。筆者らは合成マウスタウタンパク質で作製したタウ線維を野生型マウス脳内に接種しても内因性タウの蓄積・伝播が誘導される事を見いだした(特開 2015-122979)。合成タウ線維接種によるタウのプリオン様伝播モデルは，患者脳試料を用いた際に問題となる追試の困難さ(患者脳試料は有限で，同じ試料を入手することは容易ではないため)や試料に含まれるタウ含量の多様性などを考慮する必要がなく，均一なモデルが得られる。そのためタウオパチー病態の解明や新規治療薬スクリーニングなどへの応用が期待できる。

4　おわりに

ADをはじめとするタウオパチー疾患において蓄積タウの構造は疾患を定義づける極めて重要な因子である。しかしながら，その構造を知るためには構成アイソフォームだけでなく，その複雑な翻訳後修飾(リン酸化，ユビキチン化，アセチル化，脱アミド化，断片化)も考慮する必要があり容易な解析ではなかった。クライオ電子顕微鏡によりAD脳蓄積タウ線維の構造が明らかになったことは大きなブレイクスルーであり，今後ADの病態メカニズムの解明や新規治療法・診断法への応用が期待される。さらにタウ線維がプリオン様伝播を介して脳内に広がることが動物への脳内接種実験により明らかになり，Braak仮説が実験的に証明されつつある。現時点ではタウのプリオン様伝播の詳細な分子メカニズムは明らかになっていないが，今後それらが解明されタウオパチーの病態解明につながることを期待したい。

文　献

1) M. Goedert, et al.,：*Nature.*, **383**, 550(1996).
2) M. Hasegawa, RA. Crowther, R. Jakes R, and M. Goedert：*J Biol Chem.*, **272**, 33118(1997).
3) M. Morishima-Kawashima, et al.,：*J Biol Chem.*, **270**, 823(1995).
4) M. Morishima-Kawashima, et al.,：*Neuron.*, **10**, 1151(1993).
5) A. Dan, et al.：*Acta Neuropathol Commn.*, **1**, 54(2013).
6) T. Arai, et al.：*Ann Neurol.*, **55**, 72(2004).
7) SW. Min, et al.：*Neuron*, **67**, 953(2010).
8) TJ. Cohen, et al.,：Nat Commun. 2,　(2011).
9) DJ. Irwin, et al.,：*Brain*, **135**, 807(2012).
10) T. Arai, et al.,：*Acta Neuropathol*, **105**, 489(2003).
11) A. Probst, et al.,：*Acta Neuropathol.*, **92**, 588(1996).
12) K. Arima：*Neuropathology*, **26**, 475,　(2006).
13) V. Zhukareva, et al.,：*Am J Pathol.*, **161**, 1135(2002).
14) S. Taniguchi-Watanabe, et al.,：*Acta Neuropathol.*, **131**, 267(2016).
15) AWP. Fitzpatrick, et al.：*Nature*, **547**, 185(2017).
16) H. Braak and E. Braak.：*Acta Neuropathol.*, **82**, 239(1991).
17) F. Clavaguera, et al.：*Nat. Cell. Biol.*, **11**, 909(2009).

18）SJ. Jackson, et al.：*J Neurosci.*, **36**, 762(2016).
19）F. Clavaguera, et al.：Proc Natl Acad Sci U S A., **110**, 9535(2013).
20）S. Boluda, et al.：*Acta Neuropathol.* **129**, 221(2015).
21）M. Iba, et al.：*J Neurosci.*, **33**, 1024(2013).
22）H. Takuma, et al.：*Brain Res Dev Brain Res.*, **142**, 121(2003).
23）E. Audouard, et al.：*Am J Pathol.*, **186**, 2709(2016).
24）J. Guo, et al.：*J Exp Med.*, **213**, 2635(2016).
25）S. Narasimhan, et al.：*J Neurosci.*, **37**, 11406(2017).

第５章　その他発症に関わるたんぱく質

第１節　PDI ファミリー酵素による小胞体のタンパク質品質管理機構

東北大学　奥村　正樹　　東北大学　稲葉　謙次

1　はじめに

細胞内では，タンパク質の立体構造形成(以下，フォールディングと呼ぶ)は非常に高密度の環境のなか進行する。例えば，代表的な細菌である大腸菌のサイトゾルのタンパク質濃度はおおよそ 350 mg/mL であり，極めて混雑した環境である[1]。このような条件下でもフォールディングを可能にするため，細胞内には一連の分子シャペロン群が存在し，それらが構造未成熟のタンパク質の凝集を防ぎ，正しいフォールディング反応を促進する[2]。特に全タンパク質の約 1/3 を占める分泌タンパク質や膜タンパク質は小胞体内で合成され，ジスルフィド結合の形成や糖鎖修飾を伴う複雑なフォールディングを受けるため，厳正なタンパク質品質管理機構を必要とする。

小胞体は他の細胞内小器官と比べて比較的酸化的な環境であり，新たに挿入されたポリペプチド鎖にジスルフィド結合が導入される場でもある。ジスルフィド結合を有するタンパク質には，生物学的にも医学的にも重要な受容体や免疫グロブリンさらにはインスリンなどのホルモンが知られ，ジスルフィド結合の形成を伴うフォールディング(以下，酸化的フォールディングという)がこれらタンパク質の生理活性の発現に不可欠である。古くは，Anfinsen らによって試験管内で RNase A の酸化的フォールディング実験が行われ，タンパク質の自発的な立体構造形成が示されたが，溶存酸素に依存したこの反応は数時間も要した[3]。しかしながら，複数のジスルフィド結合を含むタンパク質において迅速に天然型のジスルフィド結合を形成することは，ミスフォールド体の蓄積やフォールディング中間体の凝集を抑制する上で重要である[4]。例えばインスリンの場合 A-B 鎖間の天然型ジスルフィド結合様式が形成されないと天然構造を維持できなくなりアミロイド性凝集や線維化などの特性を示すことがよく知られており，ジスルフィド結合の形成は天然構造の構築だけでなく，タンパク質のミスフォールディングや凝集そして疾患と強い関連性がある。しかしながら，ジスルフィド結合を 3 本のみ含むインスリンでさえ，未だジスルフィド結合形成経路は不明である[5]。さらに興味深いことに，免疫グロブリン M(IgM)が 5 量体の成熟型 IgM になるには約 100 本のジスルフィド結合が導入されなければならないが，抗体産生細胞中では 1 つの細胞あたり 1 秒間に 1000 分子もの成熟型 IgM が合成・分泌される。すなわち，抗体産生細胞内ではタンパク質ジスルフィド結合が極めて速いスピードで形成され，これにより我々の生命活動が正常に営まれていると言っても過言ではない。

細胞内でこの迅速なジスルフィド結合形成反応をひとえに担うのが Protein Disulfide

Isomerase(PDI)ファミリーの酵素群である。現在，哺乳動物細胞の小胞体には20種類以上ものPDIファミリー酵素が同定されており，それらが複雑なジスルフィド結合形成ネットワークを構成することが広く知られている[6]。本稿では，哺乳動物細胞の小胞体における酸化的フォールディングの触媒や凝集抑制，不良タンパク質の除去に関わるPDIファミリー酵素の分子構造や新しい生理機能について概説する。

2　PDIとERp57の構造と機能

PDIは，酸化還元活性部位にWCGHC配列を含む2つのチオレドキシン様ドメイン(aとa')，活性部位を含まない2つのチオレドキシン様ドメイン(bとb')，一本の長いαヘリックスからなるcドメインの5つのドメインによって構成され，N末端からa-b-b'-a'-cの順に並んでいる。aとa'ドメインは基質とのチオール・ジスルフィド交換反応を直接触媒するが，b'ドメインはアンフォールド状態にある基質タンパク質，再酸化酵素であるEro1α，阻害剤と相互作用するための疎水性ポケットをもつ[7)-9)]。ヒト由来の酸化型と還元型PDIの結晶構造は酵母由来のPDIと同様にU字型の構造であったが，これら2つの状態の構造比較から酸化還元状態に依存した構造変化や凝集抑制能が示された[10)11)]。還元型PDIの場合，a, b, b'ドメインは三次元的に同一平面上にあり，a'ドメインのみU字構造が閉じるように約45° twistし，U字内部の空間は～6,800 Å^{3}である。一方酸化型PDIの場合，全てのチオレドキシン様ドメインは同一平面にあるが，より開いた構造をとり，U字内部の空間は還元型の倍程度の～14,400 Å^{3}であり，U字内部の疎水性領域はより溶媒に露出している(**図1**)。したがって，より開いた酸化型構造の方が，還元型構造に比べ，基質タンパク質の凝集抑制能が高い[12)]。レドックス状態によって制御されたPDIの構造変化は，酸化的フォールディングの触媒を考えるうえでも重要であり，基質のフォールディング状態に応じた結合と解離に寄与すると推測される。すなわち，より開いたU字構造を持つ酸化型はフォールディング初期の伸びた構造をもつ基質を捕まえやすく，より閉じたU字構造である還元型はフォールディング後期の比較的コンパクトな構造をもつ基質を捕まえやすいと考えられる。

このレドックスによる構造制御機構において，還元型PDIではa'ドメインの活性部位近傍にあるTrp396の側鎖がb'ドメインにあるArg300の側鎖とカチオン-π相互作用するのに対し，酸化型PDIではこのカチオン-π相互作用が壊れ，その結果a'ドメインがより開いた配向をとる(図1)。興味深いことに，amyotrophic lateral sclerosis(ALS)患者では，PDIのArg300変異体が報告されている[13)]。Arg300変異によるPDIの酸化還元依存的な構造制御スイッチの不全がPDIの基質認識の低下を引き起こし，その結果として細胞内にミスフォールドタンパク質が過剰に蓄積するのかもしれない。また，パーキンソン病患者では，PDIの発現量が増加するだけでなく，PDIのS-ニトロシル化が見つかっており，PDIの酸化還元活性部位の修飾がPDIのloss of functionを引き起こすと考えられる[14)]。試験管内の実験においては，パーキンソン病の原因タンパク質の1つであるα-synuclein(α-SN)のN末端側のdisorder領域にPDIが結合し，線維化を抑制すると報告されている[15)]。しかしながら，酸化還元に依存したPDIの基質認識や線維化抑制機構は未だ不明である。

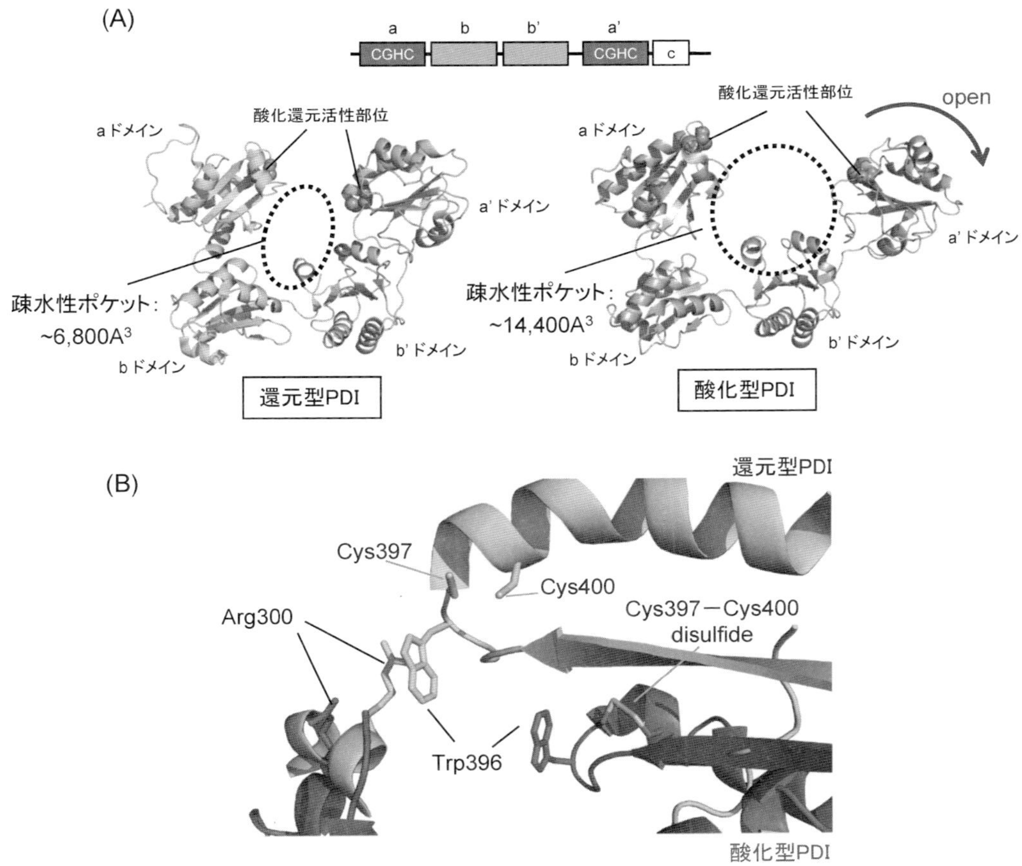

図１　(A)PDIのドメイン構造の模式図(上)，還元型(左下)および酸化型(右下)の結晶構造
PDIは4つのチオレドキシン様ドメインを含み，還元型ではそれらドメインが閉じたU字の配向をとる。この状態において，基質を取り込むための疎水性ポケット(点線表示)は～6,800 A^3 の容積をもつ。一方，酸化型は開いた配向をとり，疎水性ポケットの容積は～14,400 A^3 に拡大する
(B)レドックス状態に依存的な構造制御スイッチ
還元型PDIではa'ドメインの活性部位近傍にあるTrp396の側鎖がb'ドメインにあるArg300の側鎖とカチオン-π相互作用するのに対し，酸化型PDIではこのカチオン-π相互作用が壊れ，より開いた配向をとる。

ERp57の構造もPDIと同様にU字型の全体構造をもつ。ERp57の最初の結晶構造は，tapasinと分子間ジスルフィド結合を介した複合体として決定された[16]。さらに最近，MHC-I peptide-leading complexの一部として，ERp57の構造がクライオ電子顕微鏡により決定されている[17]。一次構造上PDIと同様4つのチオレドキン様ドメインによって構成されている。PDIが酸化還元依存的に構造制御されているのに対し，ERp57が酸化還元依存的に各チオレドキン様ドメインの配向が変化するかは明らかでない。ERp57はミスフォールドした糖タンパク質に対しシャペロン活性を有するcalnexin(CNX)やcalreticulin(CRT)と協同的に働く[18]。ERp57 b'ドメインのU字外部に位置するLys214, Lys274, Arg282は，CNXやCRTのPドメインの負電荷を帯びた領域と静電相互作用する(**図2**)[19]。興味深いことに，PDIのb'ドメインの基質結合部位が疎水性アミノ酸で構成されるのに対し，ERp57においてそれらに相応する

アミノ酸は極性アミノ酸に置き換わっている。そのため，PDIと異なり，ERp57はフォールディング途上にある基質を認識・捕獲する能力に欠けると考えられる。実際PDIとERp57のアミノ酸配列を比較すると，全長のアミノ酸相同性が33％であるのに対して[20]，b'ドメインの相同性は17％と非常に低い[8]。モデル基質であるRNase AやBovine Pancreatic Trypsin Inhibitor (BPTI)の酸化的フォールディング効率は，PDIと比べERp57の方が非常に低い[21]。このように，ERp57とPDIの特異的な機能は，アミノ酸配列が特に異なるb'ドメインの構造的特徴に起因すると解釈できる。このようにERp57とPDIは機能が異なると考えられるにもかかわらず，ERp57もPDIと同様にALS[13]，アルツハイマー病[22)23]，ハンチントン病[22]と関連した論文が多く報告されている。興味深いことに，Creutzfeldt-Jakob病患者の脳ではERp57やPDIの発現量が増加し，Prion Protein (PrP)の凝集体から細胞を保護している[24)-26]。PDIやERp57の発現の増大は異常なタンパク質凝集が引き起こす神経変性に対する防御応答の1つと考えられ[27]，将来的にアルツハイマー病[14)22]やALS[13]などのいくつかの神経変性疾患の治療のための新規標的となり得るかもしれない。

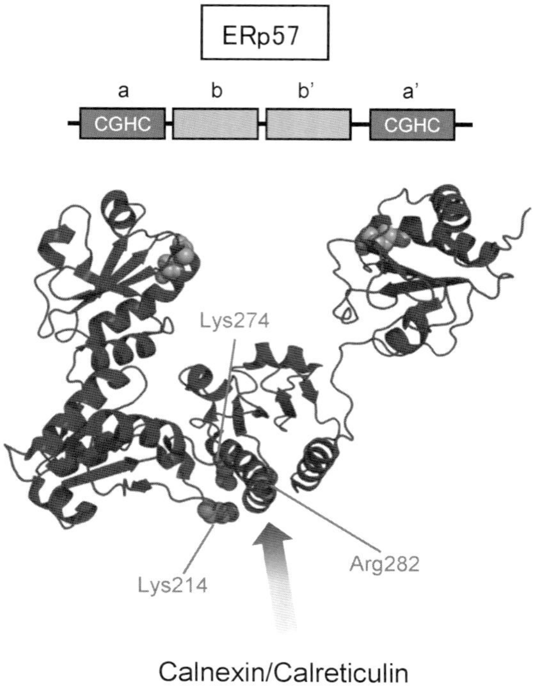

図2　ERp57のドメイン構造の模式図(上)と結晶構造(下)

ERp57はPDIと同様に4つのチオレドキシン様ドメインを含み，それらドメインがU字のドメイン配置をとる。ERp57 b'ドメインのU字外部に位置するLys214, Lys274, Arg282は，カルネキシンやカルレティキュリンのPドメインの負電荷を帯びた領域と静電相互作用する。

3　ERp46とP5の構造と機能

ERp46は，酸化還元活性部位にCGHC配列を含む3つのチオレドキシン様ドメイン(Trx1, Trx2, とTrx3)から構成される。最近筆者らはERp46の各ドメインの構造をX線結晶構造解析により決定し，さらに各ドメインの空間的配置や分子全体の形状をX線小角散乱法により解析した。その結果，ERp46は酸化還元状態によらず3つのチオレドキシン様ドメインは互いに相互作用することなく長いループによって繋がっており，他のPDIファミリータンパク質には見られない新規な「開いたV字構造」をとることがわかった[28]。さらに逆相HPLCを用いた還元変性BPTIの酸化的フォールディングの解析により，ERp46の3つのチオレドキシン様ドメインはBPTIのフォールディング初期過程において独立してランダムかつ迅速にジスルフィド結合を導入することが示された。一方，BPTIのフォールディング後期において，

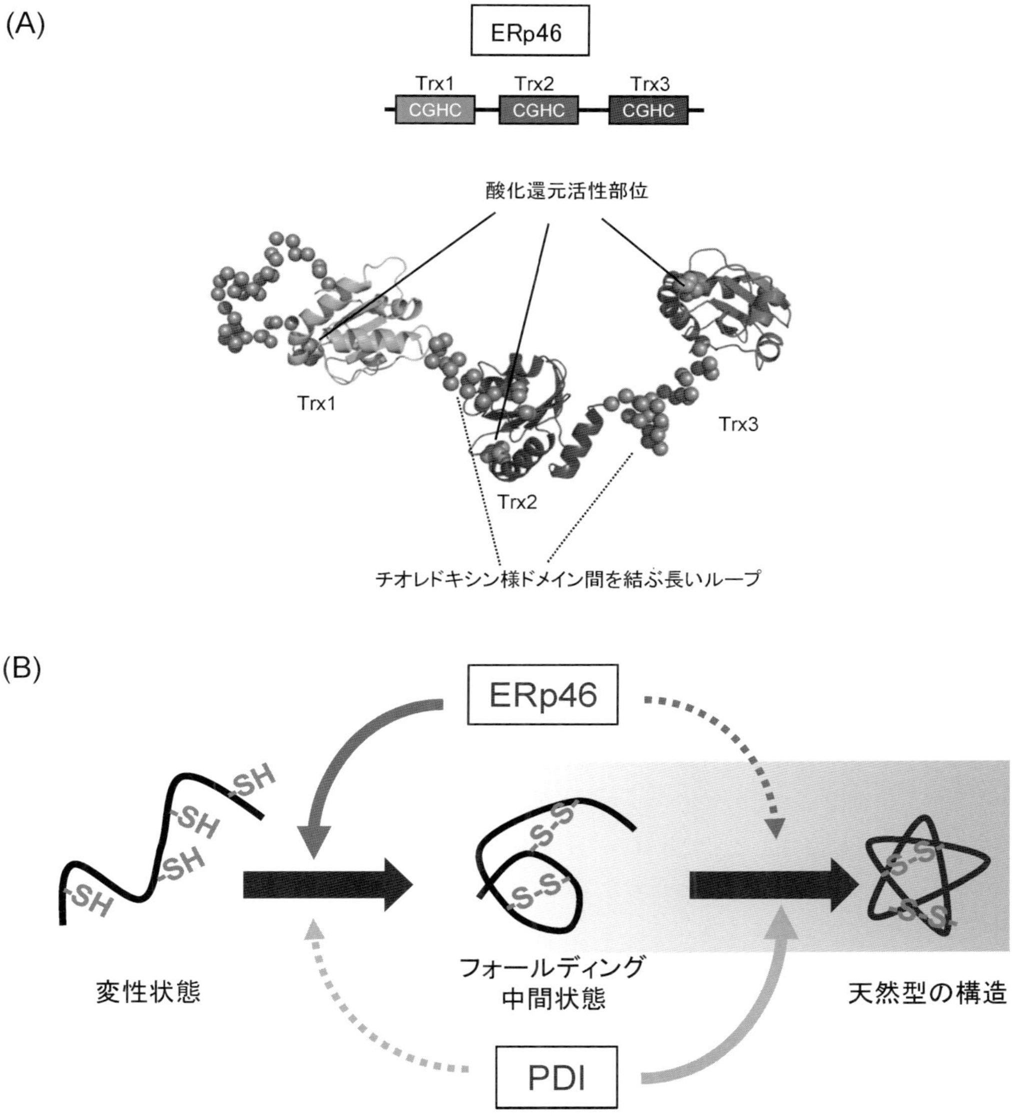

※口絵参照

図3　ERp46のドメイン構造の模式図(上)と溶液構造(下)

(A)ERp46は3つのチオレドキシン様ドメインから構成され，それらドメインは互いに相互作用することなく長いループによって繋がっている。その結果，ERp46は他のPDIファミリータンパク質には見られない新規な「開いたV字構造」をとる。

(B)ERp46は基質のフォールディング初期過程においてランダムかつ迅速にジスルフィド結合を導入する。一方，基質のフォールディング後期過程において，PDIはU字構造内部の疎水性ポケットにフォールディング中間体を取り込み，互いに向き合った2つの活性部位が協調的に働くことにより，効率よくジスルフィド結合の組換えが行われる。

PDIはU字構造内部の疎水性ポケットにフォールディング中間体を取り込み，互いに向き合った2つの活性部位が協調的に働くことで効率よくジスルフィド結合の組換えを行うことも示唆された(**図3**)。基質のフォールディング状態に応じたERp46とPDIによる基質認識およびジスルフィド結合導入機構の違いが，基質の効率的な酸化的フォールディングにつながると考えられる[28]。

もう1つのPDIファミリー酵素であるP5は，ERp46と同様に，3つのチオレドキシン様ドメインから構成されるが，N末端側の2つのチオレドキシン様ドメイン(a0とa)にのみ酸化還元活性部位としてCGHC配列を含む。ERp46と同様に，P5はPDIに比べ基質に素早くジスルフィド結合を導入する[21]。ERp46に関しては「開いたV字構造」をとっており溶媒に露出した活性部位を3つもつため基質がアクセスし易いが[28]，P5がどのように素早く基質にジスルフィド結合を導入するか未だ全長構造が決定されていないため詳細な機構は不明である。またP5は小胞体ストレスセンサーの1つIRE1aの二量体間ジスルフィド結合を還元し単量体へと解離させることで小胞体ストレスセンサーの調節に関わっていることや[29]，小胞体内シャペロンであるBiPやミスフォールド基質との結合が報告されており[30]，P5はBiPと協調してミスフォールド基質に働きかけると予想される。しかしながら，その作用機序の詳細は不明である。

近年，Ero1に代わるPDIファミリー酸化酵素として発見されたPeroxiredoxin 4(Prx4)は，過酸化水素を酸化力の源として幅広くPDIファミリーを酸化する酵素であるが[31][32]，細胞内ではERp46およびP5と選択的に相互作用する[21][32]。興味深いことに，Prx4, Ero1 α, Ero1 βの3つの遺伝子をノックアウトしたとき，IgMの酸化的フォールディングは有意に遅れるものの，ノックアウトマウスは正常に生存できることから，Ero1, Prx4に依存しない他の酸化的フォールディング経路が存在すると推測される[31]。少なくとも試験管内においては，Prx4-P5およびPrx4-ERp46経路は基質のフォールディング初期に迅速にジスルフィド結合を導入するのに対し，Ero1-PDI経路は主として基質のフォールディング後期にジスルフィド結合の導入および組換えを行うことを我々は突き止めた[21][28]。今後，細胞内における各経路の機能的役割に関する更なる検証が必要であろう。

4　不良タンパク質の分解を促進するERdj5の構造と分子機構

PDIファミリータンパク質には，これまで述べた酸化的フォールディングを助ける機能だけでなく不良タンパク質のジスルフィド結合を切断し，小胞体関連分解(ER-associated degradation：ERAD)を促進する酵素も存在する。その代表がジスルフィド結合還元酵素ERdj5である。ERdj5は，ER degradation enhancing α-mannosidase-like protein 1 (EDEM1)やBiPと協同して，基質中の誤ったジスルフィド結合を還元し，不良タンパク質の分解を促進する[33]。ERdj5は，N末端に位置するJドメインと6つのチオレドキシン様ドメイン(Trx1, Trxb1, Trxb2, Trx2, Trx3, Trx4)からなり，そのうち4つのチオレドキシン様ドメイン(Trx1, Trx2, Trx3, Trx4)は酸化還元活性部位としてCxxCモチーフを有する。Trx2とTrx3の間には9残基からなるリンカー領域が存在し，ここを境にN末端側クラスターとC末端側クラスターに分割される[34]。これら2つのクラスターに挟まれるかたちでcentral cleftが形成されるが，このcentral cleftはPDIの基質結合のためのポケットより狭く，疎水性度も低い。またいずれのCxxCモチーフも分子表面に位置するものの，central cleft側には面していない(**図4**)。

分解経路は不良タンパク質の糖鎖の有無によって異なる。N型糖鎖を有するタンパク質の場

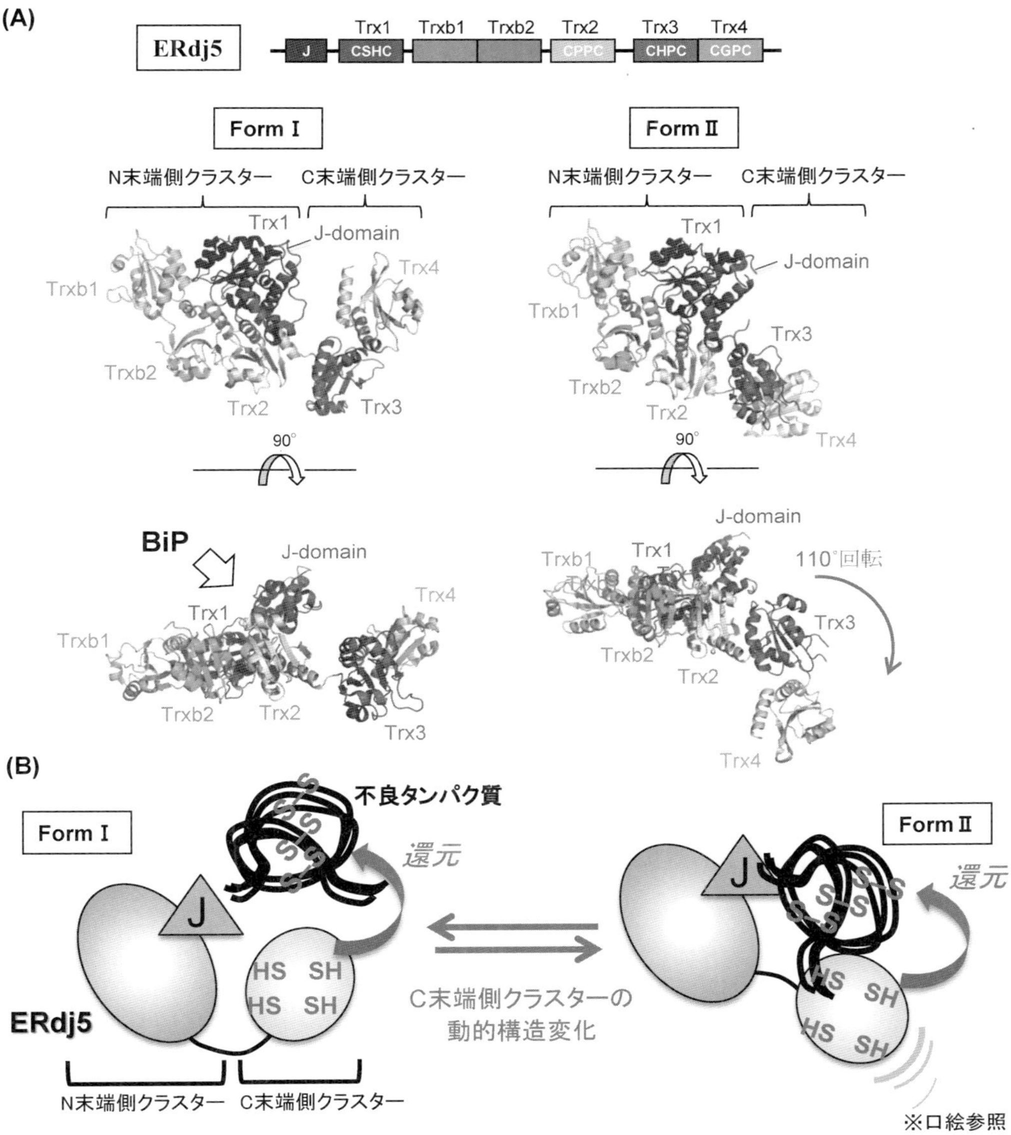

図4　(A)ERdj5のドメイン構造の模式図(上)2つの異なる結晶構造(下)

ERdj5は，N末端に位置するJドメインと6つのチオレドキシン様ドメインからなり，そのうち4つのチオレドキシン様ドメイン(Trx1, Trx2, Trx3, Trx4)には酸化還元活性部位としてCxxCモチーフを持つ。Trx2とTrx3の間には9残基からなるリンカー領域が存在し，ここを境にN末端側クラスターとC末端側クラスターに分割される。我々のX線結晶構造解析により，ERdj5がN末端側クラスターとC末端側クラスターの配向が大きく異なる2つのコンフォメーションをとることをわかった。高速原子間力顕微鏡(高速AFM)によって分子の動きを1分子レベルで直接観察すると，ERdj5のC末端側クラスターがN末端側クラスターに対して高速に動いている。(B)ERdj5のC末端側クラスターの動きが，サイズやジスルフィド結合の数が異なるさまざまな不良タンパク質のジスルフィド結合を効率的に還元し，BiPに受け渡す上で重要な役割を担う。

合，ミスフォールドタンパク質をリクルートしたEDEM1はERdj5のC末端側クラスターと結合し，C末端側クラスター側の活性部位によってミスフォールドタンパク質中の誤ったジスルフィド結合は還元される。これにより構造が解きほぐされた基質はBiPと結合し，ATPの加水分解に伴いBiPはERdj5から解離し，逆輸送チャネルへ基質を運ぶ[33)34)]。一方で，非糖鎖タンパク質の場合，EDEM1の関与はなく，ミスフォールドタンパク質をリクルートしたBiPがERdj5のN末端側クラスターのJドメインと結合し，ミスフォールドタンパク質中の誤ったジスルフィド結合は還元される[35)]。

しかし，N型糖鎖の有無，大きさやジスルフィド結合の数が多種多様な不良タンパク質に対して，ERdj5がどのようにして効率よくジスルフィド結合を還元し，分解を促進するかはこれまでわかっていなかった。最近筆者らはX線結晶構造解析により，ERdj5がN末端側クラスターに対するC末端側クラスターの配向が大きく異なる2つのコンフォメーションをとり得ることを明らかにした(図4)。さらに高速原子間力顕微鏡(高速AFM)という分子の動きを1分子レベルで直接観察する技術を用いることにより，ERdj5のC末端側クラスターがN末端側クラスターに対して高速に動いている様子を初めて観察し，ERdj5がダイナミクスに富むことを明らかにした(図4)[36)]。このクラスターの動きを抑制したERdj5変異体を作製し，不良タンパク質内ジスルフィド結合に対する還元活性と分解促進活性について野生型ERdj5と比較したところ，変異体ではこれら2つの活性がいずれも低下していた。その結果，ERdj5変異体を発現した細胞中では，野生型ERdj5を発現した細胞中と比べ，より多くの構造異常タンパク質が蓄積した。したがって，ERdj5のC末端側クラスターの動きが，サイズやジスルフィド結合の数が異なる様々な不良タンパク質のジスルフィド結合を効率的に還元し，下流の因子BiPに効率的に受け渡すという一連のメカニズムにおいて重要な役割を有することが明らかとなった[36)]。

一方，N末端側クラスターの機能的役割やERdj5の還元力の源については重要な課題として残されている。パーキンソン病やアルツハイマー病など種々の神経変性疾患は体内で不良タンパク質が過剰に蓄積することで引き起こされていることが知られており，不良タンパク質をできるだけ速やかに分解するため，ERdj5に依存しないジスルフィド結合還元経路が存在する可能性も十分にある。小胞体におけるジスルフィド還元システムに関し，今後のさらなる研究の進展が待たれる。

5　おわりに

小胞体には約20種類ものPDIファミリー酵素が存在する。各PDIファミリー酵素は複数のチオレドキシン様ドメインがタンデムにつながって構成されており，ドメインの数や三次元的な立体配置・配向を変えることにより，フォールディング促進，凝集抑制，分解促進等，異なる機能を発揮する。そして，これら複数のPDIファミリー酵素が協同的に機能することで，小胞体内のタンパク質の恒常性は維持される(**図5**)。さらに，哺乳動物細胞においてPDIファミリータンパク質に対する酸化酵素が相次いで報告されたことにより，効率的なジスルフィド結合形成のための多様なネットワークが張り巡らされていると考えられる。このシステムにお

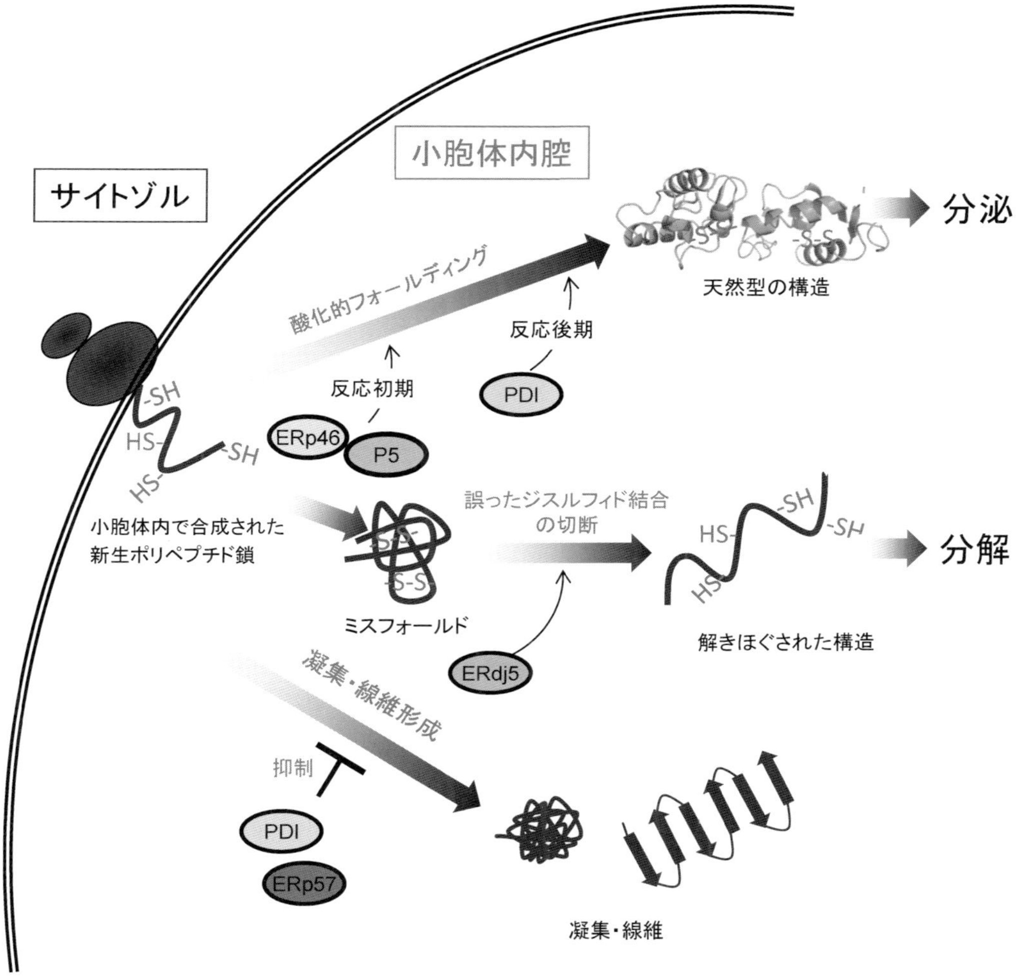

図5　PDI ファミリー酵素による小胞体内のタンパク質品質管理機構
PDI ファミリー酵素は，分泌タンパク質の恒常性を維持するため，酸化的フォールディングの促進，誤ったジスルフィド結合の切断，タンパク質の凝集・線維化の抑制を行う。

いて，ある酵素の機能が破綻しても他の酵素がバックアップしている可能性も十分に考えられる。タンパク質ジスルフィド結合の形成が生命活動維持に重要であるが故，細胞は長い進化の過程でこのように複雑なネットワークを築き上げたとも解釈できる。現時点では PDI ファミリー酵素による小胞体のタンパク質品質管理機構の一端が解明されたに過ぎず，今後も構造生物学的・細胞生物学的アプローチにより，哺乳動物細胞の小胞体が備えるタンパク質恒常性維持機構とレドックス制御機構の理解が深まることを期待したい。

文　献

1) S B Zimmerman and A. P. Minton：Macromolecular Crowding：Biochemical, Biophysical, and Physiological Consequences. *Annual Review of Biophysics and Biomolecular Structure*, **22**, 27–65

(1993).
2) R. J. Ellis and F. U. Hartl : Principles of protein folding in the cellular environment. *Current opinion in structural biology*, **9**, 102-110(1999).
3) C. B. Anfinsen, E. Haber, M. Sela and F. H. White, Jr. : The kinetics of formation of native ribonuclease during oxidation of the reduced polypeptide chain. *Proceedings of the National Academy of Sciences of the United States of America*, **47**, 1309-1314(1961).
4) M. Okumura, M. Saiki, H. Yamaguchi and Y. Hidaka : Acceleration of disulfide-coupled protein folding using glutathione derivatives. *The FEBS journal*, **278**, 1137-1144(2011).
5) K. Arai *et al.*, : Preparation of Selenoinsulin as a Long-Lasting Insulin Analogue. *Angewandte Chemie*(International ed. in English), **56**, 5522-5526(2017).
6) M. Okumura, H. Kadokura and K. Inaba : Structures and functions of protein disulfide isomerase family members involved in proteostasis in the endoplasmic reticulum. *Free radical biology & medicine*, **83**, 314-322(2015).
7) P. Klappa, L. W. Ruddock, N. J. Darby and R. B. Freedman : The b' domain provides the principal peptide-binding site of protein disulfide isomerase but all domains contribute to binding of misfolded proteins. *The EMBO journal*, **17**, 927-935(1998).
8) K. Inaba *et al.*, : Crystal structures of human Ero1alpha reveal the mechanisms of regulated and targeted oxidation of PDI. *The EMBO journal*, **29**, 3330-3343(2010).
9) M. Okumura *et al.*, : Inhibition of the functional interplay between endoplasmic reticulum(ER) oxidoreduclin-1alpha(Ero1alpha) and protein-disulfide isomerase(PDI) by the endocrine disruptor bisphenol A. *The Journal of biological chemistry*, **289**, 27004-27018(2014).
10) C. Wang *et al.*, : Structural insights into the redox-regulated dynamic conformations of human protein disulfide isomerase. *Antioxidants & redox signaling*, **19**, 36-45(2013).
11) G. Tian, S. Xiang, R. Noiva, W. J. Lennarz and H. Schindelin : The crystal structure of yeast protein disulfide isomerase suggests cooperativity between its active sites. *Cell*, **124**, 61-73(2006).
12) C. Wang *et al.*, : Human protein-disulfide isomerase is a redox-regulated chaperone activated by oxidation of domain a'. *The Journal of biological chemistry*, **287**, 1139-1149(2012).
13) U. Woehlbier *et al.*, : ALS-linked protein disulfide isomerase variants cause motor dysfunction. *The EMBO journal*, **35**, 845-865(2016).
14) T. Uehara *et al.*, : S-nitrosylated protein-disulphide isomerase links protein misfolding to neurodegeneration. *Nature*, **441**, 513-517(2006).
15) P. Ranjan and A. Kumar : The Involvement of His50 during Protein Disulfide Isomerase Binding Is Essential for Inhibiting alpha-Syn Fibril Formation. *Biochemistry*, **55**, 2677-2680(2016).
16) G. Dong, P. A. Wearsch, D. R. Peaper, P. Cresswell and K. M. Reinisch : Insights into MHC class I peptide loading from the structure of the tapasin-ERp57 thiol oxidoreductase heterodimer. *Immunity*, **30**, 21-32(2009).
17) A. Blees *et al.*, : Structure of the human MHC-I peptide-loading complex. *Nature*, **551**, 525-528 (2017).
18) J. D. Oliver, H. L. Roderick, D. H. Llewellyn and S. High : ERp57 functions as a subunit of specific complexes formed with the ER lectins calreticulin and calnexin. *Molecular biology of the cell*, **10**, 2573-2582(1999).
19) G. Kozlov *et al.*, : Crystal structure of the bb' domains of the protein disulfide isomerase ERp57. *Structure*(London, England : 1993), **14**, 1331-1339(2006).

20) D. M. Ferrari and H. D. Soling：The protein disulphide-isomerase family：unravelling a string of folds. *The Biochemical journal*, **339**(Pt 1), 1-10(1999).

21) Y. Sato *et al.*,：Synergistic cooperation of PDI family members in peroxiredoxin 4-driven oxidative protein folding. *Scientific reports*, **3**, 2456(2013).

22) B. G. Hoffstrom *et al.*,：Inhibitors of protein disulfide isomerase suppress apoptosis induced by misfolded proteins. *Nature chemical biology*, **6**, 900-906(2010).

23) R. R. Erickson *et al.*,：In cerebrospinal fluid ER chaperones ERp57 and calreticulin bind beta-amyloid. *Biochemical and biophysical research communications*, **332**, 50-57(2005).

24) C. Hetz, M. Russelakis-Carneiro, K. Maundrell, J. Castilla and C. Soto：Caspase-12 and endoplasmic reticulum stress mediate neurotoxicity of pathological prion protein. *The EMBO journal*, **22**, 5435-5445(2003).

25) C. Hetz *et al.*,：Unfolded protein response transcription factor XBP-1 does not influence prion replication or pathogenesis. *Proceedings of the National Academy of Sciences of the United States of America*, **105**, 757-762(2008).

26) B. C. Yoo *et al.*,：Overexpressed protein disulfide isomerase in brains of patients with sporadic Creutzfeldt-Jakob disease. *Neuroscience letters*, **334**, 196-200(2002).

27) C. I. Andreu, U. Woehlbier, M. Torres and C. Hetz：Protein disulfide isomerases in neurodegeneration：from disease mechanisms to biomedical applications. *FEBS letters*, **586**, 2826-2834(2012).

28) R. Kojima *et al.*,：Radically different thioredoxin domain arrangement of ERp46, an efficient disulfide bond introducer of the mammalian PDI family. *Structure*, **22**, 431-443(2014).

29) D. Eletto, D. Eletto, D. Dersh, T. Gidalevitz and Y. Argon：Protein disulfide isomerase A6 controls the decay of IRE1alpha signaling via disulfide-dependent association. *Molecular cell*, **53**, 562-576(2014).

30) C. E. Jessop, R. H. Watkins, J. J. Simmons, M. Tasab and N. J. Bulleid：Protein disulphide isomerase family members show distinct substrate specificity：P5 is targeted to BiP client proteins. *Journal of cell science*, **122**, 4287-4295(2009).

31) E. Zito *et al.*,：Oxidative protein folding by an endoplasmic reticulum-localized peroxiredoxin. *Molecular cell*, **40**, 787-797(2010).

32) T. J. Tavender, J. J. Springate and N. J. Bulleid：Recycling of peroxiredoxin IV provides a novel pathway for disulphide formation in the endoplasmic reticulum. *The EMBO journal*, **29**, 4185-4197(2010).

33) R. Ushioda *et al.*,：ERdj5 is required as a disulfide reductase for degradation of misfolded proteins in the ER. *Science*, **321**, 569-572(2008).

34) M. Hagiwara *et al.*,：Structural basis of an ERAD pathway mediated by the ER-resident protein disulfide reductase ERdj5. *Molecular cell*, **41**, 432-444(2011).

35) R. Ushioda, J. Hoseki and K. Nagata：Glycosylation-independent ERAD pathway serves as a backup system under ER stress. *Molecular biology of the cell*, **24**, 3155-3163(2013).

36) K. I. Maegawa *et al.*,：The Highly Dynamic Nature of ERdj5 Is Key to Efficient Elimination of Aberrant Protein Oligomers through ER-Associated Degradation. *Structure*(London, England：1993), **25**, 846-857.e844(2017).

第 2 節　小胞体カルシウムチャネルの動作メカニズム

国立研究開発法人理化学研究所　濱田　耕造
国立研究開発法人理化学研究所　御子柴　克彦

1　はじめに

アルツハイマー病のメカニズムは未だ解明されておらず，新しい切り口が必要である。患者の細胞で小胞体カルシウム(Ca^{2+})シグナリングの異常が報告され[1)-5)]，最近では小胞体とミトコンドリアが接する部位(MAM)が病態メカニズムとして注目されている(**図 1**)[6)-11)]。アルツハイマー病の原因タンパク質が小胞体 Ca^{2+} シグナリングに作用する報告も蓄積している[5)12)-16)]。本稿では小胞体 Ca^{2+} シグナリングに焦点を当て，近年急速に発展したタンパク質構造解析技術により明らかにされた小胞体 Ca^{2+} チャネルの動作メカニズムを解説する。

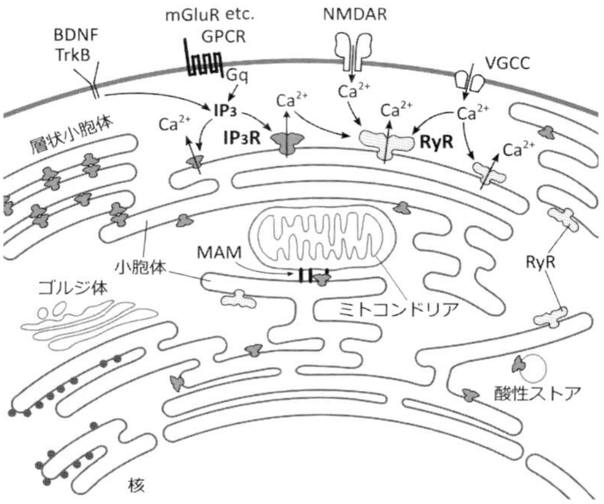

図 1　脳における小胞体 Ca^{2+} チャネルの機能
神経細胞とグリア細胞の小胞体には IP_3R と RyR が存在する。神経伝達物質は Gq 共役型の GPCR(G タンパク質共役受容体)に結合し PLCβ を活性化し IP_3 を産生する[17)]。IP_3 は IP_3R に結合し小胞体から Ca^{2+} を放出する。BDNF(Brain-derived neurotrophic factor)は受容体 TrkB に結合し PLCγ を活性化し IP_3 を産生する[18)]。IP_3R はミトコンドリア結合膜(MAM：mitochondria-associated membrane)にも存在しミトコンドリア外膜タンパク質と複合体を形成する。NMDA 受容体や電位依存性 Ca^{2+} チャネルからの Ca^{2+} 流入や IP_3R からの Ca^{2+} 放出により RyR が活性化し小胞体から Ca^{2+} を放出する。層状小胞体(Stacked ER)にも IP_3R が分布する[65)]。一部の IP_3R は酸性ストアにも分布する。

2　脳の小胞体 Ca^{2+} チャネル：IP_3 受容体とリアノジン受容体

神経細胞は活動電位により情報を伝導するが，同時に細胞内で生化学的なシグナル伝達が生じ記憶など長期的変化を誘導する。例えばグルタミン酸などのリガンドが細胞外に放出されると，細胞膜のリガンド作動性イオンチャネル(AMPA 受容体)に結合しチャネルが開き電気活動が起こるが，mGluR のような GPCR や受容体チロシンキナーゼにリガンドが結合するとフォスフォリパーゼ C(PLC)を活性化し細胞内にセカンドメッセンジャーであるイノシトール 1,4,5-三リン酸(Inositol 1,4,5-trisphosphate：IP_3)およびジアシルグリセロール(Diacylglycerol：DAG)を産生しシグナル伝達を引き起こす(図 1)[5)17)18)]。IP_3 は小胞体にある IP_3 受容体(IP_3R)に結合し小胞体から Ca^{2+} を放出する IP_3 誘導 Ca^{2+} 放出(IP_3-induced Ca^{2+} release：IICR)[17)]。

DAG と Ca^{2+} は故西塚泰美先生(神戸大学名誉教授)が発見した PKC(Protein kinase C)を活性化する[19)]。現在 Gq 経路を活性化する GPCR は 100 種以上確認され，そのうち選択的に Gq と共役するものが 32 種確認されている[20)]。小胞体のミトコンドリア結合膜(MAM)では IP_3R が GRP75 を介しミトコンドリア外膜 VDAC(Voltage-dependent anion channel)と結合し機能している(図 1)[9)21)22)]。

1970 年代に著者の一人である御子柴はパスツール研究所で J. P. Changeux 教授と共に P_{400} というタンパク質の研究を行い，それが運動失調症状を呈する突然変異マウス小脳で激減していることを見い出した[23)]。帰国後 P_{400} が IP_3R であることを発見し[24)]，1989 年世界に先駆け小脳の IP_3R が 2,749 アミノ酸残基から成る巨大な膜タンパク質であることを報告した[25)]。IP_3R のアミノ(N)末端には IP_3 結合部位，カルボキシル(C)末端には 6 回膜貫通部位から成るチャネル領域[26)]，その間に巨大な調節・カップリング領域があること(**図 2**A)，そしてこの巨大分子が会合し 4 量体としてチャネルを形成することを解明した[27)]。更に「IP_3 結合コア」[28)]とそれを負に調節する「サプレッサー領域」[29)]を同定し(図 2A)，X 線結晶構造解析で各々の構造を決定した[30)31)]。IP_3R の遺伝子変異や欠損は，脊髄小脳失調症や無汗症等を起こし，その機能は受精から発生・分化，神経変性や癌などに関与する[17)19)]。IP_3R はほぼ全ての動物細胞に保存され(図 2A)，8 億年前から生息する単細胞生物(*Capsaspora owczarzaki*)にも存在が確認され[32)]，IP_3R は生命活動の根幹に関わると考えられる。

リアノジン受容体(Ryanodine receptor：RyR)は IP_3R と同様，小胞体 Ca^{2+} シグナリングを担う Ca^{2+} チャネルである(図 1)[5)33)34)]。トロポニンの発見者である故江橋節郎先生(東京大学名誉教授)の門下の遠藤實先生(東京大学名誉教授)が Ca^{2+} 誘導 Ca^{2+} 放出を発表した[35)]。故沼正作先生(京都大学名誉教授)により骨格筋 RyR がクローニングされ，5,037 残基から成る巨大な膜タンパク質の完全長アミノ酸配列が 1989 年に発表された[36)]。心筋と骨格筋と同様，脳でも RyR は Ca^{2+} 誘導 Ca^{2+} 放出(Ca^{2+}-induced Ca^{2+} release：CICR)チャネルとして働き，細胞内 Ca^{2+} 濃度や電位依存性 Ca^{2+} チャネルに応答し小胞体から Ca^{2+} を放出する[33)]。cADPR(cyclic adenosine diphosphoribose) や NAADP(Nicotinic acid adenine dinucleotide phosphate) が RyR の内在性リガンド候補だが[37)38)]，その結合部位は未だ不明である。RyR1 の遺伝子変異は悪性高熱症やセントラルコア病，RyR2 遺伝子の変異はカテコールアミン誘発性多形性心室頻拍に関係があるが[39)]，脳の遺伝病は報告されていない。真核生物の分子系統学的解析により IP3R 遺伝子ファミリーが RyR 遺伝子の先祖であることが示唆されている[32)]。

3　クライオ電顕と X 線結晶構造解析のブレイクスルー

筆者らは IP_3R の精製標品を負(ネガティブ)染色して電子顕微鏡(電顕)で観察し(図 2B)，IP_3 結合部位が Ca^{2+} を透過するチャネル領域から離れていることを提案した[40)41)]。その後，電子顕微鏡による構造解析技術の進歩は目覚ましく，2015 年の Nature 誌に 3 つの研究グループから RyR1 の近原子分解能のクライオ電顕構造が発表された[42)-44)]。これらは共通して骨格筋の筋小胞体膜を可溶化後アフィニティー精製し，液体エタン中で急速凍結し液体窒素温度にて電顕データを得ている。全て Y. Cheng 博士の方法[45)]に基づいて電子線直接検出カメラで記録し

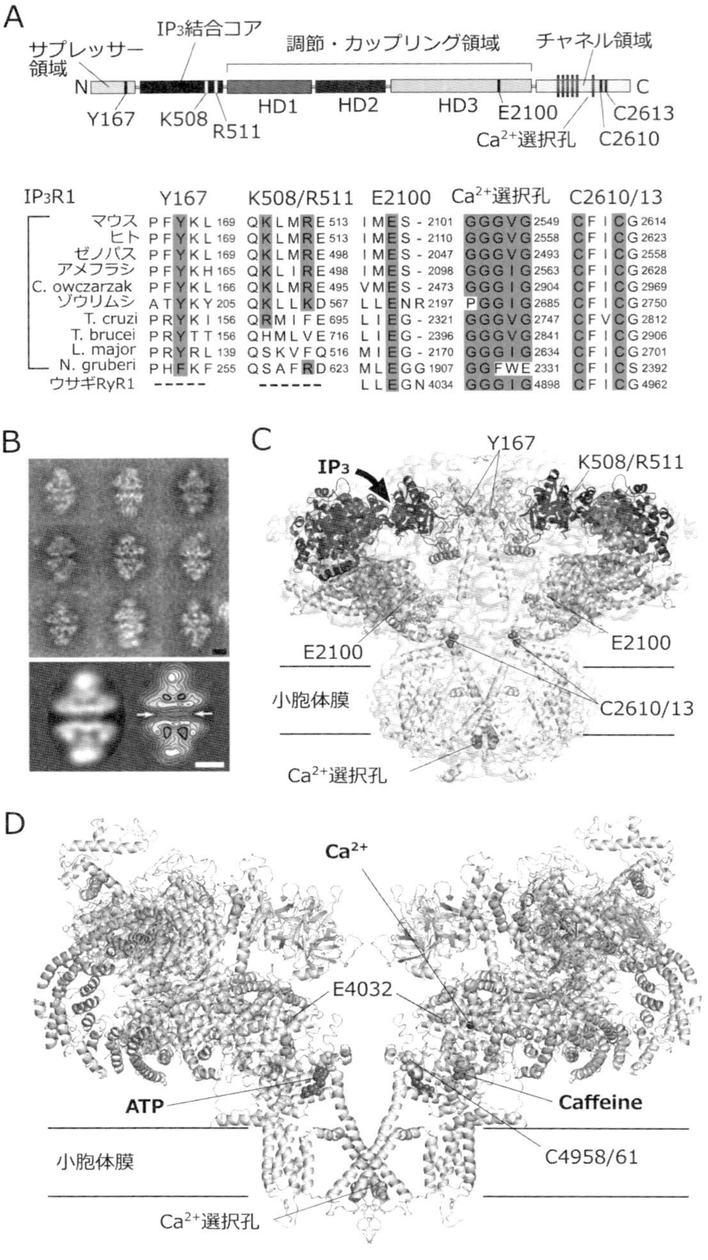

図2　IP_3R と RyR の構造

(A)アミノ末端(N)にはサプレッサー領域，IP_3 結合コア，カルボキシル末端(C)にはチャネル領域が位置し，その間にヘリカルドメイン(HD1：緑，HD2，HD3)を含む巨大な調節・カップリング領域がある。タイロシン残基(Y167)[59]，グルタミン酸残基(E2100)[53]，そしてシステイン残基(C2610 と C2613)[66]は IP_3 による Ca^{2+} 放出活性に必須のアミノ酸残基。図中リジン・アルギニン残基(K508 と R511)は IP_3 結合に必須のアミノ酸残基[28]。アミノ酸配列番号は，マウス1型 IP_3R[25]に従う。(B)精製 IP_3R をネガティブ染色し撮影した head-to-head アセンブリの電子顕微鏡像。図1の層状小胞体に存在する。上黒バーおよび下白バーは 100 Å。(文献[41]より転載)　(C)I 形 IP_3R(IP_3R1)の立体構造。クライオ電顕マップ(EMDB-6369)に X 線結晶構造(PDB ID：5X9Z)をフィットさせ作成。チャネルドメインはクライオ電顕構造(3JAV)から作成。(D)RyR1 の立体構造(PDB ID：5TAQ)。Ca^{2+}，ATP，Caffeine 結合部位はクライオ電顕により決定された[55]。(C)と(D)は簡略化のため4つのサブユニットのうち2つのみ表示。

た画像を平均化しており，単粒子解析にはRelionが使われている。この頃IP_3Rのクライオ電顕構造も解かれたと海外から情報が届き，その数ヵ月後にIP_3Rのクライオ電顕構造(図2C)がNature誌に発表された[46]。このクライオ電顕による小胞体Ca^{2+}チャネルの構造解析の躍進はScience Signaling誌のSignaling Breakthroughs of the Yearに取り上げられ[47]，2017年にはRyR1の構造解析に携わったJ.Frankを含む3名のクライオ電顕のパイオニアにノーベル化学賞が与えられた。

一方筆者らは，X線結晶構造解析を目指し2000年から遺伝子工学を用いてIP_3結合部位からチャネル部位につながる細胞質側の領域を昆虫細胞で大量に発現・精製し結晶化する試みを開始していた。2008年に初めて細胞質ドメインの微結晶を得た。2010年から大型放射光施設SPring-8でX線回折実験を始め，メールインによる遠隔操作を駆使して結晶化条件の精密化を行った。試行錯誤の結果，2,217アミノ酸残基から構成されるIP_3R細胞質ドメインのロッド状結晶と1,585アミノ酸残基からなる細胞質ドメインの双角錐状結晶を得ることに成功した[48]。PDBに公開されたクライオ電顕モデルを応用し構造モデル(図2C)を構築した[48]。クライオ電顕のマップとX線結晶構造は概ね一致し，X線結晶構造でもIP_3結合部位がチャネル領域まで80 Å以上離れていることが確かめられた[48]。同時に，我々のX線結晶構造とクライオ電顕構造が異なる部位も明らかとなった。顕著なのはHD2とIP_3結合コア領域の位置であり，これらのドメインの位置がフレキシブルに変化する可能性と，電顕モデルの精密化が不十分である可能性が考えられる。

4　RyRのCICR動作メカニズム

RyR1にはμMオーダーの乖離定数をもつCa^{2+}結合部位とmMの結合部位があり，前者が活性化を後者が不活性化を起こす[49]。このベルシェイプのCa^{2+}制御はIP_3Rにも報告されている[49][50]。クライオ電顕によりRyR1の原子構造モデルが得られたが，どのようにしてCa^{2+}が結合してチャネルを開けるか不明であった。クライオ電顕構造により膜貫通部位近傍のEFハンド構造がCa^{2+}結合部位と推論されたが[42)-44]，機能解析の研究ではRyR1のEFハンドの配列をスクランブル変異してもCa^{2+}による活性化は起こり[51]，EFハンドはCICR機能に必要ないことが報告されている[52]。これまでの機能解析ではRyRアイソフォームとIP_3Rに保存されているRyR1のE4032(RyR2ではE3987)こそがCICR機能に必須であると提案されていた[52)-54]。2016年にFrankとMarksらのグループからCell誌に発表されたクライオ電顕構造で初めてE4032近傍にCa^{2+}が結合している様子が確認された(図2D)[55]。この結合部位ではCa^{2+}イオンに配位する全てのアミノ酸残基がRyRとIP_3Rに保存されていた[55]。しかも，RyRの活性化因子であるATPとカフェインの結合部位もクライオ電顕により同定され，これらがCa^{2+}結合部位と直接インターフェースを介して接していることが解明された(図2D)[55]。驚いたことにE4032は直接Ca^{2+}には配位せず，この新規のCa2結合部位を安定化していると結論された[55]。リアノジンの結合部位については，機能解析により予想されていたように膜貫通部位にリアノジンの電子密度が観察された[55]。

2016年に別のグループからもRyRのCa^{2+}放出機構に関する論文がScience誌に発表され

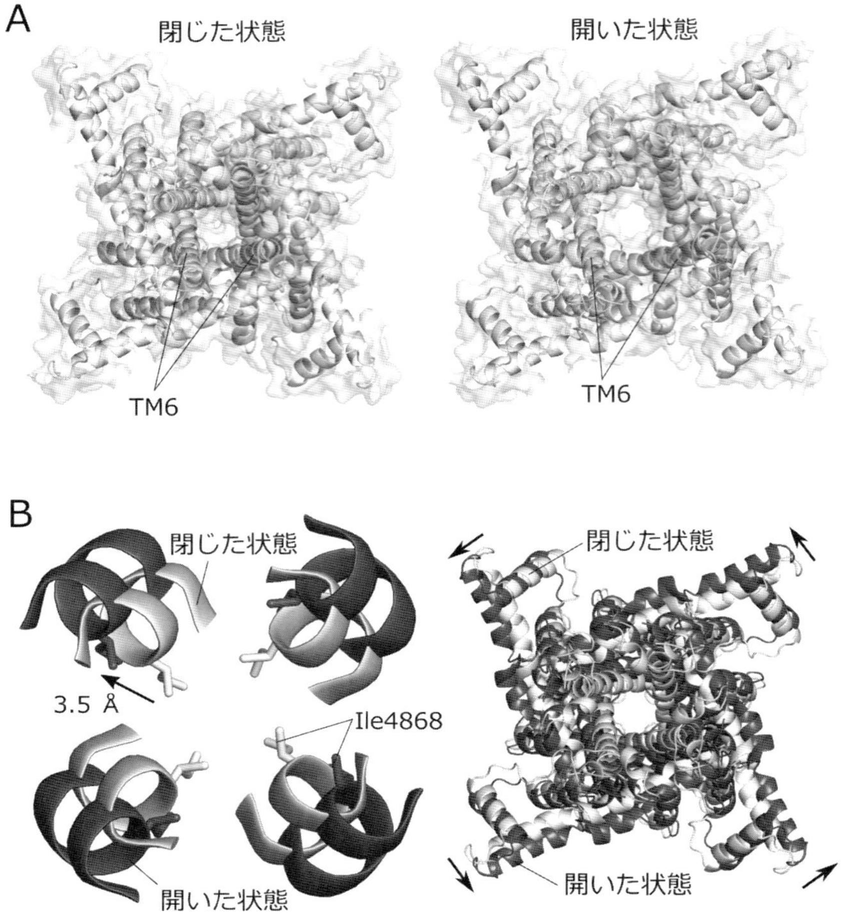

図３　クライオ電顕により解明されたRyRのチャネル開孔メカニズム
(A)クライオ電顕で得られたRyR2のチャネル部位の立体構造を細胞質側から見た図。左は5 mM EDTA-2Na存在下で解析されたチャネルが閉じた状態(PDB ID：5GO9)で右は20 μM Ca^{2+}及び10 μM PCB 95(2,2', 3,5', 6-pentachlorobiphenyl)存在下で解析された開いた構造(PDB ID：5GOA)[56]。(B)閉じた構造(5GO9)と開いた構造(5GOA)を重ねた図。左はCa^{2+}透過孔を拡大したもの。最小ポア半径を示すIle4868は外側に3.5 Å移動する(矢印)。右はTM6とTM5を細胞質側から見た図[56]。　TM6のC末側αヘリックスのPhe4922は3.5 Å移動する(矢印)。

た[56]。Yanのグループはブタ心臓からRyR2をアフィニティー精製し，Ca^{2+}チャネルが閉じた状態と開いた状態の構造(20 μM Ca^{2+}とPCB95添加)をクライオ電顕により解明した。閉じた状態ではTM6の中間部にあるIle4868において最小の孔半径(＜１Å)を示すが，開いた状態ではTM6が外側に移動して孔半径が２Åになる(**図3**Aと3B)[56]。この際，Ile4868とTM6のC末端側に位置するαヘリックスは図3Bのように3.5 Åシフトする。一方，MarksとFrankグループは，Ca^{2+}とATPとカフェイン存在下でCa^{2+}チャネルの開孔状態をクライオ電顕で捉えている。驚くべきことに，異なる条件にも関わらず得られたCa^{2+}チャネルの開孔構造はYanグループの報告と一致している[55]。この構造変化の際に，６回膜貫通型イオンチャネルのイオン選択フィルターと相同性の高いCa^{2+}透過孔(GGGIG配列，図2A)の構造は変化しない[55][56]。ポアを形成する膜貫通ヘリックスのG4934がゲーティングヒンジとして屈折し構造変化するが[55]，これは他のイオンチャネルにも共通のメカニズムである[57]。

5　IP_3RのIICR動作メカニズム

RyRのチャネル開孔を活性化するCa^{2+}，ATPそしてカフェインはチャネル領域の近傍に結合するが(図2D)，IP_3RのIP3結合部位とチャネル部位は80 Å以上離れている(図2C)。ではどのようにしてIP_3は80Å離れたチャネルを物理的に開けるのだろうか。2015年に報告されたIP_3Rのクライオ電顕構造はIP_3不在の構造のみで[46]，IP_3による開孔機構は不明であった。筆者らはIP_3存在下・非存在下での結晶化条件を探索し結晶構造を解析した。**図4**はIP_3存在下での結晶構造とIP_3非存在下での結晶構造を重ねて示している。IP_3がIP_3結合コアにあるポケットに結合すると，HD1，HD2，HD3の位置が変化することが明らかになった。この構造変化の再現性を確かめるためHD3を除去したタンパク質でもX線結晶構造解析を行ったところ，同様にHD1およびHD2の位置がIP_3結合により変化することが確認された。これまでネガティブ染色[41]とFRET(Förster共鳴エネルギー移動)による研究[58]でもIP_3による微小な構造変化が示唆され，これらと一致する。

2015年のNature論文でIP_3結合コアと直接結合するとされているC末端[46]を50アミノ酸残基除去しても機能は低下せず上昇した(**図5**A)[48]。しかもクライオ電顕で構築されたC末端の原子モデルはクライオ電顕マップと一致せず，他のアイソフォームや他の動物種でアミノ酸配列が保存されていない。したがってC末端は必須でなく，調節部位であると結論した。ま

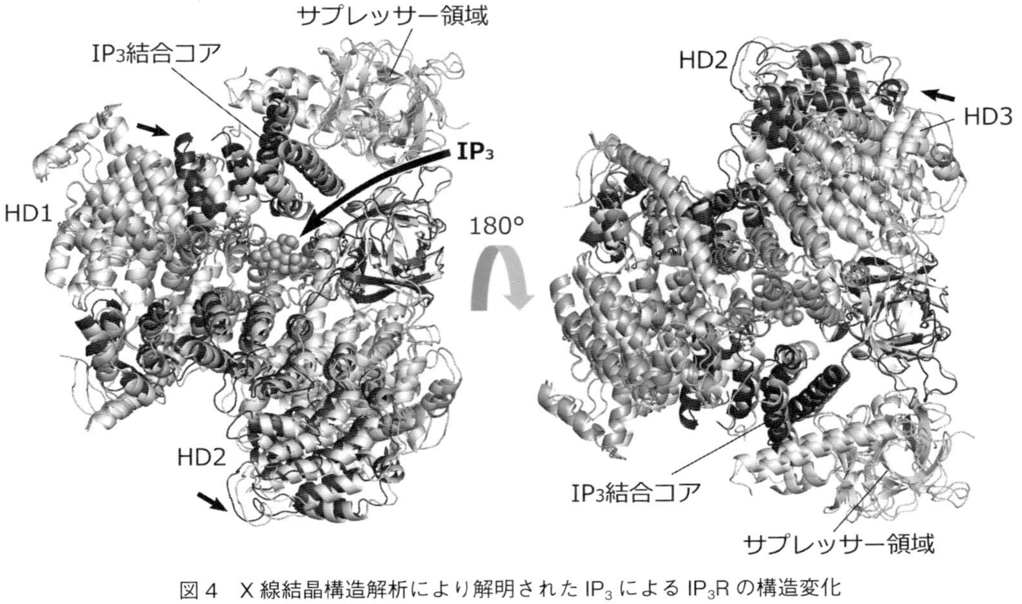

図4　X線結晶構造解析により解明されたIP_3によるIP_3Rの構造変化

IP_3非存在下で作製した結晶から得たサブユニット構造とIP_3存在下のX線結晶構造をアミノ末端領域(アミノ酸配列番号7～430)に重ね合わせた図[48]。左はIP_3結合コアを上から，右は下から見た図である。矢印は，IP_3によるHD1領域，HD2領域，HD3領域の移動を示す。

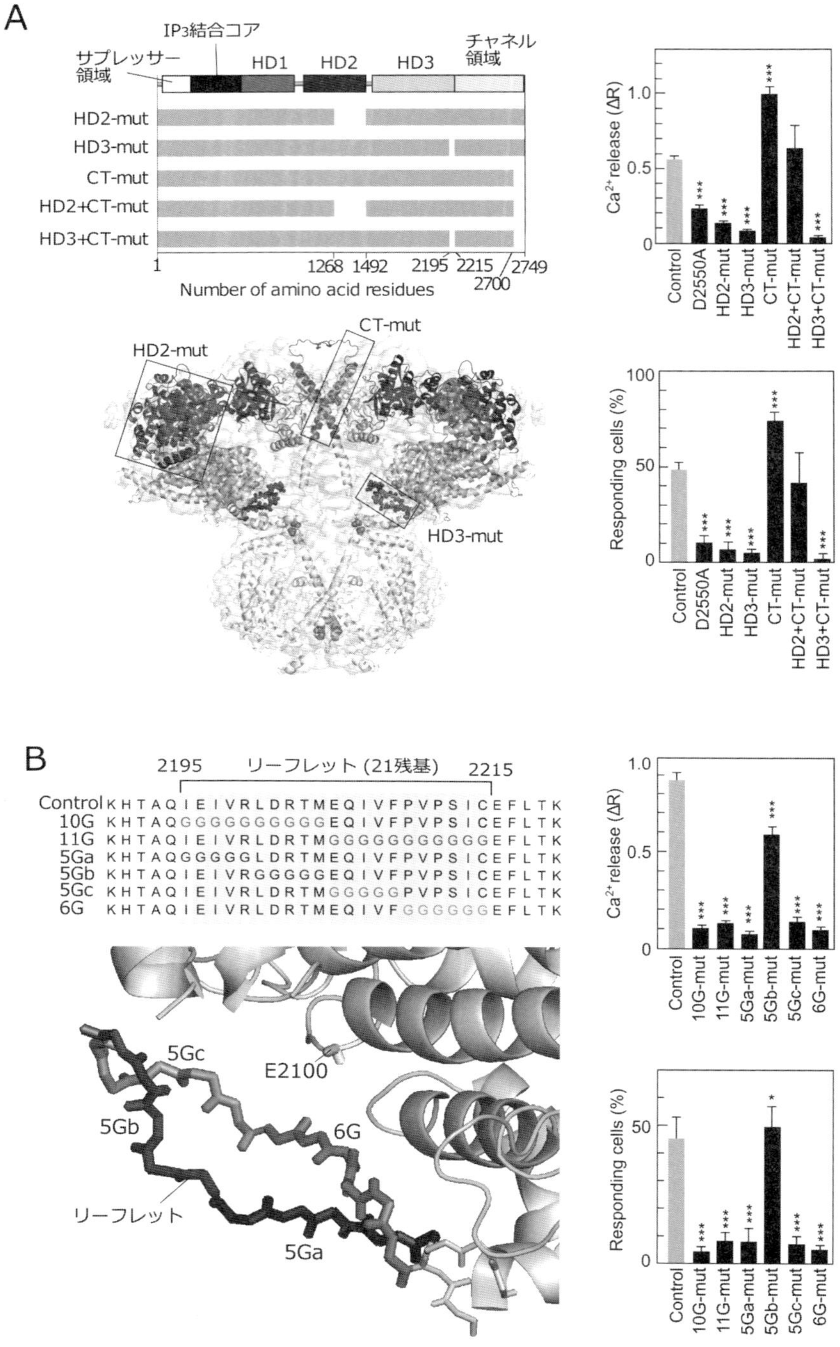

図5　IP_3R 変異体の機能解析による構造変化経路の探索

(A)左は作成した欠失変異体。右は小胞体からの Ca^{2+} 放出活性を測定した結果。右上の棒グラフは小胞体 Ca^{2+} 放出量(ピークの高さ)の平均値，右下の縦軸は刺激に応答した細胞の割合[48]。

(B)左は HD3 にある 5～11 アミノ酸残基をグリシン(G)に置換した部位。右上の棒グラフは Ca^{2+} 濃度の変化量の平均値，右下の縦軸は刺激に応答した細胞の割合[48]。

たサプレッサー領域のαヘリックスが隣のサブユニットと直接結合しているのでこれがチャネル機能に寄与すると提案しているが[46]，このαヘリックスを除去した欠損変異でも機能があり矛盾する[59]。筆者らの最新の機能実験(図5A)を総合すると，HD3が最も重要であることが判明した[48]。HD3領域のユニークな小葉型構造(リーフレット)が唯一チャネル領域と物理的に接する部位で，これが構造変化を伝達すると示唆された。IP_3によるリーフレットの位置変化は微小だが，我々はこれこそ長年謎であったIP_3によるチャネル開孔機構そのものだと考え，機能解析により更にこの仮説を検証した。

リーフレット領域にある10〜11アミノ酸残基，または5〜6アミノ酸残基を全てグリシン残基に置換した6種類の変異体を作製し，小胞体からのCa^{2+}放出活性を測定した(図5B左)。その結果，リーフレットがチャネル部位に接していない5b領域のグリシン置換変異体では活性を示すが，チャネル部位に接している5a領域をグリシン残基に置換すると活性が完全に消失した(図5B右)。また，HD3のヘリックスに接する5cおよび6G領域でも活性が消失することから，リーフレットがHD3から5c/6G領域および5a領域を経てチャネル領域へ構造変化を伝達することが判明した[48]。以上の結果より，IP_3によるIP_3結合コアの構造変化は，クライオ電顕構造で示唆されたC末端[46]ではなく，巨大な調節・カップリング領域に反映され[48]結果としてリーフレットが中心軸から外側に移動しチャネルを開けるという新しいゲート機構を我々は提案した(**図6**)。

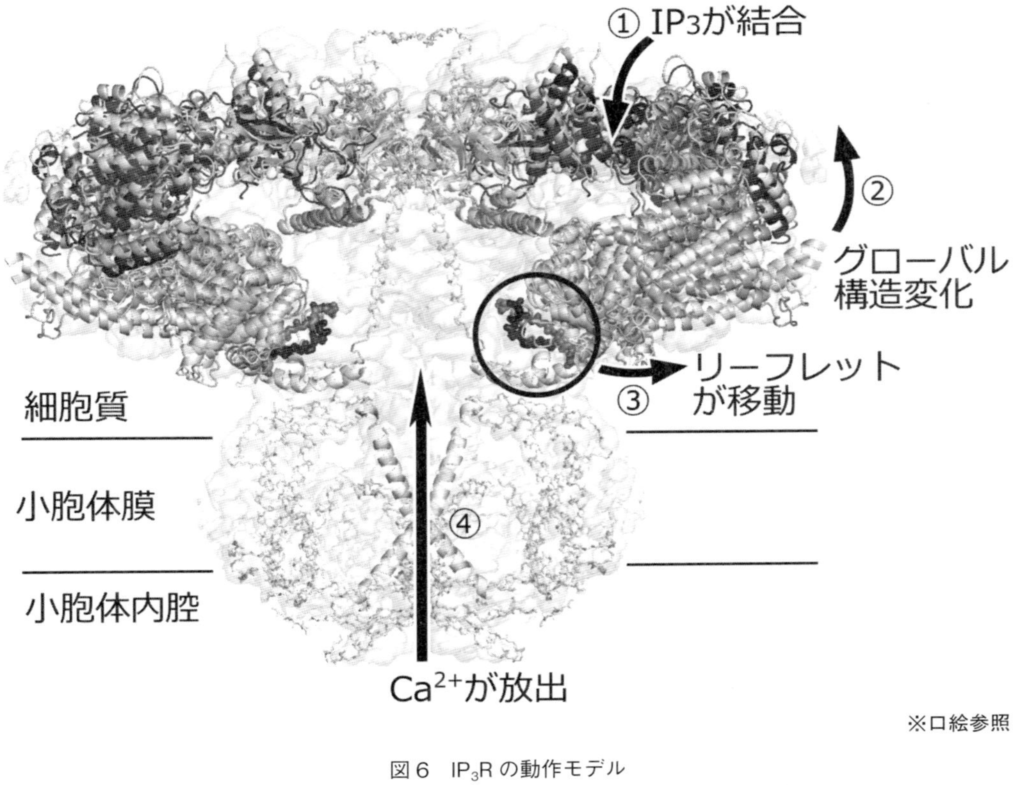

※口絵参照

図6　IP_3Rの動作モデル

①IP_3によりIP_3結合コアが構造変化し，②グローバルな構造に反映する。結果として③HD3のリーフレット構造が矢印の向きに動き，④Ca^{2+}チャネルの孔を形成するαヘリックスが外側に移動しCa^{2+}が放出される[48]。

6　結論と展望

IP_3R と RyR の全長アミノ酸配列が解読されてから 30 年の間，謎に包まれていた動作メカニズムが近年のタンパク質構造解析の技術革命により明らかとなった。IICR のメカニズムは，IP_3 結合部位がチャネル近傍で直接チャネルを開ける直接カップリング説[60]と，アロステリックな構造変化による長距離カップリング説[41)61)]が提案されていたが，クライオ電顕と X 線結晶構造解析の両者により IP_3 結合コアがチャネル部位から 80 Å 離れていることが確認され，後者の長距離カップリング説が支持された。筆者らはこれを可能にする構造変化を X 線結晶構造解析により解明した。変異体の機能解析により IP_3 結合部位からチャネルに至る機能的伝達経路を同定し IICR の動作メカニズムを解明した[48]。また RyR の構造解析により，複数のグループにより Ca^{2+} による Ca^{2+} チャネルの構造変化がクライオ電顕で解き明かされ，CICR の動作メカニズムが解明された。更に，クライオ電顕により Ca^{2+} 結合部位や ATP，カフェイン，そしてリアノジン結合部位の立体構造も決定された。これらの近原子レベルの構造解析の成果により今後，小胞体 Ca^{2+} チャネルが関わる病態メカニズムの理解と診断法の開発が進むことが期待される。

特に小胞体 Ca^{2+} シグナリングはアポトーシスとオートファジーの制御に関わり，神経変性疾患の原因として注目されている。近年では小胞体とミトコンドリアの結合部位 MAM(図 1)がアルツハイマー病のメカニズムとして盛んに研究されている。アルツハイマー原因タンパク質である PS1/2 や γ セクレターゼが MAM に分布し ApoE が MAM 機能を活性化すること[10]，家族性及び孤発性アルツハイマー病の線維芽細胞で小胞体―ミトコンドリアの相互作用が亢進すること[6)11)]が報告されている。MAM では IP_3R の複合体がミトコンドリアと結合し[7)8)21)]，PS1/2 により IP_3R が制御を受けることも知られている[14)16)]。RyR の安定化薬剤である Rycal S107 を投与するとアルツハイマー病モデルマウスの病態が改善された例や[62]，RyR も PS1/2 により制御を受けることが報告され[15)34)]，アルツハイマー病の「小胞体 Ca^{2+} 仮説」を支持する実験データが蓄積している。今後は，本稿で解説した CICR と IICR メカニズムがどのように病態に寄与するのか近原子レベルの分解能で研究が可能となるだろう。特に，リーフレットによる新規の構造変化伝達経路の近傍には細胞死に関わるチトクローム c や Bcl-xL，Akt/PKB[17]が作用することから，病態にリーフレット構造の制御が関与するか興味深い課題である。RyR ではクライオ電顕で解明された Ca^{2+}，ATP，カフェイン結合部位と Ca^{2+} チャネルの開孔メカニズムが病態に関わるか近原子レベルの詳細な研究が可能となるだろう。クライオ電顕は超分子構造やオルガネラ構造の解析にも応用可能で[63]，患者死後脳サンプルから構造決定した例もあり[64]，クライオ電顕を用いた新規の研究技術や診断法の開発も期待される。本稿では，構造生物学の技術革命により解明された小胞体 Ca^{2+} チャネルの動作メカニズムの最新知見をタンパク質の原子構造の視点から解説した。アルツハイマー病の予防や創薬に向けたメカニズムの解明や診断法の開発の一助となれば幸いである。

謝　辞

本稿で紹介した我々の研究は主に宮武秀行（理化学研究所＝以下，理研）と寺内明子（理研）との共同研究の成果である。X線結晶構造解析は中村勇樹氏（高輝度光科学研究センター），上野剛氏（理研），山本雅貴氏（理研），Ca^{2+}測定は中村京子氏（順天堂大学）に協力頂いた。

文　献

1）C. Peterson, G. E. Gibson and J. P. Blass：Altered calcium uptake in cultured skin fibroblasts from patients with Alzheimer's disease. *N Engl J Med* **312**, 1063-1065, doi:10.1056/NEJM198504183121618 (1985).
2）C. Peterson, and J. E. Goldman：Alterations in calcium content and biochemical processes in cultured skin fibroblasts from aged and Alzheimer donors. *Proc Natl Acad Sci U S A*, **83**, 2758-2762 (1986).
3）C. Peterson, R. R. Ratan, M. L. Shelanski and J. E. Goldman：Cytosolic free calcium and cell spreading decrease in fibroblasts from aged and Alzheimer donors. *Proc Natl Acad Sci U S A*, **83**, 7999-8001 (1986).
4）E. Ito *et al.*：Internal Ca2+ mobilization is altered in fibroblasts from patients with Alzheimer disease. *Proc Natl Acad Sci U S A*, **91**, 534-538 (1994).
5）M. J. Berridge：Calcium regulation of neural rhythms, memory and Alzheimer's disease. *J Physiol*, doi:jphysiol.2013.257527[pii]10.1113/jphysiol.2013.257527 (2013).
6）L. Hedskog *et al.*：Modulation of the endoplasmic reticulum-mitochondria interface in Alzheimer's disease and related models. *Proc Natl Acad Sci U S A*, **110**, 7916-7921, doi:10.1073/pnas.1300677110 (2013).
7）Y. Liu and X. Zhu：Endoplasmic reticulum-mitochondria tethering in neurodegenerative diseases. *Transl Neurodegener*, **6**, 21, doi:10.1186/s40035-017-0092-6 (2017).
8）S. Paillusson *et al.*：There's Something Wrong with my MAM；the ER-Mitochondria Axis and Neurodegenerative Diseases. *Trends Neurosci* **39**, 146-157, doi:10.1016/j.tins.2016.01.008 (2016).
9）J. Janikiewicz *et al.*：Mitochondria-associated membranes in aging and senescence：structure, function, and dynamics. *Cell Death Dis* **9**, 332, doi:10.1038/s41419-017-0105-5 (2018).
10）M. D. Tambini *et al.*：ApoE4 upregulates the activity of mitochondria-associated ER membranes. *EMBO Rep* **17**, 27-36, doi:10.15252/embr.201540614 (2016).
11）E. Area-Gomez, and E. A. Schon：On the Pathogenesis of Alzheimer's Disease：The MAM Hypothesis. *FASEB J* **31**, 864-867, doi:10.1096/fj.201601309 (2017).
12）B. Wu, H. Yamaguchi, F. A. Lai and J. Shen：Presenilins regulate calcium homeostasis and presynaptic function via ryanodine receptors in hippocampal neurons. *Proc Natl Acad Sci U S A* **110**, 15091-15096, doi:10.1073/pnas.1304171110 (2013).
13）L. E. Jensen *et al.*：Alzheimer's disease-associated peptide Abeta42 mobilizes ER Ca(2+) via InsP3R-dependent and -independent mechanisms. *Front Mol Neurosci*, **6**, 36, doi:10.3389/fnmol.2013.00036 (2013).
14）K. H. Cheung *et al.*：Gain-of-function enhancement of IP3 receptor modal gating by familial Alzheimer's disease-linked presenilin mutants in human cells and mouse neurons. *Sci Signal*, **3**, ra22, doi:10.1126/scisignal.2000818 (2010).

15) G. E. Stutzmann *et al.*：Enhanced ryanodine receptor recruitment contributes to Ca2＋ disruptions in young, adult, and aged Alzheimer's disease mice. *J Neurosci*, **26**, 5180–5189, doi:10.1523/JNEUROSCI.0739-06.2006(2006).

16) G. E. Stutzmann, A. Caccamo, F. M. LaFerla and I. Parker：Dysregulated IP3 signaling in cortical neurons of knock-in mice expressing an Alzheimer's-linked mutation in presenilin1 results in exaggerated Ca^{2}＋ signals and altered membrane excitability. *J Neurosci*, **24**, 508–513, doi:10.1523/JNEUROSCI.4386-03.2004(2004).

17) M. J. Berridge：The Inositol Trisphosphate/Calcium Signaling Pathway in Health and Disease. *Physiol Rev*, **96**, 1261–1296, doi:10.1152/physrev.00006.2016(2016).

18) L. Minichiello：TrkB signalling pathways in LTP and learning. *Nat Rev Neurosci* **10**, 850–860, doi:10.1038/nrn2738(2009).

19) K. Mikoshiba：IP3 receptor/Ca2＋ channel：from discovery to new signaling concepts. *J Neurochem*, **102**, 1426–1446(2007).

20) G. Pandy-Szekeres *et al.*：GPCRdb in 2018：adding GPCR structure models and ligands. *Nucleic acids research*, **46**, D440–D446, doi:10.1093/nar/gkx1109(2018).

219 T. Hayashi, R. Rizzuto, G. Hajnoczky and T. P. Su MAM：more than just a housekeeper. *Trends Cell Biol*, **19**, 81–88, doi:10.1016/j.tcb.2008.12.002(2009).

22) G. Szabadkai *et al.*：Chaperone-mediated coupling of endoplasmic reticulum and mitochondrial Ca2＋ channels. *J Cell Biol*, **175**, 901–911, doi:10.1083/jcb.200608073(2006).

23) K. Mikoshiba, M. Huchet and J. P. Changeux：Biochemical and immunological studies on the P400 protein, a protein characteristic of the Purkinje cell from mouse and rat cerebellum. *Dev Neurosci*, **2**, 254–275(1979).

24) N. Maeda, M. Niinobe and K. Mikoshiba：A cerebellar Purkinje cell marker P400 protein is an inositol 1,4,5-trisphosphate(InsP3)receptor protein. Purification and characterization of InsP3 receptor complex. *EMBO J*, **9**, 61–67(1990).

25) T. Furuichi *et al.*：Primary structure and functional expression of the inositol 1,4,5-trisphosphate-binding protein P400. *Nature*, **342**, 32–38(1989).

26) T. Michikawa *et al.*：Transmembrane topology and sites of N-glycosylation of inositol 1,4,5-trisphosphate receptor. *J Biol Chem*, **269**, 9184–9189(1994).

27) N. Maeda *et al.*：Structural and functional characterization of inositol 1,4,5-trisphosphate receptor channel from mouse cerebellum. *J Biol Chem*, **266**, 1109–1116(1991).

28) F. Yoshikawa *et al.*：Mutational analysis of the ligand binding site of the inositol 1,4,5-trisphosphate receptor. *J Biol Chem*, **271**, 18277–18284(1996).

29) F. Yoshikawa, H. Iwasaki, T. Michikawa, T. Furuichi and K. Mikoshiba：Cooperative formation of the ligand-binding site of the inositol 1,4, 5-trisphosphate receptor by two separable domains. *J Biol Chem*, **274**, 328–334(1999).

30) I. Bosanac *et al.*：Structure of the inositol 1,4,5-trisphosphate receptor binding core in complex with its ligand. *Nature*, **420**, 696–700, doi:10.1038/nature01268 nature01268[pii](2002).

31) I. Bosanac *et al.*：Crystal structure of the ligand binding suppressor domain of type 1 inositol 1,4,5-trisphosphate receptor. *Mol Cell*, **17**, 193–203, doi:S1097276504007695[pii]10.1016/j.molcel.2004.11.047(2005).

32) K. J. Alzayady *et al.*：Tracing the Evolutionary History of Inositol, 1, 4, 5-Trisphosphate Receptor：Insights from Analyses of Capsaspora owczarzaki Ca2＋ Release Channel Orthologs.

Mol Biol Evol, **32**, 2236-2253, doi:10.1093/molbev/msv098(2015).

33) P. Chavis, L. Fagni, J. B. Lansman and J. Bockaert : Functional coupling between ryanodine receptors and L-type calcium channels in neurons. *Nature*, **382**, 719-722, doi:10.1038/382719a0 (1996).

34) N. Abu-Omar, J. Das, V. Szeto and Z. P. Feng : Neuronal Ryanodine Receptors in Development and Aging. *Mol Neurobiol*, **55**, 1183-1192, doi:10.1007/s12035-016-0375-4(2018).

35) M. Endo, M. Tanaka and Y. Ogawa : Calcium induced release of calcium from the sarcoplasmic reticulum of skinned skeletal muscle fibres. *Nature*, **228**, 34-36(1970).

36) H.Takeshima *et al.* : Primary structure and expression from complementary DNA of skeletal muscle ryanodine receptor. *Nature*, **339**, 439-445, doi:10.1038/339439a0(1989).

37) O. H. Petersen and A. V. Tepikin : Polarized calcium signaling in exocrine gland cells. *Annu Rev Physiol*, **70**, 273-299, doi:10.1146/annurev.physiol.70.113006.100618(2008).

38) A. H. Guse and I. M. Wolf : Ca(2+)microdomains, NAADP and type 1 ryanodine receptor in cell activation. *Biochim Biophys Acta*, **1863**, 1379-1384, doi:10.1016/j.bbamcr.2016.01.014(2016).

39) E. Rios : Calcium-induced release of calcium in muscle : 50 years of work and the emerging consensus. *J Gen Physiol*, doi:10.1085/jgp.201711959(2018).

40) K. Hamada, T.Miyata, K. Mayanagi, J. Hirota and K. Mikoshiba : Two-state conformational changes in inositol 1,4,5-trisphosphate receptor regulated by calcium. *J Biol Chem*, **277**, 21115-21118(2002).

41) K. Hamada, A. Terauchi and K. Mikoshiba : Three-dimensional rearrangements within inositol 1,4,5-trisphosphate receptor by calcium. *J Biol Chem*, **278**, 52881-52889(2003).

42) R. G. Efremov, A. Leitner, R. Aebersold and S. Raunser : Architecture and conformational switch mechanism of the ryanodine receptor. *Nature*, **517**, 39-43, doi:10.1038/nature13916[pii](2015).

43) R. Zalk *et al.* : Structure of a mammalian ryanodine receptor. *Nature*, **517**, 44-49, doi:10.1038/nature 13950[pii](2015).

44) Z. Yan *et al.* : Structure of the rabbit ryanodine receptor RyR1 at near-atomic resolution. *Nature*, **517**, 50-55, doi:10.1038/nature14063[pii](2015).

45) X. Li *et al.* : Electron counting and beam-induced motion correction enable near-atomic-resolution single-particle cryo-EM. *Nat Methods*, **10**, 584-590, doi:10.1038/nmeth.2472(2013).

46) G. Fan *et al.* : Gating machinery of InsP3R channels revealed by electron cryomicroscopy. *Nature*, **527**, 336-341, doi:10.1038/nature15249(2015).

47) E. M. Adler 2015 : Signaling Breakthroughs of the Year. *Sci Signal*, **9**, eg1, doi:10.1126/scisignal. aad9795(2016).

48) K. Hamada, H. Miyatake, A. Terauchi and K. Mikoshiba : IP3-mediated gating mechanism of the IP3 receptor revealed by mutagenesis and X-ray crystallography. *Proc Natl Acad Sci U S A*, doi:10.1073/pnas.1701420114(2017).

49) I. Bezprozvanny, J. Watras and B. E. Ehrlich : Bell-shaped calcium-response curves of Ins(1,4,5) P3- and calcium-gated channels from endoplasmic reticulum of cerebellum. *Nature*, **351**, 751-754, doi:10.1038/351751a0(1991).

50) M. Iino and M. Endo : Calcium-dependent immediate feedback control of inositol 1,4,5-triphosphate-induced Ca2+ release. *Nature*, **360**, 76-78, doi:10.1038/360076a0(1992).

51) J. D. Fessenden, W. Feng, I. N. Pessah and P. D. Allen : Mutational analysis of putative calcium binding motifs within the skeletal ryanodine receptor isoform, RyR1. *J Biol Chem*, **279**, 53028-53035, doi:10.1074/jbc.M411136200(2004).

52） W. Guo *et al.*：The EF-hand Ca2+ Binding Domain Is Not Required for Cytosolic Ca2+ Activation of the Cardiac Ryanodine Receptor. *J Biol Chem*, **291**, 2150-2160, doi:10.1074/jbc.M115.693325(2016).
53） T. Miyakawa *et al.*：Ca(2+)-sensor region of IP(3)receptor controls intracellular Ca(2+) signaling. *EMBO J*, **20**, 1674-1680, doi:10.1093/emboj/20.7.1674(2001).
54） P. Li and S. R. Chen：Molecular basis of Ca(2)+ activation of the mouse cardiac Ca(2)+ release channel(ryanodine receptor). *J Gen Physiol*, **118**, 33-44(2001).
55） A. des Georges *et al.*：Structural Basis for Gating and Activation of RyR1. *Cell*, **167**, 145-157 e117, doi:10.1016/j.cell.2016.08.075(2016).
56） W. Peng *et al.*：Structural basis for the gating mechanism of the type 2 ryanodine receptor RyR2. *Science*, **354**, doi:10.1126/science.aah5324(2016).
57） H. X. Zhou and J. A. McCammon：The gates of ion channels and enzymes. *Trends Biochem Sci*, **35**, 179-185, doi:10.1016/j.tibs.2009.10.007(2010).
58） T. Shinohara *et al.*：Mechanistic basis of bell-shaped dependence of inositol 1,4,5-trisphosphate receptor gating on cytosolic calcium. *Proc Natl Acad Sci U S A*, **108**, 15486-15491, doi:1101677108[pii]10.1073/pnas.1101677108(2011).
59） H. Yamazaki, J. Chan, M. Ikura, T. Michikawa and K. Mikoshiba：Tyr-167/Trp-168 in type 1/3 inositol 1,4,5-trisphosphate receptor mediates functional coupling between ligand binding and channel opening. *J Biol Chem*, **285**, 36081-36091, doi:M110.140129[pii]10.1074/jbc.M110.140129(2010).
60） D. Boehning and S. K. Joseph：Direct association of ligand-binding and pore domains in homo- and heterotetrameric inositol 1,4,5-trisphosphate receptors. *EMBO J*, **19**, 5450-5459, doi:10.1093/emboj/19.20.5450(2000).
61） K. Hamada and K. Mikoshiba：Revisiting channel allostery：a coherent mechanism in IP(3)and ryanodine receptors. *Sci Signal*, **5**, pe24, doi:10.1126/scisignal.2003148,scisignal.2003148[pii](2012).
62） A. Lacampagne *et al.*：Post-translational remodeling of ryanodine receptor induces calcium leak leading to Alzheimer's disease-like pathologies and cognitive deficits. *Acta Neuropathol*, **134**, 749-767, doi:10.1007/s00401-017-1733-7(2017).
63） F. J. B. Bauerlein *et al.*：In Situ Architecture and Cellular Interactions of PolyQ Inclusions. *Cell*, **171**, 179-187 e110, doi:10.1016/j.cell.2017.08.009(2017).
64） A. W. P. Fitzpatrick *et al.*：Cryo-EM structures of tau filaments from Alzheimer's disease. *Nature*, **547**, 185-190, doi:10.1038/nature23002(2017).
65） A. Yamamoto *et al.*：Stacks of flattened smooth endoplasmic reticulum highly enriched in inositol 1,4,5-trisphosphate(InsP3)receptor in mouse cerebellar Purkinje cells. *Cell Struct Funct*, **16**, 419-432(1991).
66） K. Uchida, H. Miyauchi, T. Furuichi, T. Michikawa and K. Mikoshiba：Critical regions for activation gating of the inositol 1,4,5-trisphosphate receptor. *J Biol Chem*, **278**, 16551-16560(2003).

第３節　凝集前病態の解明に基づく アルツハイマー病の新規 DMT 開発

東京医科歯科大学　藤田　慶大　東京医科歯科大学　岡澤　均

1　アルツハイマー病における臨床試験の失敗と問題点

アルツハイマー病の病理学的定義は，細胞外のアミロイドベータ(以下，アミロイドと略す)沈着により定義される。近年のアミロイド PET の進歩によって，臨床的に軽度認知障害(MCI)と診断される症例でも，アミロイド PET 陽性所見となった場合には，病理学的にはアルツハイマー病と同義に捉えることが可能となった。今日まで，治療開発の理論的根拠となってきたアミロイド仮説は，アルツハイマー病の病理学的定義が病因仮説に直接結びついたものである。

アミロイド細胞外凝集こそ毒性の最上流とするアミロイド仮説に基づき，アミロイド抗体を用いたアミロイド凝集除去，あるいはセクレターゼ阻害剤を用いたアミロイド産生阻害などの治療開発が，これまで試されてきた(**表 1**)。

アミロイド抗体治療開発では，これまでアミロイド能動免疫・受動免疫による臨床試験が行われた。はじめのケースは 1999 年に Elan Pharmaceutical 社よるアミロイドベータ抗原による能動免疫であり，AD モデルマウスでのアミロイド除去と症状改善が示された[1]。直ちに，臨床試験が開始されたが，重篤な脳炎による死亡例が報告されたことにより中止された。このため受動免疫に開発が移り，Eli-Lilly 社の Solanetumab，Pfizer 社，J&J 社の Bapineutumab，Biogen 社の Aducanumab などが臨床試験に供された。しかし，Solanetumab，Bapineutumab は，アミロイド PET による凝集除去が確認されながらも，臨床試験 phaseIII において認知症状改善効果が得られず，失敗に終わっている。特に，Eli-Lilly 社の Solanetumab においては，3 回の Phase III が数千人規模の対象で行われたが効果は得られず，Eli-Lilly 社の開発中止を宣言している。現在は，Aducanumab(Biogen 社)が臨床試験の途中である。Phase III のファーストラウンドの結果では，投与量依存的に効果があるとの Biogen 社の発表があったが，異論も報告され，症例をさらに追加して Phase III が続けられている。

一方，これらの受動免疫による臨床試験で得られた極めて重要な知見は，アミロイドが除去されたにもかかわらず，臨床症状の有意な改善が見られなかったという点である[2]。同様に，先の Elan Pharmaceutical 社よる能動免疫の長期フォロー患者の剖検脳病理所見でも，アミロイドは除去されていたが認知症状改善は見られなかった[3]。これらのヒトでの知見は，モデルマウスの実験結果とは異なり，発症後の患者に対するアミロイド除去が，認知症状の改善に直接的に結びつかないことを意味している。

他方，β-secretase，γ-secretase(アミロイド前駆体タンパク質(APP)から Aβ を切断する膜

表１　アミロイド仮説に基づく臨床試験の現状(2018.5 現在)

薬剤名	機序	臨床試験	結果	備考
AN-1792 (Elan, Wyeth)	能動免疫	Phase I/II フランス：97名 米国298名	中止	6-7%に脳炎 死亡例 フランス　4例 米国　18例 (Nat Med 2003)
Bapineutumab (Pfizer, J&J)	受動免疫	Phase III 北米＋ヨーロッパ Mild-moderate AD; 2,452名	無効 (ADAS-Dog, ADA) 終了2012.8	ARIA-E Aβ-PET：cleared cerebral Aβ by week 78 4億ドルの損失を計上
Solanezumab LY2062430 (Eli Lilly)	受動免疫	Phase III Mild-moderate AD; 2,052名 Expedition-1 Expedition-2 Expedition-3	Exp1 でmild caseに限り弱い効果 (ADAS-Cog14) Exp2では無効 しかしAβ-PETでは改善	Expedition-3では失敗 A4,DIANにも使用
Aducanumab (Biogen)	受動免疫	Phase III MCI due to AD & mild AD; 1,350名	PRIME dataでは弱い効果との発表、ただし第3者から統計上の異論あり。(2016) (CDR-SB, MMSE)　　Aβ-PETで改善	2022年まで継続中
Flurizan (Myriad Genetics & Laboratories)	γセクレターゼ阻害剤	Phase III	無効	Green et al, 2009 （文献4）
Semagacestat (Eli Lilly)	γセクレターゼ阻害剤	Phase III	無効	Doody et al, 2013 （文献5）
LY2886721 (Eli Lilly)	βセクレターゼ阻害剤	Phase II	中止	重篤な肝障害
Verubecestat (Merck)	βセクレターゼ阻害剤	Phase III	EPOCH (mild-moderate case)では無効 APECS (prodromal AD)は継続中止	
AZD3293 (AstraZeneca)	βセクレターゼ阻害剤	Phase III	進行中	
E2609 (Eisai & Biogen)	βセクレターゼ阻害剤	Phase III	進行中	

ARIA-E: Amyloid-related imaging abnormalities-vasogenic edema

岡澤　均、月刊ファームステージ(2016年12月号)(文献18)　より改変内酵素)の阻害剤も臨床試験が行われた[4)5)](表1)。γ-secretase阻害剤(Flurizan, Semagacestat)はphase IIIで無効，LY2886721はphaseIIで重篤な肝障害が発生し，試験中止となった。β-secretase阻害剤の二剤(Lanabecestat(ADZ3293), Elenbecestat(E2609))は，phase III臨床試験中である。また，Verubecestatは，2017年2月，軽度から中程度の認知症状を呈する患者を対象にしたphase II/III(EPOCH)において無効であったことが発表され，prodromal AD(MCI期の症候性前認知症期)患者を対象にしたphase III(APECS)も2018年2月に試験継続を断念することを発表した。副作用の背景として，Notch，APLP2，L1，CHL1の他，APP以外の複数のタンパク質が基質として知られている[6)]。また，β-secretase(BACE1)は，軸索終末に豊富に存在し，BACE1ノックアウトマウスは，軸索ガイダンス障害，髄鞘化不全，スパイン減少，てんかん，統合失調症様症状などを示すことも報告されている。

このように，従来の治療戦略は概ね不調に終わっている感があり，アミロイド仮説改変の必要性が強く認識されている。

本特集の他の項目で，オリゴマー仮説[7)]とプリオン様伝播[8)9)]については記載があるものと思われるので，新しい仮説として本稿では，細胞内アミロイドに関連する超早期病態仮説についてレビューしたい。ちなみに細胞内アミロイド蓄積は，筆者らが世界に先駆けて報告した[8)]。この所見は，ADモデルマウスおよびヒトAD患者において，他の研究グループによって繰り返し確認され，今日では周知の所見として広く認識されている[9)]。

2　アミロイド細胞外凝集に先行する病態メカニズムに関与するMARCKS

私達は，2010年から実施された文部科学省・脳科学研究戦略推進プログラム(脳プロ・課題E)にて，先述の臨床試験結果の公表に先んじて，よりunbiasedな解析に基づく仮説構築を目指して，網羅的リン酸化プロテオームによるリン酸化シグナル変化の解析を行なった。

ABSCIEX社の最新式質量解析機にて，信頼度95%以上で，脳組織から約1500種のタンパク質，60,000～100,000個のペプチドを同定する高検出レベルを実現し，網羅的リン酸化プロテオーム解析を実施した。解析対象は，4種類のアルツハイマー病モデルマウス(Presenilin-1変異Tgマウス，Presenilin-2変異Tgマウス，APP変異Tgマウス，APP変異3箇所・PS1変異2箇所Tgマウス(5xFADマウス))，およびヒト・アルツハイマー病(神経病理学的にピュアなアルツハイマー病と診断された)患者の脳組織である。得られた網羅的データを，タンパク質間相互作用データベースをもとに，スーパーコンピュータを利用したバイオインフォマティクス解析を行った。その結果，4種のモデルマウスに高い共通性を示す17個のリン酸化タンパク質を同定した[10)](**図1**)。タンパク質間相互作用データベース上では，これら17個のタンパク質(コアタンパク質)は直接的に結合することが想定された。

重要なポイントは，コアタンパク質のリン酸化変化の時間的推移と細胞外アミロイド凝集形成の時間的推移を比較すると，後述するMARCKSを含む3つのタンパク質(MARCKS, Marcksl, SRRM2)においては，アミロイド凝集が免疫組織学的に観察されるより以前の時期(1ヶ月齢)から，すでにリン酸化が変動していることが明らかになった(図1)。すなわち，私た

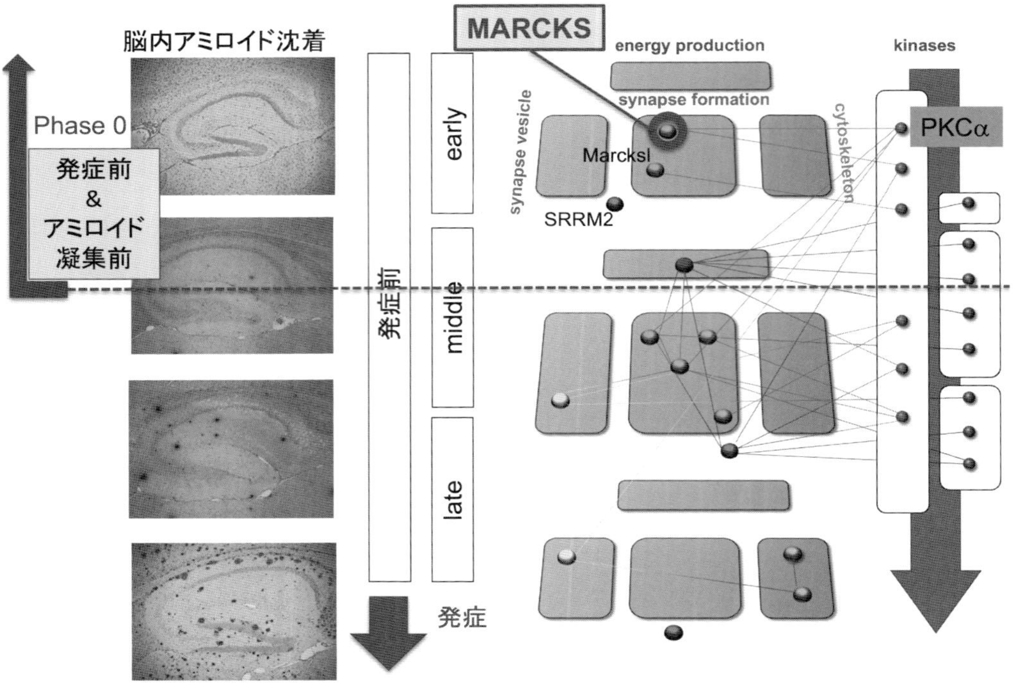

※口絵参照

図1　アミロイド凝集前から起こるリン酸化シグナル変化[10)]

ちの網羅的リン酸化プロテオーム解析は凝集前病態の一端を捉えたものと想定できた(図1)。

機能面からコアタンパク質を分類すると，主にシナプス形成・エネルギー産生・シナプス小胞形成・細胞骨格関連の分子に大別できた(図1)。4種のモデルマウスのうち，最も重篤な症状を示す5xFADマウスにおいて，樹状突起スパイン(興奮性シナプスの入力部)の減少が，認知記憶能力の低下に先立って認められた。また，MARCKSを含む，複数のコアタンパク質のリン酸化を誘導すると考えられるPKCに注目し，その阻害剤を5xFADマウスに投与すると，スパイン減少を改善することができた[10)](図1)。

3　MARCKSのリン酸化とその誘導因子に着目した新規の疾患修飾療法

リン酸化プロテオーム解析において，最初期からリン酸化変化したタンパク質の1つであるMARCKS(myristoylated alanine-rich C-kinase substrate)は，細胞膜直下に存在するたんぱく質であり，細胞膜ラフトのPIP2と細胞内アクチン骨格との結合を仲介し，細胞膜形態(突起や折れ曲がり)を維持するために必須なタンパク質である。MARCKSは興奮性シナプス後部構造であるスパインの形態維持にも必須であることが既に示されている[11)]。私達は，リン酸化プロテオーム解析によりMARCKSのリン酸化部位を30箇所同定した。

同定した30箇所のうち，リン酸化プロテオーム解析においてADモデルマウスで有意な変化を認めたのは16箇所であった。また，アミロイド凝集前の1ヶ月齢から変化したものは9箇所，さらにヒト・アルツハイマー病患者の死後脳においても変化を認めたのは4箇所であった。このように絞り込まれた4箇所のリン酸化部位に注目し，リン酸化抗体を作成して形態解析を行ったところ，Ser46リン酸化MARCKSが，マウスモデル・ヒト患者に共通して，アミロイド凝集斑(いわゆる老人斑)様の染色パターンを示すことを発見した。当初は抗体の交差反応を疑ったが，厳密な解析の結果，Ser46リン酸化MARCKS抗体はアミロイドに交差反応を示さず，凝集した細胞外アミロイドに近接する周囲の変性神経突起が強く染色されることが明らかになった[12]。さらに，アミロイド凝集斑がまだ形成されていない1ヶ月齢においても，神経突起の一部が染まっていた。リン酸化変異体を用いた細胞内in vivo結合実験により，Ser46リン酸化MARCKSは非リン酸化MARCKSよりアクチンとの結合性が低下していること，神経細胞におけるリン酸化変異体の強制発現は，興奮性シナプス後部構造(スパイン)の不安定化を起こすことが明らかになった[12]。これらの結果から，MARCKS-Ser46の異常リン酸化は，スパイン構造を不安定化させ，認知機能障害へとつながることが考えられる。

次に，MARCKSのSer46リン酸化を誘導するメカニズムを探索した。タウ，アミロイドβ，DAMPs(damage-associated molecular patterns)などの候補分子をスクリーニングした結果，リン酸化のトリガー分子として，DAMPsの代表格であるHMGB1が最も強いSer46位のリン酸化誘導作用を有することを見出した(**図2**)。HMGB1は，RAGEとTLR4(Toll-like receptor 4)への結合が知られているが，詳細な細胞実験により，この場合はTLR4への結合を介してMARCKSリン酸化を誘導することを明らかにした[12]。本来，HMGB1は核内に局在し，DNAのヒストンからの解きほぐしなどのDNA高次構造変換を行うDNA構造たんぱく質として細胞生存維持に必須の分子である。このDNA高次構造変換は転写・DNA修復などの核機能に必須の機能であることが知られている。一方，細胞質における機能についても最近報告がなされており，細胞質においてはミトコンドリア品質管理(mitophagyに関与)[13]やミトコンドリアDNA修復にも関与する[14]。

このように正常な細胞では細胞機能維持のために必須のタンパク質であるが，脆弱化細胞(damaged cell)あるいは細胞死に際して細胞外へ放出され，広義の炎症応答を惹起し，周囲の細胞を障害することも知られている(図2)。さらに，筆者らの検証から，HMGB1は神経細胞の過興奮状態においても放出されることが示された。このように，細胞障害あるいは細胞死に際して放出されたHMGB1が周辺の神経細胞のTLR4に結合してSer46位のMARCKSリン酸化を誘導すると考えられる(図2)。

そこで，私達は新たにHMGB1モノクローナル抗体を作成し，発症前の5xFADマウスを対象に治療実験を行った(図2)。HMGB1抗体を1〜6ヵ月齢あるいは3〜6ヵ月齢の間に，1週間ごとに皮下投与を行った。5xFADマウスはY-maze試験において6ヵ月齢で発症することが知られているが，2つの投与群のいずれにおいても，大脳神経細胞のMARCKS-Ser46リン酸化は抑制され，スパイン減少は回復し，Y-maze試験による記憶力低下も正常化した[12]。

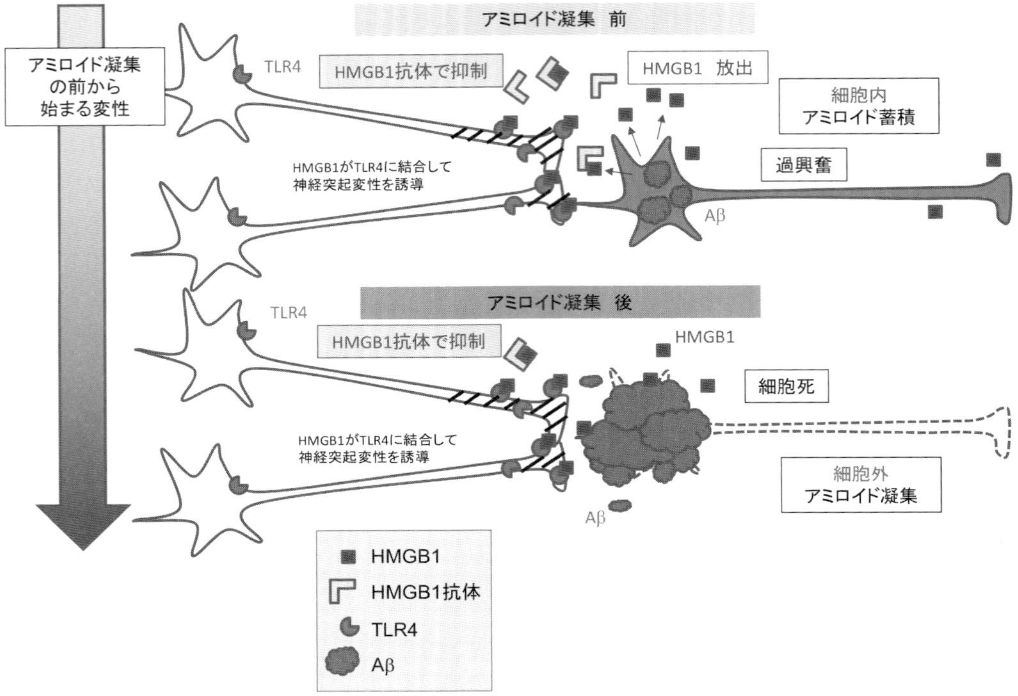

※口絵参照

図2　HMGB1 抗体治療の作用メカニズム

4　今後の治療戦略における超早期病態の重要性

以上の結果は，アミロイド細胞外凝集に先行する凝集前病態が存在することを意味している。私たちはこの病態を「超早期病態」と命名し，概念検証を研究領域に問うている[15]。HMGB1 抗体には，超早期病態を抑制し AD 発症抑止に効果を発揮する可能性があるものと期待している。

HMGB1-TLR4-MARCKS 系に加えて，私たちは前頭側頭葉変性症においても別の超早期病態分子経路を示している。新たに作成したプログラニュリン変異を導入した前頭側頭葉変性症モデルマウス(KI マウス)を用いて網羅的リン酸化プロテオーム解析を行った結果，TDP43 凝集に先行して Ser203-タウリン酸化が起きていること，さらにこのリン酸化タウがスパインへ異所性に局在してスパイン不安定性につながることを明らかにした[16](**図3**)。非常に興味深いことに，アルツハイマー病態で Ser46-MARCKS リン酸化を起こすキナーゼと，前頭側頭葉変性症病態で Ser203-タウリン酸化を起こすキナーゼは，同一であると考えられる[17](図3)。今後，これらの知見が超早期病態の解明と治療開発につながること，さらに，超早期病態にフォーカスした研究領域の進展が，アルツハイマー病をはじめとする変性性認知症の根本的治療の実現につながることを強く願ってやまない。

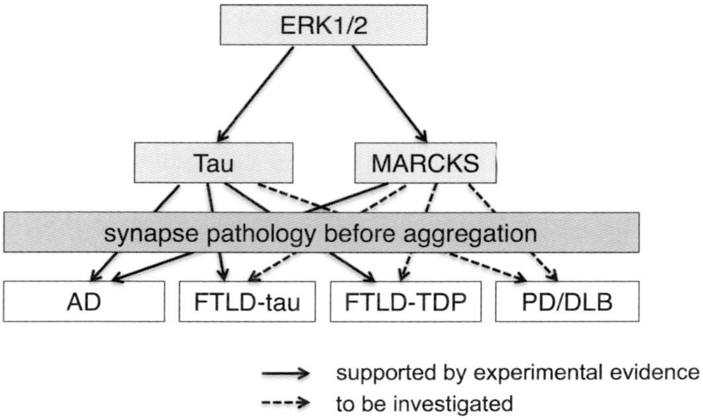

図３　複数の認知症に共通するリン酸化変化とシナプス障害[17)]

文　献

1）D. Schenk, et al.：Immunization with amyloid-β attenuates Alzheimer-disease-like pathology in the PDAPP mouse. Nature, 400, 173-177(1999).

2）J. Sevigny et al.：The antibody aducanumab reduces Aβ plaques in Alzheimer's disease. *Nature*, 537, 50-56(2016).

3）Holmes, *et al.*：Long-term effects of Abeta42 immunisation in Alzheimer's disease：follow-up of a randomised, placebo-controlled phase I trial. *Lancet*, 372, 216-223(2008).

4）RC. Green, *et al.*：Effect of tarenflurbil on cognitive decline and activities of daily living in patients with mild Alzheimer disease：a randomized controlled trial. *JAMA*, 302, 2557-2564(2009).

5）RS. Doody, *et al.*：A phase 3 trial of semagacestat for treatment of Alzheimer's disease. *N Engl J Med.*：369, 341-350(2013).

6）ML. Hemming, *et al.*：Identification of beta-secretase(BACE1)substrates using quantitative proteomics. *PLoS One*. 4, e8477(2009).

7）DM. Walsh and DJ. Selkoe：Deciphering the molecular basis of memory failure in Alzheimer's disease. *Neuron*, 44, 181-193(2004).

8）M. Shoji, et al,：JNK activation is associated with intracellular beta-amyloid accumulation. *Mol Brain Res*, 85, 221-233(2000).

9）Lafera et al,：*Nat Rev Neurosci*, 8, 499-509(2007).

10）K. Tagawa, *et al.*：Comprehensive phosphoproteome analysis unravels the core signaling network that initiates the earliest synapse pathology in preclinical Alzheimer's disease brain. *Hum Mol Genet*, 24, 540-558(2015).

11）B. Calabrese and S. Halpain：Essential role for the PKC target MARCKS in maintaining dendritic spine morphology. *Neuron*, 48, 77-90(2005).

12）K. Fujita, *et al.*：HMGB1, a pathogenic molecule that induces neurite degeneration via TLR4-MARCKS, is a potential therapeutic target for Alzheimer's disease. *Sci Rep*, 6, 31895(2016).

13）D. Tang, *et al.*：Endogenous HMGB1 regulates autophagy. *J Cell Biol*, 190, 881-892(2010).

14）H. Ito, *et al.*：HMGB1 facilitates repair of mitochondrial DNA damage and extends the lifespan of mutant ataxin-1 knock-in mice. *EMBO Mol Med*, 7, 78-101(2015).

15） H. Okazawa：Ultra-Early Phase pathologies of Alzheimer's disease and other neurodegenerative diseases. Proc. Japan Acad. Ser B. 93, 361-377（2017）
16） K. Fujita, *et al.*：Targeting Tyro3 ameliorates a model of PGRN-mutant FTLD-TDP via tau-mediated synaptic pathology. *Nat Commun*, 9, 433（2018）.
17） H. Okazawa：Bridging Multiple Dementias. *ACS Chem Neurosci*, 9, 636-638（2018）.
18） 岡澤均：「アルツハイマー病の"超早期"治療を可能にする分子メカニズムと治療薬開発」月刊ファームステージ, （2016. 12）

第２編　診断から予防への取組み

第１章　診断法の開発

第１節　一般血液検査データによる認知症リスク判定法の開発

日本大学　酒谷　薫　日本大学　大山　勝徳　日本大学　胡　莉珍

1　背　景

近年，アルツハイマー病(AD)に対する新薬開発が頓挫しており[1]，認知症に対するストラテジーは治療から発症予防に重点が置かれるようになってきた[2]。すなわち，認知症は進行してから治療を始めても効果が少なく，早期に認知機能障害を発見して発症を予防することが重要とされている。認知症の前段階である軽度認知機能障害(Mild Cognitive Impairment, MCI)は，運動療法など予防的介入を実施することにより認知症の発症を遅らせたり，抑制できる可能性が指摘されている[3]。しかしながら，現代の医療現場では，認知症は軽度から中等度のある程度進行してから診断される症例が多い。この原因の１つは，認知症のスクリーニング検査法に問題があると思われる。

一般に，認知症のスクリーニング検査にはミニメンタルステート検査(MMSE)などの問診式の質問セットが使用される。MMSE は世界で最も多く使用される認知症スクリーニング検査であり[4]，これまで得られたデータの豊富さを鑑みても最も優れたスクリーニング検査と考えられている。しかしながら，MMSE にはいくつかの欠点がある。まず第１に，医師と患者がマンツーマンで行うために人手と時間がかかり，大規模なスクリーニング検査には不向きである。第２に，主観的検査法なので被験者の協力が得られないと正確な認知機能の評価ができない。特に認知機能が低下している症例では，検査時間が長くなり，正確な判定が困難である。第３に，視覚聴覚障害や運動麻痺などの障害があると検査を行うことが困難である。

一方，MRI や PET などの画像診断法の認知症の診断精度は高いが，大規模な施設を要し検査時間や費用の面からもスクリーニング検査に不適である。また，アミロイド β，タウなど AD に関連するたんぱく質(バイオマーカー)を検出する検査法があるが，正確な検出には髄液採取が必要である[5]。最近，血液サンプルからこれらのバイオマーカーを検出する試みがあるが，未だ実用化の途上にある[6]。

筆者らは，新しいスクリーニング検査法の開発に向けて，アミロイド β などの脳自体の異常ではなく，全身状態の異常が認知機能に与える影響に着目した。すなわち，糖尿病，高血圧などの生活習慣病に加えて[7][8]，栄養障害[9]，貧血[10]，肝機能障害[11]，腎機能障害[12]などの全身状態の異常が認知機能を障害し，認知症のリスクになるという報告が散見されるようになってきた。重要な点は，これらの内臓機能や代謝機能などの全身状態の異常は，健康診断に使用する一般の血液生化学検査により評価できることである。このことは，一般血液生化学検査データと認知機能障害の間に何らかの関係性があり，血液生化学検査データより認知機能が推定できる可能性を示唆している。

本研究では，まず一般血液生化学検査データと認知機能障害の相関関係を検討した。次に，深層学習(Deep Learning)を応用して一般血液生化学検査データより認知機能障害が推定できるか検討した。深層学習は人工知能(AI)における解析アルゴリズムに用いられているが，機械学習の従来のアルゴリズムを発展させたものである[13]。従来の機械学習アルゴリズムでは，大量のデータを学習させることにより規則性や関連性を見つけ出して予測や判断を行うが，学習データの特徴量は人間が指定する必要があった。一方，深層学習では，ヒト神経回路をモデルにした多層構造アルゴリズムを用いて自動的に特徴量を決定することができるため，従来の機械学習では解析が困難であった複雑なデータの解析が可能となった。現在，深層学習は様々な分野に応用されており，医学分野では画像診断や予後予測などへの応用が急速に進んでいる[13]。

2　方　法

2.1　対　象

対象は南東北春日リハビリテーション病院(福島県須賀川市)の入院患者202名とした。平均年齢は73.4±13.0歳(男性87例，女性115例)である。全症例のうち191例(94.6%)は生活習慣病(1つ以上)の治療を受けており，139例(68.8%)は脳血管障害の既往を有していた。本臨床研究は総合南東北病院の倫理委員会の審査を受け，患者もしくは家族から書面にて承諾を得た。

2.2　認知機能の評価

認知機能障害の評価にはMMSEを用いた。MMSEは30点満点の11の質問からなり，見当識，記憶力，計算力，言語的能力，図形的能力などを評価する。スコアの合計点数(0～30点)により認知機能障害の程度が評価される(**表1**)。本研究における被験者のMMSEの平均スコアは25.3±4.0(13～30点)であった。カットオフ値は23以下(認知症疑い)/24以上(正常)とした。また，MMSEスコア27～30点(正常)，24～26点(軽度認知障害，MCI)，21～23点(軽度認知症)，0～20(中等度～重度認知症)の可能性とした(表1)[14]。

2.3　血液検査項目

本研究に使用した血液検査項目を**表2**に示す。全血算(Complete Blood Count, CBC)に加えて一般的な生化学的検査項目を使用した。アミロイドβなどのADに関連するたんぱく質などは含まれていない。

2.4　データ解析

Spearman's rank correlation coefficientを用いて，被験者の年齢及び血液検査データとMMSEによる認知機能障害程度の相

表1　MMSEによる認知機能評価

MMSEスコア	認知機能評価
27～30点	正常の可能性
24～26点	軽度認知障害(MCI)の可能性
21～23点	軽度認知症の可能性
20～0点	中等度～重度認知症の可能性

表2　血液検査項目

一般血液検査	一般生化学検査	
白血球数	総蛋白	尿素窒素
赤血球数	アルブミン	クレアチニン
ヘモグロビン濃度	A/G 比	Na
ヘマトクリット	AST(GOT)	K
MCV	ALT(GPT)	Cl
MCH	r-GTP	グルコース
MCHC	総コレステロール	HbA1c
血小板数	中性脂肪	CRP
	尿酸	

関関係について検討した。

次に，深層学習による認知機能障害の推定を行った。本研究では，深層学習にフィードフォワード型 Deep Neural Network(以下，DNN)を使用した(**図1**)[15]。本法は，入力ユニット→隠れ層→出力ユニットのように単一方向へのみ信号が伝播する計算法である。隠れ層(2層以上)には入力層の各データに適当な重みをつけて和を取ったものが入力され，さらに入力されたデータに対して何らかの変換を行った後に出力する。出力が正解(教師信号)に近づくように隠れ層のニューロンの重み(結合)が最適化されるように繰り返し学習していく(教師あり学習)。

本研究では，DNN により一般血液生化学データから認知機能の指標として MMSE スコアを予測できるか検討した。一般血液生化学検査データ(表1)を入力層に入れ，MMSE スコアの値(0～30)を出力層に入れて教師信号とした。

2.5　予測値の精度検証

予測精度の検証には，leave-one-out cross-validation(1個抜き交差検証)を行った。すなわち，標本群(202例)から1つの症例を抜き出してテスト事例とし，残りを訓練事例(201例)とした。これを全事例が1回ずつテスト事例となるよう検証を繰り返した。その後，深層学習による MMSE の予測値と実測値の相関関係を検討した。

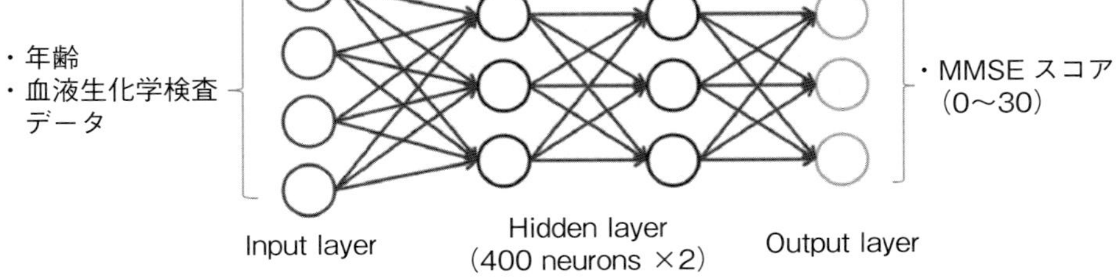

図1　フィードフォワード型 Deep Neural Network(DNN)

3 結　果

3.1 血液検査データ，年齢とMMSEスコアとの相関関係

血液検査データとMMSEスコアの間の相関関係を**表3**に示す。アルブミン(r＝0.34，p＜0.01)及びA/G比(r＝0.30，p＜0.01)とMMSEの間，赤血球数(r＝0.22，p＜0.01)及びヘモグロビン濃度(r＝0.21，p＜0.01)とMMSEの間，Na^+(r＝0.26，p＜0.01)及びCl^-(r＝0.24，p＜0.01)とMMSEの間，さらに，γ-GTP，中性脂肪とMMSEの間に，相関関係の程度は弱いが統計学的に有意の正の相関関係が認められた。一方，年齢とMMSEスコアの間には比較的強い負の相関関係が認められた(r＝0.50，p＜0.01)。

表3　血液検査データ，年齢とMMSEスコアとの相関関係

項目	相関係数	有意差
アルブミン	r=0.34	p<0.01
A/G比	r=0.30	p<0.01
赤血球数	r=0.22	p<0.01
ヘモグロビン濃度	r=0.21	p<0.01
Na^+	r=0.26	p<0.01
Cl^-	r=0.24	p<0.01
γ-GTP	r=0.22	p<0.01
中性脂肪	r=0.26	p<0.01
年齢	r=0.50	p<0.01

3.2 深層学習によるMMSEスコアの予測

DNNを用いて年齢，血液検査データよりMMSEスコアを推定し，MMSEスコアより認知機能障害の程度を評価した。表1に基づいて，認知機能障害は，正常：27～30，軽度認知機能障害(MCI)：24～26，早期認知症：21～23，中等度・重度認知症：20以下と4クラスに分類した。

図2にMMSEスコアによる認知機能障害の4クラス分類の予測値(縦軸)と実測値(横軸)の関係を示す。**表4**に認知機能障害の各クラスの推定の感度と特異度を示す。認知機能障害の各クラスにおいて，比較的高い診断感度と特異度が認められた。

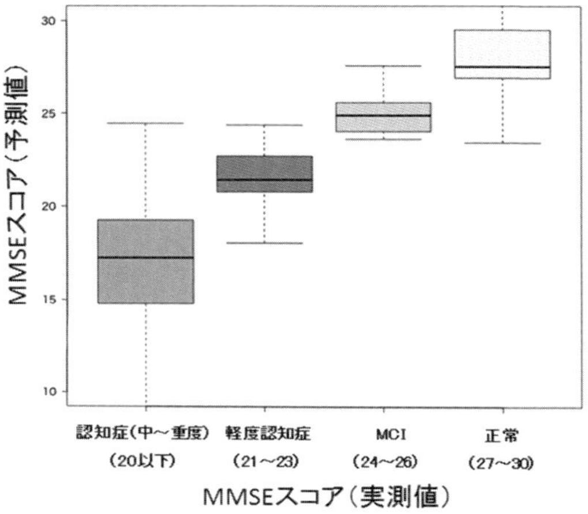

図2　MMSEスコアによる認知機能障害クラス分類の予測値と実測値の関係

表4　認知機能障害の各クラスの推定感度と特異度

認知機能障害(MMSEスコア)	感度(%)	特異度(%)
正常(27～30)	78	99
MCI(24～26)	82	81
認知症(軽度)(21～23)	66	92
認知症(中～重度)(20以下)	85	89

3.3 深層学習の認知機能予測における重要項目

表5は，深層学習の入力層(年齢，血液検査データ)でMMSE予測に対する重要度の高い項目の順位を示す。年齢が最も重要度が高く，MMSEとも強い相関関係を示していた。血液検査データではアルブミンは年齢の次に高い重要度を示しており，MMSEとの相関関係でも有

意の相関関係が認められている。MMSEと有意の相関関係を示し，かつ高い重要度を示す項目は，貧血に関連する血液項目(赤血球数，ヘモグロビン，ヘマトクリット，MCV)，Naであった。

表5　深層学習における各項目の重要度

順位	項目	相対的重要度
1	年齢	1
2	アルブミン	0.59
3	血小板数	0.55
4	ヘマトクリット	0.54
5	ヘモグロビン濃度	0.53
6	K	0.53
7	BUN	0.49
8	RBC	0.48
9	MCV	0.45
10	UA	0.44
11	Na	0.4
12	WBC	0.4

4　考　察

4.1　深層学習による認知症スクリーニング検査の有用性

本研究結果は，深層学習を用いることにより，年齢と一般血液検査データからMMSEスコアを高精度で予測できることを示唆している。本法は，以下のような有用性があり，従来の認知症スクリーニング検査の欠点を補う新しいマススクリーニング検査になる可能性がある。

①　健診データを用いるので，本検査のために新たに採血する必要がない。

②　問診の必要がなく，大人数のスクリーニング検査を短時間に行うことができる。

③　被験者の協力を必要としない客観的データである。

④　認知症関連物質を検出する特殊な検査法ではないので低価格に設定できる。

これらの有用性を生かすことにより，本スクリーニング検査は健康診断の一環(オプション)として認知症のリスク判定を系統的に行うことができる。また，本検査は新たに採血を必要としないことから，スポーツジムやコンビニエンスストアなど医療施設外においても認知症のリスク判定を行うことができる。さらに，健診結果をスマートフォンなどに入力することにより個人的に認知症のリスク判定を行うことも可能となる。

4.2　なぜ一般血液検査で認知機能を推定できるのか？

本研究では，深層学習により一般血液検査データからMMSEスコアで表される認知機能障害を高い精度で推定することができた。この理由について医学的な観点から考察する。

本研究の対象の大部分(94.6%)は生活習慣病の治療を受けている高齢者(73.4±13.0歳)であり，68.8%の症例は脳血管障害の既往を有していた。このことは，脳動脈硬化が進行していることを示唆している。近年，認知障害と認知症に対する脳血管の寄与が重視され，Vascular Cognitive Impairment(VCI)という概念が提案されている[16]。すなわち，VCIは従来の血管性認知症よりも幅広い概念であり，心原性塞栓症，アテローム動脈硬化症，虚血性，出血性，遺伝性などの病因の如何にかかわらず，脳血管疾患と関連したすべての認知障害に対して用いることが提唱されている。このことより，本研究における認知機能障害を示した大部分の症例は，VCIと思われる。

血液検査とMMSEの相関では，アルブミン及びA/G比はMMSEスコアと正相関を示した。また，アルブミンは深層学習の予測でも高い重要度を示した。すなわち，栄養状態と認知機能には密接な関係があり，栄養状態が悪いほど認知機能が低下することを示唆している。Brooke らは認知症における栄養障害や体重低下は認知機能の低下と相関があることを報告しており，本研究結果はそれを支持している[9]。また，赤血球数，ヘモグロビン濃度は MMSE スコアと正相関を示した。これらの項目に加えて貧血の指標となるヘマトクリットや MCV は深層学習でも高い重要度を示した。これらの結果は貧血と認知機能には密接な関係があり[9]，貧血が高度なほど認知機能が低下することを示唆している。栄養状態や貧血は脳活動を支えるエネルギーと酸素供給と密接に関連しており，これらの代謝障害が認知機能を低下させると考えられる。さらに，肝機能（γ-GTP*）[11]，腎機能（BUN※）[12]，脂質代謝（中性脂肪*）[17]，低ナトリウム血症（NaCl*※）[18]，血小板※[19]，尿酸※[17)20)]などが認知機能に影響を与えることが報告されている。これらの臓器機能や代謝などは，本研究において線形相関を示した血液検査項目（カッコ内*印）もしくは深層学習における重要項目（カッコ内※印）と一致している。

以上より，本研究における被験者の認知機能障害は，生活習慣病を基礎とした動脈硬化性脳循環障害による認知障害（VCI）にエネルギー代謝，酸素代謝などの代謝障害が加わったことにより発症したものと考えられる（**図3**）。このように生活習慣病と代謝異常を有する高齢者の認知症は，中枢神経に限局した脳疾患ではなく全身性疾患としてとらえるべきと思われる。このように考えると，中年期に食事運動療法を中心とした行動変容により生活習慣病と全身性代謝異常を予防すれば，高齢期の認知障害は予防できる可能性があると考えられる。高齢者にみられる認知障害の病理では AD と微小血管性脳障害が混在し，認知障害のリスクを高めている可能性が指摘されており[16]，中年期の行動変容は高齢期の VCI のみならず AD の発症を抑える効果が期待できる。

4.3　認知症に対する新しいアプローチ

本スクリーニング検査により，認知症の初期もしくは前段階である MCI を捉えることがで

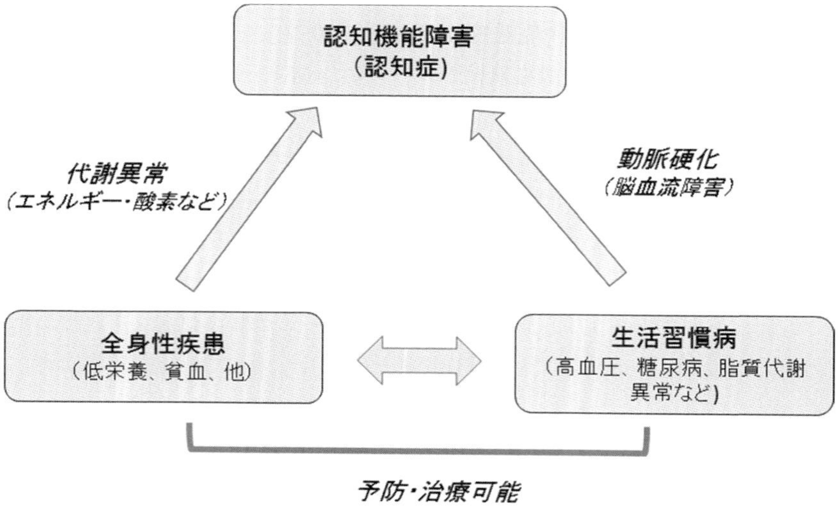

図３　全身性疾患としての高齢者の認知障害

きれば，運動食事療法を中心とした生活習慣の改善（行動変容）や様々な認知症の予防的介入により認知症患者の増加を抑制できる可能性がある。

認知症に対する運動食事療法に関する報告例は多いが[21)22)]，近年，認知障害に対する鍼灸[23)]，アロマセラピー[24)]，化粧療法[25)]など様々な非薬物療法が試みられている。これらの非薬物療法は，副作用がなく安全な治療法であり，また医療経済的にも有用と思われる。

近年，アミロイドβをターゲットとした認知症治療薬の開発が相次いで失敗しており，認知症予防の重要性が指摘されている[2)]。認知症の根本的な治療法が開発されるまでは，治療を目的とした薬物療法ではなく，早期発見と介入（非薬物療法）による認知障害の発症抑制が重要になると思われる。

文　献

1) L. S. Honig, B. Vellas et al.：Trial of Solanezumab for Mild Dementia Due to Alzheimer's Disease. *N Engl J Med.*, **378**, 321-330(2018).
2) G. Livingston, A. Sommerlad et al.：Dementia prevention, intervention, and care. *Lancet*, **390**(10113), 2673-2734(2017).
3) F. Nickel, J. Barth and P. L. Kolominsky-Rabas：Health economic evaluations of non-pharmacological interventions for persons with dementia and their informal caregivers, a systematic review. *MC Geriatr*, Mar 9, **18**(1), 69(2018).
4) M. F. Folstein, S. E. Folstein and P. R. McHugh："Mini-mental state" A practical method for grading the cognitive state of patients for the clinician, *J. Psychiat Res*, 12, 189-198(1975).
5) C. Ritchie, N. Smailagic et al.：CSF tau and the CSF tau/ABeta ratio for the diagnosis of Alzheimer's disease dementia and other dementias in people with mild cognitive impairment (MCI). *Cochrane Database Syst Rev.*, **22**, 3, CD010803(2017).
6) H. Tatebe, T. Kasai et al. Quantification of plasma phosphorylated tau to use as a biomarker for brain Alzheimer pathology：pilot case-control studies including patients with Alzheimer's disease and down syndrome, *Mol Neurodegener*, **12**, 63(2017).
7) 羽生春夫：生活習慣病と認知症　総説，日老医誌，**50**, 727-733(2013).
8) N. Qizilbash, J. Gregson et al.：BMI and risk of dementia in two million people over two decades：a retrospective cohort study Lancet Diabetes Endocrinol, 3, 431-436(2015).
9) J. Brooke and O. Ojo：Enteral nutrition in dementia：a systematic review, *Nutrients*, 3, 7, 2456-68 (2015).
10) A. L. C. Schneider, C. Jonassaint, et al.：Hemoglobin, Anemia, and Cognitive Function：The Atherosclerosis Risk in Communities Study. *J Gerontol A Biol Sci Med Sci.*, **71**, 772-779(2016).
11) S. K. Kunutsor and J. A. Laukkanen：Gamma glutamyltransferase and risk of future dementia in middle-aged to older Finnish men：A new prospective cohort study, *Alzheimer's Dement.*, **12**, 931-941(2016).
12) A. S. Miranda, T. M. Cordeiro, et al.：Kidney-brain axis inflammatory cross-talk, from bench to bedside, *Clin Sci*(Lond)., Jun 1, **131**(11), 1093-1105(2017).
13) 大江和彦：これからの医療における AI の活用と課題，*Jpn J Drug Inform*, **19**, N1-N3(2017).
14) Health Professional Guide to Memory Loss：Mini-Mental State Examination(MMSE)　http://

www.cwhn.ca/en/HPmemoryMMSE

15) K. Oyama, L. Hu and K. Sakatani：Prediction of MMSE score using time-resolved near-infrared spectroscopy. *Adv Exp Med Biol.*,(2018). (in press)

16) P. B. Gorelick, A. Scuteri, et al.：Vascular Contributions to Cognitive Impairment and Dementia：A Statement for Healthcare Professionals from the American Heart Association/American Stroke Association, *Stroke.*, **42**, 2672-2713(2011).

17) F. Wang, M. Zhao, et al.：Long-Term Subclinical Hyperglycemia and Hypoglycemia as Independent Risk Factors for Mild Cognitive Impairment in Elderly People, *Tohoku J Exp Med.*, **242**, 121-128(2017).

18) M. C. Chung, et al.：Hyponatremia and increased risk of dementia：A population-based retrospective cohort study. *PLoS One*, **7**, 12, e0178977(2017).

19) M. Veitinger, et al.：Platelets, a reliable source for peripheral Alzheimer's disease biomarkers? *Acta Neuropathol Commun.*, **2**, 65(2014).

20) M. Delgado-Alvarado, et al.：Biomarkers for dementia and mild cognitive impairment in Parkinson's disease, *Mov Disord.*, **31**, 861-81(2016).

21) F. Nickel, J. Barth, P. L. Kolominsky-Rabas：Health economic evaluations of non-pharmacological interventions for persons with dementia and their informal caregivers：a systematic review, *BMC Geriatr.*, **18**, 69(2018).

22) S. Radd-Vagenas, S. L. Duffy, et al.：Effect of the Mediterranean diet on cognition and brain morphology and function：a systematic review of randomized controlled trials, *Am J Clin Nutr.*, **107**, 389-404(2018).

23) Y. Jia, X. Zhang, et al.：Acupuncture for patients with mild to moderate Alzheimer's disease：a randomized controlled trial, *BMC Complement Altern Med.*, **17**, 556(2017).

24) K. Yoshiyama, H. Arita and J. Suzuki：The Effect of Aroma Hand Massage Therapy for People with Dementia, *J Altern Complement Med.*, **21**, 759-765(2015).

25) A. Machida, M. Shirato, et al.：Effects of Cosmetic Therapy on Cognitive Function in Elderly Women Evaluated by Time-Resolved Spectroscopy Study, *Adv Exp Med Biol.*, **876**, 289-295(2016).

第１章　診断法の開発

第２節　軽度認知障害(MCI)の進行度合い評価システムの開発

株式会社トータルブレインケア　森保　純子
株式会社トータルブレインケア　河越　眞介

1　はじめに

厚生労働省は2015年に関係省庁とともに策定した「認知症施策推進総合戦略～認知症高齢者等にやさしい地域づくりに向けて～」(新オレンジプラン)において，団塊の世代が75歳以上になる2025年には，わが国の認知症高齢者の数は約700万人となり，65歳以上の高齢者の5人に１人に達する見込みであるとしている。新オレンジプランは「認知症の人の意思が尊重され，できる限り住み慣れた地域の良い環境で自分らしく暮らし続けることができる社会の実現」を目指して制定された。

認知症は，そのすべてが突然発症するのではなく，脳内に変化がみられるが症状のない無症候期(プレクリニカル期)があり，認知症とまではいかないが認知機能の軽度な障害がある軽度認知障害(mild cognitive impairment：MCI)の時期を経て発症するとされる。より早期で発見し適切な治療や予防につなげるために，MCI期から進行度合いを経時的に評価でき，侵襲性の低い簡便なスクリーニング方法が必要である。

現在，認知症の診断のために医療現場で行われている神経心理学的な認知機能検査は，人や時間などのコストがかかり，今後さらに増加する高齢者に対して，それらを用いてより早期に認知症の兆候をスクリーニングすることは困難である。短時間に，低コストでより多くの高齢者の状態を把握する仕組みが必要である。本稿では，これらのニーズに応えられる評価システムの開発とその課題および今後の展開について述べる。

2　軽度認知障害(MCI)のスクリーニングの現状と問題点

2.1　軽度認知障害(MCI)スクリーニングをとりまく課題

軽度認知障害(以下，MCI)は，何らかの原因により一時的に認知機能の低下がみられたものも含む広い概念として，次のようにまとめられる[1)2)]。

① 認知機能は正常とはいえないが認知症の診断基準を満たさない
② 本人や家族から認知機能低下の訴えがあるか，認知機能検査によって障害が示される，あるいは客観的な認知機能検査により経時的に低下している
③ 複雑な日常生活動作に最低限の障害があっても基本的な日常生活機能は正常

さらに，MCIは記憶障害の有無とその他の認知機能(言語，遂行機能，視空間機能)の障害

の有無によって，4種のサブタイプに分類されるが，各サブタイプにはそれぞれ進行しやすい認知症疾患があり，特に健忘型MCIは10〜15%がアルツハイマー病に移行するため，早期診断が重要であるとされている[3)]。しかし，MCIの診断手順は示されているが，確立した診断法はなく，診断に関わる未解決の問題として次の3点が指摘されている[4)]。

① 記憶などの認知機能をどのような評価尺度を用いて評価するのか

② どのような状態をもって正常と位置付けるのか

③ 本人となる対象者は地域住民か，それとも専門クリニック受診者か

①と②に関しては，MCIの診断法や診断基準そのものへの課題である。一方，③については，MCIが認知症とは診断できないレベルの認知機能の低下であり，MCIはその時点での受診の要因にはなり難く，本人は日常生活の中にとどまりやすいことから，MCIを早期に発見するためには対象者を広く考える必要があることを示唆する。本人の自宅や介護施設および薬局など，病院やクリニック以外での取り組みとして，多くの人が集う身近な場所でMCIの兆候に気づき，適切に医療につなぐことができれば，本人の負担が少なく，低コストで早期発見を実現できることになるであろう。

2.2　軽度認知障害(MCI)のスクリーニング検査

認知機能障害が疑われる場合に利用されている認知機能検査のうち，MoCA(Montreal Cognitive Assessment)またはMoCA-J(Japanese version of MoCA)とMMSE(Mini-Mental State Examination：ミニメンタルステート検査)には軽度認知障害(MCI)に関するカットオフ値が設定されている。これらは，いずれもスクリーニング検査であり，検査の目的，検査の所要時間，実施者の職種など施設の状況に応じて検査を選択してよい[5)]とされている。これらのスクリーニング検査は，比較的短時間で実施でき，信頼性や再現性も高く，認知症のケアに関わる医療・介護の多職種間では，スクリーニング検査の点数を示すことで認知症の程度を大まかに共有することができる[6)]。一方，軽度の認知症あるいは初期段階の認知機能低下に関してMMSEは，感度が低く[7)]，満点をとれる人[8)]や20点以上の場合には感度が44%[9)]あるいは55%[10)]に低下するという報告があり，MCIのスクリーニングには限界があると考えられる。

さらに，認知機能検査は，検査結果が正確な診断とそれに基づく適切な治療方針の選択，個人の症状や特性に応じた日常へのケアなど，本人に適切に還元されてはじめて意味をもつ[11)]ことが指摘されている。また，患者の検査の点数よりも，患者がどの課題をどのように解決しようとしてどのように誤ったかという質的データ(記述)の方が，はるかに情報的価値が高い[12)]とされる。つまり，検査結果は点数とともに本人の様子について何らかのコメントが付されて実施者にフィードバックされることで，適切に本人へ還元されることにつながるものである。しかしながら，実際にはスクリーニング検査は結果の点数だけが共有されることも多く，検査中の様子や回答が示す本人の個別性を示唆する情報が共有されない場合，本人の個別の状態や特性が，適切なケアの実施に活かされるのは難しい。また，本人が自らの具体的な状態に気づくことやセルフケアを意識することも難しい。

既存の神経心理学検査を実施する際の一般的な問題点を以下に挙げる。

① 専門職の介在：医師や公認心理師，臨床心理士，作業療法士，言語聴覚士らが検査者とな

るため，専門職が確保できない場合は実施が難しい。

② 被験者の負担：所要時間が長くなる検査では，被験者が苦痛を感じ，結果に影響する可能性がある。

③ 検査者の習熟度の影響：検査者の熟練度合いが結果に影響する可能性がある。

④ 練習効果：再査定する場合に慣れや記憶による影響を低減させるため，一定期間の間隔をあける必要がある。

⑤ 費用の増大：今後，認知機能の測定を必要とする人が増加するため，検査を頻回に行う事は，人・時間のコスト面から難しい。

以上より，MCI 以前での早期発見のためには，低コストで多くの人が手軽に利用でき，認知機能の変化に気づける方法の確立が重要である。従来は専門職による紙や道具を使った検査で確認していた認知機能を，本人やその家族らが手軽に確認できるとすれば，MCI の早期発見につながる可能性がある。

3　軽度認知障害(MCI)の進行度合い評価システムの開発

3.1　開発の経緯

高次脳機能障害は，脳血管に起こる障害や脳外傷が引き起こす認知機能障害であるが，その回復期や維持期のリハビリテーションに ICT リハビリテーションツールの１つとして，高次脳機能バランサー(開発・販売：レデックス株式会社[13])がある。高次脳機能バランサーは，7つの認知機能について，トレーニングを行うための 29 種類のタスクを搭載したコンピュータプログラムであり，バラエティ豊かに出題される課題やインタラクティブな画面設計で，楽しく繰り返して訓練をすることができる。高次脳機能バランサーは，理学療法士や作業療法士などのリハビリ専門職が結果や患者の取組みの様子を観察することで，患者の状態を把握でき，リハビリテーションの中での簡易な評価の手段としても利用されている。また，在宅復帰後も自宅で高次脳機能バランサーを用いて訓練を続ける人もあり，使いやすいリハビリテーションツールとして活用されている。

高次脳機能バランサーから，認知機能を健常な時期からトレーニングを行いながら変化を確認するツールとして，認知機能バランサー(開発：レデックス株式会社，販売：株式会社トータルブレインケア[14])を経て脳活バランサーCloud，脳活バランサーCogEvo(コグエボ)(開発・販売：株式会社トータルブレインケア)が，開発された。

軽度認知障害(MCI)および認知症も認知機能の低下が起こるが，認知機能バランサーは高齢者が生活に必要な認知機能と，認知症になると低下し生活への影響の大きな認知機能に注目し，「記憶力」「注意力」「計画力」「見当識」「空間認識力」の５種の認知機能のトレーニングツールとして開発された。高次脳機能バランサーでは 29 種類のタスクを含んでいたが，認知機能バランサーでは前述の５種の認知機能に関連するタスクを選定することが試みられ，認知症予防トレーニングとして MMSE と相関を持つ４つのタスク[15)16)]を含む 12 種類のタスクが選ばれ搭載されている。

これらのタスクは，臨床像として生活場面では大きな支障なく生活できている MCI に相当

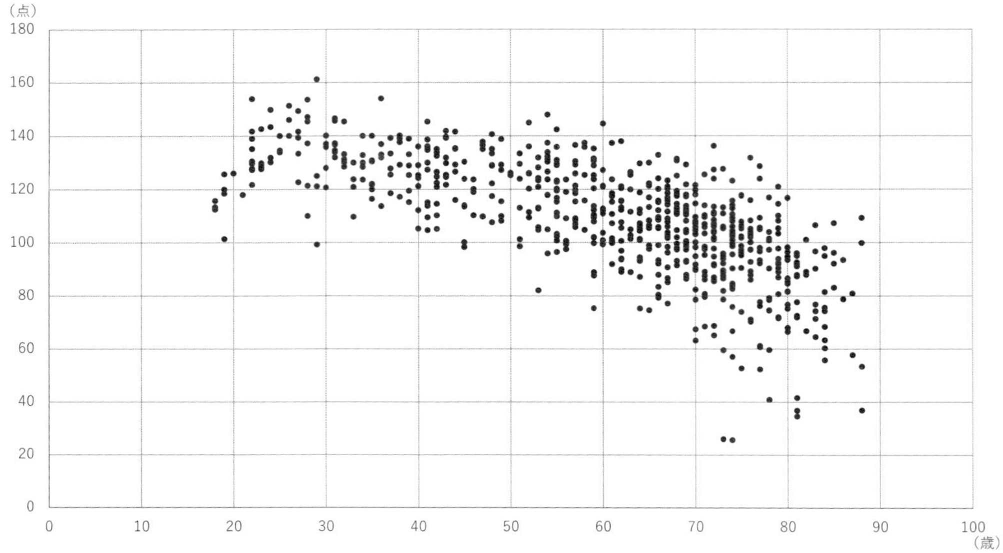

図１　認知機能バランサーの総得点と年齢の関係[17)]

する人にとっても，生活維持に必要な認知機能のトレーニング手段として有効であると推測される。また，健常者から初期認知症レベルの人まで楽しく利用できるタスクであることから，健常な状態から認知機能低下の予防としてトレーニングを開始できる。さらに，繰り返しトレーニングするなかで，タスク結果の状態から５種の認知機能についてそれぞれの変化を追うことができ，記憶力の低下だけではなく幅広い認知機能の状態変化を確認し気づくことができる。

認知機能バランサーでは，高次脳機能バランサーから得た年代における得点に基づき標準化を行い，タスクの得点だけでなく年齢の影響を考慮した結果表示を行う。また，認知機能バランサーの結果についての研究では，５種類のタスクの得点を標準化した指数の総合値は，年齢に相関があることが確認されている(**図１**)[17)]。これは，一般的に認知機能は加齢により低下するということと矛盾がない。これらの機能は，現在，脳活バランサーCogEvoに引き継がれている。

認知機能バランサーはパーソナルコンピュータにインストールする必要があったが，その後，タスクや仕組みは引継ぎつつクラウド技術を活用した脳活バランサーCloudが開発された。これにより，認知機能バランサーでは難しかったビッグデータの収集や，システムの最新版への更新などが容易となった。また，さらにその後，脳活バランサーCogEvoとして，従来からの医療・介護・福祉施設などでの認知機能の変化や個人の特性に気づきを得るための利用に加えて，在宅においても本人や家族が日ごろから認知機能の変化に気づけるよう，個人での利用を視野に入れた開発が進んでいる。

3.2　ICTを活用した検査機器

近年，海外では「紙と鉛筆」を用いる検査に代わって，様々なコンピュータ化された検査やシステムが開発されている。ICTを活用した検査システムは認知神経科学と臨床試験で広く使用され[18]，軽度認知障害(MCI)の評価のためにCogStateやCANTAB(Cambridge Neuropsychological Test Automates Battery)，CNTB(Computerized Neuropsychological Test Automates Battery)などが開発されている。コンピュータ化された評価ツールに関して，認知障害のある高齢者のコンピュータ操作能力や，それを前にしたときの緊張や不安などから受容が難しい人がいることは想定されるが，神経心理学の専門家が実施しなくても施行可能であることは大きな利点である[19]。

ただし，現在の日本では，コンピュータ化された評価ツールの普及は進んでいるとは言い難い。その要因として，保険診療ができるテストを搭載したシステムが少ないことや，紙の検査と比較すると導入費用が高額であることが挙げられる。また，患者の生活機能に対する検査の妥当性の検証は今後の課題である[20]。

そのような課題はあるものの，ICTを活用した認知症やMCIの評価システムの開発は，高齢化率がさらに高まるこれからの日本および各国にとって，認知症やMCIの早期発見のためには欠かせないものである。

3.3　脳活バランサーCogEvoの開発と進化

脳活バランサーCogEvoでは，12種類のタスクを，5種の認知機能(「見当識」「注意力」「記憶力」「計画力」「空間認識力」)にそれぞれ割り当てて，トレーニングを行い，結果を表示する。12種類のタスクの画面例は図2を参照されたい。

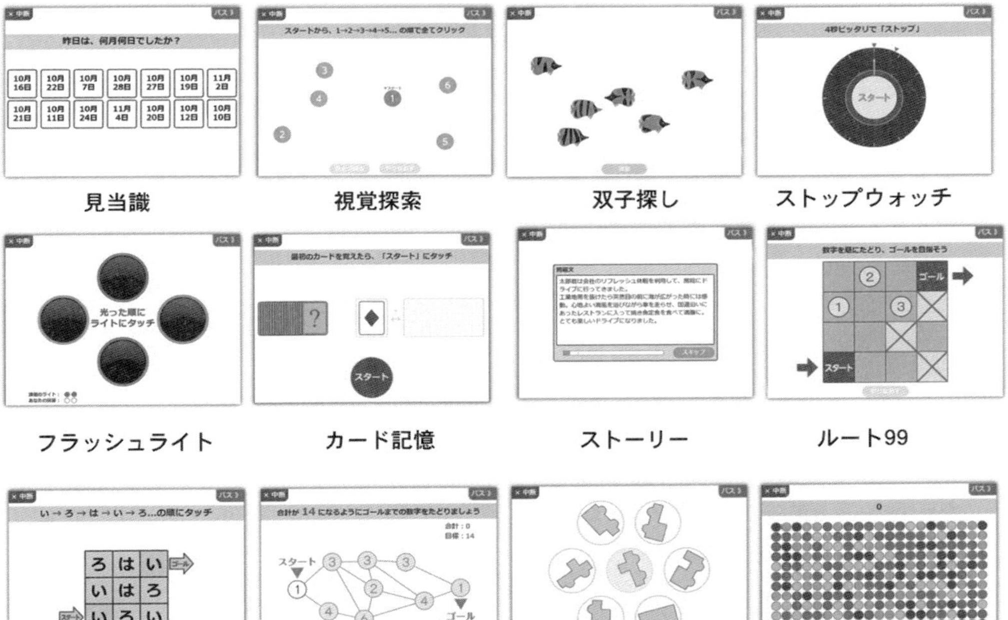

図2　脳活バランサーCogEvoのタスク画面一覧

12種類のタスクはそれぞれに5種の認知機能を割り当てているが，例えば認知機能の見当識に割り当てられている「見当識」タスクでは質問されている日時の理解とともに，選択肢から答えを探し出す能力が必要である。また，計画力に割り当てられている「ナンバーステップ」タスクでは計画的にルートを考える力とともに足し算をする力や計算結果を覚えておくワーキングメモリの活用が必要である。タスク全般に共通することとして，設問やルールを覚えてタスクを行うためには，注意力やある程度の記憶力は必要になることは言うまでもないが，今後，一つのタスクから回答に関係する複数の認知機能について，その状態を把握するなどの仕組みの開発は検討に値するであろう。

脳活バランサーCogEvoでは，トレーニング結果を本人にもわかりやすいように表示する。この際，タスクの結果数値を「得点」と，得点を標準化した「指数」によって表現するとともに，総合的および5種の認知機能について，五角形状のレーダーチャートで表示する(**図3**)。また，累積された結果データをもとに，5種の認知機能ごと，またはタスクごとに折れ線グラフとして推移を表示する(**図4**)。これにより，認知機能のバランスや得点・指数の経時的変化を視覚的，直感的に気づくことが可能である。

脳活バランサーCogEvoの代表的な特徴を挙げる。

【容易に操作できる工夫】

① 容易な操作：見やすく，直感的な操作を誘導する画面のデザインやボタンの配置・表示を行っている。画面タッチまたはマウスでクリックし操作する。

② クラウドシステム：インターネット環境下で，ハードウェアのタブレット端末等で利用する。

③ インタラクティブな画面：親しみを感じるデザインや動きを考慮し，効果音やアニメーションも使用して楽しさを感じられる画面デザインを採用している。

【トレーニングを継続できる工夫】

④ 楽しみと向上心を持つ：結果には特級～5級を表示し，金・銀・銅メダルをつけることで，喜びや楽しみや目標を持てる工夫をしている。

⑤ 肯定的なコメント：結果に対して肯定的なコメントを行うことで，利用者を支持し，トレーニングへのモチベーションを維持できる。

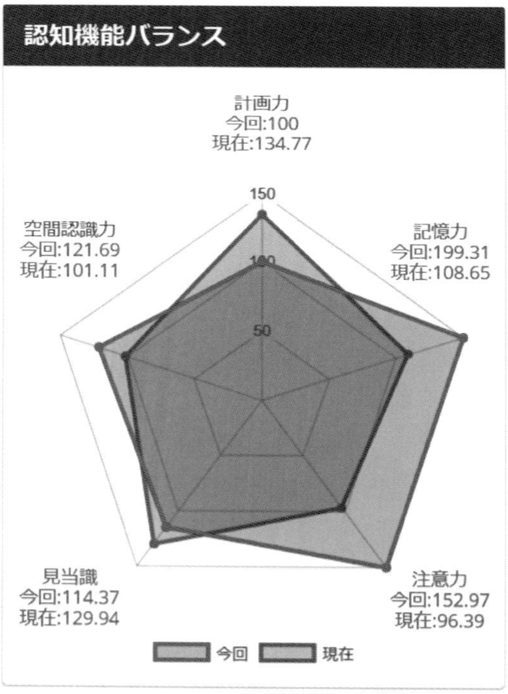

※口絵参照

図3　五角形レーダーチャート

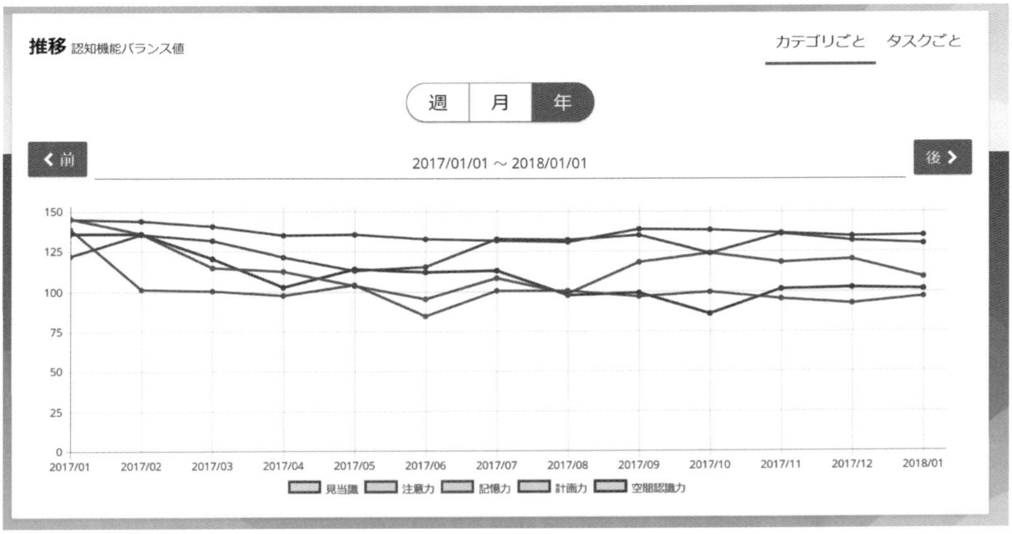

※口絵参照

図4　結果折れ線グラフ

⑥　出題のバラエティ：飽きずに楽しめる多パターンの出題をしている。

【分かり易い結果表示の工夫】

⑦　分かり易い結果表示：5種の認知機能とタスク毎の評価結果について得点および指数を表示するとともに，経時変化をグラフを用いて表示している。

⑧　結果シートの印刷：施設で利用した人が，結果を印刷して持ち帰り，結果を見て振り返り，家族等と共有することができる。

3.4　今後の課題

脳活バランサーCogEvoは認知機能の5種の側面について，トレーニングをしながら，その変化を把握できるツールである。カットオフ値をもつ既存の神経心理学検査とは異なり，認知症発症以前から本人自身が認知機能を確認し，追跡し，経過する時間の中で軽度認知障害(MCI)や認知機能の状態の異変に気づき，その後の変化を見ながら適切なケアに適切なタイミングでつなぐために活用できるツールである。

今後の課題としては，より精度の高い基準値の設定や，認知症につながる可能性をより的確に示唆できるような仕組みづくりが挙げられる。このために，多くの人について中長期にわたる追跡調査により検証することが必要である。

また，ICT活用により一人でも容易に取り組めるツールであるが，必要な時には認知症やその予防について相談支援ができる窓口の整備や地域との連携体制の構築が重要である。また，日ごろから認知機能を確認することの重要性を啓発するなど，社会への働きかけも求められる。

4　おわりに～地域包括ケアをつなぐ本人主体のICTシステム

超高齢社会の日本では，社会を支えるために，ますます自助・互助・共助の地域共生社会づくりや，地域包括ケアが推進されるであろう。そして，高齢になっても住み慣れた地域で暮らし続けるために，健康の脆弱化の予防と変調の早期発見・早期ケアの重要性はますます高まる。

人は加齢により徐々に心身の機能が低下するが，環境や体調の変化をきっかけに，日常生活活動や自立度が低下し，やがて要介護状態になることは少なくない。身体機能や筋力，認知機能，そして社会性を含む生活に必要な心身の活力を維持することは，健康寿命の延伸に欠かせない。特に認知機能を保つことは，本人の意思を反映した社会参加や日常生活を継続するための大きな要素である。

今後，日本各地において，地域住民と医療・介護の専門職とが，本人および家族とともに「本人」を主体としたケアが可能な，その地域に適した地域包括ケアを実践していくであろう。それを支えるために，ICTを活用した遠隔診療や電子カルテ，各種の介護ロボットや見守りのシステムなども開発され，普及しつつある。認知症の人の支援に備えるICTを活用したシステムは，家族や医療・介護の専門職によるケアを支えるために，さまざまなものが開発されている。

一方，脳活バランサーCogEvoは，「本人」が楽しみトレーニングをするとともに，確認し，気づくための「本人主体」のシステムである。そして，その「本人」の取組みから，機能低下の予防やケアを医療・介護の多職種や家族や地域，そして本人自身もが連携して支えることで，「本人主体の地域包括ケア」が実現する。つまり，認知機能を，日常の中で自らが主体的に継続的に訓練し，把握し，気づき，ケアにつなげる仕組みづくりは，認知症や軽度認知障害(MCI)の進行度合いや状態を確認するシステム構築につながると考えられる。脳活バランサーCogEvoが，私たちの生活や社会参加に必要なケアや支援を考え，安心安全にそれぞれが望む生活を継続できるための一助となれることを，筆者らは願っている。

文　献

1)　B. Winblad et al.,：*J Intern Med*：**256**(3)：240(2004).
2)　布村明彦：老年精神医学雑誌，**27**, 607(2016).
3)　T. Yamasaki et al.,：*Curr Biomark Findings*, **4**, 69(2014).
4)　RC. Petersen et al.,：*Arch Neurol*, **56**, 303(1999).
5)　一般社団法人日本老年医学会　https://www.jpn-geriat-soc.or.jp/tool/tool_02.html　(アクセス：2018.3.16).
6)　山口晴保 他：認知症の正しい理解と包括的医療・ケアのポイント第3版，pp.256, 協同医書出版社.(2016).
7)　TN. Tombaugh et al.,：*Journal of the American Geriatrics Society*, **40**(9), 922(1992).
8)　JS. Shiroky et al.,：*American Journal of Alzheimer's Disease & Other Dementias*, **22**(5), 406(2007).
9)　FJ. Huff et al.,：*Brain and Language*, **28**(2), 235(1986).

10） DS. Knopman et al.,：*Arch Neurol*, **46**(2), 141(1989).
11） 河野禎之：認知神経科学, **16**(3・4), 200(2015).
12） MD, Lezak et al.,：Neuropsychological assessment, 4th ed. Oxford University. Press., New York, (2006).
13） レデックス株式会社　http://www.ledex.co.jp/(アクセス：2018.3.16).
14） 株式会社トータルブレインケア　https://tbcare.jp/(アクセス：2018.3.16).
15） K. Hashimoto et al.,：*Jikeikai Medical Journal*, **57**, 1(2010).
16） M. Honda et al.,：*Japanese Journal of Cognitive Neuroscience*, **12**, 191(2010).
17） T. Ohgami et al.,：A new scale for inspecting cognitive function while having fun, *The Internal Medicine Review*(投稿中).
18） K. Wild et al.,：*Alzheimer's & Dementia*, **4**, 429(2008).
19） KA Wesnes et al.,：*Alzheimer's Research & Therapy*. **6**, 58(2014).
20） 森悦朗：医学のあゆみ, **257**(5), 403(2016).

第３節　血液検査による アルツハイマー病診断法の開発

京都府立医科大学　徳田　隆彦

1　はじめに

アルツハイマー病(AD)の診断は，臨床症状と神経心理学的検査所見の組合せおよび画像診断により行われているが，発症早期の診断はしばしば困難であり，その病態を反映する診断バイオマーカーの開発が求められている。また，ADでは，臨床症状出現以前にすでに特異的な異常凝集蛋白の蓄積と神経細胞脱落が進行してしまっていることが明らかになっている。早期の脳病理のみが存在し臨床的な認知症を発症していないpreclinical stageは，根本治療を開始するには最適な時期と考えられるが，その正確な診断のためには疾患特異的な病理変化を反映する診断バイオマーカーが必須である[1)]。画像バイオマーカーおよび生化学バイオマーカーの開発研究が最も進んでいるADにおいては，アミロイドPETおよびタウPETなどの病理学的診断の代用となりうる画像診断バイオマーカーが登場している現在の状況では，生化学バイオマーカーとしては，その長所・短所が画像診断バイオマーカーと補完的である血液バイオマーカーの開発が今後ますます求められていく，と考えられる。

過去30年の国際的なAD研究により，AD診断の脳脊髄液(髄液)バイオマーカー，とくにコア・バイオマーカーと呼ばれる髄液中のAβ42(アミロイドβ蛋白)，t-タウ(総タウ蛋白)，p-タウ(リン酸化タウ蛋白)の有用性が確立されており，既に，その有用性は複数の大規模コホート研究により十分に検証されている。したがって，髄液中のAβ42，t-タウ，p-タウが「国際的に確立されたADの髄液バイオマーカー」と位置づけられている[2)3)]。しかしながら，現状で，これらのコア・バイオマーカーが認知症の診療現場に普及しないのは，それが血液バイオマーカーではなく髄液バイオマーカーであることに最大の原因があると考えられる。筆者は，自身の25年余りのバイオマーカー研究の経験から，「これらのコア・バイオマーカーを血液中で定量できれば，臨床的有用性が検証済みで，かつ髄液バイオマーカーの欠点であった侵襲性と非効率性を克服したアルツハイマー病診断バイオマーカーが確立できる」と考えた(**図1**)。上記のコア・バイオマーカーのなかでも，p-タウはアルツハイマー病患者脳に特異的に蓄積する病的蛋白質であり(**図2**)，また認知症発症の10年以上前から蓄積しはじめるAβ42とは異なり，より認知症の発症が近づいてきた時期から脳に蓄積し始め，その大脳内での広がりが認知症の発症とダイレクトに関連していることがわかっている(**図3**)[4)5)]。しかしながら，p-タウは髄液中では定量が可能であったが，血液中には極微量しか存在しないために，これまではその定量ができなかった。

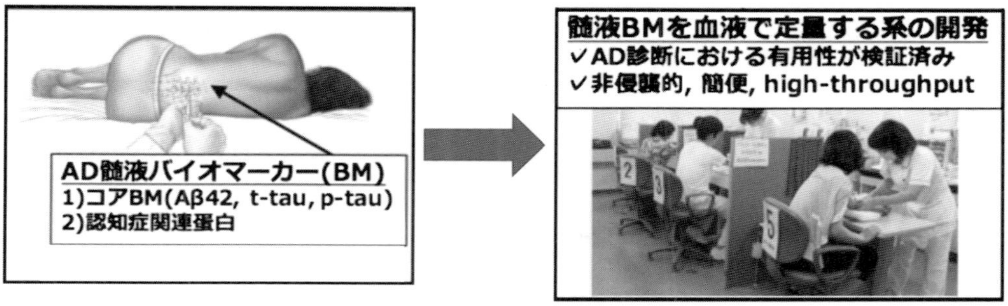

図1　アルツハイマー病の血液バイオマーカーの開発
確立されたアルツハイマー病の髄液コア・バイオマーカーを血液バイオマーカーへ応用することが，アルツハイマー病の血液バイオマーカー開発の王道であると筆者は考えている。

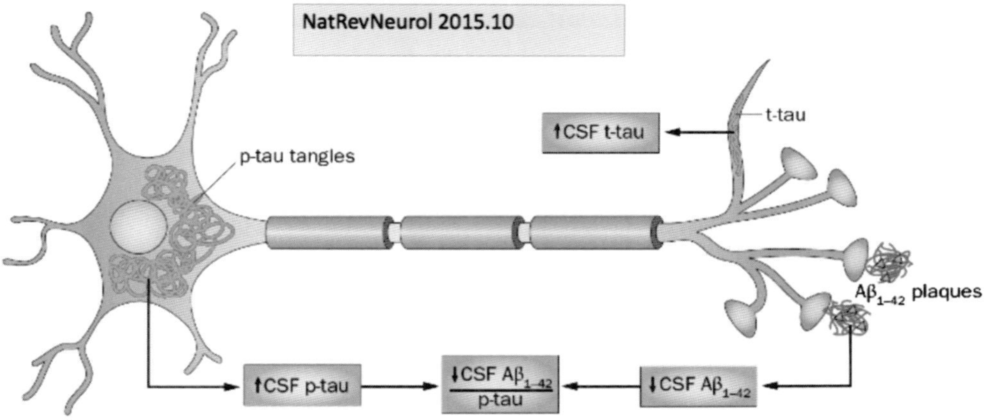

※口絵参照

図2　バイオマーカーとしてのt-tau, p-tauが反映するアルツハイマー病の病理変化[4)]
髄液 t-tau は脳梗塞，末梢神経疾患などの神経細胞あるいは神経線維が障害される疾患でも増加する。髄液 p-tau はアルツハイマー病で特異的に増加する。

2　新規の超高感度p-タウ定量系の開発

筆者らは，近年のバイオマーカー研究におけるブレークスルーであり，最近実用化された超高感度デジタルアッセイ技術であるSimoa(Single molecular array；米国Quanterix社)をいち早く導入し，2016年1月からヒト血液中でp-タウを検出・定量できる測定系の開発を目標として，Simoaによるp-タウ測定システムの開発に着手した。そして，多くの抗p-タウ抗体・検出試薬・定量用ビーズの組み合わせを順次検討した結果，2017年9月に世界で初めて，実際のヒトの血液中でp-タウを，従来その検出に用いられていたELISA(Enzyme-Linked ImmunoSorbent Assay)法よりも1000倍の高感度であるfg/mLのオーダーで検出できる定量システム(Simoaによるp-タウ定量系)を開発することに成功し，それを報告した[6)](**図4**)(特許出願済：特願2017-148274号)。

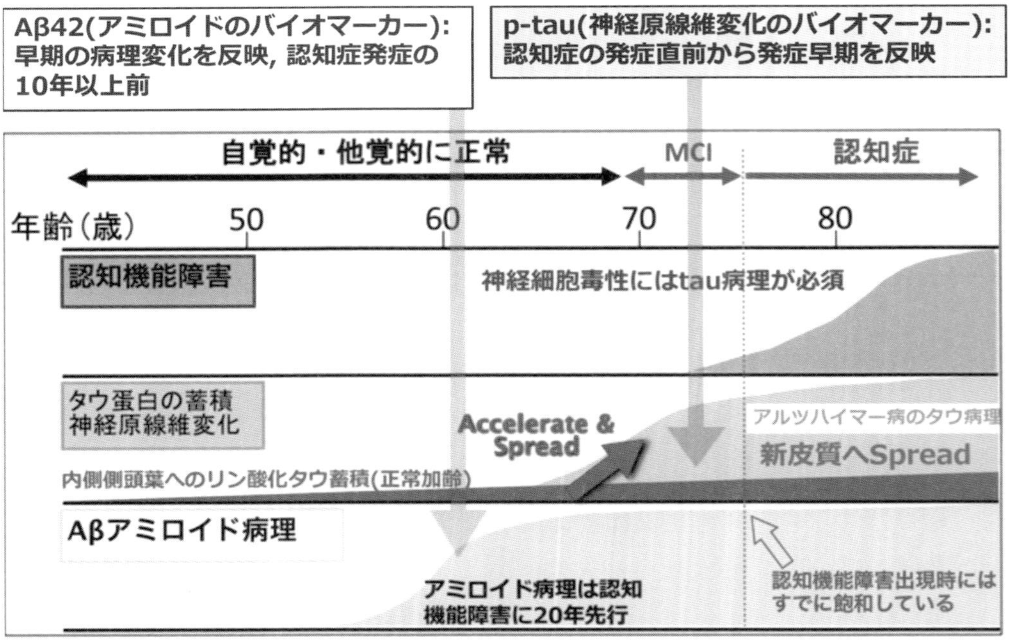

※口絵参照

図３　アルツハイマー病の病理変化の時間経過とＡβおよびp-tauが異常値を呈するタイミング
Ａβ42を主成分とする老人斑は認知症発症の10年以上前から蓄積しはじめるが，p-tauを主成分とする神経原線維変化は，老人斑よりも認知症の発症が近づいてきた時期から脳に蓄積し始め，その大脳内での広がりが認知症の発症と関連している。

3　実際のAD患者，正常対照者の血液サンプルでp-タウ定量系の有用性を検討

次に，新規に開発したp-タウ定量系を用いて，実際のヒトの血液サンプルでp-タウが定量できるか否か，そして，その測定値がADの診断に有用か否かを検討した。この検討には，米国のProteoGenex社から購入したAD患者と正常対照者の血液を用いた。その結果，年齢を一致させた正常対照グループと比較して，AD患者グループでは血液中p-タウが統計学的に有意に高値であった(p＝0.0039, Mann-Whitney U test)。そして，この定量系の診断能力を判定するROC(Receiver Operating Characteristic)曲線のAUC(area under the curve)値は0.786であり，少ないサンプル数で検討したにも関わらず「中等度の正確性を有する」という結果であった[6](**図5**)。

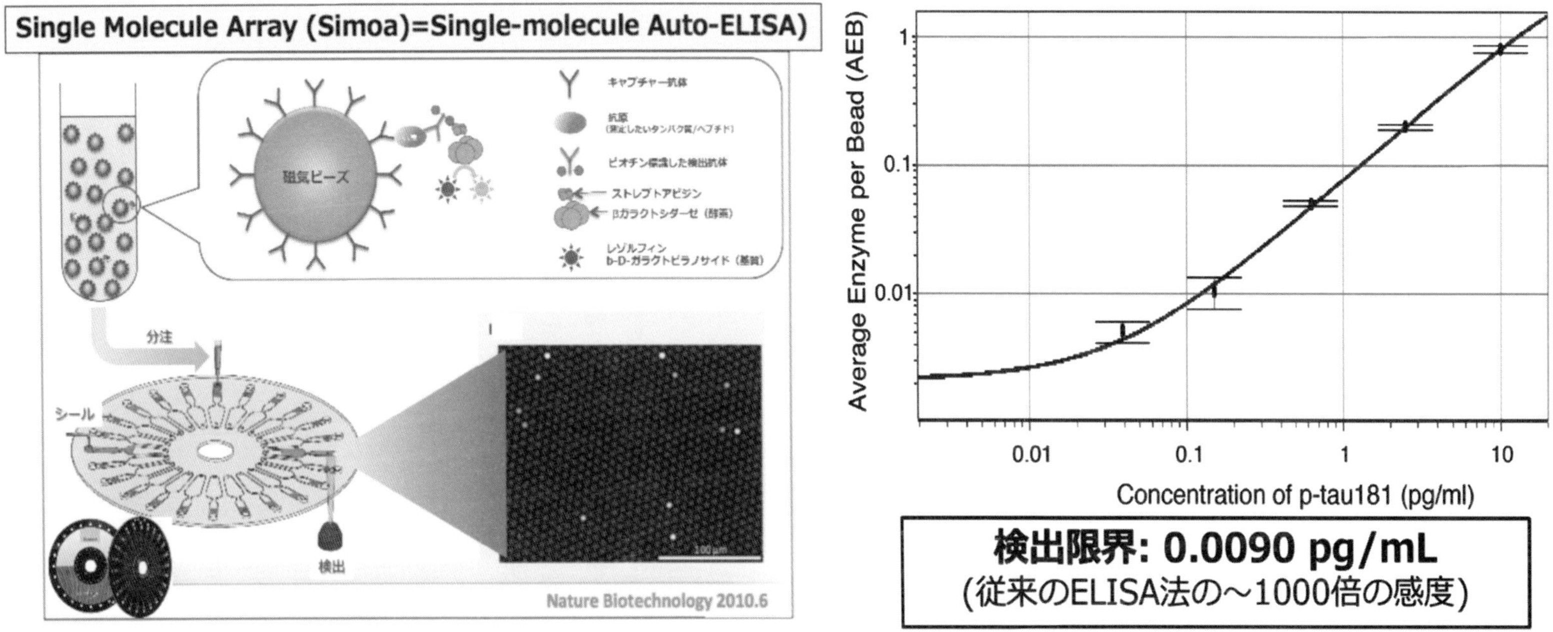

図４　Simoa の原理と p-tau 定量系の標準曲線・検出限界

（左図）Simoa（Single molecular array）は米国 Quanterix 社によって開発された定量システムであり，基本的には bead-based sandwich ELISA であるが，検出系を改良して超高感度化を達成したデジタルアッセイ技術である。

（右図）筆者らは実際のヒトの血液中で p-タウを，従来その検出に用いられていた ELISA 法の 1000 倍の高感度で検出できる p-タウ定量系を開発することに成功した。

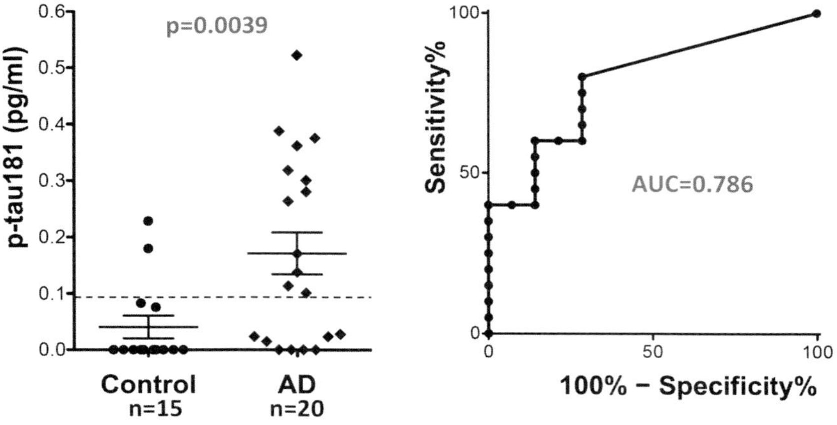

図５　アルツハイマー病患者（AD）および正常対照者（Control）の血液中 p-tau の定量

（左図）我々が開発した p-tau 定量系（Simoa）で測定したアルツハイマー病患者（AD）および正常対照者（Control）の血液中 p-tau 濃度を示す。AD 群では，正常対照群と比較して，血液中 p-タウが統計学的に有意に高値であった。

（右図）p-tau 定量系による AD と control を鑑別診断する能力を検討する ROC 曲線。ROC 曲線の AUC 値は 0.786 であった。

4　ダウン症候群患者の血液サンプルでの p-タウ定量

我々は，さらに，新規の p-タウ定量系を用いてダウン症候群患者の血液中 p-タウを測定した。筆者と研究協力者の京都府立医科大学神経内科の笠井高士講師は，同大学神経内科の外来で 30 名以上の成人ダウン症候群患者を診療している。ダウン症候群患者では，Aβ蛋白前駆体蛋白の遺伝子を正常人の 1.5 倍量保有しているために，成人期になって大脳にアルツハイマー病理が出現することが遺伝的に決定されている。ダウン症候群患者では，一般的に小児期から大脳に Aβ蛋白の蓄積が始まるが，40 歳代でその蓄積量が急に増加し，それによって大脳に p-タウから構成される神経原線維変化が出現し始めると，臨床的に認知症を発症する。もともとある程度の精神発達遅滞を有しているダウン症患者において，40～50 歳代以降の認知機能低下の評価は難しいが，一度獲得した知的機能・ADL 能力を喪失していくことで，臨床的な認知機能障害の判定が可能になる，と考えられている。そこで，年齢別のダウン症候群患者の血液を調べることで，上記のような脳病理の進展状況と血液中 p-タウの関係を検討した。

その結果，ダウン症候群患者グループでは，年齢を合致させた正常対照グループと比較して，血液 p-タウ値が統計学的に有意に高値であった（$p = 0.0332$）。また，血液 p-タウ値とダウン症候群患者の年齢との間には正の相関が存在した（$R^2 = 0.4451$，$p = 0.0013$）[6]（**図６**）。さらに，血液 p-タウ値が非常に高い値（＞1.0 pg/mL）を示したダウン症候群患者は全員が 40 歳以上であった[6]。これらの結果からは，筆者らが新規に開発した p-タウ定量系で測定した血液 p-タウ値は，AD 患者やダウン症候群患者に出現する認知症の責任病変となる大脳のアルツハイマー病理，その中でもとくに認知機能障害と最も密接に関連する神経原線維変化の出現を反映するバイオマーカーになると考えられた。

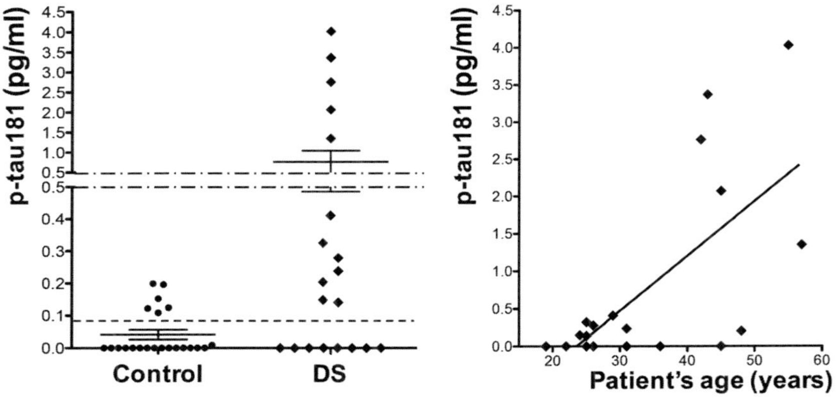

図 6　ダウン症候群患者(DS)および age-match させた正常対照者(Control)の血液中 p-tau の定量

(左図)我々が開発した p-tau 定量系で測定したダウン症候群患者(DS)および正常対照者(Control)の血液中 p-tau 濃度を示す。ダウン症候群患者群では，正常対照群と比較して，血液 p-タウ値が統計学的に有意に高値であった。

(右図)DS 患者の年齢と血液中 p-tau 値の相関。血液 p-タウ値とダウン症候群患者の年齢との間には正の相関が存在し，血液 p-タウ値が著明な高値(>1.0 pg/mL)を示した DS 患者は全員が 40 歳以上であった。

5　まとめと今後の展開

筆者らが 2017 年に発表した研究は，AD に特徴的な脳病理であり，また認知症発症の 15〜20 年以上前から蓄積しはじめる Aβ42 とは異なり，より認知症の発症が近づいてきた時期から脳に蓄積し始め，その大脳内での広がりが認知症の発症と直接的に関連していることがわかっている大脳での p-タウの蓄積を，血液バイオマーカーを用いて診断できることを，世界で最初に示した画期的な研究成果である。

この数年，世界的にも AD 研究の領域では，血液バイオマーカーの開発研究が活発かつ非常な競争のもとに行われている。その 1 つの結果として，従来髄液中でしか測定できなかった総タウ蛋白(t-タウ)を，血液中で定量できる Simoa の定量系は既に 2015 年に報告されていた。しかし，血液中の t-タウは末梢神経にも由来することもあって，t-タウでは AD 患者と正常者での測定値にオーバーラップが大きく，それが実際の AD の診断には使えないことが明らかになっている[7)]。したがって，より AD に特異的な p-タウを，血液中で定量できる測定系の開発が世界中で求められていた。筆者らの報告は，国立研究開発法人日本医療研究開発機構(AMED)からの研究費によって行った AD の血液バイオマーカーを開発・検証する研究プロジェクト(長寿・障害総合研究事業(認知症研究開発事業)：「アルツハイマー病の既存髄液バイオマーカーの血液および脳由来エクソソームへの展開とそれらを応用した多項目血液マーカーによる診断システムの実用化」研究(研究代表者：徳田隆彦))の最初の成果であり，世界的な血液バイオマーカー開発競争をリードする，最先端の報告であった。

今後は，2017 年に開発した血液 p-タウ定量系の有用性を，より大規模な患者コホートで，横断的・縦断的に採取した多数の血液検体で検証する必要がある。このような，今後の大規模試験で我々の血液 p-タウ定量系の有用性が検証されれば，それによって AD の診断を，客観的・効率的に，かつ，これまでとは比較にならないくらい非侵襲的かつ安価に行うことが可能になると考えられ，このことはこれまでのADおよび認知症診療の枠組みを根本的に変える可能性がある。

例えば，我々の定量系は，一般人口の多数の高齢者を対象にした認知症健診においては，煩雑な記憶テストなどの神経心理学的検査を行う前に，迅速スクリーニング検査として用いることが可能である。また，今後開発されることが予想される新規の根本治療薬の開発研究でも，その臨床治験において，治験にエントリーする患者のより客観的なスクリーニング検査が可能になり，PET検査などの高額な診断用検査の適用患者数を減らすことができるので，新薬の開発コストを大幅に減少させ，ひいては根本治療薬開発研究を加速することにもつながっていくと考えられる。これらの応用例のように，筆者らが開発したヒト血液でp-タウの定量が可能な新規定量システムは，認知症の日常診療から臨床研究までのすべての局面で，ADの診断過程を革新的に進歩させることが期待される。

文　献

1) RA. Sperling et al.：Toward defining the preclinical stages of Alzheimer's disease：Recommendations from the National Institute on Aging-Alzheimer's Association workgroups on diagnostic guidelines for Alzheimer's disease. *Alzheimers Dement*, **7**, 280-92(2011).

2) LM. Shaw et al.：Alzheimer's Disease Neuroimaging Initiative. Cerebrospinal fluid biomarker signature in Alzheimer's disease neuroimaging initiative subjects, *Ann Neurol*, **65**, 403-13(2009).

3) C. Humpel：Identifying and validating biomarkers for Alzheimer's disease, *Trends Biotechnol*, **29**, 26-32(2011).

4) PP. De Deyn：Dementia：Cerebrospinal fluid biomarkers in dementias. *Nat Rev Neurol*, **11**, 549-50(2015).

5) RJ. Bateman et al.：Clinical and biomarker changes in dominantly inherited Alzheimer's disease. *N Engl J Med*, **367**, 795-804(2012).

6) H. Tatebe et al.：Quantification of plasma phosphorylated tau to use as a biomarker for brain Alzheimer pathology：pilot case-control studies including patients with Alzheimer's disease and down syndrome, *Mol Neurodegener*, **12**, 63(2017).

7) N. Mattsson et al.：Plasma tau in Alzheimer disease. *Neurology*, 87, 1827-35(2016).

第４節　MCI スクリーニング血液検査の開発

筑波大学　内田　和彦

1　はじめに

高齢者の認知症は，そのほかの生活習慣病と同様にゆっくりと進行する病気で，その 60〜80％を占めるアルツハイマー病(AD)は，発症の 20 年以上前からアミロイドβタンパク質(Aβ)が脳内に蓄積し，その過程でシナプス障害を引き起こし，認知機能低下という臨床症状につながるといわれている[1)2)]。臨床症状が出る前の時期をプレクリニカル期といい，AD 発症の 4〜5 年前の予備軍を軽度認知障害(MCI)という。早期介入による AD の発症予防が期待されるが，治療的介入の判断や，治療効果の評価のためには，客観的な指標，すなわちバイオマーカーを用いた検査が必要である。画像検査も有効な手段になりうるが，全国のクリニックで実施できるとすれば，血液検査以外の選択肢はない。筆者らは，オミックス解析による血液由来のバイオマーカー(Blood-based biomarker)の探索を 2005 年から現在まで行っている。液体クロマトグラフィーと質量分析装置(LC-MS)を用いた低分子バイオマーカー探索と，イムノアッセイを用いたタンパク質バイオマーカー探索を MCI・認知症とがんをターゲットに行ってきた。その中で，本稿で紹介する MCI スクリーニング血液検査の開発は，血液中のタンパク質に注目した研究成果の１つである。ここでは，MCI および AD のバイオマーカーについての最近の知見と，認知症の早期発見のための検査としての MCI スクリーニング血液検査について解説する。

2　AD における脳内 Aβ 排出機構の重要性

2011 年に AD の病態と診断に関する新しい概念が提唱され，病態病理としては進んでいるが，臨床症状のない時期を AD-pathophysiological(プレクニカル AD)，これまでのような臨床診断による AD を AD-clinical と定義されている[1)]。Aβが，AD 発症の 20 年以上前から脳内に蓄積し，徐々にシナプス障害を引き起こし，やがて認知機能の低下，AD の発症に進むという連続性(continuum)を元に提唱されている。しかし，認知機能の低下が現れる前に治療介入を行うことは，現状ではその指標になるバイオマーカーがないためにできない。AD の病態は，糖尿病や高脂血症とよく似ており，生活習慣病といってもよい。AD の発症に関わるような，また治療効果の判定に役立つような血液バイオマーカーが臨床応用されれば，この分野の医療が大きく変わる。

認知症の研究は今まさしく日進月歩である。その中でも AD の研究成果についての進歩はめざましいものがある。老人斑の正体は，アミロイド前駆体タンパク質(APP)から切り出されるアミロイドβタンパク質(Aβ)の凝集であり，神経原線維変化(NFT：neurofibrillary tangles)の正体は過剰なリン酸化と立体構造においてミスフォールディングを起こしたタウタンパク質(tau)である[3)4)]。

ADの発症過程では，このAβの産生と排出のアンバランスが脳内Aβの過剰な蓄積を誘導し，シナプス損傷(synapse loss)を引き起こし，最終的に認知機能低下を引き起こすと考えられている。この過程には，ミクログリアを中心にして炎症が深くかかわっている。セクレターゼによりAPPからAβの産生が起こり，Aβ可溶性のオリゴマーから，それが次第に凝集し，その過程で神経細胞死が引き起こされる。

体内には，Aβの脳内からの排出とシナプス毒性防御しくみが備わっている。加齢とともに起こる脳内Aβの産生と脳からAβを排出する「クリアランス」のアンバランスがAβの蓄積を通常の加齢レベルか，病的な蓄積かを決めるといえる。家族性AD(Familial AD；FAD)における遺伝子異常が明らかになり，動物モデルを用いた研究で変異型セクレターゼや変異型APPによるAβの産生異常が注目されてきた。しかし，最近の研究では，老年性AD(late-onset Alzheimer's disease：LOAD)におけるAβクリアランスの異常が注目されている[5)]。老年性ADの患者は，認知機能健常高齢者(NDC)と比較して，Aβの産生率は変わらないが，Aβのクリアランス率が低下していることが示されている。老年性AD患者と対象群としてNDCを用いたこの研究では，CSF中のAβ濃度を同位体標識開始から1時間おきに36時間まで測定し，老年性AD患者では，Aβの産生は亢進しておらず，Aβクリアランスの低下がおきていることを示した。このように老年性ADでは，Aβの産生というよりも，Aβのクリアランスが発症に関わっていることが推定される。われわれは，Aβの産生は病態の背景にあるが，産生そのものは脳の恒常性維持に必要であり，加齢にともなうAβクリアランスの低下が老年性AD発症のトリガーとなるのではないかと考えてきた。そこで，筆者らはこの点に注目し，ADおよびMCIのバイオマーカーとしてAβクリアランスに関わるタンパク質の臨床有効性を検討した。

3　Aβシークエスタータンパク質を調べるMCIスクリーニング検査

前述のように，私たちの体にはAβが脳内に過剰に蓄積しないよう排除する仕組みやその毒性を弱める仕組みが備わっている。これを担うタンパク質はAβシークエスター(sequester)タンパク質(以下，シークエスタータンパク質とよぶ)と呼ばれている(**図1**)。筆者らは，脂質代謝に関連するアポリポタンパク質，自然免疫に関わる補体タンパク質とAβを吸着するトランスサイレチン(transthyretin；TTR)などのシークエスタータンパク質がADやMCIの発症にかかわっていると考え，血液バイオマーカーとしての臨床有効性を，独立した3つのコホートの血液サンプルを用いて解析した[6)]。コホート研究においては，血液サンプル量が限られているため，一度のアッセイで複数のアナライトを測定するマルチプレックスイムノアッセイ法(Luminex® 法)を用いた。なお，C3, apoA1, TTRについては，臨床サンプル(血清)を用いて免疫沈降-ウェスタンブロット法によって，本イムノアッセイで検出して

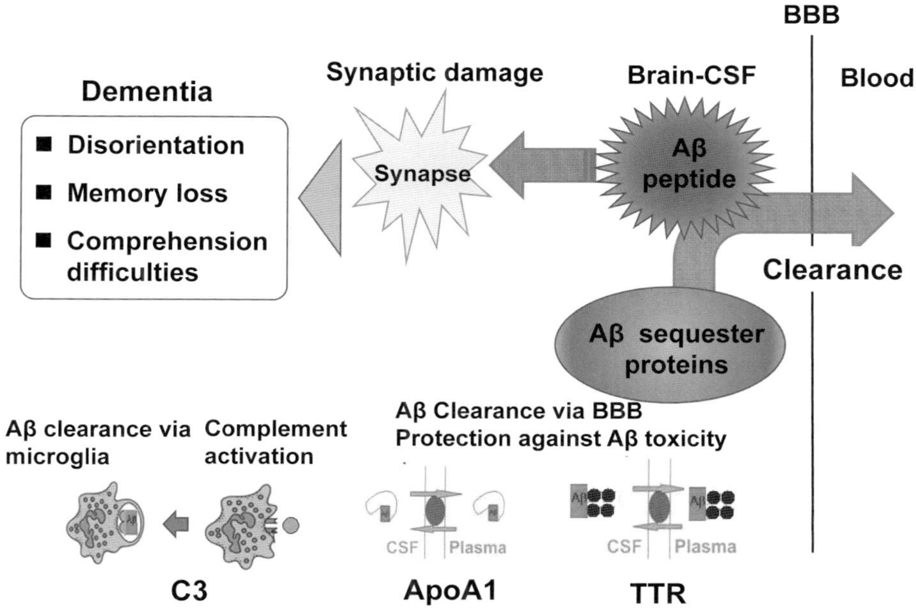

※口絵参照

図1　Aβシークエスタータンパク質とその役割

C3, apoA1, TTRのAβクリアランスにおける役割を示す。ミクログリアの細胞表面にある補体受容体にC3タンパク質(緑色で示す)が結合することによってミクログリアが活性化される。ApoA1はCSFから血漿にAβを排出する。TTRは四量体で存在し，apoA1と同様にAβの排出に働く。

いるタンパク質とその分子量を同定した。本アッセイのC3については，その活性化タンパク質断片ではなく，非活性型のプロテアーゼで切断されていないnative formのC3を検出している。

筆者らは筑波大学など多施設が参加する横断研究と，利根プロジェクトと称している朝田らによる茨城県利根町における縦断研究によってMCIならびにADのバイオマーカー探索とバリデーションを行ってきた。利根プロジェクトでは，2001年度から65歳以上を対象に，認知症の有病率の調査，その後の3年ごとの認知機能検査，採血など追跡調査を行ってきた[7)-9)]。2001年，2003年，2005年，2008年，2011年，2012年に追跡調査を行い，健常高齢者が時間とともに認知機能健常を維持する状態，健常からMCIや認知症に至る過程の血清を採取した。縦断研究として2001年からの調査のうち，2005年と2008年の血清サンプルを用いた。2001年のNDCを追跡調査し，2005年と2008年の診断をもとにNDCとMCI due to ADを選択した(**表1**)。通常のADのバイオマーカーの臨床研究では，年齢をマッチしたNDCはリクルートした時点での認知機能評価しか行っていない。本縦断研究で得られたNDC，MCI due to ADは認知症の臨床研究において貴重な症例といえる。このように精査されたNDCとMCI due to ADを対象にバイオマーカー探索を行うことができるため，我々は最初のスクリーニングに本縦断コホート研究を用いた。

図2に示すように，縦断研究によってこれらのシークエスタータンパク質の血中濃度は認知機能障害の進行とともに減少することがわかった。横断研究においてもMCIで有意に減少

表1　利根町縦断研究

a)　利根コホート縦断研究における2001年から2008年までのnormal, MCIおよびADの被験者数

2001 (n=1,652)		2005 (n=1,024)		2008 (n=548)	
Normal	1,270	Normal	721	Normal	408
Normal	1,270	Normal	721	MCI	28
Normal	1,270	MCI	113	MCI	13

b)　利根コホート縦断研究における2001年と2008年のペアサンプル数

Group	2005	2008	Sample sets
NDC during follow up	NDC	NDC	20
NDC to MCI	NDC	MCI	15
MCI to stable MCI	MCI	MCI	9

利根町縦断研究では，2001年，2003年，2005年，2008年，2011年，2012年に追跡調査を行い，NDCが加齢とともに認知機能健常を維持する状態，NDCからMCIや認知症に至る過程の認知機能データと血清を採取した。血液バイオマーカー探索研究では2005年と2008年の血清サンプルを用いた。2012年までの観察期間のすべての診断をもとにNDCとMCI due to ADを選択した。

するもの，ADで有意に減少するものが認められた。次に独立したコホートとして，筑波コホートの横断研究を行い，これらのバイオマーカー候補の臨床有効性を検討した(**表2**)。利根町縦断研究では，MCI due to ADを用いて解析したため，本コホートではMCIについてはamnestic MCI(aMCI)を対象とした。その結果，apoA1, C3はNDCと比べてaMCIで有意に減少した。ApoA1, TTRはNDCと比べてADで有意に減少した。ApoEもapoA1同様MCIで減少傾向を示したが，有意差が認められなかった。

ApoA1，C3，TTRの臨床有効性については，AD vs. NDCにおいてROC曲線におけるAUC値がそれぞれ0.76，0.55，0.76，NDC vs. aMCIにおいて，0.64，0.67，0.62であった。ApoA1，C3，TTRを用いてLASSO回帰式を用いたマルチマーカーによる判別解析を行った。AD vs. NDCにおいてAUC値は0.79，aMCI vs. NDCにおいてAUC値は0.75であった。さらに，これらのシークエスタータンパク質の血中濃度はMMSEスコアと関連した。ApoA1とTTRはMMSEスコアが悪くなるにつれて低下し，C3は軽度のMMSEスコアの低下で変化する傾向を示した(**図3**)。

さらに，これらバイオマーカータンパク質の臨床有効性を検証するため，独立したコホートを用いて前向きに研究を行った(宇治コホート)。マルチマーカー解析においては，宇治コホートで採取された血清サンプルにおける測定値を，筑波大学の症例から得られた3つのタンパク質の定量値を基に立式したMCI vs. NDCの判別式に代入し，判別式により求められた値をもとにこれらのバイオマーカーの臨床有効性を確認した。その結果，apoA1, C3, TTRの3つのタンパク質の組み合わせによって，MCI vs. NDCにおける臨床有効性はAUC=0.89となっ

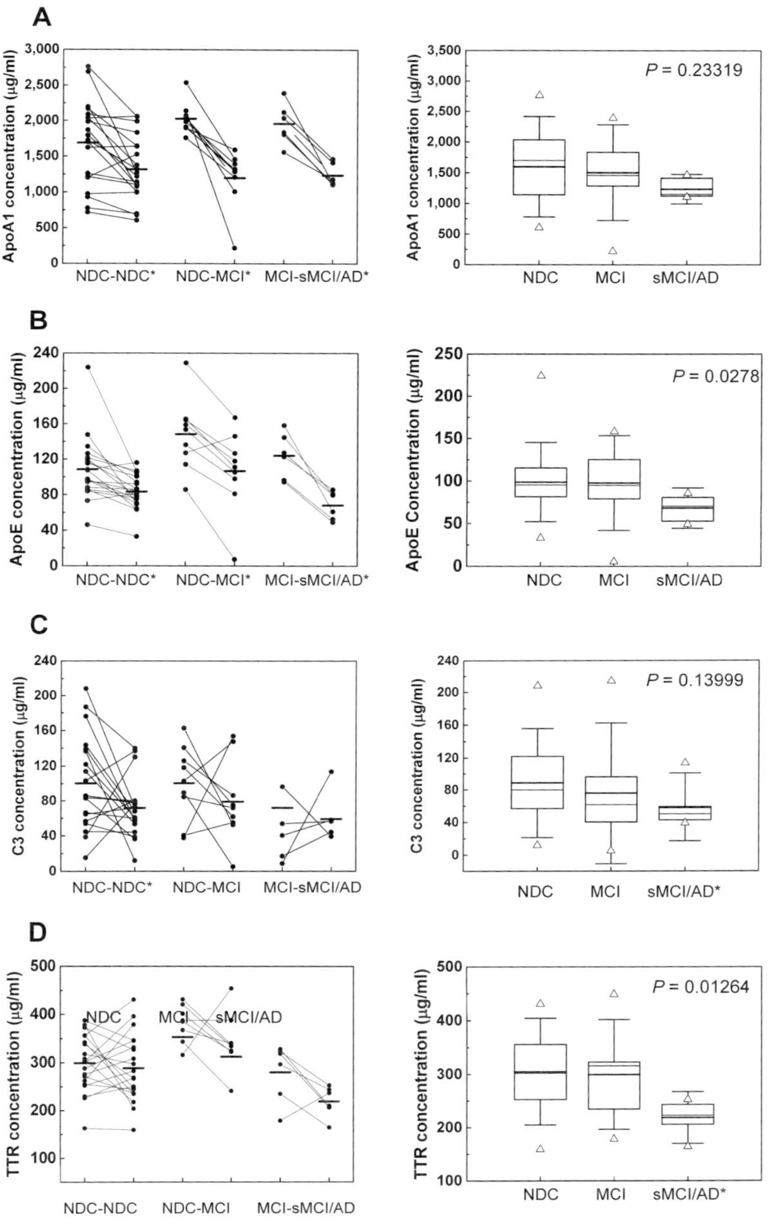

図2　利根コホートの縦断研究と横断研究におけるAβシークエスタータンパク質の血中濃度の変化[6)]

2005年と2008年におけるapoA1(A), apoE(B), C3(C), TTR(D)の血中濃度の変化を示す。ボックスチャートの横線は中間値と平均値を示している。有意検定はWilcoxon signed-rankを用いた。*は2005年から2008年の縦断的変化において有意差がある群を示す。2005年と2008年における横断研究における3群間の有意検定はKruskal-Wallis検定を用いた。2群間の有意検定はBonferroni補正を用いた。

ApoA1：NDC-NDC(P=0.00109), NDC-MCI(P=0.00915), MCI-sMCI/AD(P=0.03603), apoE：NDC-NDC(P=4.19E-04), NDC-MCI(P=0.01285), MCI-sMCI/AD(P=0.03603)。TTR：NDC vs. sMCI/AD(P=0.02025)。

K. Uchida et al.,：Alzheimers Dement(Amst), 1, 270-280(2015).

表２　つくばコホートにおける健常(NDC)，aMCI，AD における
Aβシークエスタータンパク質の血清レベル[6)]

Characteristics	NDC (n = 49)	aMCI (n = 51)	AD (n = 42)	*P* value*
Age	69.8 ± 12.4†	71.2 ± 7.9	73.9 ± 7.4	0.27876
Male/Female	33/16	21/30	10/32	
MMSE score	28.8 ± 1.6	26.7 ± 2.1	18.3 ± 5.8	2.02E-18
ApoA1‡	2345.3 ± 918.0	1873.6 ± 594.4§	1665.3 ± 431.8¶	4.44E-05
C3‡	28.1 ± 24.1	14.0 ± 8.0§	21.5 ± 15.9	0.01264
TTR‡	520.5 ± 144.8	445.0 ± 144.8	357.0 ± 122.1¶	4.07E-05

*Kruskal-Wallis test. Significant differences among the three groups are indicated.

†mean ± SD

‡μg/ml

§Bonferroni test. Significant differences in NDC vs. aMCI were obserbed in ApoA1 (*P* = 0.00265) and C3 (*P* = 3.74E-04).

¶Bonferroni test. Significant differences in NDC vs. AD were obserbed in ApoA1 (*P* = 1.98E-05) and TTR (*P* = 1.08E-02).

K. Uchida et al.,：Alzheimers Dement(Amst), 1, 270-280(2015).

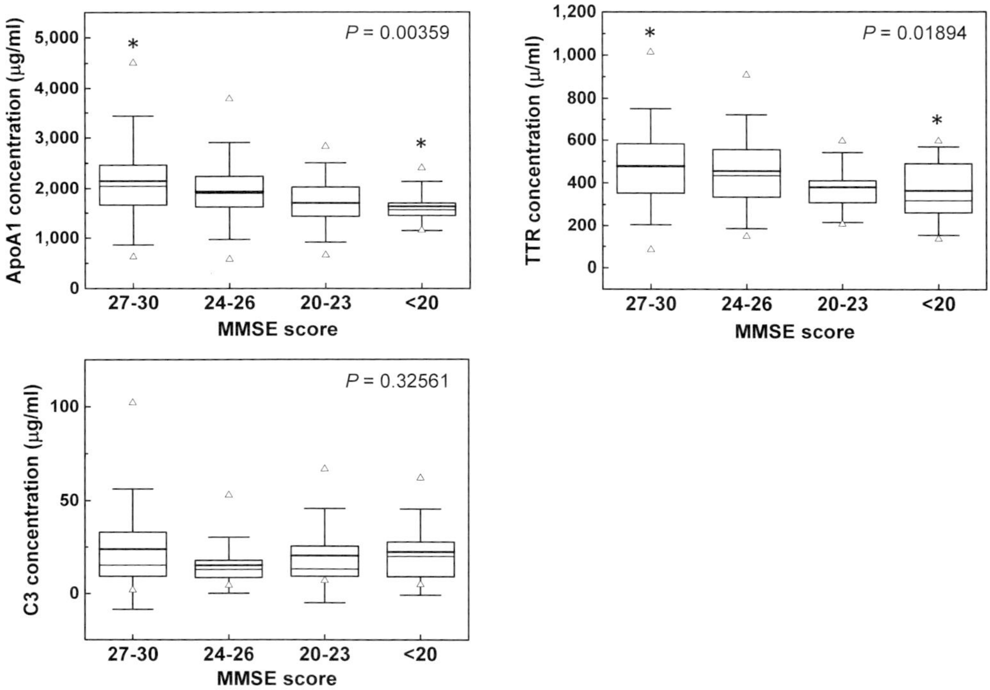

図３　Aβシークエスタータンパク質の血中濃度と MMSE スコアとの相関[6)]

MMSE スコア 27-30 点の群と＜20 点の群を比較すると，apoA1 と TTR で有意に減少していた（ApoA1：P=0.0396，TTR：P=0.05074）。ボックスチャートの横線は中間値と平均値を示している。群間の解析は Kruskal-Wallis 検定を用いた。*は有意差がある群を示す。

K. Uchida et al.,：Alzheimers Dement(Amst), 1, 270-280(2015).

た。また，本コホートでは，MCI の前駆段階として Pre-MCI を定義した。本人の自覚症状と臨床症状がなくとも，MMSE スコアが 27～30，もしくは MRI で海馬萎縮 and/or SPECT による若干の血流低下(the parietal lobe, posterior cingulate gyrus, precuneus)の被験者を Pre-MCI と定義した。Pre-MCI vs. NDC において AUC＝0.82 となり，apoA1, C3, TTR を用いたマルチマーカーによって，認知機能障害の早期の段階において NDC との識別が可能であることが明らかになった。pre-MCI は，プレクリニカル AD に相当すると考えている。またこれらの3つのタンパク質の測定値に MMSE スコアを加えた場合，筑波コホートの aMCI vs. NDC において AUC＝0.83，宇治コホートの Pre-MCI vs. NDC において AUC＝0.92 を示した。

4　AD 病態における apoA1, apoE, TTR, C3 の生理的機能について

それぞれのシークエスタータンパク質はこれまでの研究から AD の病態に関与していることが報告されている。ApoE，apoA1 および apoJ は，アミロイドベータペプチドと結合してその凝集や毒性を防ぐといわれている。ApoE タンパク質は，その遺伝子型が AD の発症と関係している[10)11)]。ε2，ε3，ε4 の3つのアイソフォームがあり，ε4 アレルを持たないものと比較して ε4 アレルを1つもつものは，AD の発症のリスクが 2～3 倍，ε4 アレルを2つもつものは発症のリスクが 12 倍といわれている。CSF や血液における apoE のレベルは，AD と健常人の間で有意な違いはないが，筆者らの検討でも血液中の apoE は ε4 アレルに依存して低下することがわかっている[6)]。

ApoA1 は，血液中では高密度コレステロール(HDL)の構成成分である。AD では apoA1 は脳組織と CSF で Aβ ならびに APP と結合しており，Aβ の凝集と Aβ による毒性を抑制することが示されている[12)]。臨床サンプルを用いた研究で AD では apoA1 の血漿レベルが低下していること，疫学研究により apoA1 は AD 発症のリスクを下げることが明らかになっている[13)]。

AD など神経変性疾患は脳における炎症がその発症に関与しているといわれている。補体は脳組織においてマイクログリアによるエンドサイトーシスに必要であり，Aβ オリゴマーは補体に依存した貪食作用により排除される。最近，C1q と C3 が正常な中枢神経系の発生においてシナプスの枝打ち(synaptic pruning)に関与していること[14)]，さらに AD において Aβ オリゴマーによって C1q を介した補体の古典的経路が活性化され，その結果，ミクログリアが C1q，C3 と CR3 依存的に活性化，シナプス障害が誘導されることが示された[15)16)]。

TTR はプレアルブミンとも呼ばれ，ホモ4量体の 64 kDa のタンパク質で主に肝臓と脈絡叢で産生されている。血液中の TTR は低栄養や肝硬変など低下することから，臨床検査では栄養状態の評価に使われているが，その正確な機能はわかっていない。1994 年に TTR は Aβ オリゴマーと結合してその凝集を阻害することが報告され，その後 AD のマウスモデルで TTR が Aβ のシナプス毒性を抑制することが示されている[17)18)]。

5　おわりに

MCI および AD のスクリーニング検査として，Aβと結合してその毒性の抑制や排出にかかわるシークエスタータンパク質量の血清中の変動を調べることは意義がある。これらシークエスタータンパク質の減少が間接的に将来のAβの蓄積やシナプス障害を示すと考えられる。今後，前向きのコホート研究によってこれらの血清タンパク質の濃度と MCI の発症リスクとの関係を明らかにする必要がある。

文　献

1) RA. Sperling, PS. Aisen, LA. Beckett et al.：Toward defining the preclinical stages of Alzheimer's disease：recommendations from the National Institute on Aging-Alzheimer's Association workgroups on diagnostic guidelines for Alzheimer's disease. *Alzheimers Dement*, **7**, 280-92(2011).

2) B. Dubois, H. Hampel, HH. Feldman et al.：Preclinical Alzheimer's disease：Definition, natural history, and diagnostic criteria. *Alzheimers Dement*, **12**, 292-323(2016).

3) DM. Walsh and DJ. Selkoe：A critical appraisal of the pathogenic protein spread hypothesis of neurodegeneration. *Nat Rev Neurosci*, **17**, 251-60(2016).

4) DJ. Selkoe and J. Hardy：The amyloid hypothesis of Alzheimer's disease at 25 years. EMBO Mol Med(2016).

5) KG. Mawuenyega, W. Sigurdson, V. Ovod et al.：Decreased clearance of CNS beta-amyloid in Alzheimer's disease. *Science*, **330**, 1774(2010).

6) K. Uchida, L. Shan, H. Suzuki et al.：Amyloid-beta sequester proteins as blood-based biomarkers of cognitive decline. *Alzheimers Dement*(Amst), **1**, 270-80(2015).

7) F. Yasuno, S. Tanimukai, M. Sasaki et al.：Effect of plasma lipids, hypertension and APOE genotype on cognitive decline. *Neurobiol Aging*, **33**, 2633-40(2012).

8) M. Sasaki, C. Kodama, S. Hidaka et al.：Prevalence of four subtypes of mild cognitive impairment and APOE in a Japanese community. *Int J Geriatr Psychiatry*, **24**, 1119-26(2009).

9) M. Miyamoto, C. Kodama, T. Kinoshita et al.：Dementia and mild cognitive impairment among non-responders to a community survey. *J Clin Neurosci*, **16**, 270-6(2009).

10) G. Davies, SE. Harris, CA. Reynolds et al.：A genome-wide association study implicates the APOE locus in nonpathological cognitive ageing. *Mol Psychiatry*, **19**, 76-87(2014).

11) AD. Roses：Apolipoprotein E alleles as risk factors in Alzheimer's disease. *Annu Rev Med*, **47**, 387-400(1996).

12) AC. Paula-Lima, MA. Tricerri, J. Brito-Moreira et al.：Human apolipoprotein A-I binds amyloid-beta and prevents Abeta-induced neurotoxicity. *Int J Biochem Cell Biol*, **41**, 1361-70(2009).

13) F. Song, A. Poljak, J. Crawford et al.：Plasma apolipoprotein levels are associated with cognitive status and decline in a community cohort of older individuals. *PLoS One*, **7**, e34078(2012).

14) DP. Schafer, EK. Lehrman, AG. Kautzman et al.：Microglia sculpt postnatal neural circuits in an activity and complement-dependent manner. *Neuron*, **74**, 691-705(2012).

15) S. Hong, VF. Beja-Glasser, BM. Nfonoyim et al.：Complement and microglia mediate early synapse loss in Alzheimer mouse models. *Science*, **352**, 712-6(2016).

16) H. Lian, L. Yang, A. Cole et al.：NFkappaB-activated astroglial release of complement C3

compromises neuronal morphology and function associated with Alzheimer's disease. *Neuron*, **85**, 101-15(2015).

17) AL. Schwarzman, L. Gregori, MP. Vitek et al. : Transthyretin sequesters amyloid beta protein and prevents amyloid formation. Proc Natl Acad Sci U S A, 91, 8368-72(1994).

18) Li X, E. Masliah, N. Reixach and JN. Buxbaum : Neuronal production of transthyretin in human and murine Alzheimer's disease : is it protective?. *J Neurosci*, **31**, 12483-90(2011).

第５節　アルツハイマー型認知症の指タッピング運動パターンによる早期診断法の開発

国立研究開発法人国立長寿医療研究センター　鈴村　彰太
国立研究開発法人国立長寿医療研究センター　近藤　和泉

1　はじめに

アルツハイマー型認知症(Alzheimer's disease：AD)は，認知機能低下を示す進行性疾患[1]であることから，認知機能に焦点が当てられており，これまで運動障害についてあまり検討されてこなかった。しかし最近では，軽度認知障害(Mild cognitive impairment：MCI)を含む認知症の初期段階に運動障害(歩行障害やバランス障害)を呈することが報告[2)-4)]されてきており，初期の運動障害から認知症を検出できる可能性が示唆されてきている。

そこで筆者らは，認知症患者の手指の運動(指タップ運動)に着目し研究を進めてきた[5]。これまで認知症患者の手指機能に関する研究を行ってきた中で，認知症を発症することで手指機能低下を示すことは明らかになりつつあるが，認知症の運動障害をより簡単に，かつ詳細に評価できる方法が必要であると考え，スマート端末を用いた評価指標の開発を検討してきた。

本稿では，手指の運動を認知症のスクリーニング評価として用いることを想定し，手指の運動計測がより簡易で短時間で評価できる方法として，今回新たにスマート端末での計測を試みたため，若干の知見を加えて報告する。

2　手指機能に関する先行研究

認知症の手指機能に関して，手指の微細な運動コントロールの低下[6)7)]，指タップ運動の速度の低下[8]，手指巧緻性の低下[9)10)]といった手指機能に関する報告はあるが，詳細な報告はなく一定の結論に至っていない。特に手指の両手の協調性やリズムに関しては，分析されてきていない。

これまで認知症患者の上肢運動機能障害に関する研究が少なかった理由としては，①手指機能低下が加齢によって生じる可能性があること[11]，②加齢性の筋力低下を認めること[12]，③潜在的な錐体外路系疾患の関与が否定できないこと[13]，④感覚機能の低下[14]等が挙げられる。

筆者らはこれまで，指タップ運動(親指と示指の繰り返し動作)を用いた手指巧緻性に関する検討を行い，認知症患者の特徴的な手指運動パターンの抽出に成功した。特に，ADで低下を認めるパラメータや，認知機能が低下するほど低下するパラメータなど，これまであまり明らかではなかった認知症患者の手指機能障害に関して，興味ある結果を得ている[5]。

3　対象と方法

手指巧緻性評価の計測には，スマート端末機器（JustTouch：マクセル株式会社，日本）を使用し，AD，MCI，健常高齢者に対して手指巧緻性の計測を試みた。選択基準は，AD もしくは MCI と診断された意思疎通が可能な患者で，中等度以上の失語症や失行などの高次脳機能障害や，明らかな麻痺や巧緻運動障害，錐体外路症状を認めず，Clinical dementia rating（CDR）が 0.5（認知症の疑い），CDR1（軽度認知症），CDR2（中等度認知症）と判定された者とした。

JustTouch の計測では，右手と左手の手指（人差し指）を使用し，画面に提示されたマーカーを可能な限り速くタッチする（リズムタッチ），音声に合わせて画面をタッチ（音タッチ）するといった手指の運動を実施し，双方ともに右手，左手，両手同時，両手交互の運動を計測した（**図1**）。なお，JustTouch で抽出が可能なパラメータを**表1**に示した。

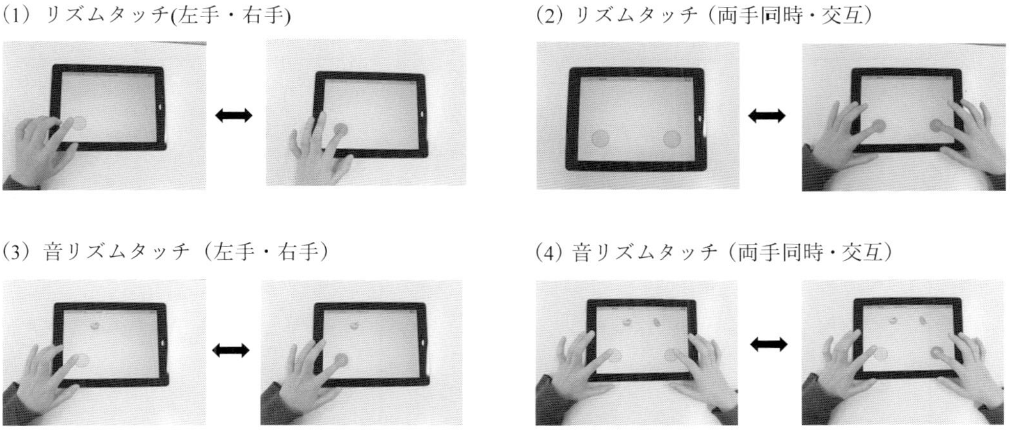

図1　計測方法

(1)リズムタッチ（左手・右手）：マーカー部分を可能な限り速くタッチする。右手の場合，マーカーは画面右下に提示される。
(2)リズムタッチ（両手同時・交互）：マーカー部分を可能な限り速くタッチする。両手同時は両手同じタイミングでタッチし，両手交互は，左右の人差し指を交互にタッチする。
(3)音リズムタッチ（左手・右手）：音に合わせてマーカーをタッチする。右手の場合，マーカーは画面右下に提示される。
(4)音リズムタッチ（両手同時・交互）：太鼓の音は左手，シンバルの音が聞こえたら右手でマーカーをタッチする。両手同時の場合は，太鼓の音に合わせて両手同じタイミングでタッチする。
*上記の(1)～(4)のタスクは，15秒間実施する。

表1　パラメータの詳細

パラメータ	パラメータの説明
タッチ反応時間*	音がなってから，タッチするまでの時間
タッチ反応時間のばらつき*	同上のばらつき
リズム	タッチから次のタッチまでの時間
リズムのばらつき	同上のばらつき
接触時間	1回のタッチで画面に接触している時間
接触時間のばらつき	同上のばらつき
両手間のずれ**	右手と左手の時間のずれ
両手間のずれのばらつき**	同上のばらつき

*音リズムタッチのみのパラメータ
**両手同時・両手交互のタスクのみのパラメータ

4　手指機能について

(1)計測時の波形の一例

図2に計測時の波形の一例を示す。図2(A)は80歳代健常者高齢者，(B)は80歳代MCI患者，(C)は70歳代AD患者の計測結果である。AD患者では，健常高齢者，MCI患者と比べ

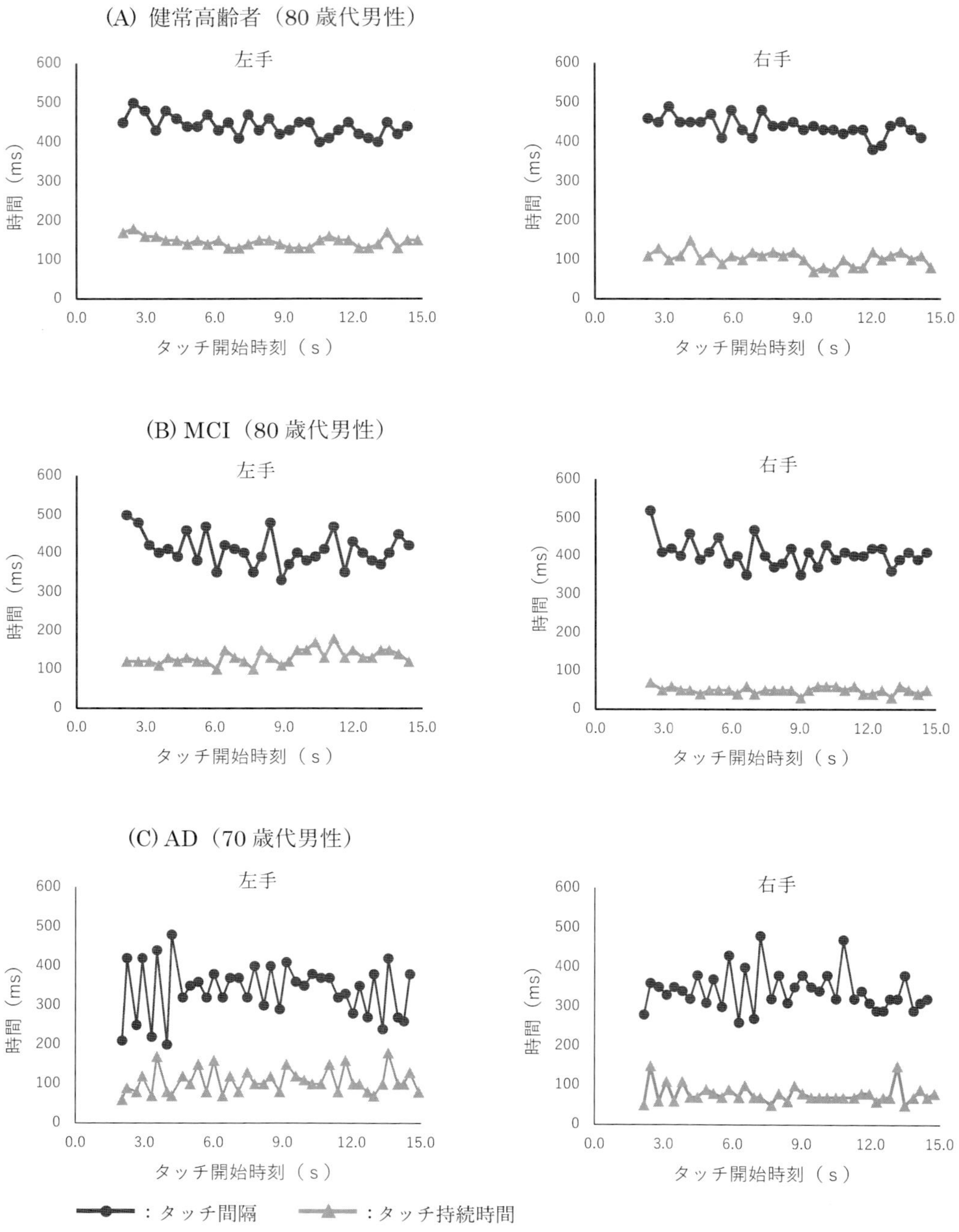

図2　健常者，MCI患者，AD患者の波形の一例

るとタッチ間隔やタッチ持続時間にばらつきを認めた。さらに，健常者高齢者と比べMCI患者では，タッチ間隔においてばらつきを認めた。

(2) 健常高齢群，MCI群，AD群の手指機能の比較

接触時間，リズム，両手間のずれ，タッチ反応時間において，健常高齢群とAD群で手指機能に有意差が認められた。また，健常高齢群とMCI群，MCI群とAD群間で手指巧緻性に有意差を認めた。**図3**に有意差が見出されたいくつかのパラメータの一部を示した。

(3) 手指機能と認知機能(Mini-Mental State Examination：MMSE)との関連

リズムタッチの接触時間(r=－0.36：p<0.01)，接触時間のばらつき(r=－0.41：p<0.04)，音リズムタッチの接触時間(r=－0.44：p<0.01)，接触時間のばらつき(r=－0.5：p<0.002)に関しては，MMSEと負の相関を認めた(**図4**)。

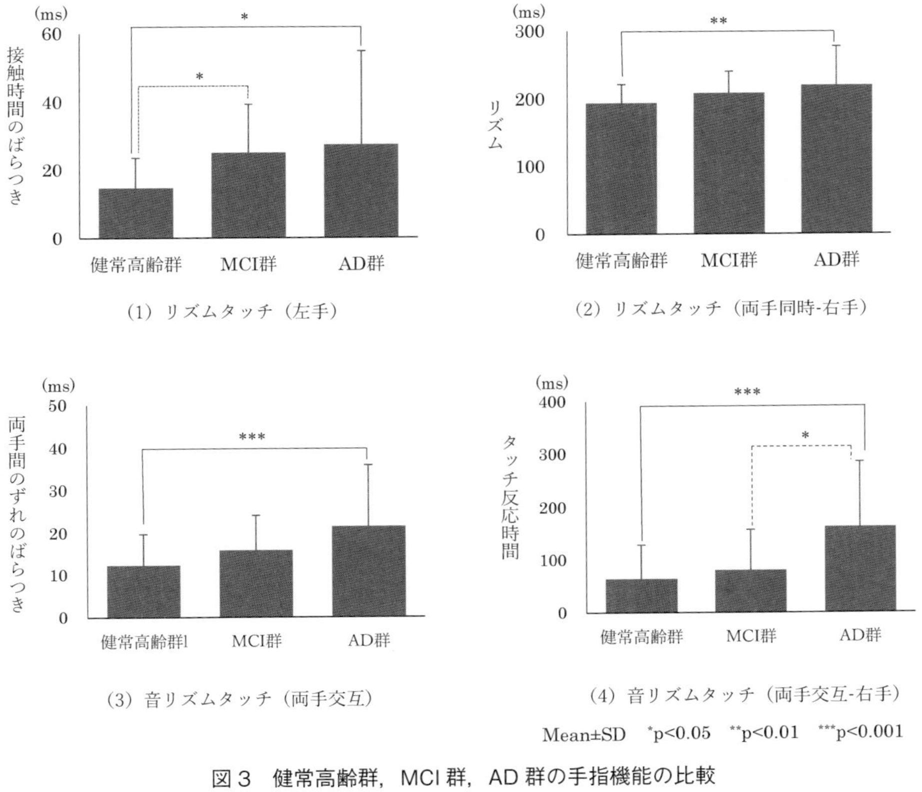

図3　健常高齢群，MCI群，AD群の手指機能の比較

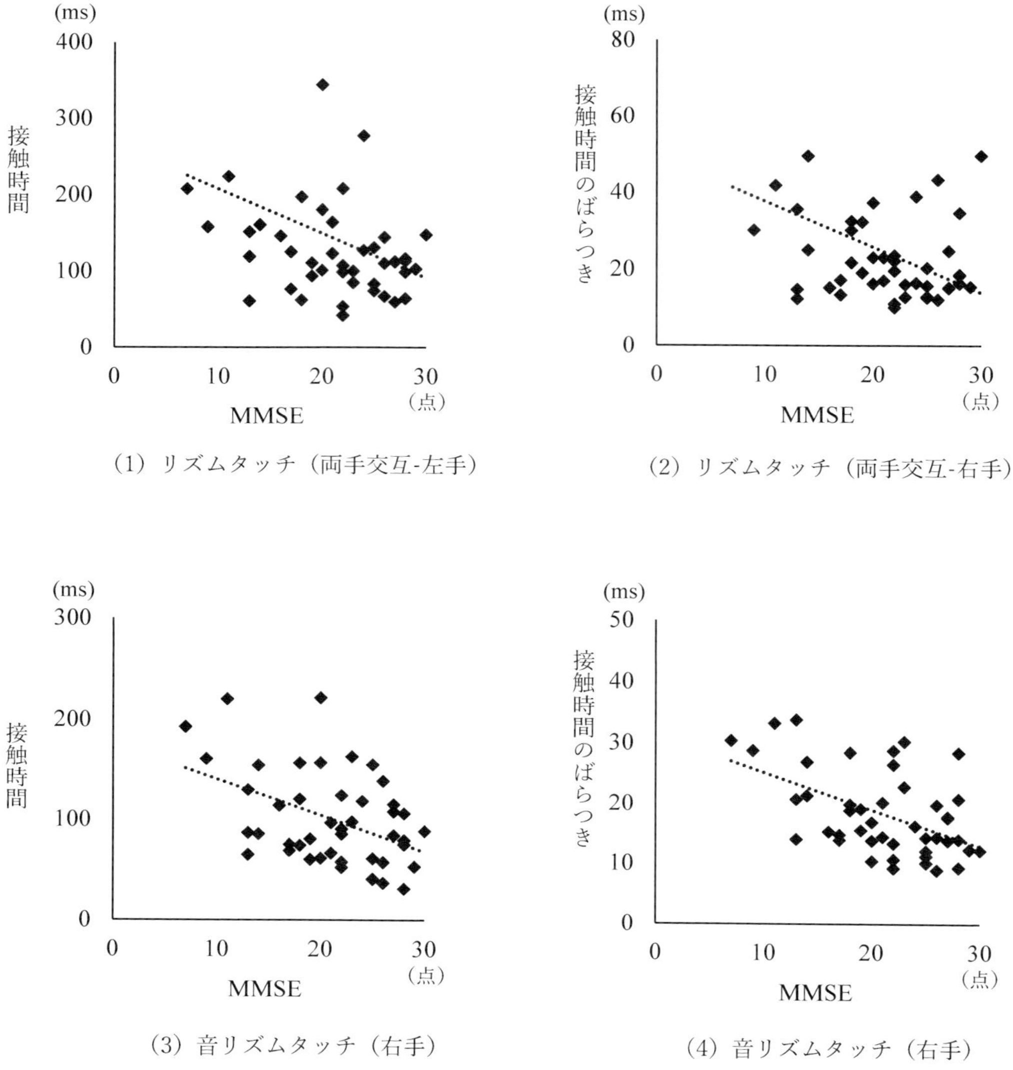

図４　手指機能と認知機能（MMSE）との関連

5　おわりに

スマート端末機器を使用した認知症評価方法を中心に概説した。認知症患者に対するスマート端末を使用した先行研究[15)16)]はいくつか報告されているが，認知機能に焦点をあてたものばかりであり，手指の運動機能評価の開発は新規性がある。

本研究では，健常高齢群に比べMCI群，AD群は，リズムや接触時間，反応時間，両手の協調性を示すパラメータで手指巧緻性の低下を認め，さらに認知症の重症化に伴い，手指巧緻性の低下を認めたパラメータも存在した。これらのパラメータは認知症患者の手指機能に影響を及ぼす要因の１つである可能性が高い。

最近では，認知症の早期診断の研究が進み，構造的MRI[17)]，血液検査[18)]，CSF[19)]に含まれるバイオマーカー(Aβ，Tau)を使用することである程度の早期診断が可能となってきた。しかし，これらの高度技術をもとにした診断は，高額な医療費や時間，腰椎穿刺に伴う痛みなど被験者に負担がかかってしまうという課題がある。

それらに比ベスマート端末での計測は，①検査までの導入が容易であること，②手指の限定した運動であるため，認知機能障害を呈していても導入しやすいこと，③計測が短時間であるため，被験者への負担が少ない。さらに，④スマート端末自体が小さく多数台確保できるため，地域の健康教室など大規模集団の高齢者を対象に計測を行えることが革新的である。

今後は，認知症患者の手指機能障害を捉えるより検出度の高いパラメータを見つける必要性がある。認知症患者の早期診断ツールとしての可能性を検討していくために，今後はさらに対象を広げ，地域高齢者のスクリーニング評価として活用していきたいと考えている。

文　献

1) GM. Mckhann et al.,：*Alzheimers. Dement.*, **7**, 263(2011).
2) Y. Cedervall, Y, K. Halvorsen and AC. Aberg：*Gait. Posture.*, **39**, 1022(2014).
3) A. Castrillo, LM. Olmos, F. Rodríguez and J. Duarte：*Am. J. Alzheimers. Dis. & Other. Demen.*, **31**, 257(2016).
4) LZ. Gr1as et al.,：*J. Geriatr. Phys. Ther.*, **38**, 1(2015).
5) S. Suzumura et al.,：*Jpn. J. Compr. Rehabil. Sci.*, **7**, 19(2016).
6) JH. Yan et al.,：*J. Psychiatr. Res.*, **42**, 1203(2008).
7) JH. Yan and MB. Dick：*Neuropsychol. Dev. Cogn. B. Aging. Neuropsychol. Cogn.*, **13**, 385(2006).
8) BR. Ott, SA. Ellias and MC. Lannon：*J. Geriatr. Psychiatry. Neurol.*, **8**, 71(1995).
9) JJ. Paula et al.,：*Rev. Bras. Psiquiatr.*, **38**, 235(2016).
10) I. Rabinowitz and Y. Lavner：*Percept. Mot. Skills.*, **119**, 259(2014).
11) S. Dayanidhi and FJ. Valero-Cuevas：*J. Gerontol. A. Biol. Sci. Med. Sci.*, **69**, 1139(2014).
12) V. Mathiowetz et al.,：*Arch Phys Med Rehabili.*, **66**, 69(1985).
13) WP. Goldman et al.,：*Neurol.*, **53**, 956(1999).
14) JK. Shim et al.,：*J. Appl. Physiol.*, **97**, 213(2004).
15) JH. Barnett et al.,：*Curr. Top. Behav. Neurosci.*, **28**, 449(2016).
16) K. Onoda et al.,：*Clin. Interv. Aging.*, **8**, 353(2013).
17) S. Elahi et al.,：*J. Alzheimers. Dis.*, **45**, 921(2015).
18) SE. O'Bryant et al.,：*Alzheimers. Dement.*, **3**, 83(2016).
19) RJ. Kandimalla et al.,：*Biol. Open.*, **2**, 1119(2013).

第６節　ブレイン・コンピュータインタフェース活用による認知機能評価

工学院大学　田中　久弥　東京医科大学　馬原　孝彦　東京医科大学　羽生　春夫

1　はじめに

ブレイン・コンピュータインタフェース(Brain-Computer Interface, BCI)は事象関連電位(Event-Related Potential, ERP)を利用した文字入力装置である。BCI は筋萎縮性側索硬化症(Amyotrophic lateral sclerosis, ALS)患者をはじめとした神経難病者のための意思伝達補助装置として研究開発されている[1)2)]。ERP とは内的・外的刺激に対する脳の電気生理学的反応であり，記憶，予測，注意といった認知処理過程がわかる。認知症と ERP の関連を明らかにした研究は多くなされており，例えば，視覚刺激に対する事象関連電位(ERP)において，認知症群と非認知症群の間で ERP 成分の１つである P300 の振幅が有意に低下し，P300 の潜時が有意に延長することがわかっている[3)]。しかし ERP は専門家による実験手続きが必要であり，被験者の拘束時間も長いという問題点がある。一方，BCI で ERP を高速に計測し，P300 をオンラインで分析することでコンピュータに文字を入力する装置であるから，この機能を活用することで専門的な実験手続きがなくても ERP を収集でき，さらに文字入力の誤りの分析によって認知機能を評価できる。

図１は被験者が BCI で認知機能評価をしている様子である。被験者は脳波計測キャップを装着しディスプレイの標的文字に注意(Attention)を向ける。BCI は被験者に文字盤を提示し，行・列を点滅させながら ERP(P300)を計測する。BCI の本来の使用目的は注視している文字

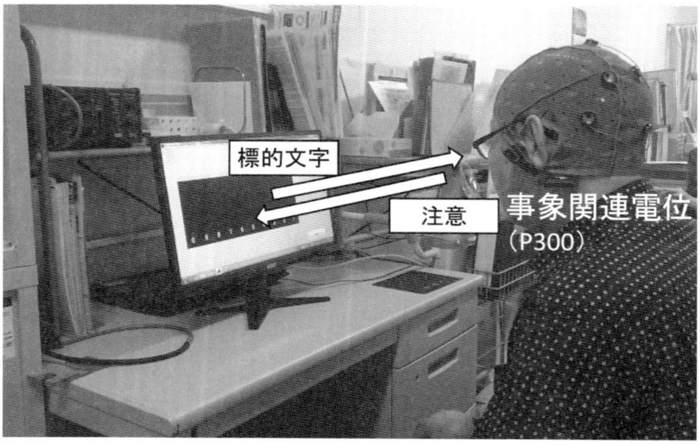

図１　BCI による認知機能評価の様子

を脳波から推定する装置であるが，本稿は推定値の特性(誤入力距離値)で認知機能を評価するものである。

2　BCIの原理

BCIは脳波でコンピュータに文字を入力する装置である。体を動かすこと，声を発することなくコンピュータで文字を綴ることができる。**図2**は被験者に提示するひらがな五十音の文字盤である。BCIは文字盤の行・列を数百ミリ秒間隔でランダムに点滅させ同時に脳波を計測する。被験者は標的となる文字を注視する。注視した文字が光ると脳波に活動電位であるP300が生じ，注視していない文字が光るとP300は生じない。図2で，例えば，被験者に「ち」を注視させておき，BCIが行「いきしちにひみ゛りー」を点滅させると被験者の注意反応としてP300成分が観測される。注視していない行(「ち」を含まない行)を点滅させてもP300は観測されない。同様に，BCIが列「たちつてと4」を点滅させるとP300が観測され，注視していない列(「ち」を含まない列)を点滅させてもP300は観測されない。BCIはこれらの刺激と反応を一定数繰り返してP300電位が大きい行と列を線形判別分析で1つずつ選出し，その交点を被験者が注視していた文字であると推定する。図2の場合は「ち」を推定している。

BCIに文字を推定させるためには，被験者は標的文字に注意を集中しなければならない。注意集中が低下していると標的文字から離れた遠い文字が推定される。なぜなら標的文字以外の文字に注意が向くとその文字を含む行・列でP300が観測されるからである。**図3**は注意集中の低下と推定文字の関係を説明する図である。標的文字「ち」に対して注意が画面右下の文字「も」に向いた場合,「も」を含む行・列でP300が計測されるので，BCIは「も」を推定する。標的文字から1文字程度離れた誤りであれば健常者でも起きうることがわかっているが[4)]，認知症患者の場合は注意集中の低下の度合いに比例して標的文字から遠い位置の文字が推定される。BCIと被験者が協調できれば被験者の意図通りの文字が推定されるが，注意集中の低下によって協調できなければ意図しない文字が推定される。

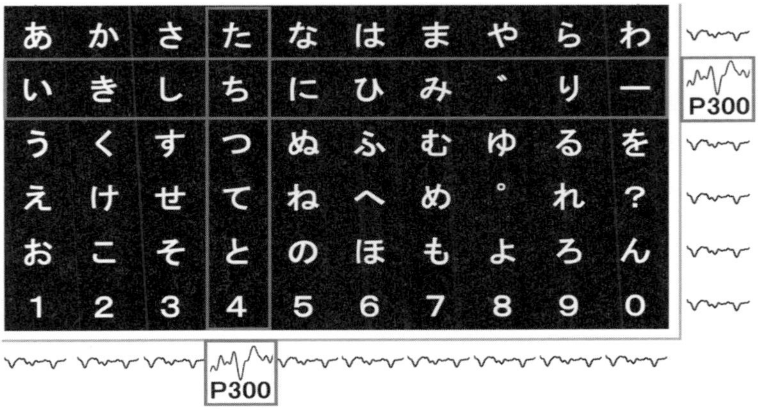

図2　ブレイン・コンピュータインタフェースの文字推定原理

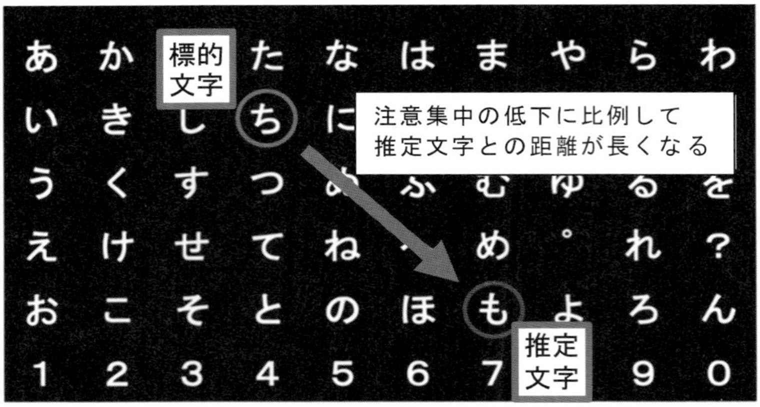

図３　注意集中の低下と推定文字の関係

3　BCI による注意集中の低下の評価方法

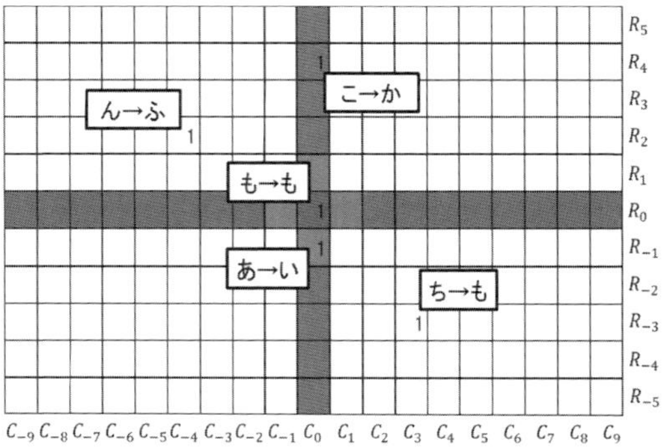

図４　推定文字位置の相対プロット例
（SEDV＝2.24 文字）

注意集中の低下を評価するために，標的文字を原点とした推定文字位置の相対プロットを行う。**図４**は「あ」「ん」「こ」「も」「ち」の順に注意を向けさせ，それぞれ「い」「ふ」「か」「も」「も」と推定された例である。図４の原点は(R_0, C_0)である。標的文字と推定文字が一致した時は原点に数字１をプロットし，逆に一致しない場合は標的文字から推定文字までのマス目数を移動して数字１をプロットする。例えば「ん→ふ」と書かれているプロットは標的文字「ん」に対して「ふ」が文字盤で上に２文字，左に４文字の位置にあるので(R_2, C_{-4})に１がプロットされる。プロットが重なった場合は数字１を加算する。相対プロットの中心(R_0, C_0)に数字が集中していると文字に注意を向けていたことになり，逆にプロットが分散していると，注意集中が低下していたと分析することができる[5)]。

次に，標的文字から推定文字までの平均距離を算出する。BCI では文字を綴る誤り(spelling-error)であるから，誤入力距離値(Spelling-Error Distance Value，SEDV)と呼称する。SEDV の基本はユークリッド距離であり，BCI の文字推定原理を考慮した加重平均距離(単位は文字)を計算する。標的文字から横に a 文字，縦に b 文字の位置の誤入力の重み W を式(1)で定める。BCI は標的文字の行と列が一致する場合に正しく推定されるが，行だけが正解，列だけが正解という誤推定が生じることがある。これは心的課題のうち半分は正しく遂行されていると言える。そのため，推定文字を分析し，行だけあるいは列だけが一致している場合(D_1)は，距離を半減し行も列も一致していない場合(D_2)はそのままとする。なお，行も列も正解の場合，つまり標的文字と推定文字が一致した場合の誤入力距離値は０である。式(2)は SEDV の算出式である。推定文字位置の相対プロットデータ($\boldsymbol{I}$)と重み($\boldsymbol{W}$)を乗算し，総文

字入力数 N_{char} で除算することで求める。式(2)において，r は文字盤の行数，c は文字盤の列数を表す。図4のターゲット文字が「あんこもち」，BCIの推定文字が「いふかもも」であったときのSEDVは2.24文字である。

$$W = \begin{cases} D_1 \quad \frac{1}{2}\sqrt{(a^2+b^2)} & (a=0 \cup b=0) \\ D_2 \quad \sqrt{(a^2+b^2)} & (a \neq 0 \cap b \neq 0) \end{cases} \tag{1}$$

$$SEDV = \frac{1}{N_{char}} \sum_{i=-(r-1)}^{r-1} \sum_{j=-(c-1)}^{c-1} (I \times W) \tag{2}$$

4　BCIシステムと教示方法

4.1　BCIシステムによる計測方法

BCIシステムはg. tec社製のg. BCIシステムを中心に構成した(**図5**)。アクティブ電極(LADYbird電極)を用いて脳波を計測し，電極ボックス(g. SAHARAbox)に集約し，生体アンプ(g. USBamp)を用いて信号を増幅した後にPCに取り込む。ローパスフィルタは30 Hz，ハイパスフィルタは0.5 Hz，ノッチフィルタを50 Hzとする。脳波の記録，刺激呈示，解析処理にはMATLAB2012aを用いる。脳波の導出は単極導出法とし，電極は後頭部を中心に配置する(国際10-20法に基づくFz, Cz, P_3, P_4, Pz, O_1, O_2, Oz)。基準電極は右側耳朶裏の乳状突起に，接地電極は額部にディスポーザル電極で配置する。文字盤は6行×10列の五十音ひらがな文字盤とする。文字盤の行および列をプログラムによりランダムに各行・各列それぞれ5回点滅させる。1文字を推定するために合計で(6行＋10列)×5回＝80回の点滅が必要である。また，点滅1回あたりの時間である刺激呈示間隔SOA(Stimulus Onset Asynchrony)は210 ms(文字点灯時間120 ms，文字消灯時間90 ms)を基準とし，被験者が点滅を認識し辛かった場合はSOAを長く調整する。点滅開始前に文字盤上の標的文字を6秒間明るい緑色で指示する。例えば「あんこもち」と標的文字が表示する場合，はじめに6秒間「あ」が緑色で指示され，後にそれが消え，点滅が開始される(被験者は「あ」の位置を注視し続ける)。点滅終了

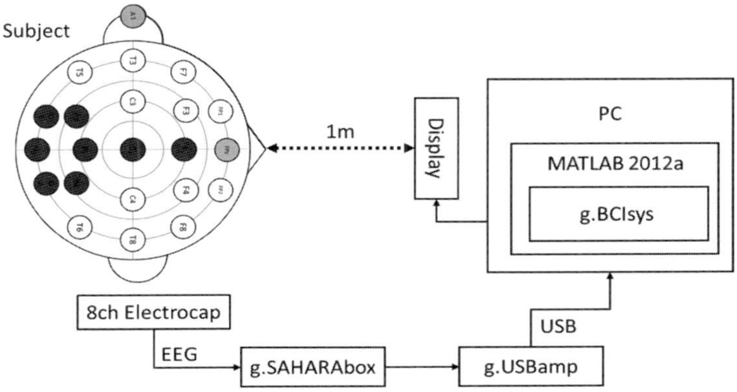

図5　BCIシステム

後は次の「ん」が同様に指示され，点滅が開始される(被験者は「ん」の位置を注視し続ける)。

4.2　教示方法

評価を開始する前に何回かの予備提示を行い，被験者と対話しながらディスプレイの角度，輝度，点滅速度の調整を行う。また予備提示の段階で被験者に心的課題を理解させてから評価を開始する。心的課題は以下のような口頭説明で教示する。「緑色に光っている文字を見つめてください。次に，いろいろな行と列が点滅しますが，緑色に光っていた文字だけを見つめて，光った回数を数えてください。10回程度光ります」と教示する。予備提示の段階で，緑色に光る文字を文字盤から探索できない被験者には，傍らに着座している実験者が指で文字盤の標的文字を指示する。標的文字を見続けることができない，他の点滅文字に注意が向いてしまう被験者は，評価したい認知機能そのものなので計測を続ける。点滅終了後に被験者に標的文字の点滅回数を報告させる。点滅回数を数えられない被験者は光った文字を発声させ，実験者がその数を確認する。点滅回数の正解は10回であるが，報告された点滅回数が大きく異なる場合は被験者が教示を理解できていなかった，または注視すべき文字がわからなかったものとみなし評価から除外する。また，被験者の様子から明らかに教示を理解できていないと判断した場合についても同様に評価から除外する。なお，標的文字と推定文字が一致したかのフィードバックは行わない。

4.3　妥当性の確認方法

BCIで文字を綴るためには，3つの心的課題を遂行する必要がある。①文字盤から標的文字を探索する，②標的文字を注視する(他の文字に視線を向けない)，③注意維持のために点滅回数を計数する。認知機能を評価する神経心理学検査にはBCIの心的課題と関連するものが多い。**表1**にBCIの心的課題と認知機能の神経心理学検査の関係を示す。①文字盤から標的文字を探索する心的課題に対応するのは，TMT(Trial Marking Test)，DST(Digit Symbol Test)がある。②標的文字を注視する(他の文字に視線を向けない)心的課題にはMMSE(Mini-Mental State Examination)[6]，FAB(Frontal Assessment Battery)[7)8]，TMT，DSTが対応している。③注意維持のために点滅回数を計数する心的課題にはTMT，DSTが対応している(表1)。これらの神経心理学検査の得点とBCIの文字評価指標であるSEDVを比較することによってBCIによる認知機能評価の妥当性を確認できる。

5　評価事例

東京医科大学病院高齢診療科外来を受診した健常，軽度認知障害(MCI)，アルツハイマー型

表1　BCIの心的課題と認知機能の神経心理学検査

BCIの心的課題	認知機能の神経心理学検査
(1)標的文字の探索	TMT, DST
(2)標的文字の注視	MMSE, FAB, TMT, DST
(3)標的文字の点滅の計数	TMT, DST

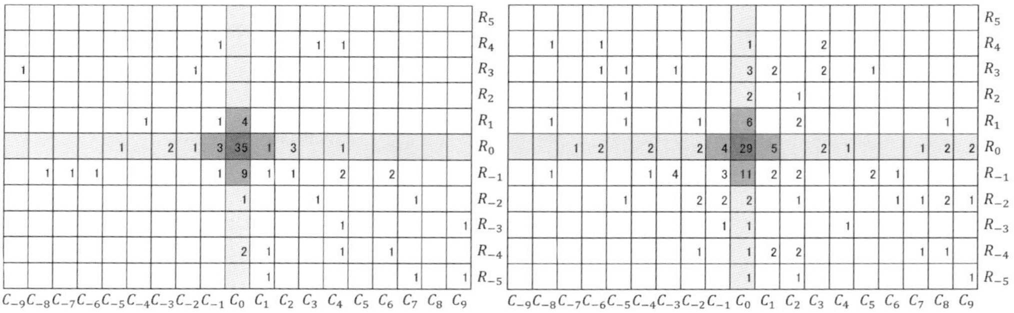

a）認知機能低下レベル L1 群の相対プロット
（$N=6$, $N_{char}=90$, $SEDV=1.91$ 文字）

b）L2 群の相対プロット
（$N=9$, $N_{char}=130$, SEDV＝2.47 文字）

図6　L1 群と L2 群の相対プロット

認知症を含む 70 代から 90 代の患者 24 名（年齢 80.5±5.3 歳，MMSE スコア 22.5±5.0 点）を対象に実施した。被験者の中には待合室での待機が不可能であるほど認知機能が低下している状態の被験者は含まれていない。実験は東京医科大学の倫理審査委員会の承認を得た上で実施した（ブレインコンピュータインタフェース（BCI）を用いた認知症の早期診断 2016-083）。また，実験と同日中に臨床心理士によって神経心理学検査を実施した。本稿では，認知機能低下と対応するレベルごとに被験者を群分けした。MMSE の得点が 27 点から 30 点の者を L0（健常群），24 点から 26 点の者を L1（軽度認知障害：MCI 群），以下，認知症群で 19 点から 23 点の者を L2，16 点から 18 点の者を中度 L3，15 点以下の者を L4 とした。L4 が最重度認知障害群である。

図6に認知機能低下レベル L1 の 6 名とレベル L2 の 7 名の相対プロットを示す。L1 群に比べて L2 群のプロットが広範囲に分散していることがわかる。分散の程度を表す誤入力距離値 SEDV は，L1 群で 1.91 文字，L2 群で 2.47 文字であった。**図7**に認知機能低下レベル別の誤入力距離 SEDV を示す。

L1 群と L2 群の間で SEDV 差 0.56 文字，L3 群と L4 群の間で SEDV 差 1.81 文字があった。分散分析による認知機能レベルの主効果は認められなかったが，多重比較の結果，L0 群と L4 群の SEDV 差，L1 群と L4 群の SEDV 差に有意傾向が認められた。

図8に FAB 得点と BCI 誤入力距離値 SEDV の関係を示す。FAB の得点が低下するほど SEDV が有意に増大する相関関係が示された（$r=-0.56$, $p<0.01$）。FAB 得点は低いほど前頭葉機能の低下を示すことから，BCI 誤入力距離値によって前頭葉機能が評価できることがわかる。一般に前頭葉機能が障害されると注意力の低下，同時に 2 つ以上のことをこなせない，頭の切り替えができない，変化や不意打ち場面に弱い，衝動的で抑制が効かないなどの症候

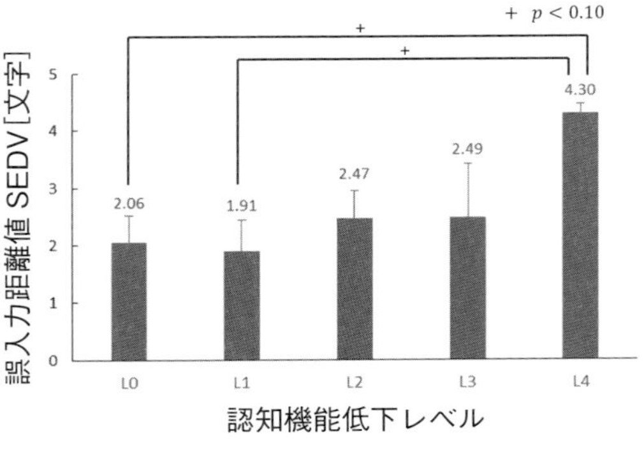

図7　認知機能低下レベル（L0～L4）と BCI 誤入力距離 SEDV

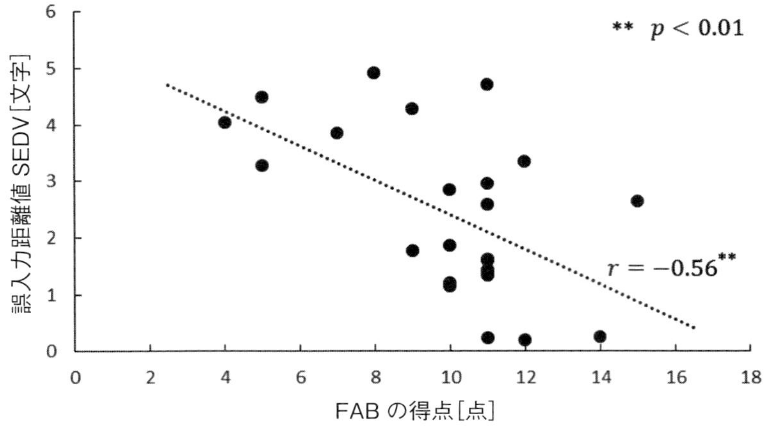

図8　FAB 得点と BCI 誤入力距離値 SEDV

が見られる[9)]。BCI の心理タスクと比較すると，標的文字に注意を向けながら点滅回数を数えるというデュアルタスクがこなせなくなると予想される。したがって BCI による認知機能評価は前頭葉機能の中でも注意集中および持続機能，二重課題の遂行機能に深く関連していると考えられる。

6　今後の課題

BCI にて，非侵襲的に低コストで前頭葉機能障害の評価が可能であることは判明した。今後は，各認知症（アルツハイマー病，レビー小体型認知症，血管性認知症など）ごとに SEDV を評価し，例えばアルツハイマー病の病期と SEDV の関連性などを明らかにする。また，認知症ごとに，様々な神経心理検査の下位項目点数と SEDV の関連性を詳細に検討する。それらを踏まえて認知症の実臨床での BCI の有用性を検証したい。

文　献

1） 北村翔太，田中久弥：ALS 患者における意思伝達支援装置の入力時間改善，電気学会論文誌 C, **138**, No.6（2018）.

2） Y. Ijichi and H. Tanaka：Electrodes Arrangement on Brain-Computer Interface for the ALS's Posture, Proceedings of IEEE SMC2017（2017）

3） 森田喜一郎：認知症の認知機能の特徴 精神生理学的検討，老年期認知症研究会誌，**19**（3），70-72（2012）.

4） G. Townsend：A novel P300-based brain-computer interface stimulus presentation paradigm：moving beyond rows and columns, *Clinical Neurophysiology*, Vol.**121**, No.7, 1109-1120（2010）.

5） 栗原龍之典，諸岡遼，濵中咲希，田中久弥，馬原孝彦，都河明人，羽生春夫：軽度認知症患者における BCI 文字入力特性：ヒューマンインタフェースシンポジウム 2017，DVD 論文集，6C1-1,（2017）.

6) M. F. Folstein, S. E. Folstein and P. R. McHugh："Mini-mental state"：A practical method for grading the cognitive state of patients for the clinician；*Journal of Psychiatric Research*, **12**, Issue 3, 189-198(1975).
7) B. Dubois, A. Slachevsky, I. Litvan and B. Pillon：The FAB：a Frontal Assessment Battery at bedside.；*Neurology*, **55**(11), 1621-1626(2000).
8) 前島伸一郎，種村純，大沢愛子，川原田美保，関口恵利，板倉徹：高齢者に対する Frontal assessment battery(FAB)の臨床意義について；脳と神経，**58**(3), 207-211(2006).
9) 三村將：前頭葉の臨床神経心理学；高次脳機能研究，**36**(2), 163-169(2016).

第１節　GFP 融合アミロイドβタンパク質を用いた生体内オリゴマーの可視化

国立研究開発法人産業技術総合研究所　落石　知世
国立研究開発法人産業技術総合研究所　戸井　基道

1　はじめに

アルツハイマー病(AD)の典型的な神経病理学的特徴の１つは，神経細胞外における線維化したアミロイドβタンパク質(Aβ)を主成分とする老人斑の形成であるが[1)2)]，最近，Aβは神経細胞内にも蓄積し認知機能の低下に大きく関与する可能性が示唆されている[3)]。例えば，Aβの細胞内での蓄積は，シナプス領域で神経伝達に関与する複数のタンパク質の減少を引き起こしたり[4)]，タウタンパク質のリン酸化やミトコンドリアの機能不全に関与したりすることが報告されている[5)-7)]。また，近年見つかったヒトアミロイド前駆体タンパク質の E693Δ変異は AD の発症と強くリンクしており，この変異のモデルマウスによる解析では，神経細胞内の Aβの蓄積とシナプス欠損や神経細胞死が観察される。しかしながら，加齢に伴う Aβの細胞外の蓄積は認められない[8)]。これらのことから最近，神経細胞内の線維化していない，あるいは可溶性の Aβの生理学的機能が非常に注目を集めており，低分子の Aβオリゴマーが AD におけるシナプス障害の鍵となる可能性を示唆する報告が多数なされている[9)-16)]。つまり細胞内 Aβオリゴマーが AD 治療のターゲットとなる可能性を秘めている。

AD の研究において，これまで生化学的，遺伝学的，動物モデルの解析により様々な知見が見出されているにも関わらず，効果的な治療薬は未だ開発されていない。このため，生体内 Aβの凝集や解離過程を直接観察することは，AD の治療薬候補となる分子の開発およびその効果の評価に加えて，Aβそのものの機能を解析するうえで非常に重要である。近年，[^{11}C] Pittsburgh Compound-B 等のバイオマーカーが登場し，脳内に沈着した Aβを画像化するアミロイド PET が開発されている[17)]。しかし，生きた細胞内でダイナミックな Aβの動態を観察するためには，GFP などの遺伝的にコードされた蛍光タンパク質と融合させなければならない。これまでの研究では単純な Aβと蛍光タンパク質の融合では蛍光が消失してしまい，可視化することが困難であった。これは強く凝集した Aβによって GFP 等の蛍光タンパク質の正常な立体構造が阻害され，発色団がうまく形成されず，GFP が蛍光を発することができなくなるためであると考えられる[18)]。そこで筆者らは Aβと GFP の間を繋ぐリンカー配列の長さを程よく調整することにより，生きた細胞内で Aβ分子をたとえ強く凝集しても可視化することに成功した。

2　細胞内におけるAβ-GFP融合タンパク質の可視化

筆者らが新たに開発したAβ-GFP融合タンパク質は，ヒトA$β_{1\text{-}42}$のC末端とGFPのN末端の間に14個のアミノ酸(QSTVPRARDPPVAT)から成る長いリンカー配列を有する(long-linker Aβ-GFP；**図1**A)[19]。これまでの報告で使用されていたリンカー配列はこれよりも短く，融合タンパク質は発現していても明瞭なGFPの蛍光を観察することができなかったと推測される。このlong-linkerを用いてAβ-GFP，Aβ mut-GFP(A$β_{1\text{-}42}$の重合に関与する疎水性の領域に変異を挿入して重合を阻害したもので，実際にはA$β_{1\text{-}42}$のPhe19をSerに，Leu 34をProに置換した)[20]を作成し，COS7細胞に発現させ，これらの融合タンパク質の分布の様子を観察した(図1B)。その結果，GFPのみあるいはAβ mut-GFP融合タンパク質を発現させた細胞では細胞全体に蛍光がほぼ均一に観察されるが，Aβ-GFP融合タンパク質を発現させた細胞では細胞質に様々な大きさや形態の蛍光の凝集体が確認された。Aβそのものの発現を確認するために抗Aβ抗体(6E10)による免疫染色を行ったところ，ほとんどすべてのGFPの蛍光は6E10による免疫染色像と一致した。また，発現細胞におけるAβ-GFP融合タンパク質の重合状態を確認するためにAβオリゴマーを認識する抗オリゴマー抗体(11A1)を用いて免疫染色を行うと，ほぼ全ての融合タンパク質は11A1抗体によりラベルされた(図1C)。

3　リンカーの長さによるAβ-GFP融合タンパク質の蛍光強度の比較

前述したように，AβとGFPの間のリンカーが短い場合，融合タンパク質はAβの重合の影響を強く受けてGFPの立体構造が乱れ，蛍光を観察することができないと考えられている。すなわち，GFPが正確に立体構造を維持できるかどうかはAβとGFPの間のリンカーの長さに依存し，この立体構造維持の効率が蛍光強度に影響している可能性がある。そこでリンカーの長さを非常に短くしたshort-linker Aβ-GFPプラスミド(0～3個のアミノ酸から構成)とlong-linker Aβ-GFPプラスミドをラット海馬初代培養神経細胞に発現させ，蛍光強度を比較した(**図2**)。long-linker Aβ-GFPを発現させた場合，GFPは細胞質全体に観察される。しかしながらshort-linker Aβ-GFPを発現させた場合，6E10抗体でAβの発現は観察されているにも拘らず，核で極僅かな蛍光が観察されるだけで，細胞質では蛍光をほとんど捉えることはできなかった。そこで，6E10抗体によって検出されるAβの発現量とGFPの蛍光強度を比較した。その結果，どのリンカー長でも6E10の発現量はほとんど同じであるのに対し，リンカー長が短くなればなるほど，GFPの蛍光強度は減少した。このことから，14アミノ酸から成るlong-linkerでは，長いリンカーによりAβとGFPの間隔が適度に離れているため，たとえ凝集しても一定のGFPの立体構造が維持され，強い蛍光が検出されると考えられる。

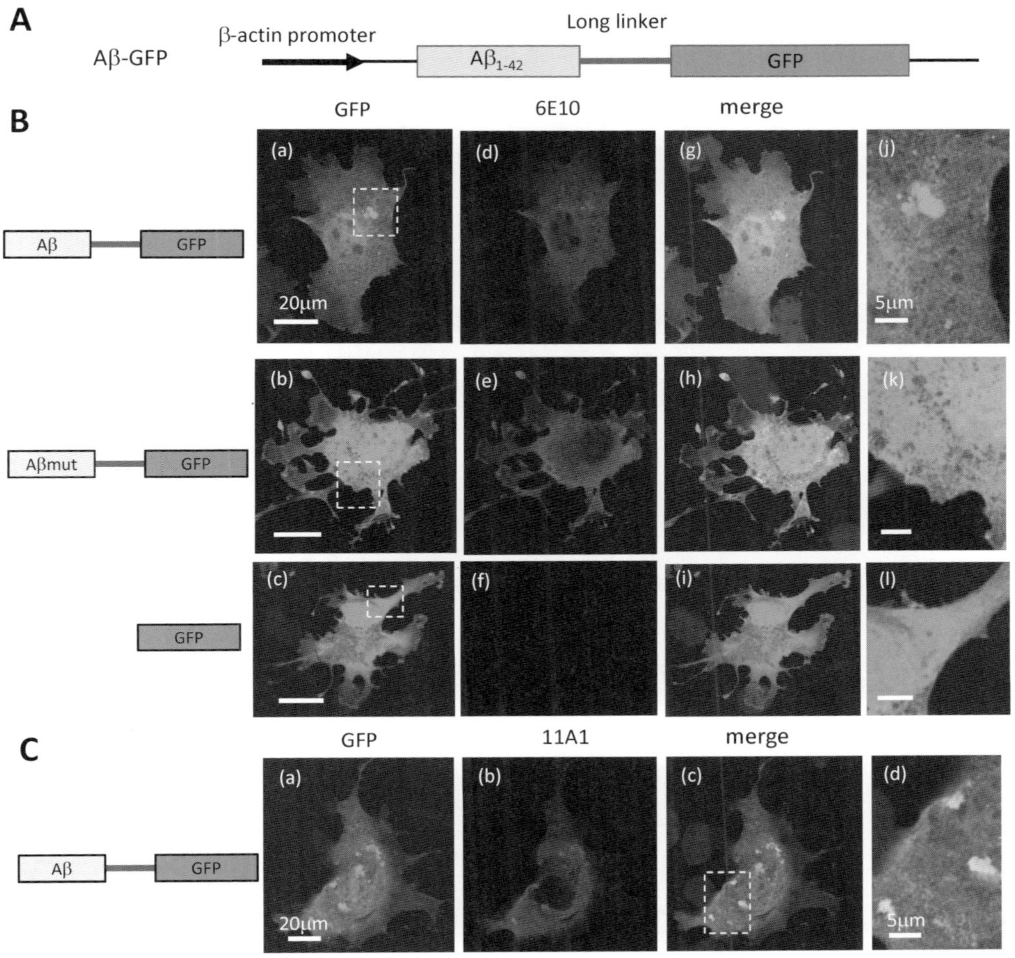

※口絵参照

図1　COS7 細胞における long-linker Aβ-GFP 融合タンパク質の可視化[19)]

A：long-linker Aβ-GFP 融合タンパク質をコードする遺伝子の模式図

B：Aβ-GFP(a)，Aβmut-GFP(b)融合タンパク質，および GFP(c)の COS7 細胞における発現の様子を示す。Aβの発現を確認するため 6E10 抗体でそれぞれ染色し(d-f)GFP の発現パターンと比較した(g-i)。Aβ-GFP 融合タンパク質を発現させた細胞質内では Aβの凝集体が認められた(j-l は，a-c の破線で囲んだ部分をそれぞれ拡大したもの)。

C：Aβ-GFP 融合タンパク質を発現させた細胞(a)を抗オリゴマー抗体(11A1)で染色した(b)。殆ど全ての融合タンパク質がオリゴマー抗体でラベルされた(c-d)。

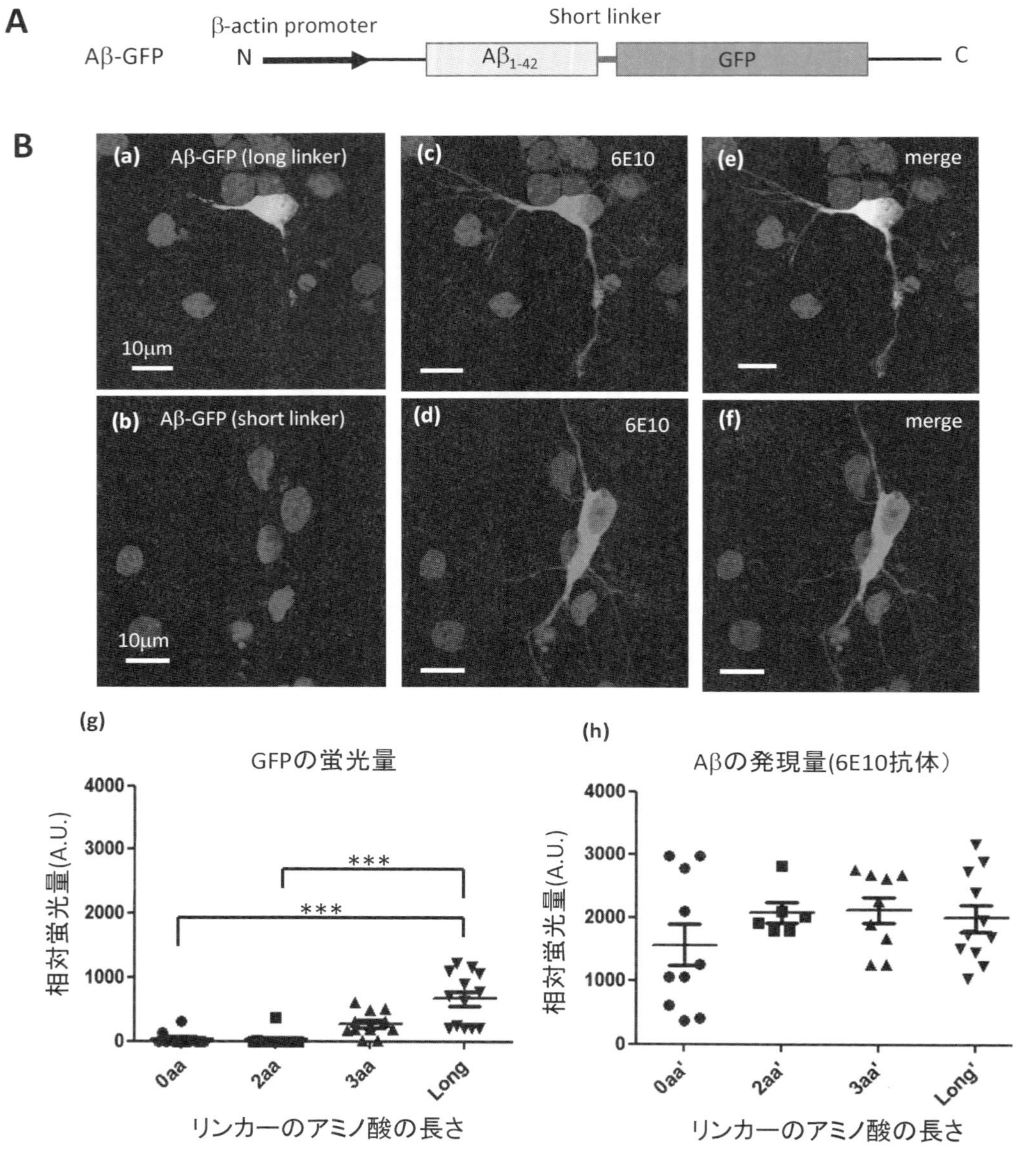

※口絵参照

図２　リンカーの長さによるＡβ-GFP の蛍光強度の比較[19]

Ａ：short-linker Ａβ-GFP 融合タンパク質をコードする遺伝子の模式図

Ｂ：ラット海馬初代培養神経細胞に long-linker Ａβ-GFP(a)と２個のアミノ酸から構成された short-linker Ａβ-GFP(b)融合タンパク質を発現させた。Ａβは発現しているにも拘らず(c, d)，short-linker では GFP の蛍光が観察できない。リンカーの長さによる GFP の相対蛍光量(g)とＡβの相対発現量(h)を比較したところ，どのリンカー長でもＡβの発現量はほぼ同じであるが，リンカーの長さが長くなるほど GFP の蛍光量が増加した。(***$p<0.001$, Kruskal-Wallis test n＝10-14)

4　Aβ-GFP融合タンパク質の分子としての特性

Aβと GFP を融合させることにより，どのような分子的特性を持つようになるのか，long-linker を用いた融合タンパク質について，核磁気共鳴法(NMR)・電子顕微鏡(EM)・蛍光相関分光法(FCS)による解析を行った。NMR と EM では，Aβの合成ペプチド，大腸菌により発現・精製した GFP，Aβ-GFP 及び Aβmut-GFP 融合タンパク質それぞれを，一旦アルカリ性条件下に置いて完全にモノマーにした後，中性付近(pH 7.2)に戻し，37℃で解析を行った[21]。この条件下で Aβは効率的に重合することが知られている。NMR による解析では，Aβ合成ペプチドは時間経過とともに重合が進み，約 8 時間後には全ての Aβが完全に重合し fibril を形成した。GFP 及び Aβmut-GFP は 60 時間以上経過しても全く重合しなかった。一方，Aβ-GFP は最初の 15 時間程度までは重合が進み，モノマーが 20％ほど減少したがそれ以上重合が進まず，重合した Aβ-GFP も fibril にはならなかった。このことから，Aβ-GFP は fibril を形成する前に重合が停止することが示唆された。

EM による解析では，Aβペプチドは重合が進むと複数の線維化した Aβが絡みあった長い fibril が観察されるが，Aβ-GFP はこのような fibril の形成は見られず，様々な大きさや形態の凝集体が観察された(**図 3**)。これらの凝集体を詳細に観察すると，10nm 以下の更に微小な凝集体の集まりであることが判明した。そこで，この 1 個の微小凝集体(1 ユニット)に何個の Aβ-GFP 分子が含まれているかを調べた。Aβ-GFP1 分子の理論上の面積は 13.7nm^2 であることから，1 ユニットごとの面積の実測値を理論値で割った結果，1 ユニットは平均 2 個から 4 個の Aβ-GFP 分子で構成されると推測された。このことから Aβ-GFP 融合タンパク質はオリゴマーを形成すると考えられる。

次に，FCS を用いて生きた細胞の中での Aβ-GFP 分子の重合状態を解析した。FCS は蛍光物質の分子運動を調べるために用いられる方法で，例えば蛍光タンパク質を発現させた細胞の細胞質内やそのライセートなどに，レーザー光を照射して極微小な観察領域を構築し，ブラウン運動によりそこを出入りする蛍光分子の蛍光強度の増減を計測することにより，その分子の大きさや分子数を推定することができる。まず，COS7 細胞に GFP，Aβ-GFP，Aβmut-GFP を発現させ，そのライセート中の各タンパク質の解析を行った。その結果，GFP の拡散定数(diffusion constant)が 111.0 $\mu m^2/s$ であったのに対し，Aβ-GFP 融合タンパク質は 74.8 $\mu m^2/s$ で有意に低かった。このことは Aβ-GFP 融合タンパク質の運動性が有意に減少していることを意味する。また Aβmut-GFP 融合タンパク質は 86.6 $\mu m^2/s$ で両者の中間程度の値となり有意差はなかった。一方，生きた細胞の中では細胞内小器官などの様々な障害物があるため，物質の拡散が制限されるが，ライセートとほぼ同様に GFP と比べて Aβ-GFP 融合タンパク質の運動性が有意に低かった。Aβ-GFP 融合タンパク質の分子量は 33 kDa であり GFP の分子量(27 kDa)とほとんど変わらないことから，この運動性の低下は細胞内に Aβ-GFP の分子同士あるいは他のタンパク質分子との分子複合体が形成されたことによると考えられる。FCS の計測により得られた Aβ-GFP 融合タンパク質の分子量はライセート中で 88 kDa，生きた細胞の細胞質中で 77 kDa と推定され，生細胞内でも 2 量体から 3 量体を形成している可能性が示唆された。

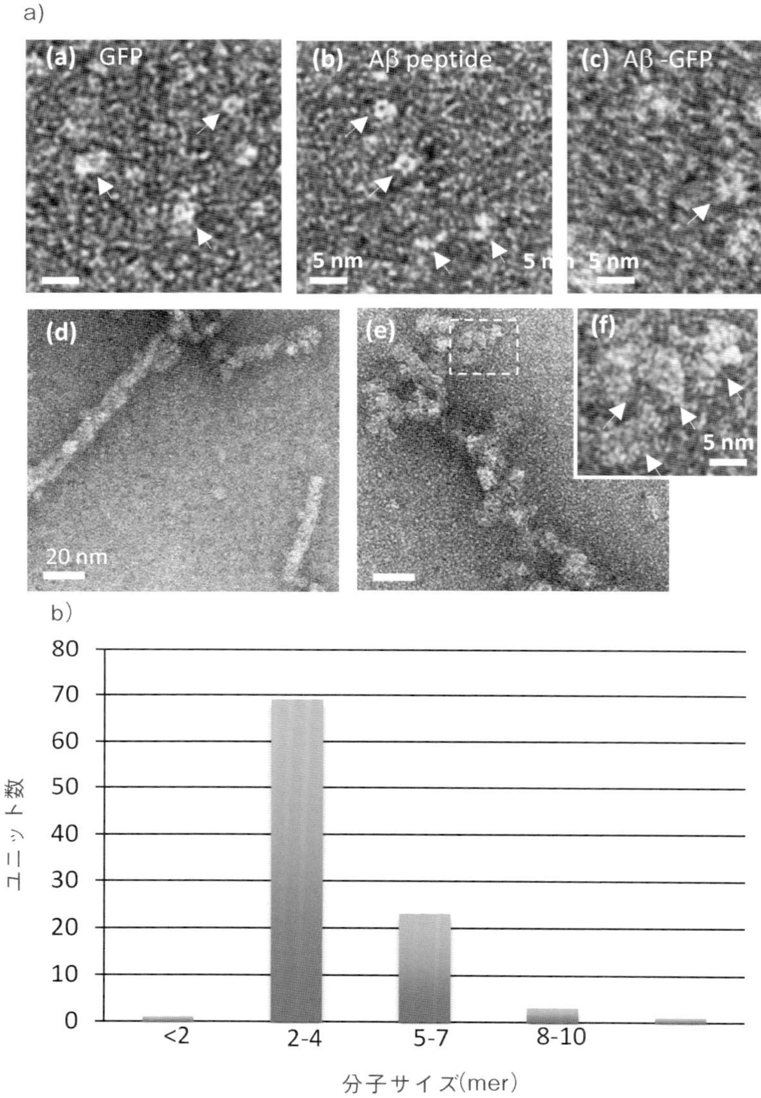

図３　Aβ-GFP 融合タンパク質の電子顕微鏡による解析[19]

a)：GFP(a)，モノマー化したAβペプチド(b)，Aβ-GFP 融合タンパク質(c)，を各パネルの矢印で示す。重合条件下ではAβペプチドは線維化するが(d)，Aβ-GFP 融合タンパク質は様々な大きさや形のオリゴマーのクラスターを形成する(e)。クラスターの一部を拡大すると１ユニットのAβ-GFP 融合タンパク質オリゴマーが観察される(f)。

b)：１ユニットに含まれるAβ-GFP 融合タンパク質分子の計測結果。１ユニットのオリゴマーは２個から４個のAβ-GFP 融合タンパク質分子を含むものが最も多い。

5　トランスジェニック線虫を用いたAD治療薬候補物質のイメージングによるスクリーニング法の開発

in vitro 及び生細胞を用いた分子特性の解析によりAβ-GFP融合タンパク質はオリゴマーとして存在することが明らかとなった。またlong-linkerの融合タンパク質は，Aβの凝集状態に拘らず比較的明瞭な蛍光が観察されるが，short-linkerの融合タンパク質ではその蛍光強度はその凝集状態に依存して大きく変化すると考えられる。そこで生きた線虫の神経細胞を用いてこの現象を検証した(**図4**)。GFPのみを線虫のコリン作動性神経細胞に発現させた場合，細胞体や神経突起に強い一様な蛍光が観察される。また，long-linker Aβ-GFPの場合は，細胞体や神経突起の随所に凝集体が観察された。一方，short-linker Aβ-GFPを発現させた場合，海馬初代培養神経細胞と同様にGFPの蛍光は消失し観察できなかった。そこでこの現象がAβの凝集状態を反映しているのかを解析するためにshort-linker Aβmut-GFPを発現させたところ，GFPの蛍光は細胞体と神経突起に明瞭かつ均一に観察された。これは，リンカーの長さに拘らず，Aβが重合していなければGFPの正確な立体構造に影響しないことを示しており，もし生きた神経細胞内でshort-linker Aβ-GFP融合タンパク質の凝集が阻害されれば，GFPの蛍光が観察可能となることを示している。

そこで，この現象がAβの凝集を阻害する物質のスクリーニングに適用可能であるかを検討した。クルクミンはAβの重合を阻害することが知られていることから，これを添加した飼育培地上でshort-linker Aβ-GFPを発現したトランスジェニック線虫を飼育した。その結果，クルクミンを取り込んだ線虫のコリン作動性神経細胞では，消失していたGFPの蛍光が細胞体や神経突起に明るくかつ均一に観察された。これはクルクミンによってAβの重合が阻害されたことで，融合タンパク質がGFPの蛍光を発することができることを示している。したがって，蛍光量を指標にして生きた線虫を用いたAβの重合阻害物質の探索が可能である。

6　生きた細胞内でのAβの動態や局在部位の可視化

Aβ-GFP融合タンパク質は生きた細胞内でのその局在部位やダイナミックな動態変化が観察可能である。特にlong-linker Aβ-GFPは重合状態であっても蛍光を発するため，発生過程や年齢に応じた発現量の変化や局在の変化をリアルタイムで観察することが可能である。例えばAβ-GFPとVAMP2-mCherry融合タンパク質を共発現させたトランスジェニック線虫では，神経突起に局在する複数のAβ-GFP融合タンパク質がシナプス前終末に局在するVAMP2-mCherry融合タンパク質と共局在することを明らかにしている。このことはAβ-GFP融合タンパク質がシナプス前終末に蓄積する傾向があることを示唆している(図4C)。

また，培養細胞等に遺伝子を導入した後，どのように重合が進み，細胞内で輸送され局在するのか等をリアルタイムで観察することも可能である。筆者らはCOS7細胞に発現させたlong-linker Aβ-GFPのタイムラプスによるイメージングを行い細胞内での局在変化の観察に

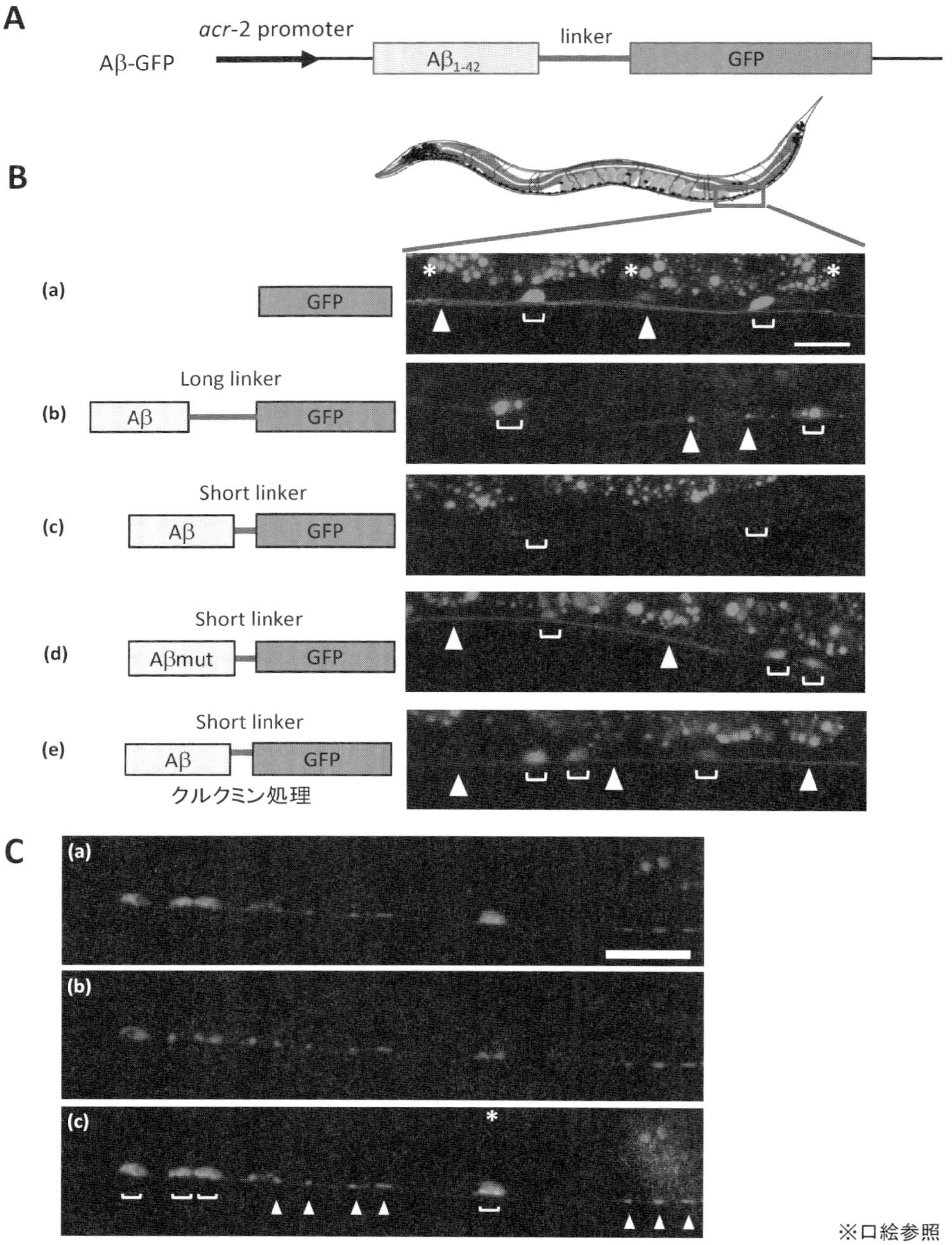

※口絵参照

図4　トランスジェニック線虫における Aβ-GFP 融合タンパク質の発現[19]

A：Aβ-GFP 融合タンパク質をコードする遺伝子の模式図

B：線虫のコリン作動性運動ニューロンに GFP(a)，long-linker Aβ-GFP(b)，short-linker Aβ-GFP(c)，Aβmut-GFP(d)を発現させた。short-linker では蛍光が観察されないが，long-linker，Aβmut-GFP では GFP と同様に細胞体と軸索に明るい蛍光が観察される。short-linker Aβ-GFP を発現する線虫をクルクミンを含む培地上で飼育すると，クルクミンにより Aβの凝集が抑制され，消失していた蛍光が回復する(e)。括弧は細胞体，矢頭は軸索，アスタリスクは腸の自家蛍光をそれぞれ示す。

C：シナプス領域における Aβ-GFP 融合タンパク質の局在。Aβ-GFP(a)と mCherry と融合させた VAMP-2 をコリン作動性運動ニューロンに共発現させたところ，両者の共存が認められた(c)。括弧は細胞体での局在を，矢頭は軸索上での局在を示している。このことは Aβ-GFP 融合タンパク質がシナプス領域に強く発現する可能性を示唆している。

成功している。このように，long-linker Aβ-GFP を用いることにより Aβが凝集しても生きた細胞内での分子動態が観察でき，治療候補物質による Aβの動態変化を生体内で直接解析することが可能である。

7　まとめ

AD は発症よりかなり以前から脳内に様々な変化が起きていると言われており，動物実験では老人斑の形成前にすでに記憶障害を呈する報告もある。このことから，特にシナプス部位での Aβオリゴマーのより詳細な機能や毒性を解析することは AD の予防にもつながることが期待される。筆者らの開発した long-linker Aβ-GFP はオリゴマー状態で細胞内に存在している。また，Aβが強く重合しても GFP の蛍光が観察可能なことから，生体内での Aβ局在部位や動態を直接観察可能であり，かつ Aβオリゴマーの機能の解析に有効なツールである。一方，short-linker Aβ-GFP は蛍光発現を指標に Aβの凝集を阻害する物質を容易にスクリーニングすることが可能であり，新たな AD の治療薬候補となる物質の探索に有用である。

文　献

1) G. G. Glenner and C. W. Wong : *Biochem. Biophys. Res. Commun.*, **120**, 885(1984).
2) C. L. Masters *et al.*, : *Proc. Natl. Acad. Sci. U S A*, **82**, 4245(1985).
3) F. M. LaFerla, K. N. Green and S. Oddo : *Nat. Rev. Neurosci.*, **8**, 499(2007).
4) C. G. Almeida *et al.*, : *Neurobiol. Dis.*, **20**, 187(2005).
5) R. H. Takahashi, E. Capetillo-Zarate, M. T. Lin, T. A. Milner and G. K. Gouras : *Neurobiol. Aging*, **31**, 1145(2010).
6) J. W. Lustbader *et al.*, : *Science*, **304**, 448(2004).
7) L. Zepa *et al.*, : *Int. J. Alzheimers Dis.*, **2011**, 792070(2011).
8) T. Tomiyama *et al.*, : *J. Neurosci.*, **30**, 4845(2010).
9) Y. M. Kuo *et al.*, : *J. Biol. Chem.*, **271**, 4077(1996).
10) C. A. McLean *et al.*, : *Ann. Neurol.*, **46**, 860(1999).
11) L. F. Lue *et al.*, : *Am. J. Pathol.*, **155**, 853(1999).
12) D. J. Selkoe : *Science*, **298**, 789(2002).
13) E. Abramov *et al.*, : *Nat. Neurosci.*, **12**, 1567(2009).
14) D. Puzzo *et al.*, : *J. Neurosci.*, **28**, 14537(2008).
15) J. J. Palop and L. Mucke : *Nat. Neurosci.* **13**, 812(2010).
16) L. Mucke & D. J. Selkoe : *Cold Spring Harb. Perspect Med.*, **2**, a006338(2012).
17) W. E. Klunk *et al.*, : Ann. Neurol. **55**, 306(2004).
18) G. S. Waldo, B. M. Standish, J. Berendzen and T. C. Terwilliger : *Nat. Biotechnol.*, **17**, 691(1999).
19) T. Ochiishi *et al.*, : *Sci. Rep.*, **6**, 22712(2016).
20) C. Wurth, N. K. Guimard and M. H. Hecht : *J. Mol. Biol.*, **319**, 1279(2002).
21) L. Hou *et al.*, : *J. Am. Chem Soc.*, **126**, 1992(2004).

第2節　タウタンパク病変を可視化する技術の開発

国立研究開発法人量子科学技術研究開発機構　樋口　真人

1　はじめに

神経変性型認知症は，主としてアルツハイマー病(AD)，レビー小体型認知症(DLB)，前頭側頭葉変性症(FTLD)からなるが，病理学的にはタウ，アミロイドβ(Aβ)，αシヌクレイン，TDP-43などのタンパクの凝集体が脳内に沈着することを特徴とする(**図1**)。どのタンパクが凝集体を形成し，脳のどの部位に沈着するかは，疾患ごとに異なる。例えばADと一部DLBではタウとAβが大脳新皮質や辺縁系に沈着するが，FTLDではAβは沈着せず，その一部においてタウが前頭葉・側頭葉のみならず，大脳基底核や脳幹にも沈着する(図1)[1)]。ADでは，タウ凝集体の沈着はAβ凝集体の沈着以上に神経細胞死と密接な結びつきを有し，発症

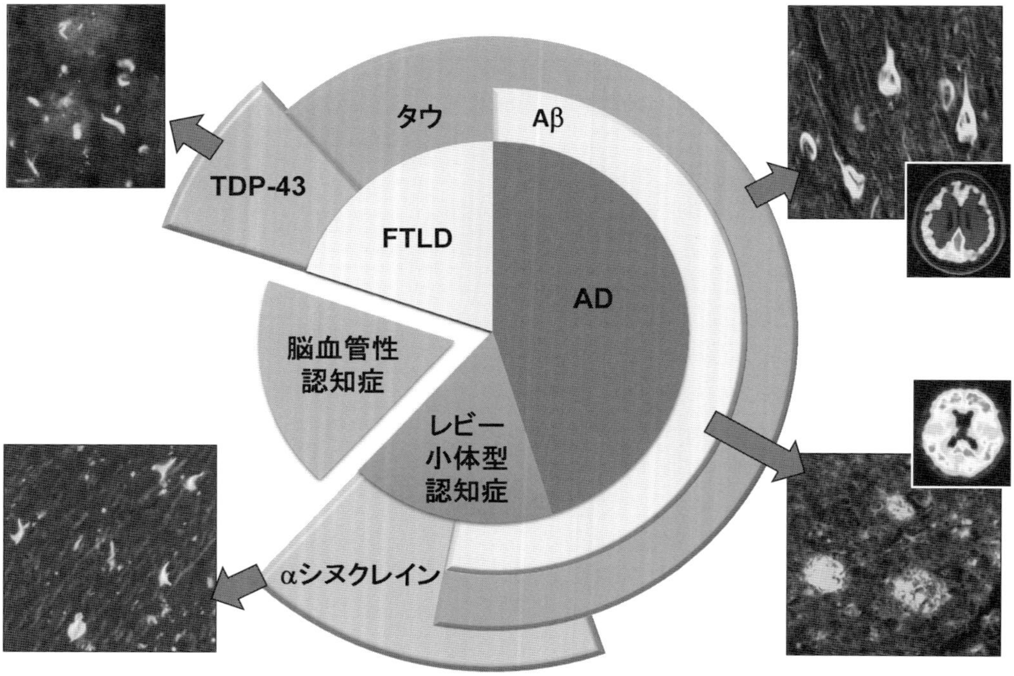

※口絵参照

図1　認知症の大分類と，各種変性型認知症で脳内に沈着するタンパク凝集体
βシート結合性化合物を用いて染色した，患者脳切片の画像と，AD患者におけるタウおよびAβ病変のPET画像を合わせて示す。

よりも約20年前から沈着が始まると考えられており，タウ凝集体病変を生体脳で画像化できれば，ADの超早期診断，ならびに発症の切迫度や重症化の客観的評価に，有用な情報が得られると見込まれる。FTLDでもタウ病変イメージングは，超早期に疾患のサブタイプ分けやADとの鑑別を可能にし，病期の評価にも有益となることが期待される。タウ凝集体沈着と神経変性が密接な因果関係を有するのであれば，抗タウ療法を適切な時点で開始することが，病態修飾療法として重要となり，その際にタウ病変イメージングの有用性が高いと考えられる。

最近では変性型認知症を発症前に診断および治療する必要性が示されてきているが，発症に先立って抗タウ療法などの病態修飾治療を開始すべきかどうかは，画像所見をはじめとする生物学的指標に依存することとなる。また，発症前であれば症候を指標にこうした治療の有効性を判定することが不可能なため，生物学的指標による評価が不可欠となる。実際に，米国食品医薬品局(FDA)は，2018年2月に「初期アルツハイマー病：治療薬開発；製薬業へのガイドライン」(Early Alzheimer's Disease：Developing Drugs for Treatment；Guidance for Industry)を発表し，発症前の患者を対象とする治験においては，臨床症状を合理的に予測できるバイオマーカーで薬剤の有効性が示された場合，これを主な根拠として条件付きで承認し，市販後臨床試験で臨床的な効果を確認するという方式が示されている。タウ病変イメージングは，「臨床症状を合理的に予測できるバイオマーカー」をもたらすことが期待されるが，信頼できる検査技術として治験で活用するためには，適切なイメージング薬剤を選択し，信頼性の根拠となるデータを獲得することが求められる。

2　タウ病変を選択的に検出する薬剤の創出

Aβ，タウ，αシヌクレイン，TDP-43などの病原性タンパク凝集体は，いずれも二次構造としてβシートを形成することで，重合し脳内に沈着する。チオフラビン-T，チオフラビン-Sなどの蛍光染色剤は，βシートへの結合性を有し，脳切片に含まれるAβやタウの凝集体病変を検出しうることが知られていた。これらの染色剤は電荷を有し，血液脳関門を通過しないため，生体脳イメージング薬剤とはなりえないが，チオフラビン-Tの構造を改変し，電気的に中性化した化合物が2000年代初頭に開発された[2)]。この物質はピッツバーグ化合物B(PiB)と名付けられ，ポジトロン放出核種である^{11}Cで標識された[^{11}C]PiBは，ポジトロン断層撮影(PET)イメージング薬剤として，AD患者脳のAβ病変を画像化しうることが示された[3)]。興味深いことに，PiBはAβ病変に強く結合するものの，タウ病変への結合は弱いことが明らかになり[4)]，βシートに結合する化合物がAβやタウの凝集体に選択性を持ちうることが示された。したがって，βシート結合性化合物の構造を変えることにより，PiBとは逆にタウ病変への選択性が高いイメージング薬剤が得られると考えられた。例えばチオフラビン-Sの主成分は，PiBに比して長い基本骨格を有するが，Aβ病変よりもタウ病変を強く染色することがわかっていた。同様に筆者らは，近赤外の長い波長でAβやタウの病変を検出する蛍光トレーサーの開発に取り組んだ際，βシート結合性化合物の基本骨格を伸長すると蛍光波長が長くなるが，基本骨格をある程度の長さまで伸ばした化合物の多くは，Aβよりもタウの凝集体に強く結合することを見出した。

特に近赤外レーザー色素として知られていたLDS750(別名スチリル７)は，チオフラビン-TやPiBの基本骨格をリンカーで伸長したような骨格を有し，ADのみならず，ピック病，進行性核上性麻痺(PSP)，大脳皮質基底核変性症(CBD)などのFTLDにおける様々なタウ病変に結合することが，脳切片の蛍光染色で明らかになった。化合物の基本骨格長と各種タウ病変への結合性は，**図２**のような関係を有し，スチリル７のように約15オングストロームの骨格長を有する化合物が，様々なタウ病変を高いコントラストで検出しうると考えられた。スチリル７はチオフラビン-Tと同様に電荷を有するため，血液脳関門の通過性は高くない。そこでスチリル７の構造を改変し，電気的に中性化した一連の化合物をPBB(Pyridinyl-もしくは

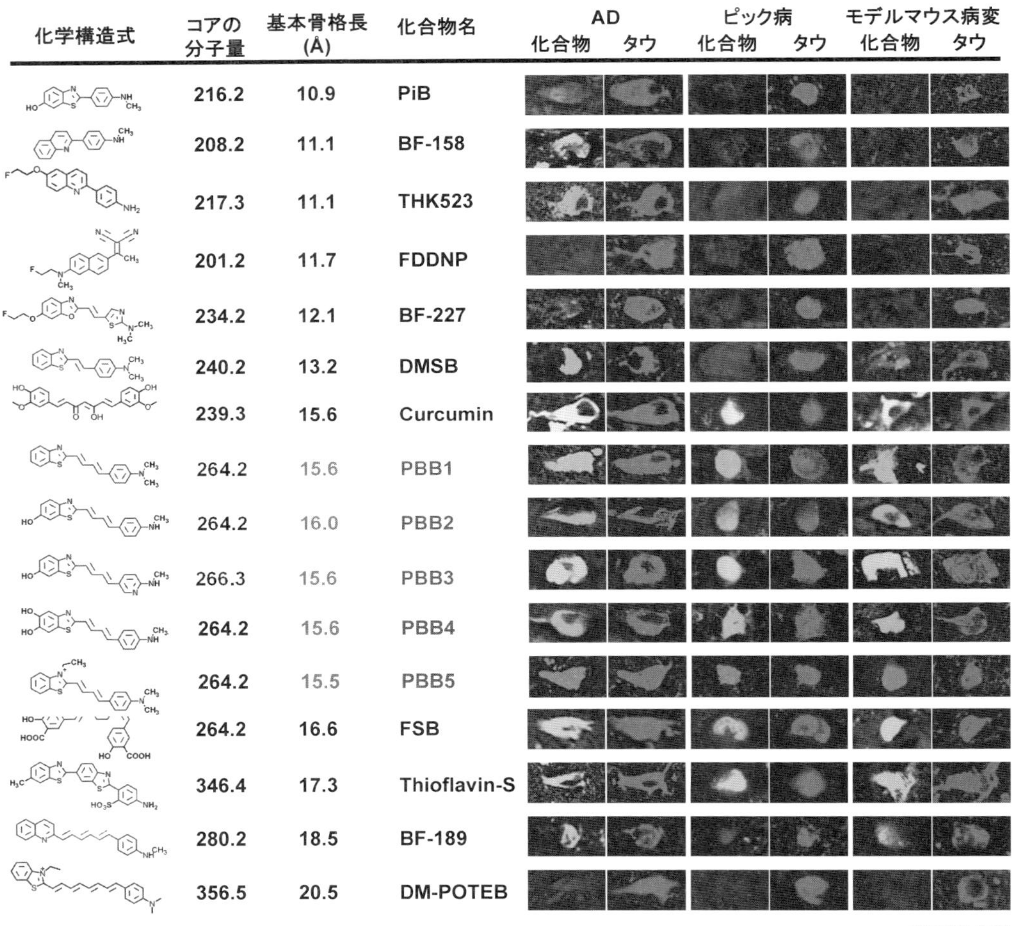
化学構造式
コアの分子量
基本骨格長 (Å)
化合物名
AD
ピック病
モデルマウス病変
化合物
タウ
216.2　10.9　PiB
208.2　11.1　BF-158
217.3　11.1　THK523
201.2　11.7　FDDNP
234.2　12.1　BF-227
240.2　13.2　DMSB
239.3　15.6　Curcumin
264.2　15.6　PBB1
264.2　16.0　PBB2
266.3　15.6　PBB3
264.2　15.6　PBB4
264.2　15.5　PBB5
264.2　16.6　FSB
346.4　17.3　Thioflavin-S
280.2　18.5　BF-189
356.5　20.5　DM-POTEB

※口絵参照

図２　βシート結合性化合物の基本骨格長と，各種タウ凝集体への結合性の関係[5)]

化合物は基本骨格(化学構造式の赤で示された部分)が短いものから順に並べてある。例示した化合物は全て蛍光特性を有するため，脳切片に反応させて蛍光顕微鏡で観察することにより，タウ病変への結合性を評価できる。同一のタウ病変を化合物および抗リン酸化タウ抗体(AT8)で二重染色した結果を表示している。ADのタウ病変は６種のアイソフォーム全てからなり，ピック病およびモデルマウス(PS19系統のタウトランスジェニックマウス)のタウ病変はそれぞれ３リピートおよび４リピートタウのみで構成される。基本骨格長が15-17Åの化合物は，いずれの病変にも強く結合する。

Phenyl-Butadienyl-Benzothiazol もしくは Benzothiazolium)と名付けた(図 2)[5]。スチリル 7 も PBB5 と改めて名付けられ，さらなる評価に使用された。

PBB は脂溶性が高い順に，PBB1～5 と名付けられたが，脳切片を用いた評価では，いずれも多様なタウ病変によく結合した。次いで PBB が蛍光物質であることを利用して，タウ病変を有するモデルマウス(変異型ヒトタウ遺伝子トランスジェニックマウス)のインビボ二光子顕微鏡で特性を比較し，PBB3 が最も高いコントラストで生体脳のタウ病変を検出しうることを見出した。さらに PBB の ^{11}C 標識体をモデルマウスの PET で比較し，やはり[^{11}C]PBB3 の動態特性や病変検出感度が最も良好であるという結果が得られた[5]。こうした非臨床データに基づき，2012 年より放射線医学総合研究所で，[^{11}C]PBB3 を用いた臨床 PET 研究が開始された。その結果，[^{11}C]PBB3 は AD や PSP，CBD など，各種タウ疾患のタウ病変を特異的に画像化しうることが示された(**図 3**)[5]。

PBB3 以外にも，タウ病変を可視化する PET イメージング薬剤の開発が，いくつかの企業や研究機関によって進められた。ビーエフ研究所によって開発された一連の β シート結合性化合物(BF 化合物)の評価が，東北大学によって実施され，基本骨格にキノリンという構造を含有する化合物が，タウ病変に強く結合することが明らかになった。東北大学はメルボルン大学などと共同でキノリン化合物の臨床応用を推進し，[^{18}F]THK523[6]，[^{18}F]THK5105[7]，[^{18}F]THK5117[8]，[^{18}F]THK5351[9] といった PET イメージング薬剤が，AD 患者のタウ病変を検出しうることが証明された。なかでも[^{18}F]THK5351 は，高いコントラストで AD[9]，PSP[10]，CBD[11] などのタウ病変を画像化できると報告された(**図 4**)。

その一方で，これらキノリン化合物はタウ凝集体以外にもモノアミンオキシダーゼ B (MAO-B)に親和性があり，MAO-B はアストロサイトに発現することから，病態においてタウ病変と活性化アストロサイトのどちらにどれだけ結合しているのかわからないという問題が指摘された[12][13]。このためゼネラル・エレクトリック社が進めていた[^{18}F]THK5351 の臨床試験は中断されたが，化合物の構造の改良により，タウ病変とアストロサイトのどちらかへの選択性が高いトレーサー薬剤を開発できる可能性はある。

これとは別に，シーメンス社ではある種の BF 化合物の構造をもとに，T807，T808 などと称されるタウ凝集体リガンドが開発された[14)-16]。同社の化合物開発における特色は，試験管内で重合させたタウの凝集体ではなく，AD 患者の脳組織に含まれるタウ凝集体への結合性に基づいて化合物を評価した点にある。大半の β シート結合性化合物は，試験管内で重合させた組換えタウタンパクの凝集体へ結合性を示すことから，実際の脳組織を用いる方が，スクリーニング法としてより妥当性が高いと考えられる。これらの化合物は，同社のイメージング部門ごとイーライリリー社の子会社である Avid 社に買収され，さらなる開発が進行した。生体における代謝・動態特性は T808 よりも T807 の方が優れていることから，以後は T807 の ^{18}F 標識体である[^{18}F]T807(Avid 社での開発名は[^{18}F]AV-1451，イーライリリー社の臨床試験における名称は flortaucipir F-18)の開発に重きがおかれた。[^{18}F]T807 は欧米の研究機関で広く使用され(図 4)[17]，なかでも米国の多施設イメージング研究である AD Imaging Initiative(US-ADNI)で多くのデータが収集された[18]。

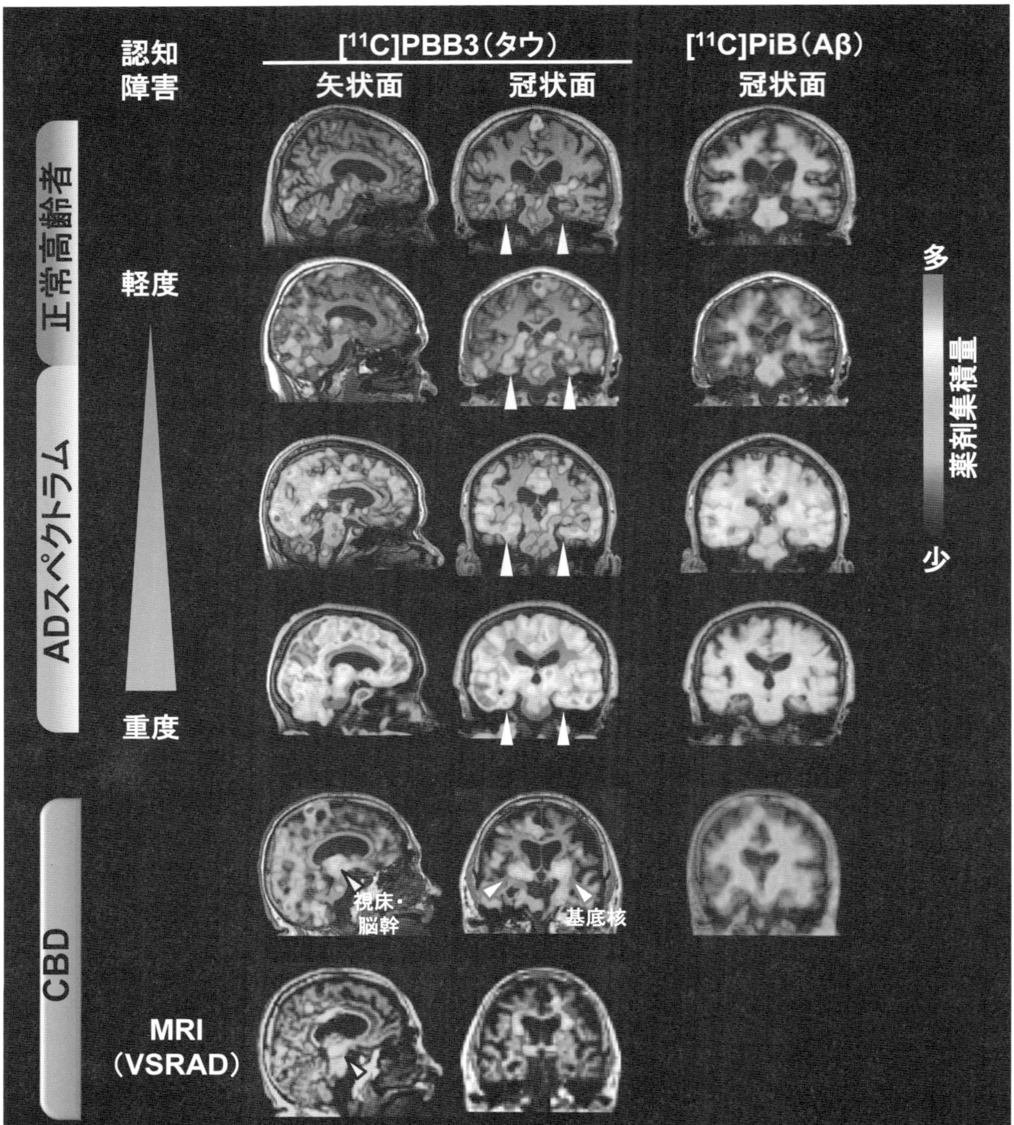

※口絵参照

図３　[11C]PBB3および[11C]PiBをそれぞれタウおよびAβ病変のイメージング薬剤として用いた，臨床PET研究におけるヒト脳画像[5)]

PETとMRIの画像を重ね合わせて表示している。正常高齢者の中には，Aβ凝集体の沈着がなくとも，タウ凝集体が海馬体付近に沈着をきたした被験者が存在する（上から２段目）。Aβ沈着が起こり，ADスペクトラム病態が始まると，タウ沈着部位は海馬体から大脳辺縁系全体，ひいては大脳新皮質へと拡大する。一方，臨床的にCBDが強く疑われた患者では，Aβ沈着は認められず，タウ沈着が左右非対称に大脳基底核，視床・視床下核，中脳付近に見出される。同患者のMRI画像をVSRADというソフトウェアで解析し，脳萎縮部位を抽出すると，タウ沈着部位とよく一致することがわかる。

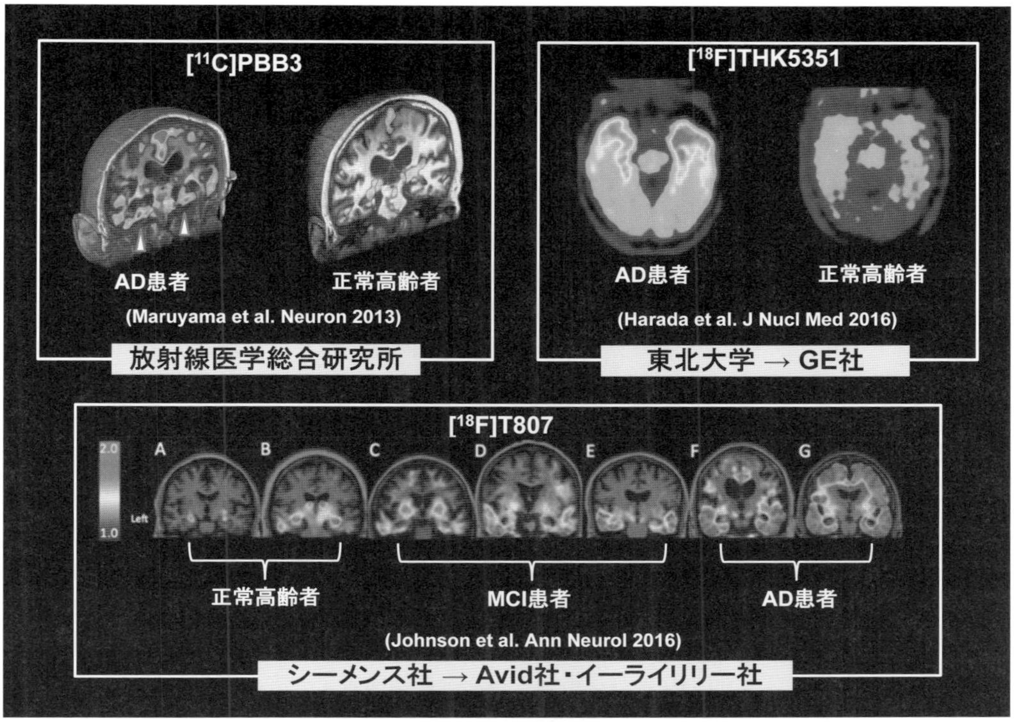

※口絵参照

図4　[^{11}C]PBB3，[^{18}F]THK5351，[^{18}F]T807による，正常高齢者ならびにADスペクトラム患者の脳PET画像[5)9)17)]

3　臨床研究で示されたタウ病変PETイメージングの有用性

PETイメージングにより，高齢者のかなりの割合でAβ沈着が生じることが判明すると，正常高齢者および軽度認知障害(MCI)患者のうち，Aβ病変を有する人はそれぞれpreclinical AD[19)]およびMCI due to AD[20)]という，ADの前段階にあると考えられ，これらとAβ病変の存在が裏付けられたAD[21)]をまとめて，ADスペクトラムという連続した病態が推定されている。正常加齢やADスペクトラムにおけるタウ病態に関しては，[^{11}C]PBB3，[^{18}F]THK5351，[^{18}F]T807を用いた臨床PET研究の成果として，以下の3点が明らかになっている[5)9)17)18)22)]。

① 認知機能が正常な高齢者の一部で，海馬体付近におけるタウ凝集体の沈着が検出され，これはAβ凝集体の沈着とは独立して生じる。加齢に伴う海馬体でのタウ沈着は，死後脳の病理学的な解析でも示されており，Aβ沈着に先立って生じることが多いと考えられている(図3)。

② ADスペクトラム病態においては，Aβ凝集体の沈着が起こることで，タウ凝集体の沈着が海馬体から辺縁系全体，次いで大脳新皮質へと拡大すると推測される(図3)。この拡大は，Aβ沈着なしでも加齢に伴って比較的緩徐に進行し，primary age-related tauopathy (PART)と呼ばれている[23)]。しかしながら，Aβ沈着が生じると，タウ沈着部位の拡大が加速される可能性がある。タウ沈着部位の拡大は，MCI due to ADひいてはADの進行

とよく相関し，病態の重症化を表す客観的指標となりうる。

③　MCI due to AD や AD の患者では，タウ凝集体の沈着部位と脳萎縮部位がよく一致し，タウ凝集体が沈着部位において神経毒性を発揮すると考えられる。

上記②と③に基づけば，MCI due to AD や AD において，タウ凝集体の沈着は神経傷害や臨床症状とよく相関することから，こうした病期で AD の病態修飾療法を開始した場合，タウ病変 PET イメージングにより薬効を客観的かつ高精度に評価できる可能性が高い。また，上記(1)に基づけば，正常高齢者に関しては，Aβとタウの凝集体沈着がそれぞれあるかないかによって，4 種類の病態カテゴリーに分けられる(**表 1**)。AD の病態修飾療法を無症候の時期に開始する必要があるとして，4 カテゴリーのいずれの状態で介入するのが有効であるのかを明らかにする必要がある。いずれにせよ，タウ病変 PET イメージングは「臨床症状を合理的に予測できるバイオマーカー」として，超早期から開始した病態修飾療法の有効性判定に用いることができると見込まれる。ただし，薬効評価における有用性を確立するためには，タウ病変 PET イメージング薬剤の脳内結合量が，AD スペクトラムの超早期から末期に至る過程でどのように推移するのか，推移のばらつきは個体間でどの程度存在するのかを，縦断的な臨床 PET 研究により明らかにする必要がある。Mayo Clinic の研究グループが[^{18}F]AV1451 を用いて 126 人の被験者でタウ沈着の経時変化を追った研究では，正常高齢者においても Aβ病変が存在するとタウ沈着は 0.5％程度増加するが，認知障害を有する被験者では，Aβ病変があることで年間 3％程度増加することが見出された[24]。この研究では，タウ病変 PET の方が認知機能検査よりも個体間のばらつきが少なく，高い統計的検出力で治療薬の効果を評価しうることが示されている。

タウ病変 PET イメージング薬剤の有用性を実証するためには，PET で検出される脳内シグナルの増加が，どれだけ特異的にタウ凝集体の増加を反映するのかを，同一被験者における画像病理相関解析によって調べる必要がある。これまでのところ，[^{18}F]AV-1451 や[^{18}F]THK5351 に関しては，AD スペクトラム患者を対象にした画像病理相関研究は，探索的な解

表1　タウおよびAβ病変の PET 所見に基づく，認知機能が正常な高齢者の層別化

	Aβ− 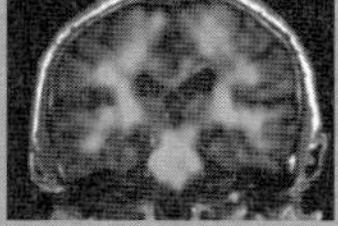	Aβ＋ 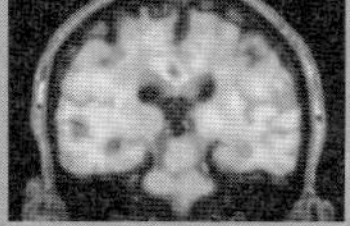
タウ− 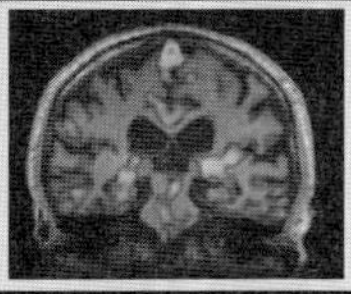	正常加齢	Preclinical AD
タウ＋ 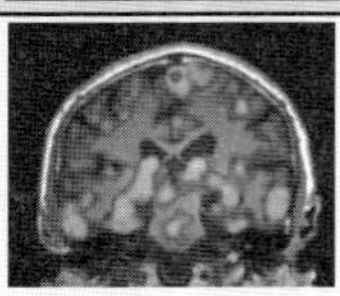	PART?	Preclinical AD

※口絵参照

析の結果のみが示されている[25]。[^{11}C]PBB3の画像病理相関は，日本国内の多施設研究で検証され，[^{11}C]PBB3を用いてPETスキャンを行った被験者のうち，これまでに5例を超える症例で剖検データが得られている。症例の多くはPSP患者であるが，AD患者も含まれており，PET画像データと神経病理所見の照合が現在進められている。

PSP，CBDなどのFTLDでは，Aβ病態を伴わずにタウ病変が出現することから，これらの疾患においては，Aβ病態の影響がない状態で抗タウ療法の効果を評価できる。また，ADの治療薬の臨床試験では認知機能の変動が主要な臨床評価指標となるのに対して，PSPでは運動機能が主要な指標となる。認知機能検査よりも，運動機能検査の方がばらつきやプラセボ効果，バイアスが少ない状態で実施できることから，ADよりもPSPを対象とする治験の方が，抗タウ療法の薬効を高い精度で評価するのに適しているといえる。これらの観点から，PSPやCBDのタウ病変を可視化するイメージング薬剤が求められるが，上記の化合物のうち，[^{18}F]T807はPSPやCBDのタウ病変に対して結合性が弱いことが指摘されている(図5)[26)-28)]。

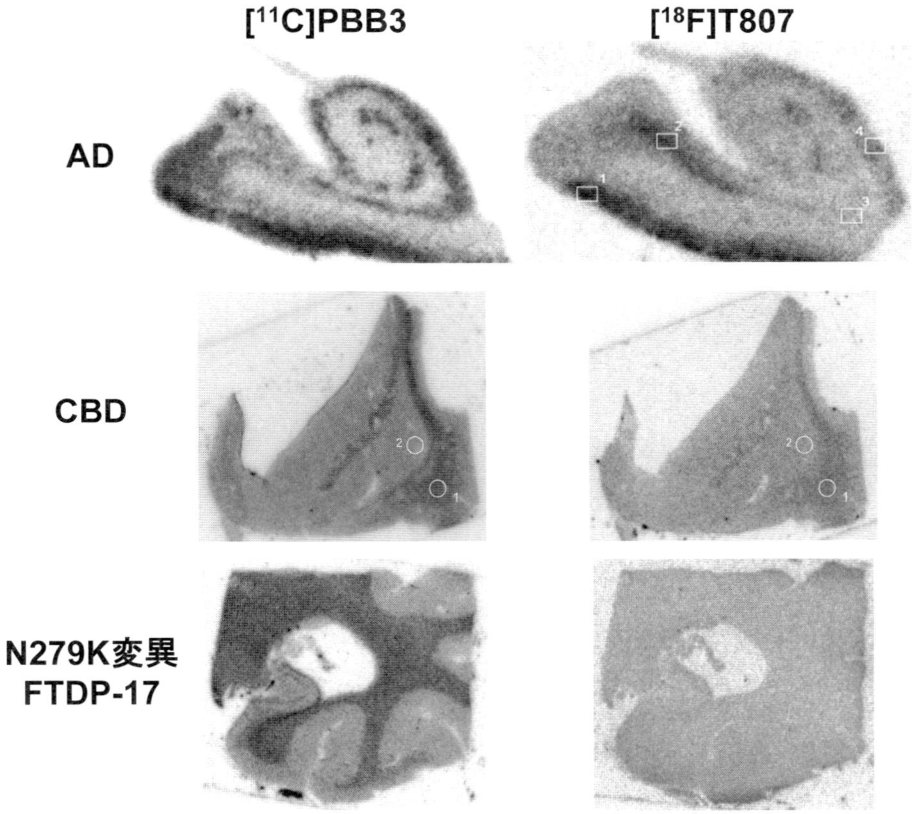

図5　[^{11}C]PBB3と[^{18}F]T807を用いた，患者脳切片のオートラジオグラフィー画像[26)]

準隣接切片を使用し，2種の薬剤の結合性を比較している。どちらの薬剤もAD患者の海馬体に結合するが，結合部位はかなり異なり，別種のタウ病変を認識している可能性が高い。CBDの基底核や，N279Kタウ遺伝子変異によるFTDP-17という家族性神経変性疾患の側頭葉では，4リピートタウのみからなる凝集体が沈着するが，こうした病変に[^{11}C]PBB3は強く結合するのに対して，[^{18}F]T807の結合は弱いことが示されている。

タウタンパクは6種類のアイソフォームからなり，繰り返し配列を4個含む4リピートタウと，3個含む3リピートタウに大別される。ADでは6種のアイソフォーム全てが凝集するのに対して，PSPやCBDでは4リピートタウのみが，ピック病では3リピートタウのみが凝集体を形成する。アイソフォーム組成が異なれば，凝集体の立体構造も異なると考えられる。したがって[^{18}F]T807はADタイプのタウ凝集体には強く結合するものの，4リピートタウからなる凝集体への結合は弱いと推察される。PSP患者の画像病理相関研究でも，PET画像のシグナル分布と剖検脳でのタウ病変分布は，解離することがわかっている[29)]。CBD患者ではある程度の画像病理相関が得られているが，そもそもCBD患者でのタウ病変コントラストは必ずしも高くない[30)]。一方，[^{18}F]THK5351はPSPやCBDの患者脳で集積が増加することが報告されているが[10)11)]，このうちどれだけがイメージング薬剤のタウ病変への結合を反映し，どれだけがMAO-Bを発現するアストロサイトへの結合によるものなのか，判定困難である。

PBB化合物群は，元来4リピートもしくは3リピートタウのみで構成される凝集体も含めて，様々なタウ病変に結合するように基本骨格長が最適化されており[5)]，インビトロの結合試験でもPSPやCBDのタウ凝集体への高い親和性が示されている（図5）[26)]。PSPならびにCBD患者の脳内で[^{11}C]PBB3の集積が増加することも，臨床PET研究で確かめられている[5)]。前述の画像病理相関研究でも，脳幹部などでのPET画像上のシグナル増加が，剖検における4リピートタウ凝集体の沈着と対応することが明らかになってきている。これに加えて，3リピートないしは4リピートタウのみの沈着を引き起こすタウ遺伝子変異を有する家族性タウ疾患の患者でも，[^{11}C]PBB3の脳内集積が増加することがPETで示唆されている。しかしながら，[^{11}C]PBB3がこれら非AD型のタウ病変を検出するコントラストは必ずしも高くなく，個人レベルで陽性・陰性を明瞭に判定し，病変の増減を正確に定量評価するためには，さらに高感度のイメージング薬剤が必要とされる。

4　次世代タウ病変PETプローブの開発

[^{11}C]PBB3，[^{18}F]THK5351，[^{18}F]T807をPETイメージング薬剤として用いることで，タウ病態に関する数多くの知見が得られたが，薬剤の特性は向上の余地があると考えられた。[^{11}C]PBB3は放射性半減期が20分と短い^{11}Cで標識されており，普及性を高めるためには，半減期が約110分と比較的長く，デリバリー供給にも適用可能な^{18}Fで標識された薬剤の方が望ましい。また，[^{11}C]PBB3は静脈内投与後の代謝が速いことが，未変化体の脳移行性が上がらない原因となっている[5)30)]。[^{11}C]PBB3の化学構造のどの部分が代謝を受けやすいのかが同定されたことから[31)]，同部位を^{18}Fが含まれる別の官能基に置換した誘導体化合物を新たに作製し，[^{18}F]PM-PBB3と名付けた。[^{18}F]PM-PBB3は[^{11}C]PBB3よりも生体内で代謝を受けにくく，脳移行性が約1.5倍高まった[32)]。生体脳でのタウ病変への結合性も高く，バックグラウンドシグナルも低いことから，タウ病変モデルマウスのPETでは，特異結合のコントラストは[^{11}C]PBB3よりも2倍以上高いことが判明した（**図6**）[32)]。

[^{18}F]PM-PBB3の臨床評価として，放射線医学総合研究所における研究者主導PET研究が開始された。これと並行して，バイオベンチャーであるアプリノイア社に化合物のライセンス

が付与され，同社が主導して米国で第0相臨床試験が施行された(図6)[32]。これらの臨床研究・試験により，ヒトの生体脳でも[^{18}F]PM-PBB3は[^{11}C]PBB3より2倍以上高いコントラストで，AD，PSP，CBDなど各種疾患のタウ病変を検出しうることが実証された。とりわけ重要なのは，PSPやCBDなどの4リピートタウ凝集体を高感度で検出できるため，患者個々人のレベルでタウ病変の有無や沈着の程度が，正確に評価可能になったことである。

イメージング研究者は[^{11}C]PBB3，[^{18}F]THK5351，[^{18}F]T807を「第一世代」の薬剤と称し，複数の製薬会社が作出した次世代の薬剤の評価に取り組んでいる。[^{18}F]PM-PBB3を除けば，こうした改良型イメージング薬剤の多くは，T807の化学構造がベースになっている。THK5351はMAO-Bに交差反応するが，T807はMAO-Aに結合することが知られている。そこでMAO-AやMAO-Bに結合しないT807誘導体を選び出し，臨床応用する試みがなされている。これら次世代の化合物を含む，タウイメージング薬剤の特性を**表2**にまとめる。

次世代の薬剤はいずれも高コントラストでADのタウ病変を検出し，MAOへはほとんど結合しない。[^{18}F]PM-PBB3とPiramal社の[^{18}F]PI-2620という薬剤[33]が，高コントラストで4

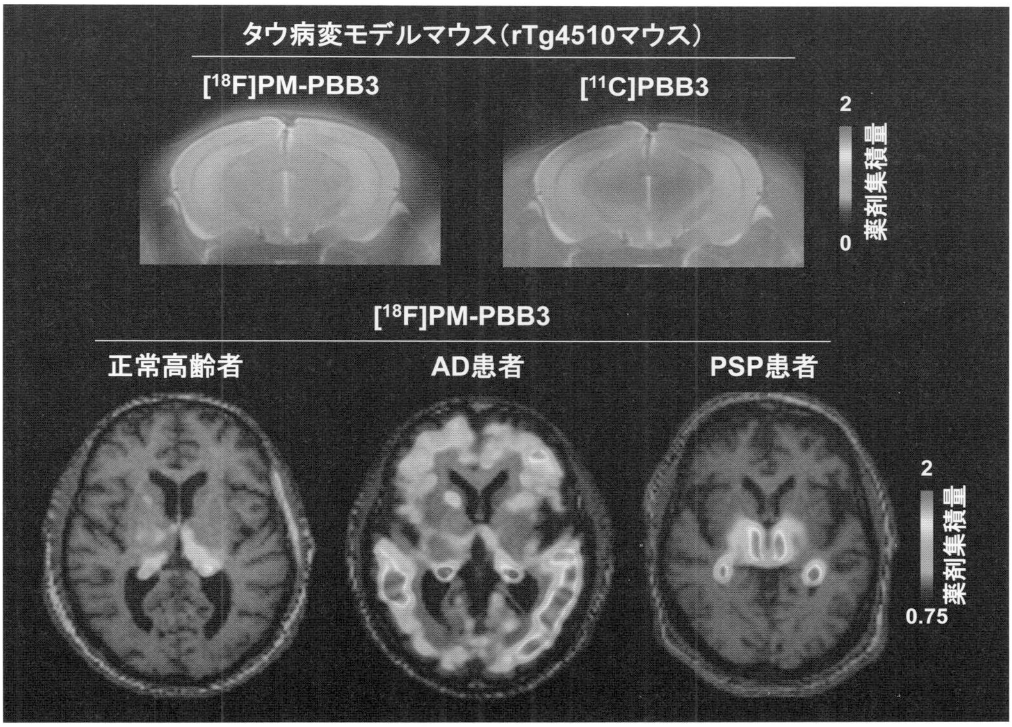

※口絵参照

図6　上段：タウ病変モデルマウス(rTg4510系統のタウトランスジェニックマウス)の同一個体で比較した，[^{18}F]PM-PBB3と[^{11}C]PBB3をトレーサー薬剤とする脳PET画像[32]

この個体では[^{11}C]PBB3を用いても脳内タウ病変は検出できないが，[^{18}F]PM-PBB3を用いることで海馬と大脳新皮質におけるタウ病変が明瞭に検出されている。下段：米国で実施された[^{18}F]PM-PBB3の第0相臨床試験におけるヒト脳PET画像。正常高齢者では脳外(脈絡叢)への薬剤集積を認めるのみだが，AD患者では大脳新皮質，PSP患者では視床下核におけるタウ病変が高いコントラストで検出されている。上段・下段共に，薬剤集積量を小脳に対する比として算出している。

表2　臨床応用されているタウ病変 PET イメージング薬剤

PET トレーサー	開発元	AD タウ病変 検出コントラスト	非 AD 型 タウ病変への結合	タウ以外への結合 MAO	脈絡叢
[^{11}C]PBB3[5)22)]	放射線医学 総合研究所	1.2 - 1.4	4リピートタウ病変 3リピートタウ病変	−	±
[^{18}F]T807[15)17)]	Avid/Lilly	1.3 - 1.6	4リピートタウ病変 (低コントラスト)	MAO-A	+
[^{18}F]THK5351[13)]	東北大学	1.4 - 1.8	4リピートタウ病変	MAO-B	−
[^{18}F]PI-2620[33)]	Piramal	2.0 - 2.5	4リピートタウ病変	−	−
[^{18}F]GTP1[34)]	Genentech	2.0 - 3.0		−	−
[^{18}F]RO6958948[35)36)]	Roche	2.0 - 2.5		−	−
[^{18}F]MK-6240[37)]	Merck	2.0 - 3.0		−	−
[^{18}F]PM-PBB3[32)]	放射線医学 総合研究所	2.0 - 2.5	4リピートタウ病変 3リピートタウ病変	−	+

[^{18}F]PI-2620 以下は「次世代」のイメージング薬剤。タウ病変を検出するコントラストは，初期 AD もしくは MCI due to AD 患者における，大脳皮質の薬剤集積を，正常コントロールにおける値で割った比として表示している。

リピートタウ凝集体を検出することが示されているが，PSP や CBD の病変検出に関して最も評価が進んでいるのは[^{18}F]PM-PBB3 である。このほか，[^{11}C]PBB3，[^{18}F]T807，[^{18}F]PM-PBB3 などの薬剤は，脈絡叢に集積するという特徴を有する[5)32)38)]。また，[^{11}C]PBB3 は静脈洞付近にも集積する[5)]。この理由は不明で，脈絡叢に沈着する鉄や色素に結合するという説[34)]や，加齢に伴い脈絡叢に蓄積する Biondi 小体というタンパク凝集体[40)]に結合するという説がある。これとは別の推測として，タウ凝集体は脳内リンパ系を経て定常的に脳脊髄液に排出され，脈絡叢や静脈洞周囲のリンパ管に密集するマクロファージに取り込まれるという考えがある。後者は静脈洞付近や脈絡叢の薬剤集積が病的タウの代謝を反映するという，興味深い仮説であるが，剖検時の組織採取法を工夫するなどして，検証を進める必要がある。

次世代のイメージング薬剤が第一世代より少ない非特異結合を示したとしても，見えるものの本質に大差なければ，少なくとも AD スペクトラムのタウ病態は[^{18}F]T807 で十分に評価しうるのではないかという疑問も生じる。第一世代の薬剤の評価と同様に，経時的なタウ病変の推移における有用性の検証や，画像病理相関による特異性の実証を行った上で，次世代薬剤を用いるメリットを検討すべきと考えられる。

5　おわりに

AD や FTLD のタウ病変を PET で検出できれば，変性型認知症の約7割をカバーする診断技術が実現する。これに将来，α シヌクレインや TDP-43 の凝集体を画像化するイメージング技術が加われば，ほぼ10割が網羅されることになる。しかしながら，高齢者の全数で高額の PET 検査を複数回施行することは，医療経済的に適切ではなく，時間的な効率もよくない。マススクリーニングは，血液検査のような簡便な手法で実施されることが望まれる。現在，超高感度 ELISA などを用いて，タウをはじめとする病的タンパクを血液中で検出する技術の開発が進められているが[41)]，正常高齢者でもタウ病態を有する被験者が存在することを考慮し

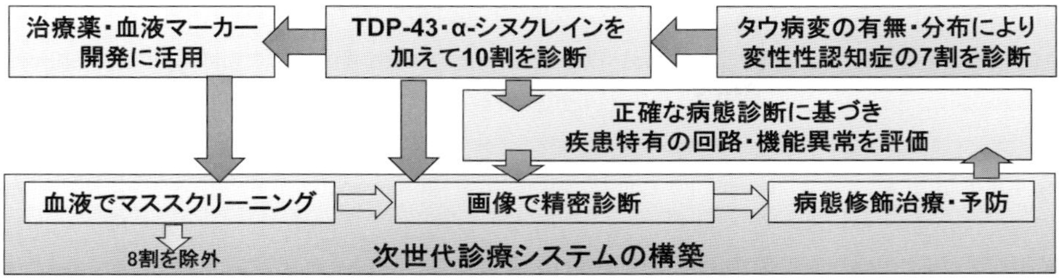

図7　タンパク凝集体病変のPETイメージングを基軸とする，新世代の変性型認知症診療システム
αシヌクレイン，TDP-43の凝集体を可視化するイメージング薬剤の開発も，放射線医学総合研究所を含む研究機関や，製薬企業によって進められている。

て，タウ病変の画像所見と相関が高い血液バイオマーカーを開発することが求められる。血液バイオマーカーを用いたマススクリーニングの主目的は，8～9割の被験者をタウ病変陰性と判定し，精密検査から除外することにある。陽性者のみがPETを用いた精密検査へと進み，病的タンパクの蓄積度に応じて，病態修飾治療の開始が検討されることとなる。治療効果の判定も，将来的にはタンパク病変のPETでなく，脳機能の変化を鋭敏に検出する機能的MRIのような手法で行われるようになるかもしれない。いずれにしても，このような新世代の認知症診療システム(**図7**)において，タウをはじめとするタンパク凝集体のPETは，最も信頼性の高い生体検査法として，中核的な役割を担うと見込まれる。

文　献

1) GG. Kovacs：Molecular Pathological Classification of Neurodegenerative Diseases：Turning towards Precision Medicine. *Int J Mol Sci.*；**17**(2). pii：E189. doi: 10.3390/ijms17020189.(2016).
2) CA. Mathis et al.,：Synthesis and evaluation of 11C-labeled 6-substituted 2-arylbenzothiazoles as amyloid imaging agents. *J Med Chem.* **19**；46(13)：2740-54.(2003).
3) WE. Klunk et al.,：Imaging brain amyloid in Alzheimer's disease with Pittsburgh Compound-B. *Ann Neurol.*；**55**(3)：306-19.(2004).
4) WE. Klunk et al.,：The binding of 2-(4'-methylaminophenyl)benzothiazole to postmortem brain homogenates is dominated by the amyloid component. *J Neurosci.* **15**；23(6)：2086-92.(2003).
5) M. Maruyama et al.,：Imaging of tau pathology in a tauopathy mouse model and in Alzheimer patients compared to normal controls. *Neuron.* **18**；79(6)：1094-108. doi: 10.1016/j.neuron.2013.07.037.(2013).
6) MT. Fodero-Tavoletti et al.,：18F-THK523：a novel in vivo tau imaging ligand for Alzheimer's disease. *Brain.*；**134**(Pt 4)：1089-100. doi: 10.1093/brain/awr038.(2011).
7) N. Okamura et al.,：Non-invasive assessment of Alzheimer's disease neurofibrillary pathology using 18F-THK5105 PET. *Brain.*；**137**(Pt 6)：1762-71. doi: 10.1093/brain/awu064.(2014).
8) K. Chiotis et al.,：Imaging in-vivo tau pathology in Alzheimer's disease with THK5317 PET in a multimodal paradigm. *Eur J Nucl Med Mol Imaging.*；43(9)：1686-99. doi: 10.1007/s00259-016-3363-z.(2016).
9) R. Harada et al.,：18F-THK5351：A Novel PET Radiotracer for Imaging Neurofibrillary Pathology

in Alzheimer Disease. *J Nucl Med.*；**57**(2)：208-14. doi: 10.2967/jnumed.115.164848.(2016).

10) M. Brendel et al.,：[(18)F]-THK5351 PET Correlates with Topology and Symptom Severity in Progressive Supranuclear Palsy. *Front Aging Neurosci.* **17**；9：440. doi: 10.3389/fnagi.2017.00440.(2018).

11) A. Kikuchi et al.,：In vivo visualization of tau deposits in corticobasal syndrome by 18F-THK5351 PET. *Neurology.* 29；87(22)：2309-2316.(2016).

12) KP. Ng et al.,：Monoamine oxidase B inhibitor, selegiline, reduces 18F-THK5351 uptake in the human brain. *Alzheimers Res Ther.* **31**；9(1)：25. doi: 10.1186/s13195-017-0253-y.(2017).

13) R. Harada et al.,：Correlations of 18F-THK5351 PET with Postmortem Burden of Tau and Astrogliosis in Alzheimer Disease. *J Nucl Med.*；**59**(4)：671-674. doi: 10.2967/jnumed.117.197426.(2018).

14) W. Zhang et al.,：A highly selective and specific PET tracer for imaging of tau pathologies. *J Alzheimers Dis.*；**31**(3)：601-12. doi: 10.3233/JAD-2012-120712.(2012).

15) DT. Chien et al.,：Early clinical PET imaging results with the novel PHF-tau radioligand[F-18]-T807. *J Alzheimers Dis.*：**34**(2)：457-68. doi: 10.3233/JAD-122059.(2013).

16) DT. Chien et al.,：Early clinical PET imaging results with the novel PHF-tau radioligand [F18]-T808. *J Alzheimers Dis.*；**38**(1)：171-84. doi: 10.3233/JAD-130098.(2014).

17) KA. Johnson et al.,：Tau positron emission tomographic imaging in aging and early Alzheimer disease. *Ann Neurol.*；**79**(1)：110-9. doi: 10.1002/ana.24546.Epub 2015 Dec 15.(2016).

18) D. Tosun et al.,：Alzheimer's Disease Neuroimaging Initiative. Association between tau deposition and antecedent amyloid-β accumulation rates in normal and early symptomatic individuals. *Brain.* **1**；140(5)：1499-1512.(2017).

19) RA. Sperling et al.,：Phelps CH. Toward defining the preclinical stages of Alzheimer's disease：recommendations from the National Institute on Aging-Alzheimer's Association workgroups on diagnostic guidelines for Alzheimer's disease. *Alzheimers Dement.*；**7**(3)：280-92. doi: 10.1016/j.jalz.2011.03.003.(2011).

20) MS. Albert et al.,：The diagnosis of mild cognitive impairment due to Alzheimer's disease：recommendations from the National Institute on Aging-Alzheimer's Association workgroups on diagnostic guidelines for Alzheimer's disease. *Alzheimers Dement.*；**7**(3)：270-9. doi: 10.1016/j.jalz.2011.03.008.(2011).

21) GM. McKhann et al.,：The diagnosis of dementia due to Alzheimer's disease：recommendations from the National Institute on Aging-Alzheimer's Association workgroups on diagnostic guidelines for Alzheimer's disease. *Alzheimers Dement.*；**7**(3)：263-9. doi: 10.1016/j.jalz.2011.03.005.(2011).

22) H. Shimada et al.,：Association between Aβ and tau accumulations and their influence on clinical features in aging and Alzheimer's disease spectrum brains：A[11C]PBB3-PET study. *Alzheimers Dement*(Amst). **22**；6：11-20. doi: 10.1016/j.dadm.2016.12.009.(2016).

23) JF. Crary et al.,：Primary age-related tauopathy(PART)：a common pathology associated with human aging. *Acta Neuropathol.*：**128**(6)：755-66. doi: 10.1007/s00401-014-1349-0.(2014).

24) CR Jr. Jack et al.,：Longitudinal tau PET in ageing and Alzheimer's disease. *Brain.*；**141**(5)：1517-1528.(2018).

25) A. Siderowf et al.,：Comparison of regional flortaucipir PET SUVr values to quantitative tau histology and quantitative tau immunoassay in patients with Alzheimer's disease pathology：A clinico-pathological study. *J Nucl Med*；**58**(Suppl. 1)：629.(2017).

26）M. Ono et al.,：Distinct binding of PET ligands PBB3 and AV-1451 to tau fibril strains in neurodegenerative tauopathies. *Brain.*；**140**(3)：764-780. doi: 10.1093/brain/aww339.(2017).

27）M. Marquié et al.,：Validating novel tau positron emission tomography tracer[F-18]-AV-1451(T807)on postmortem brain tissue. *Ann Neurol.* **78**(5)：787-800. doi: 10.1002/ana.24517.(2015).

28）DR. Schonhaut et al.,：(18)F-flortaucipir tau positron emission tomography distinguishes established progressive supranuclear palsy from controls and Parkinson disease：A multicenter study. *Ann Neurol.*；**82**(4)：622-634. doi: 10.1002/ana.25060.(2017).

29）M. Marquié et al.,：Pathological correlations of[F-18]-AV-1451 imaging in non-alzheimer tauopathies. *Ann Neurol.*；**81**(1)：117-128. doi: 10.1002/ana.24844.(2017).

30）H. Hashimoto et al.,：Radiosynthesis, photoisomerization, biodistribution, and metabolite analysis of 11C-PBB3 as a clinically useful PET probe for imaging of tau pathology. *J Nucl Med.*；**55**(9)：1532-8. doi: 10.2967/jnumed.114.139550.(2014).

31）H. Hashimoto et al.,：Identification of a major radiometabolite of[11C]PBB3. *Nucl Med Biol.*；**42**(12)：905-10. doi: 10.1016/j.nucmedbio.2015.08.006.(2015).

32）H. Shimada et al.,：First-in-human PET study with ^{18}F-AM-PBB3 and ^{18}F-PM-PBB3. *Alzheimer Dement.*；**7**(Suppl)：P1104.(2017).

33）O. Barret et al.,：First-in-human PET studies with the next generation tau agent 18-F PI-2620 in Alzheimer's disease, progressive supranuclear palsy, and controls. *Alzheimer Dement.*；**7**(Suppl)：P3-P4.(2017).

34）SS. Bohorquez et al.,：Assessing optimal injected dose for tau PET imaging using[18F]GTP1 (Genentech Tau Probe 1). *J Nucl Med.*；**58**(Suppl 1)：848.(2017).

35）M. Honer et al.,：Preclinical Evaluation of 18F-RO6958948, 11C-RO6931643, and 11C-RO6924963 as Novel PET Radiotracers for Imaging Tau Aggregates in Alzheimer Disease. *J Nucl Med.*；**59**(4)：675-681. doi: 10.2967/jnumed.117.196741.(2018).

36）DF. Wong et al.,：First in-human PET study of 3 novel tau radiopharmaceuticals：[11C]RO6924963, [11C]RO6931643, and [18F]RO6958948. *Alzheimer Dement.*；**7**(Suppl)：P850-P851.(2015).

37）TJ. Betthauser et al.,：In vivo characterization and quantification of neurofibrillary tau PET radioligand[(18)F]MK-6240 in humans from Alzheimer's disease dementia to young controls. *J Nucl Med.* **18**. pii：jnumed. 118. 209650. doi: 10.2967/jnumed.118.209650.(2018).

38）MD. Ikonomovic et al.,：[F-18]AV-1451 positron emission tomography retention in choroid plexus：More than "off-target" binding. *Ann Neurol.*；**80**(2)：307-8. doi: 10.1002/ana.24706.(2016).

39）M. Marquié et al.,：Lessons learned about[F-18]-AV-1451 off-target binding from an autopsy-confirmed Parkinson's case. *Acta Neuropathol Commun.*；**5**(1)：75. doi: 10.1186/s40478-017-0482-0.(2017).

40）GY. Wen, HM. Wisniewski and RJ. Kascsak：Biondi ring tangles in the choroid plexus of Alzheimer's disease and normal aging brains：a quantitative study. *Brain Res.*；**832**(1-2)：40-6.(1999).

41）H. Tatebe et al.,：Quantification of plasma phosphorylated tau to use as a biomarker for brain Alzheimer pathology：pilot case-control studies including patients with Alzheimer's disease and down syndrome. *Mol Neurodegener.*；**12**(1)：63. doi: 10.1186/s13024-017-0206-8.(2017).

第3節　アルツハイマー病原因タンパク質検出用プローブの開発

京都大学　渡邊　裕之　京都大学　小野　正博

1　はじめに

アルツハイマー病(AD)の病態の進行を客観的に評価することは，ADの臨床診断や治療法の開発を行う上で重要である。ADの脳内における主な病理学的変化として，βアミロイドタンパク質(Aβ)を主構成成分とする老人斑の沈着と，過剰リン酸化されたタウタンパク質を主成分とする神経原線維変化(NFT)が知られている。これらの病理像は，臨床症状が現れる以前から出現しているため，AD病態における重要なバイオマーカーとなっている。そのため，陽電子断層撮像法(PET)および単光子断層撮像法(SPECT)といった核医学分子イメージング技術を利用したAβおよびタウ凝集体の生体イメージングが注目されており，その開発が盛んに行われてきた。近年，3種のPET用Aβイメージングプローブに関しては，世界各国においてその臨床使用が開始されている。

一方，タウイメージングプローブの開発研究は，Aβイメージングプローブに比べ遅れていたが，ここ数年，複数のPET用プローブによる臨床研究が進んでいる。本稿では，Aβおよびタウを標的としたPETおよびSPECT用イメージングプローブ開発に関する現状について概説する。

2　βアミロイドイメージングプローブ

Aβの沈着は，記憶・認知機能の低下などの臨床症状が出現する以前から始まること，また疾患特異性が高いことからADの早期および他の疾患との鑑別診断につながるとされてきた。そのため，2000年代初頭よりアミロイド蛍光染色試薬であるチオフラビンTおよびコンゴーレッドを母核とした数多くのPETおよびSPECT用Aβイメージングプローブが開発されてきた(**図1**)[1)2)]。なかでもチオフラビンTを母核としたPET用プローブである[^{11}C]PIBは，AD患者脳内に沈着したAβを明瞭に描出できることから，開発当初から現在に至るまで様々な臨床研究において汎用されてきた。また，コンゴーレッドを起点としたPET用プローブとして，スチルベン骨格を有する[^{11}C]SB-13が開発され，臨床研究が実施された。しかしながら，これらの標識核種である^{11}Cは，物理学的半減期が20分と短いため，[^{11}C]PIBや[^{11}C]SB-13の製造には，^{11}Cを製造する大型の装置であるサイクロトロンを病院内に設置する必要があるなどの問題点があり，その使用には制限があった。そこで，^{11}Cに比べて物理学的半減期が長いPET用核種である^{18}F($t_{1/2}$＝110分)を標識核種とするPET用プローブの開発が盛ん

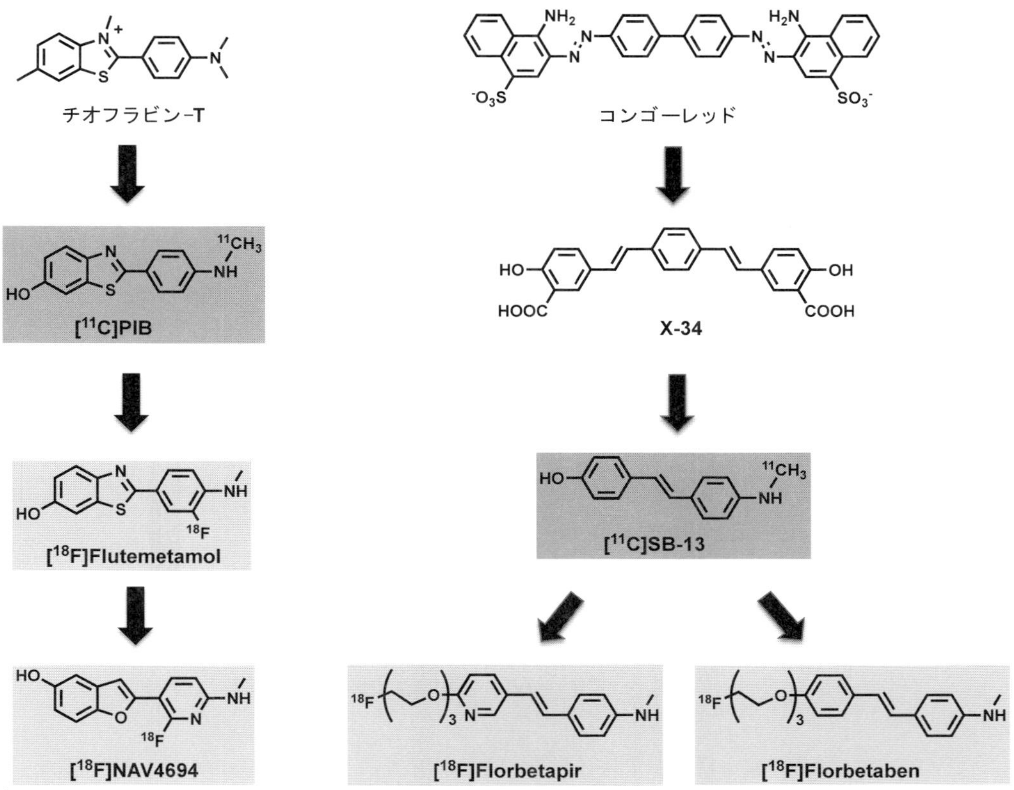

図1　PET 用 Aβイメージングプローブの化学構造

に行われてきた。その中でも，スチルベンを母核にした florbetaben および florbetapir，PIB にフッ素原子を導入した構造である flutemetamol の 3 剤は世界各国でその臨床利用の承認を受けており，AD の鑑別診断に利用されている。また，脳内における非特異結合の低減など，この 3 剤を上回る性能を持つとされる[^{18}F]NAV4694 の臨床試験が現在進行中であり，その実用化が期待されている。

日本国内においては，PET 用 Aβイメージングプローブとして，東北大学などによって，[^{11}C]BF-227[3]や[^{18}F]FACT[4]が開発され，これらプローブを用いた臨床研究により，その有用性が報告されている(**図 2**)。また，近年では京都大学と滋賀県立成人病センター研究所(現 滋賀県立総合病院研究所)との共同研究によって開発された[^{18}F]FPYBF-2 の臨床研究が報告されている(図 2)[5]。[^{18}F]FPYBF-2 は，AD 患者において健常者に比べ高い放射能集積が観察され，さらにはその放射能集積は[^{11}C]PIB の結果と高い相関性を示し，現在も臨床研究が継続して実施されている(**図 3**)。

SPECT は，PET と比べ定量性や空間分解能が劣るものの，^{123}I($t_{1/2}$ = 13 時間)や ^{99m}Tc($t_{1/2}$ = 6 時間)といった物理的半減期の長い放射性核種を利用できること，日本国内においては PET に比べて 10 倍近くの検査施設が存在することから，今後いっそうの患者数の増加が予測される AD の診断にその有用性が期待される。しかしながら，これまでに臨床研究が報告されている SPECT 用 Aβイメージングプローブは，[^{123}I]IMPY[6]と[^{123}I]ABC577[7]のみである(**図 4**)。

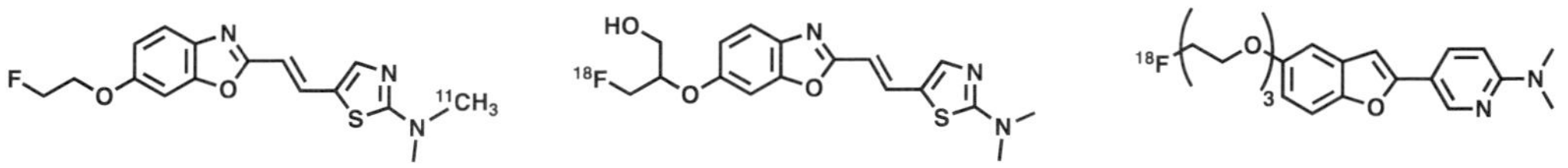

[11C]BF-227　[18F]FACT　[18F]FPYBF-2

図2　国内で開発された PET 用 Aβイメージングプローブの化学構造

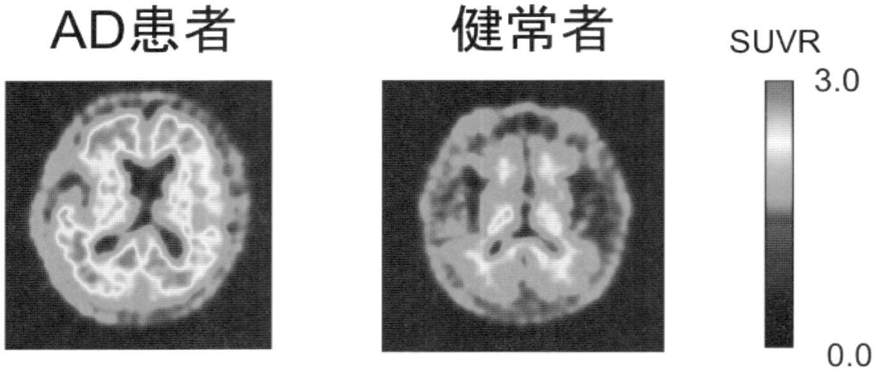

※口絵参照

図3　[18F]FPYBF-2 の臨床画像

[123I]IMPY は，初めて臨床研究が実施された SPECT 用 Aβイメージングプローブであるが，低いシグナル/ノイズ比などが原因となって実用化には至っていない。2015 年には，日本メジフィジックス社などによって開発された[123I]ABC577 の臨床研究の結果が報告されており，健常者に比べて AD 患者の脳内に高い放射能集積が認められている。しかしながら，現在のところ報告された実施例が少ないため，今後更なる結果の報告が待たれるところである。

また，SPECT 用核種である 99mTc は臨床核医学診断において，最も汎用性の高い放射性核種であることから，99mTc 標識 Aβイメージングプローブの開発も期待されている。しかしながら，金属核種である 99mTc の標識には 99mTc との錯形成部位が必要となる。その結果，化合物全体の分子量が大きくなり，さらには嵩高い構造をとるため，脳への移行や Aβ凝集体との結合に大きな影響を与える。現在までに，いくつかの研究グループがその開発研究を行ってきたが，未だ臨床研究の報告例はなく，今後の開発研究の進展が望まれる[8)]。

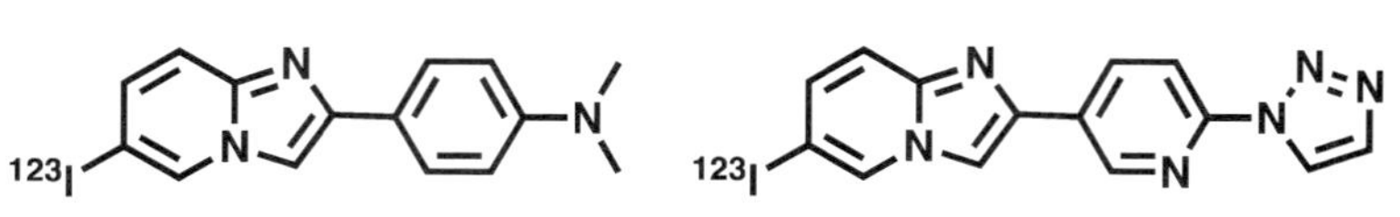

[123I]IMPY　[123I]ABC577

図4　SPECT 用 Aβイメージングプローブの化学構造

3　タウイメージングプローブ

NFT の蓄積は，老人斑の沈着に比べ，記憶・認知機能の低下などの AD の臨床症状に高い相関性を示すことが報告されていることから，NFT の構成成分であるタウ凝集体の分子イメージングは，AD の早期診断に加え，その病状診断に有用であると考えられ，PET/SPECT 用タウイメージングプローブの実用化が期待されている。タウイメージングプローブの開発においては，Aβ 凝集体との結合選択性が重要となっており，その母核は主に化合物ライブラリーなどからのランダムスクリーニングによって見出されている。

当初，PET 用タウイメージングプローブの開発は日本がリードしてきた(**図 5**)。2013 年に放射線医学総合研究所より報告された[^{11}C]PBB3 は，その臨床研究において，海馬を含む側頭葉内側部に Aβ イメージングプローブである[^{11}C]PIB とは異なる集積パターンを示し，その集積は臨床症状と相関して増加した[9]。さらに，脳切片を用いた蛍光染色の結果ではあるが，PBB3 はピック病や進行性核上性麻痺(PSP)，大脳皮質基底核変性症(CBD)といった AD 以外のタウオパチー患者脳切片のタウ凝集体に対しても結合性を示したことから，タウオパチー全体の診断に有用であると考えられており，AD のみならずタウオパチー全体の診断に関しての応用が示唆されている。しかしながら，[^{11}C]PBB3 は半減期の短い ^{11}C を標識核種としているなどのいくつかの問題点があったため，現在，その改善を目的として新たに設計された[^{18}F]PM-PBB3 の開発が進められている[10]。

東北大の岡村らは，^{18}F を標識核種とする PET 用タウイメージングプローブとして[^{18}F]THK523 を開発した。[^{18}F]THK523 は，AD 患者脳切片を用いた in vitro オートラジオグラフィーおよびタウトランスジェニックマウスを用いた μPET 撮像実験の結果より，タウ選択的な PET プローブであることが報告されている[11]。さらに，臨床研究においても，そのタウイメージングプローブとして有用性が示唆されたが，一方で脳の白質部位への非特異的結合が高く，更なる改善が必要であった。そこで，近年，[^{18}F]THK523 の置換基を変更した[^{18}F]THK5105 および[^{18}F]THK5117，さらにはこれらを上回る性能を有する[^{18}F]THK5351 が開発され，その臨床研究が報告されている[12)-13)]。いずれの化合物も AD 患者脳の PET 画像において，NFT が多く蓄積する AD 患者脳の側頭葉内側部に高い放射能集積を認めており，また，

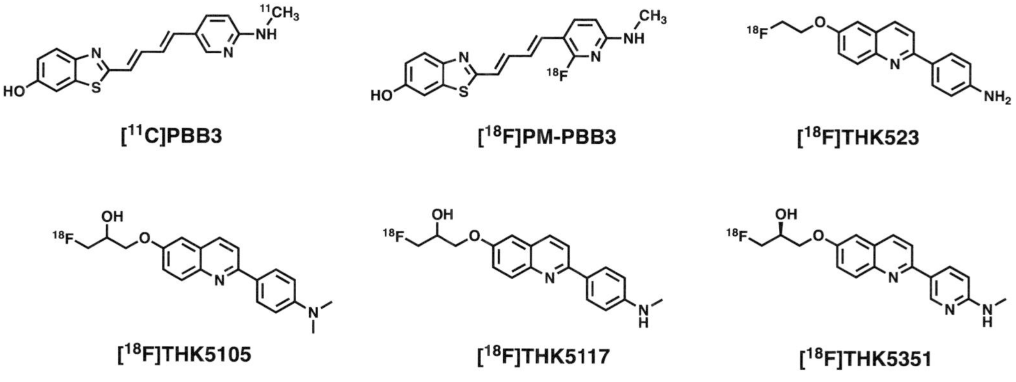

図 5　国内で開発された PET 用タウイメージングプローブの化学構造

[^{18}F]THK523 の問題点であった脳の白質部位への非特異的集積の低減にも成功した。なかでも[^{18}F]THK5351 は，非特異的集積が低く，明瞭な画像を得ることができることが報告されており，有望な PET 用タウイメージングプローブとして注目されてきた。しかしながら，最近の研究において，タウ凝集体へ特異的に結合すると考えられてきた[^{18}F]THK5351 が，モノアミンオキシダーゼ B(MAO-B)へも強く結合することが明らかとなっている[14]。そのため，得られる PET 画像がタウ凝集体のみならず，MAO-B への結合も反映したものであると考えられており，そのタウイメージングプローブとしての実用化は困難となっている。

一方海外では，PET 用タウイメージングプローブとして，[^{18}F]Flortaucipir([^{18}F]AV-1451)および[^{18}F]T808 が開発されてきた(**図 6**)[12)-13)]。これら 2 種の化合物は，AD 患者脳切片を用いたインビトロオートラジオグラフィーにおいて，タウに対する選択的結合性を示した。また，[^{18}F]Flortaucipir([^{18}F]AV-1451)は，AD 以外のタウオパチー患者脳切片において，放射能集積を認めなかったことから，AD 脳内におけるタウに特異的に結合することが示唆された。正常マウスにおいて[^{18}F]T808 に関しては，生体内における脱フッ素化代謝が認められたものの，これらの化合物は，AD 患者および健常者における臨床研究も実施されており，[^{11}C]PBB3 および[^{18}F]THK-5117 と同様，AD 患者脳において[^{11}C]PIB とは異なり，NFT が蓄積する部位に強い集積を示していることから，その有用性が示唆されている。特に，[^{18}F]Flortaucipir([^{18}F]AV-1451)は，世界各国で臨床研究が実施されているが，近年の研究においてモノアミンオキシダーゼ A(MAO-A)および MAO-B などへのオフターゲットバインディングよる非特異的集積が問題となっている[15]。

このような状況下，これらの問題の克服を目的として，[^{18}F]MK-6240 や[^{18}F]GTP1，[^{18}F]RO6958948，[^{18}F]PI-2620 といった第 2 世代の PET 用タウイメージングプローブの開発研究が行われている(**図 7**)[10]。これらの開発過程では，タウ結合性のみならず，[^{18}F]THK5351 や[^{18}F]Flortaucipir で問題となっている MAO-A および MAO-B に対する結合性に関する評価も実施され，これらに対して結合親和性がない，もしくは著しく低いことが確認されている。

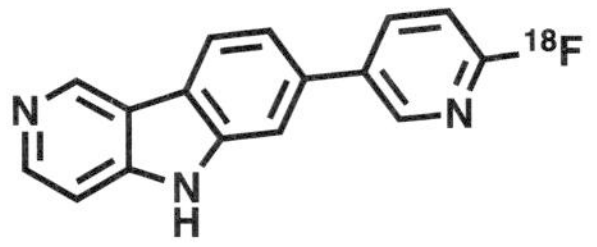

[^{18}F]Flortaucipir ([^{18}F]AV-1451)

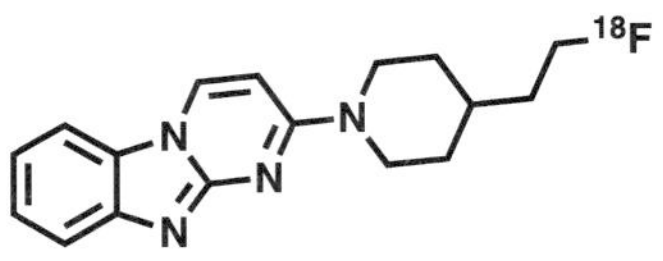

[^{18}F]T808

図 6　PET 用タウイメージングプローブの化学構造

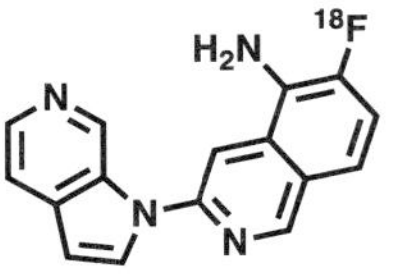

[^{18}F]MK-6240

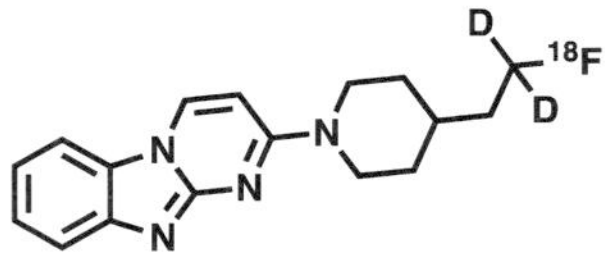

[^{18}F]GTP1

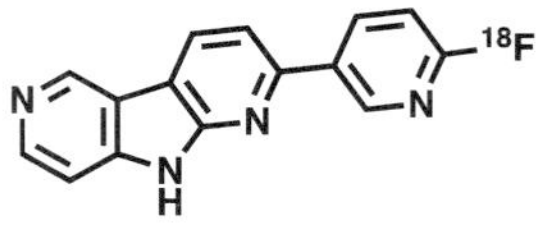

[^{18}F]RO6958948

図 7　第 2 世代 PET 用タウイメージングプローブの化学構造

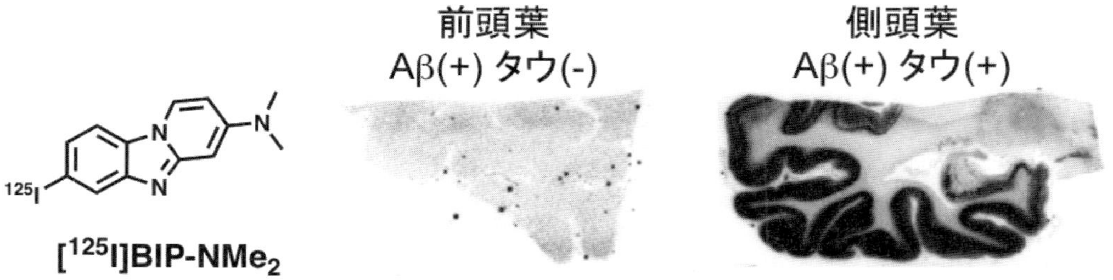

図８　[^{125}I]BIP-NMe$_2$ の化学構造およびオートラジオグラフィー

さらに，これらの化合物はいずれも，健常者における臨床研究において，脳内における非特異的な集積はほぼ認められないこと，AD 患者においてはタウが蓄積すると考えられている部位に強い放射能集積を認めることが報告されており，今後さらなる研究の進展が望まれている。

上記に示すように，これまでいくつかの PET 用プローブが開発され，それらを用いた臨床研究が行われてきた。一方で，SPECT 用プローブを用いた臨床研究は未だ行われていない。基礎研究においては，放射性ヨウ素を標識核種とする数種の SPECT 用タウイメージングプローブが京都大学より報告されている（**図８**）[16]。なかでも，[[123/125]I]BIP-NMe$_2$ は，AD 患者脳切片を用いた in vitro オートラジオグラフィーにおいて，Aβおよびタウの蓄積がある側頭葉にタウ免疫染色と一致する高い放射能集積を示す一方，Aβのみの蓄積がある前頭葉には顕著な放射能集積は認められず，これらの結果は，[^{125}I]BIP-NMe$_2$ がタウに対する高い選択的結合性を持った化合物であることを示唆している。さらに，正常マウスを用いた体内放射能分布実験においても投与早期の高い脳移行性とクリアランスを示しており，現在，更なる改良検討および詳細評価を進めている。

4　結　語

本稿では，現在開発が行われているAβおよびタウ凝集体を標的としたPET/SPECT 用イメージングプローブについて紹介した。特に近年のタウイメージングプローブの開発の進展は著しく，さまざまな PET 用プローブを用いた臨床研究が進行中である。Aβおよびタウ凝集体の生体イメージングは，AD の診断への貢献はもちろんのこと，その病態解明にもつながる可能性を持っている。また，近年ではパーキンソン病やレヴィー小体型認知症患者脳内に認められるレヴィー小体の主成分であるαシヌクレインを標的とした PET/SPECT 用イメージングプローブの開発研究が注目されている。しかしながら現時点では，有望な化合物の開発報告はなされておらず，研究の進展が待たれている。今後，疾患特異的なタンパク質凝集体を標的とした核医学分子イメージング技術は，AD をはじめとする神経変性疾患の診断・治療および病態解明に大きく貢献していくことが期待される。

文　献

1) CA. Mathis et al.,：*Semin Nucl Med*, **42**(6), 423-32(2012).
2) M. Cui：*Curr Med Chem*, **21**(1), 82-112(2014).
3) Y. Kudo et al.,：*J Nucl Med*, **48**(4), 553-61(2007).
4) S. Furumoto et al.,：*Mol Imaging Biol*, **15**(4), 497-506(2013).
5) T. Higashi et al.,：*Ann Nucl Med*, **32**(3), 206-16(2018).
6) MP. Kung et al.,：*Chang Gung Med J*, **35**(3), 211-8(2012).
7) Y. Maya et al.,：*Brain*, **139**(1), 193-203(2016).
8) K. Chen et al.,：*MedChemComm*, **8**(7), 1393-1407(2017).
9) M. Maruyama et al.,：*Neuron*, **79**(6), 1094-108(2013).
10) VL. Villemagne et al.,：*Nat Rev Neurol*, **14**(4), 225-236(2018).
11) MT. Fodero-Tavoletti et al.,：*Brain*, **134**(4), 1089-100(2011).
12) VL. Villemagne et al.,：*Lancet*, **14**(1), 114-24(2015).
13) R. Harada et al.,：*Biomolecules*, **6**(1), 7(2016).
14) KP. Ng et al.,：*Alzheimers Res Ther*, **9**(1), 96(2017).
15) C. Vermeiren et al.,：*Mov Disord*, **33**(2), 273-281(2018).
16) M. Ono et al.,：*Sci Rep*, **6**, 34197(2016).

第３章　血液脳関門へのアプローチ

第１節　血液脳関門通過性 DDS の開発

東京医科歯科大学　**桑原　宏哉**　東京医科歯科大学　**横田　隆徳**

1　はじめに

アルツハイマー病の治療を困難にしている大きな原因の１つとして，血液から脳への物質輸送を厳密に制御する生体内バリア機構としての血液脳関門(Blood brain barrier：BBB)の存在が挙げられる[1)]。BBB では脳微小血管内皮細胞がバリア機能の中核を成し，脳の活動に必須な栄養素を選択的に輸送する一方で，中～高分子薬剤の脳への送達を著しく制限している[1)]。効率的かつ安全に中～高分子薬剤を脳に送達する BBB 通過性ドラッグデリバリーシステム(Drug delivery system：DDS)は，抗体医薬や核酸医薬などによるアルツハイマー病の効果的な分子標的治療を実現するための大きな意義がある。本稿では，BBB 通過性 DDS の開発の現状を概説するとともに，既存の DDS で最も高い BBB 通過効率を実現し，社会実装への展開に力を入れている筆者ら独自の DDS を紹介する。

2　BBB 通過性 DDS の開発の現状

従来の低分子医薬品に加え，近年では抗体医薬，核酸医薬，ペプチド医薬といった中～高分子のバイオ医薬品が盛んに開発され，様々な中枢神経疾患への治療に応用され始めている。脊髄性筋萎縮症に対する画期的な核酸医薬のヌシネルセンが 2017 年に販売承認を受けたことは記憶に新しいが，ヌシネルセンは全身投与では BBB を通過できないため，髄腔内投与にて使用される[2)]。一般に，受動拡散により BBB を通過して脳内に到達できる薬剤は概ね 450 Da 未満の低分子で，脂溶性かつ水素結合数６個以下という特性を有するものに限定される[1)]。したがって，バイオ医薬品を全身投与にて中枢神経疾患に対して用いる場合には，効率的な BBB 通過を実現する DDS が不可欠である。以下，これまでに開発された BBB 通過性 DDS について，脳微小血管内皮細胞の内部を通過する経路(transcellular route)と脳微小血管内皮細胞の間隙を通過する経路(paracellular route)に分けて概説する(**図１**)。

2.1　脳微小血管内皮細胞の内部を通過する経路(transcellular route)

BBB 通過性 DDS 開発の主流を成す，脳への輸送効率と安全性のバランスを適切に調整すべく，非臨床と臨床のいずれのフェーズの開発も盛んに行われている。

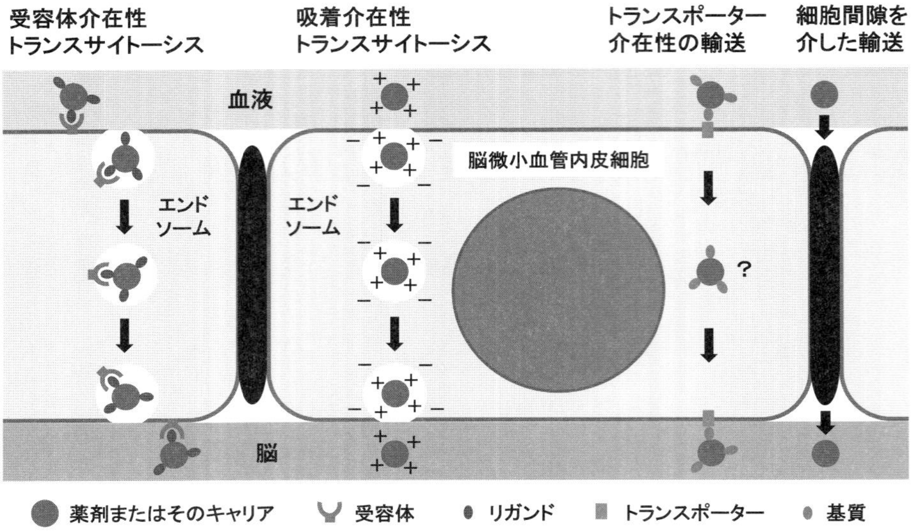

※口絵参照

図1　BBB 通過性 DDS の経路

2.1.1　受容体介在性トランスサイトーシス（receptor-mediated transcytosis：RMT）

脳微小血管内皮細胞の血管側の細胞膜に発現する受容体を標的化し，RMT を狙った DDS 開発が古くから行われている。トランスフェリン受容体，LDL 受容体（LDLR），LDLR-related protein 1（LRP1），インスリン受容体，レプチン受容体といった受容体に，リガンド修飾を施した薬剤が結合すると，エンドサイトーシスにより細胞内に取り込まれ，その一部が脳側の細胞膜でエキソサイトーシスにより脳実質内に放出されると考えられている[3]。しかし，脳微小血管内皮細胞上の受容体数が限られていること，エンドソームやライソゾームといった輸送小胞中で分解を受ける可能性があることから，BBB の通過効率を上昇させる工夫が必要と思われる。

最も重点的に開発されているのは，トランスフェリン受容体介在性トランスサイトーシスである。トランスフェリンが受容体介在性トランスサイトーシスにより BBB を通過することは示されている[4]ものの，内在性トランスフェリンは血中に過剰濃度で存在している（トランスフェリン－受容体間の解離定数の 1000 倍以上の高濃度）ため，トランスフェリンそのものを薬剤リガンドとして活用することは難しい。そこで，トランスフェリン受容体に対するより強力な結合親和性を有する抗トランスフェリン抗体（OX-26）を用いると，効率的に脳内に輸送されることが判明した[5]。

その後，抗トランスフェリン抗体と抗 BACE1 抗体と組み合わせた二価抗体を脳内に輸送して，アルツハイマー病の治療を意図するものが開発され[6]，さらには抗トランスフェリン抗体のトランスフェリン受容体に対する結合親和性を調整することで，脳への輸送効率を最適化できることもわかってきた（結合親和性が強すぎると，脳微小血管内皮細胞の内部に留まり，ライソゾーム系を介して分解される）[7]。米国の Denali Therapeutics 社は，このトランスフェリン受容体を標的化して，いずれも低分子であるが，パーキンソン病に対する LRRK2（Leucinerich repeat kinase 2）阻害剤や，アルツハイマー病と筋萎縮性側索硬化症に対するRIPK1（receptor interacting protein 1 kinase）阻害剤を脳に送達する臨床試験（ともに第1相）を行っている。最近では，神経変性疾患やライソゾーム病に対して抗体医薬や酵素などを脳に送達しようとする試みなども行われている。

LRP1介在性トランスサイトーシスによるDDSも精力的に開発されている。LRP1に対する高い親和性を有するペプチド配列としてAngiopep-2が同定され[8]，カナダのAngiochem社がその開発を牽引している。抗腫瘍剤であるパクリタキセルにAngiopep-2を結合して脳腫瘍を治療しようとする試みがある[9]一方で，薬剤キャリアとしての発展が期待されているカーボンナノチューブにAngiopep-2を修飾して，やはり脳腫瘍を治療しようとする試みもある（カーボンナノチューブはカチオン性電荷を有していることから，後述の2.1.2のデリバリー機序の関与も想定される）[10][11]。また，Angiopep-2で修飾したナノ粒子（ポリアミドアミン・デンドリマー）でプラスミドDNAを送達し，脳腫瘍に対する遺伝子治療を行おうとする試みも存在する[12]。

インスリン受容体介在性トランスサイトーシスによるDDSも開発されている。米国のArmaGen社では，遺伝的な要因による先天性代謝異常症であるライソゾーム病を対象として，抗ヒトインスリン受容体モノクローナル抗体に各ライソゾーム病で欠損している酵素を結合させ，インスリン受容体介在性トランスサイトーシスにより脳内に酵素を送達する技術を開発している[13][14]。ライソゾーム病の中で，Hurler症候群（ムコ多糖症Ⅰ型）に対しては第2相試験，Hunter症候群（ムコ多糖症Ⅱ型）に対しては第1相の臨床試験が現在進行中である。

近年では，細胞から分泌される細胞外小胞の1つで，核酸や蛋白質を内包でき，細胞間コミュニケーションの担い手として注目されているエクソソームを用いて，BBB通過性DDSを試みる研究も活発に行われている[15]。脳微小血管内皮細胞のニコチン性アセチルコリン受容体を標的化したエクソソームの表層に，リガンドとして狂犬病ウイルス糖タンパク質（rabies virus glycoprotein：RVG）[16]を配置することで，代表的な核酸医薬であるsiRNAがBBBを通過して脳内に輸送され，アルツハイマー病やパーキンソン病の治療に有用となる可能性が示唆されている[17][18]。

2.1.2　吸着介在性トランスサイトーシス（adsorptive-mediated transcytosis：AMT）

細胞膜が負電荷を帯びている特性を利用して，カチオン性の細胞膜透過ペプチド（Cell-penetrating peptide：CPP）を活用してAMTを狙ったDDSも開発されている[3]。BBB通過を意図したCPPとして，ヒト免疫不全ウイルス1型（HIV-1）に由来するtrans-activator of transcription（TAT）ペプチド，アルギニンのみで構成される人工ペプチド（オリゴアルギニン），ショウジョウバエのホメオプロテイン由来のpenetratin，神経ペプチドであるガラニン由来の12アミノ酸とハチ毒であるマストラパン由来の14アミノ酸を融合して作られたTransportanペプチド，SynBなどが挙げられる。これらのCPPは，RMTの戦略と同様に，薬剤やそのキャリアに結合させて用いられ，特定の受容体に依存しないマクロピノサイトーシスなどの内在化経路を介して細胞内に取り込まれる。CPPは細胞内への薬剤導入ツールとして広く活用されているが，BBB標的の選択性には乏しいため，脳以外の様々な臓器・組織への移行性も高めてしまう懸念があり，中枢神経疾患の臨床開発に進んでいるものは知られていない。

この懸念を解決しうるべく，CPPに加えてトランスフェリン受容体リガンドを表面に配置した二重リガンドリポソームが試されている。トランスフェリン受容体は，脳微小血管内皮細胞のみならず神経膠腫細胞にも高発現していることから，BBBおよび神経膠腫の双方へのリポソームの標的化が促進され，血中から神経膠腫への薬剤送達効率を飛躍的に向上させると報告されている[19)20)]。

最近では，BBBを通過して脳内へ高効率で到達するペプチドをファージディスプレイ法にて同定し，このペプチドをリガンドとして表層に配置したナノ粒子をBBB通過性DDSに活用しようとする試みもなされている[21)]。この場合のBBB通過メカニズムは定かではないが，神経細胞を指向したリガンドとの二重リガンドを導入したナノ粒子では，カチオン性を帯びていることからAMTの機序の関与が想定されている[22)]。

2.1.3　トランスポーター介在性の輸送

グルコースやアミノ酸などの栄養成分のトランスポーターを標的化し，その基質として医薬品を脳に輸送しようとするDDSも以前より開発されている。しかし，これらのトランスポーターは一般的に低分子を基質として認識するため，中～高分子のバイオ医薬品を標的化するのは困難と考えられている。BBBにはP-糖タンパク質などの排出トランスポーターも高発現しており，それらの阻害を介して基質薬剤の脳への移行を向上させることが期待できるが，この場合も基本的には低分子医薬品に限られる。その一方で，peptide transport system-6（PTS-6）のように脳へのペプチド流入を妨げるトランスポーターも報告されており，PTS-6を阻害することで神経栄養性ペプチドであるpituitary adenylate cyclase-activating polypeptideの脳への移行を向上させ，神経保護効果や虚血性疾患治療効果を高める治療として応用できる可能性が報告されている[23)]。

最近では，SLC（solute carrier）ファミリーのトランスポーターの1つであるCD98 heavy chain（CD98hc）が脳微小血管内皮細胞特異的に発現しており，抗CD98hc抗体が抗トランスフェリン抗体よりも効率的に脳内に輸送されることが報告された[24)]。また，抗CD98hc抗体と抗BACE1抗体の二価抗体が，脳内のアミロイドβを減少させることも示されており[24)]，アルツハイマー病の治療へと発展する可能性がある。CD98hcは受容体ではなくトランスポーターである一方で，BBB通過の機序としてはRMTが想定されており，筆者らが開発している後述のBBB通過型ナノマシンを含め，BBBに発現するトランスポーターを標的化することで脳への輸送が実現しうるとする重要な報告であろう。

2.2　脳微小血管内皮細胞の間隙を通過する経路（paracellular route）

細胞間隙を構成する密着結合の機能を制御すべく，様々な戦略が考案されている。有効性もさることながら，細胞間隙の開口による脳への異物侵入のリスクの検証が重要である。

2.2.1　集束超音波(focused ultrasound)

子宮筋腫や本態性振戦などの治療に用いられている集束超音波の医療技術を活用するものである。限られた領域に超音波エネルギーを集中させ，外科的処置を必要とせずに一過性の密着結合の開口が可能となるため，侵襲性が低いと考えられることは大きな特徴である。この方法で，核酸やプラスミドDNA，神経栄養因子などのタンパク質の輸送が可能となることが報告されている[25]。

2.2.2　アデノシン受容体の活性化

アデノシン受容体のアゴニストを修飾したデンドリマーを用いることで，BBBに発現するGタンパク質共役型アデノシン受容体(A2A受容体)の活性化を介して密着結合が開口する方法が考案され，分子量45,000の高分子デキストランの脳への移行が増大すると報告されている[26]。

2.2.3　3つの脳微小血管内皮細胞の角が接する部位の密着結合の制御

大部分の密着結合は2つの細胞の間隙に存在するが，3つの細胞の角が接する部位には，二細胞間の密着結合(bicellular tight junction：bTJ)とは特性が異なる密着結合(tricellular tight junction：tTJ)が存在する[27]。BBBのbTJで中核的な役割を果たしているクローディン5を欠失させても分子量800までの分子しかBBBを通過できない[28]ことから，bTJの制御により高分子薬剤を脳に輸送することは考えられている。BBBにおけるtTJについては最近になってその特性が解明され始めており[29]，我々はこのtTJを制御することによる脳への薬剤送達技術を開発している[30]。具体的には，BBBのtTJに局在するアンギュリン1を標的化した遺伝子組み換え蛋白質断片のアンギュビンディン1を静脈内投与することで，その後に投与した分子量5,000以上のアンチセンス核酸が効率的に脳や脊髄の神経細胞に到達し，ノックダウン効果をもたらすことを証明した[30]。

3　血糖値の変化に応答した効率的な血液脳関門通過性DDS

筆者らは最近，血糖値(血中グルコース濃度)の変化に応答してBBBを通過し，既存の技術と比較して桁違いに高い効率で脳内へ集積するDDS(BBB通過型ナノマシン)を開発した[31](特許第6086566号)。低分子薬剤のみならず，抗体医薬や核酸医薬といった高分子薬剤を送達する創薬基盤技術としてのBBB通過型ナノマシンを実用化レベルまで開発すべく，東京医科歯科大学と東京大学の双方発のバイオベンチャー「株式会社ブレイゾン・セラピューティクス」が設立された。BBB通過型ナノマシンは，静脈内投与によりアルツハイマー病の主たる治療標的である神経細胞へと到達することが明らかになっており，アルツハイマー病の画期的な治療薬開発へと展開されることが期待される。以下，このBBB通過型ナノマシンについての概要を紹介したい。

3.1　グルコーストランスポーター1(GLUT1)を活用したデリバリー戦略

BBBの中核を成す脳微小血管内皮細胞には，脳の主要なエネルギー源であるグルコースを輸送するためのグルコーストランスポーター1(GLUT1)が，他のトランスポーターや受容体と比較して桁違いに多く発現している。そこで，薬剤そのものまたは薬剤のキャリアにグルコースを結合させて脳へ送達させようという試みが世界中でなされてきたものの，十分な送達は実現されなかった。我々は，脳微小血管内皮細胞におけるGLUT1の局在部位が血糖値の変化に伴って変わることに着目し，血糖値を変化させるという生物学的手法を導入することにより，効率的なBBB通過性DDSが実現できるのではないかと考えた。

具体的には，空腹状態ではGLUT1が血中から多くのグルコースを取り込むために脳微小血管内皮細胞の血管側の細胞膜上に多く局在する特性を鑑みて，まずはグルコースを表層に結合した薬剤キャリア(グルコース結合ナノマシン)を空腹状態に静脈内投与する。その結果，グルコース結合ナノマシンは脳微小血管内皮細胞膜上のGLUT1に多く接着することが予想される(**図2**)。その後，高濃度グルコース溶液を投与して血糖値を上昇させると，脳微小血管内皮細胞膜上のGLUT1が細胞内リサイクリングの機序により内在化するため，グルコース結合ナノマシンもGLUT1とともにエンドサイトーシスを受ける。この際，内在化した一部のGLUT1が脳微小血管内皮細胞の脳側の細胞膜上に到達すると仮定すると，グルコース結合ナノマシンはトランスサイトーシスにより脳内に到達しうるのではないかと考えた(図2)。

3.2　BBB通過を意図したナノマシン(高分子ミセル)の構築

まず，生体への安全性が担保された高分子(ブロック共重合体)を構成分子とするナノ粒子の表層にグルコースを適切に導入し，GLUT1を的確に認識する直径30 nmのナノマシン(高分

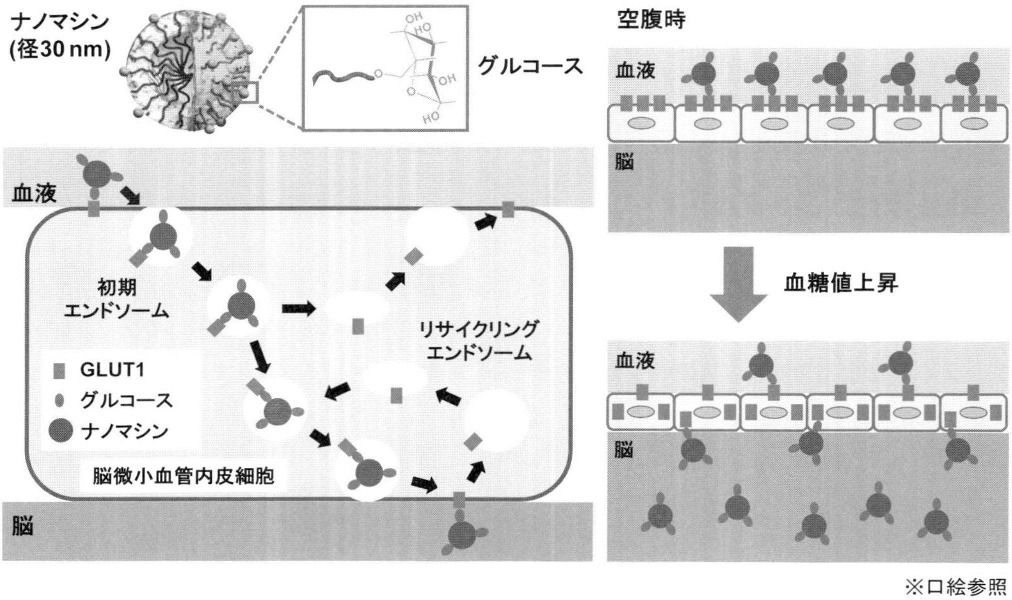

※口絵参照

図2　GLUT1の細胞内リサイクリングを活用したデリバリー仮説

子ミセル）を構築した（図2）。具体的には，薬剤担持性を有する疎水性ブロック（カチオン性およびアニオン性のポリアミノ酸）に生体適合性を有する親水性ブロック（ポリエチレングリコール）を連結し，さらにGLUT1に対するリガンドとしてのグルコースをGLUT1への結合に関与しない6位の水酸基を介して結合させ，水溶液中で自律的に多分子会合させることで，コアーシェル型の単分散のナノ粒子が形成された。

3.3　BBB通過型ナノマシンの脳内へのデリバリー

上記のグルコース結合ナノマシンを空腹状態のマウスに静脈内投与し，その30分後に20%グルコース溶液を投与して血糖値を上昇させると，脳1gあたり投与量の約6%のナノマシンが脳に集積することが判明した。これは，グルコース非結合ナノマシンと比べ，100倍以上高い集積量であった（**図3**）。一方，自由に食事をさせていたマウスでは，グルコース結合ナノマシンを投与しても脳にほとんど集積しなかった。これまでに開発されたBBB通過性DDSは，脳への集積量がいずれも脳1gあたり投与量の1%に満たないことから，我々のナノマシンのBBB通過効率は著しく高いと考えられる。

脳内でのグルコース結合ナノマシンの挙動を生体内共焦点レーザー顕微鏡でリアルタイムに観察したところ，血糖値を上昇させた後にナノマシンがBBBを通過して脳内に到達する様子が記録された（**図4**）。二光子励起顕微鏡を用いた観察では，グルコース結合ナノマシンが脳の広範囲に一様に分布することが明らかになった（**図5**）。さらに，凍結脳の免疫組織化学により，BBBを通過したナノマシンは脳内の神経細胞やミクログリアに多く取り込まれることも判明した（図5）。

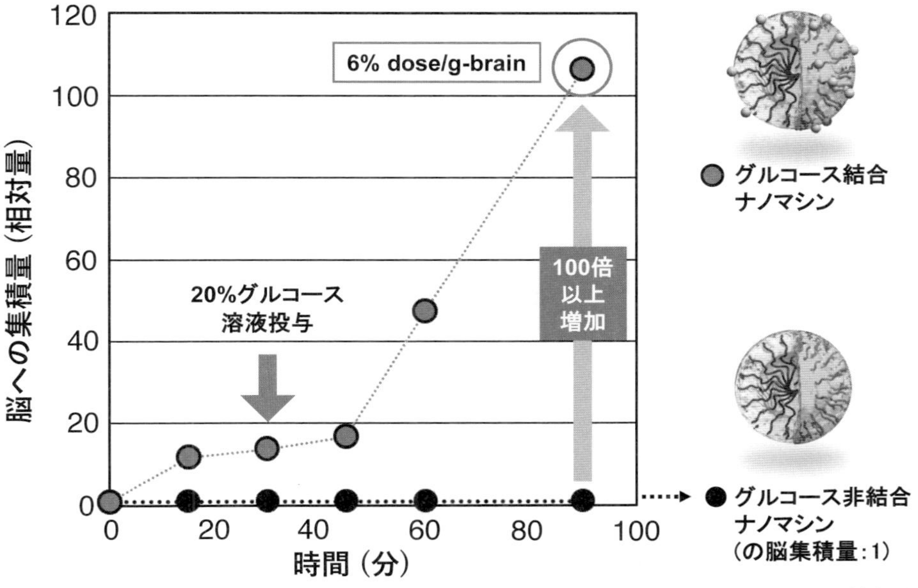

※口絵参照

図3　グルコース結合ナノマシンの脳集積量

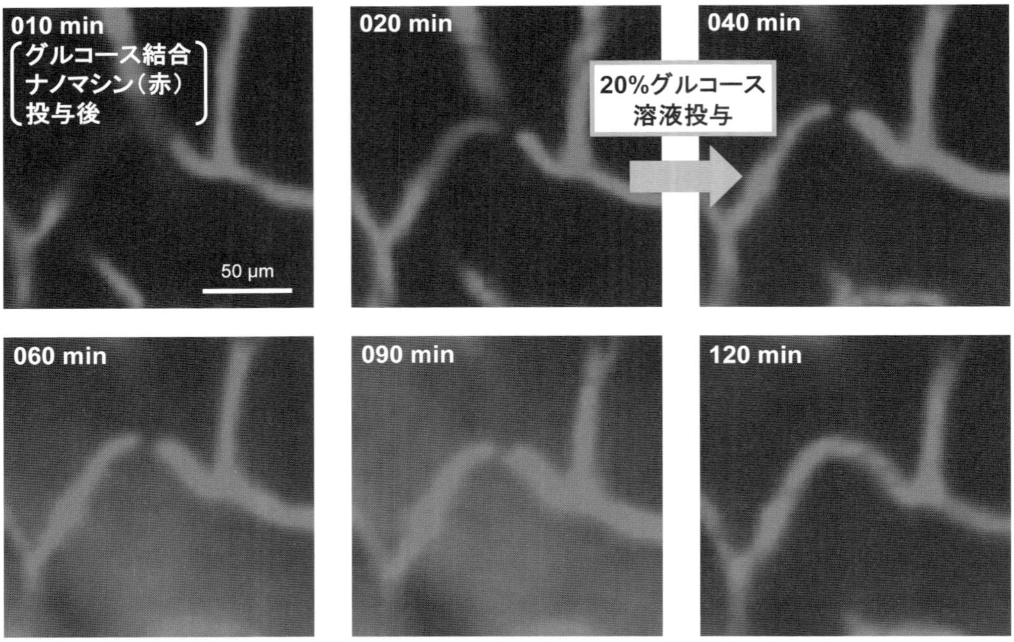

※口絵参照

図４　BBB を通過するグルコース結合ナノマシン

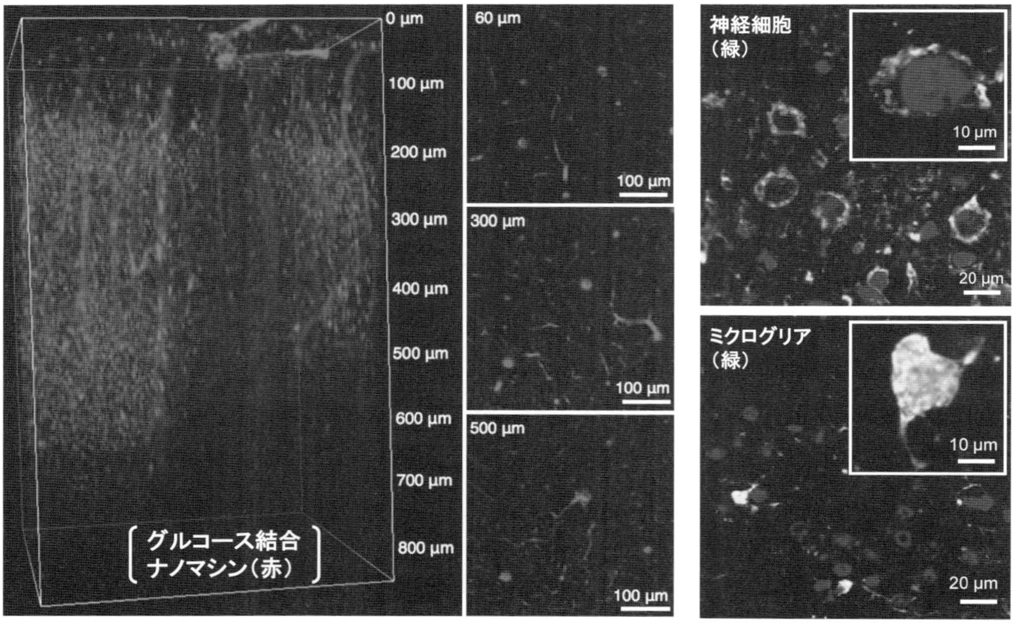

※口絵参照

図５　二光子励起顕微鏡（左）と免疫組織化学（右）の所見

3.4　BBB 通過型ナノマシンのデリバリー機序

リサイクリングエンドソームのマーカーであるRab11aの抗体を用いた免疫組織化学では，グルコース結合ナノマシンの一部は，BBBの通過中に脳微小血管内皮細胞のリサイクリングエンドソームに局在することがわかった。また，GLUT1阻害剤であるフロレチンを投与したマウスでは，グルコース結合ナノマシンの脳への集積は著しく減少した。さらに，GLUT1への結合に関与する3位の水酸基を介してグルコースを結合させたナノマシンは，血糖値の変化を誘導しても脳にほとんど集積しなかった。以上より，筆者らの開発したBBB通過型ナノマシンの少なくとも一部は，脳微小血管内皮細胞においてGLUT1の細胞内リサイクリングの機序に沿って脳に輸送されたと考えられるが，デリバリー機序の詳細についてはさらなる解析が必要であろう。

4　おわりに

これまでのアルツハイマー病の治療薬の開発では，中〜高分子医薬はBBBを通過しにくく，低分子薬剤でもBBBを効率的に通過できない場合が少なくないことから，十分な治療効果が得られず，画期的な治療実現の大きな制限になっている。ナノマシンは，抗体医薬や核酸医薬などのバイオ医薬品を封入できることから，様々な薬剤のBBB通過能を著しく高め，アルツハイマー病の治療に向けた計りしれないイノベーションをもたらすことが期待される。一方で，大部分のBBB通過性DDSはまず正常の動物を用いて開発されていることが多いが，様々な神経疾患と同様にアルツハイマー病でもBBB特性が変化することがわかってきている[32)]ため，今後はアルツハイマー病におけるBBB特性を鑑みたDDS開発が重要になってくるであろう。

文　献

1）NJ. Abbott, AA. Patabendige, DE. Dolman, SR. Yusof, and DJ. Begley：*Neurobiol Dis*, **37**, 13-25 (2010).

2）RS. Finkel, CA. Chiriboga, J. Vajsar, et al：*Lancet*, **388**, 3017-3026 (2016).

3）WA. Banks：*Nat Rev Drug Discov*, **15**, 275-292 (2016).

4）JB. Fishman, JB. Rubin, JV. Handrahan, JR. Connor, and RE. Fine：*J Neurosci Res*, **18**, 299-304 (1987).

5）WM. Pardridge, JL. Buciak, and PM. Friden：*J Pharmacol Exp Ther*, **259**, 66-70 (1991).

6）YJ. Yu, JK. Atwal, Y. Zhang, et al：*Sci Transl Med*, **6**, 261ra154 (2014).

7）N. Bien-Ly, YJ. Yu, D. Bumbaca, et al：*J Exp Med*, **211**, 233-244 (2014).

8）M. Demeule, JC. Currie, Y. Bertrand, et al：*J Neurochem*, **106**, 1534-1544 (2008).

9）R. Kurzrock, N. Gabrail, C. Chandhasin, et al：*Mol Cancer Ther*, **11**, 308-316 (2012).

10）J. Ren, S. Shen, D. Wang, et al：*Biomaterials*, **33**, 3324-3333 (2012).

11）H. Kafa, JT. Wang, N. Rubio, et al：*J Control Release*, **225**, 217-229 (2016).

12）W. Ke, K. Shao, R. Huang, et al：*Biomaterials*, **30**, 6976-6985 (2009).

13) RJ. Boado, E. Ka-Wai Hui, Lu. J. Zhiqiang, and WM. Pardridge：*Biotechnol Bioeng*, **111**, 2317-2325 (2014).
14) RJ. Boado, EK. Hui, JZ. Lu, RK. Sumbria, and WM. Pardridge：*Bioconjug Chem*, **24**, 1741-1749(2013).
15) D. Rufino-Ramos, PR. Albuquerque, V. Carmona, et al：*J Control Release*, **262**, 247-258(2017).
16) P. Kumar, H. Wu, JL. McBride, et al：*Nature*, **448**, 39-43(2007).
17) L. Alvarez-Erviti, Y. Seow, H. Yin, et al：*Nat Biotechnol*, **29**, 341-345(2011).
18) JM. Cooper, PB. Wiklander, JZ. Nordin, et al：*Mov Disord*, **29**, 1476-1485(2014).
19) T. Zong, L. Mei, H. Gao, et al：*Mol Pharm*, **11**, 2346-2357(2014).
20) C. Liu, XN. Liu, GL. Wang, et al：*Int J Nanomedicine*, **12**, 2407-2425(2017).
21) J. Li, L. Feng, L. Fan, et al：*Biomaterials*, **32**, 4943-4950(2011).
22) P. Wang, X. Zheng, Q. Guo, et al：*J Control Release*, **279**, 220-233(2018).
23) D. Dogrukol-Ak, VB. Kumar, JS. Ryerse, et al：*J Cereb Blood Flow Metab*, **29**, 411-422(2009).
24) YJ. Zuchero, X. Chen, N. Bien-Ly, et al：*Neuron*, **89**, 70-82(2016).
25) KF. Timbie, BP. Mead, and RJ. Price：*J Control Release*, **219**, 61-75(2015).
26) X. Gao, J. Qian, S. Zheng, et al：*ACS Nano*, **8**, 3678-89(2014).
27) C. Zihni, C. Mills, K. Matter, and MS. Balda：*Nat Rev Mol Cell Biol*, **17**, 564-580(2016).
28) T. Nitta, M. Hata, S. Gotoh, et al：*J Cell Biol*, **161**, 653-660(2003).
29) F. Sohet, C. Lin, RN. Munji, et al：*J Cell Biol*, **208**, 703-711(2015).
30) S. Zeniya, H. Kuwahara, K. Daizo, et al：*J Control Release*, **283**, 126-134(2018).
31) Y. Anraku, H. Kuwahara, Y. Fukusato, et al：*Nat Commun*, **8**, 1001(2017).
32) H. Kuwahara, Y. Nishida, and T. Yokota：*Brain Nerve*. **65**, 145-151(2013).

第２節　血液脳関門通過たんぱく質の開発

名古屋大学　澤田　誠　　名古屋大学　鈴木　弘美

1　はじめに

生体内では組織特異的なホーミング現象があり，骨髄移植時の造血系前駆細胞が脳に移行したり，AGM 領域細胞の移植で脳の血管内皮をターゲティングしたりできることが知られている。このとき細胞は脳に侵入するが血液成分などの漏れだしがほとんどなく，この透過はトランスマイグレーション（血管内皮細胞中に特殊な通路を形成させて細胞が侵入するメカニズム）であると考えられている（**図１**）。

筆者らは脳内細胞の一種であるミクログリアが脳に特異的な親和性をもって血流中から脳実質へ侵入できることを見いだした[1]。さらにこの性質を保持したミクログリアの細胞株の樹立に成功し，これを末梢血管投与することにより脳に特定遺伝子を限局して発現させるシステムを確立した[2]。このミクログリア細胞は高い貪食能を持つため，薬物や生理活性物質，タンパク質などをあらかじめ取り込ませておき，脳に特異的に運び込むことが可能であると考えられる。さらに最近このような特殊な細胞侵入を模倣する分子を単離し，この分子と薬物，タンパク，遺伝子，人工担体などを結合して脳を標的化した薬物送達を目指した開発を行っている。このシステムを用いると，血液脳関門を崩壊させることなくしかも他の技術に比べ脳選択性が

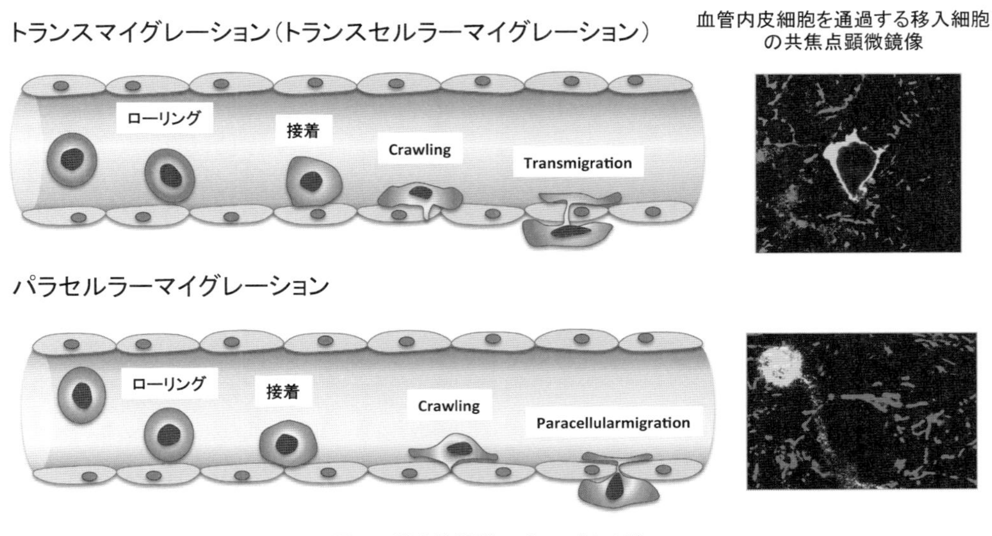

図１　脳血管透過メカニズムの違い

高いほか，高移行率が期待できると考えられ，脳疾患の新規な治療法として開発を行っている。

本稿では，筆者らが単離した脳標的化分子のBTペプチドを用いた脳移行化タンパク質の開発と，細胞を用いた脳標的化DDSについて解説したい。

2　脳疾患の治療の現状と難しさ[3)]

脳の疾患は非常に多く，従来補充療法により対処されている。しかし臓器の中で脳は血液脳関門が存在するため，末梢からの物質や細胞の浸潤がほとんどなく，薬物や遺伝子導入が困難である(**図2**)。実際に正常脳ではT細胞やマクロファージなどの免疫細胞の浸潤はほとんどみられない。脳の疾患を治療するためには有効な薬物や生理活性物質を脳へ選択的に導入することが必要であるが，脳に特異的な物質移送のシステムの開発には国内外の多くの研究者が取り組んでいるにもかかわらず，非侵害的(直接脳に注入するような負担の大きい手術を伴う手技を行わない)しかも脳特異的に導入するにはいたっていない[4)-7)]。

血液脳関門の本体は，脳毛細血管の内腔を覆う血管内皮細胞が細胞同士Tight junctionと称する緊密な細胞間結合を行っており，血管内皮細胞の足場となる基底膜が反対側からアストロサイトで裏打ちされているといった物理的に堅固な構造をとっていることと，脳毛細血管内皮細胞が，脳の必要とする栄養分(ブドウ糖，アミノ酸)は積極的に取り込むが，外来の化合物などは逆に血液側へくみ出すポンプ機能を備え，選択的透過を行う機構を備えていることによる(図2)。このためほとんどの薬物(あらゆる低分子化合物の約95%以上)は血液脳関門に妨げられて脳へ入ることができない。とりわけ，タンパク医薬のような分子量の大きな物質を脳疾患の治療に応用することはほとんど不可能と考えられていた。したがって脳にタンパク質などの

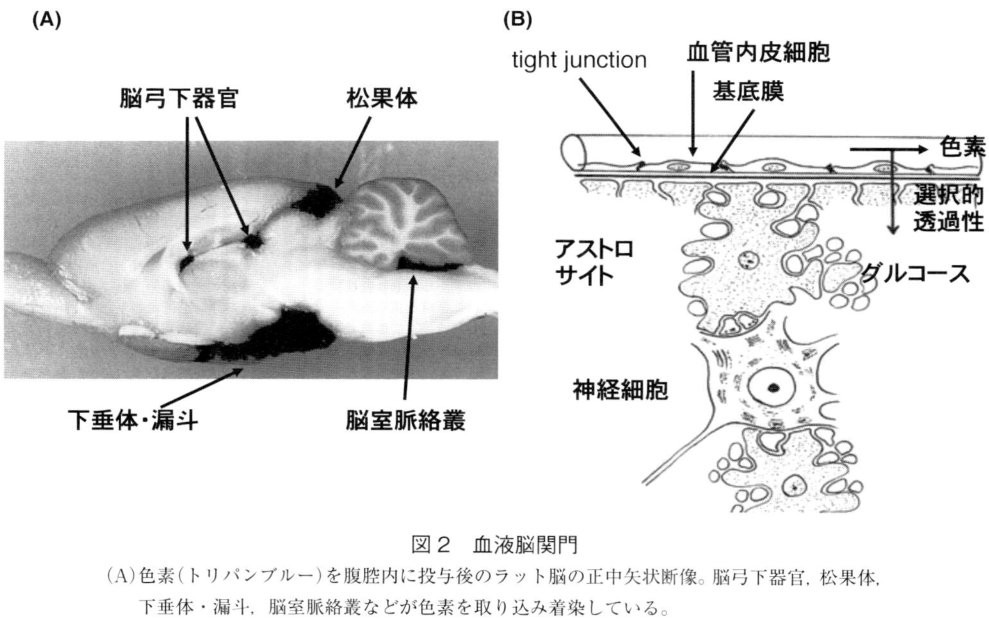

図2　血液脳関門

(A)色素(トリパンブルー)を腹腔内に投与後のラット脳の正中矢状断像。脳弓下器官，松果体，下垂体・漏斗，脳室脈絡叢などが色素を取り込み着染している。

(B)血液脳関門の構造

機能性の高分子を移行させるためには手術によって脳に直接注入する以外に方法がなかった。

一方，手術などの侵害的な手技を伴わない方法としてリポソームなどの輸送担体を利用する方法があり，リポソームの構成要素を変えることによって脳に比較的入りやすいものが国内のグループによって開発された。しかしこの方法でも脳への取り込みは注入量の0.1％以下で，脳に特異的であるとはいえない。

ところで，生体内では組織特異的なホーミング現象があり，骨髄移植時の造血系前駆細胞が骨髄にホーミングしたり，AGM領域細胞の移植で血管内皮をターゲティングしたりできることが知られている[8)]。筆者らは脳内細胞の一種であるミクログリアが脳に特異的な親和性をもつことを見いだした[1)]。さらに，ミクログリアが脳に侵入するメカニズムを担う分子を同定して細胞を使わずに脳へのターゲティングDDSを実現する事に成功した[9)]（**図3**）。

3　脳移行性ペプチドによる試み

3.1　脳移行性ペプチドの単離

この脳移行分子を単離するにあたってまずヒントとなったのは，ミクログリアが脳に移行するとき血液成分などの漏れだしがほとんどなく，血液脳関門自体を崩壊させていないという点である。どうやってミクログリアが脳に移行するのか，この不思議な現象を解明するために電子顕微鏡を用いて観察したところ，この透過はトランスマイグレーション（血管内皮細胞中に特殊な通路を形成させて細胞が侵入するメカニズム）であることがわかった（図1）。おそらく，

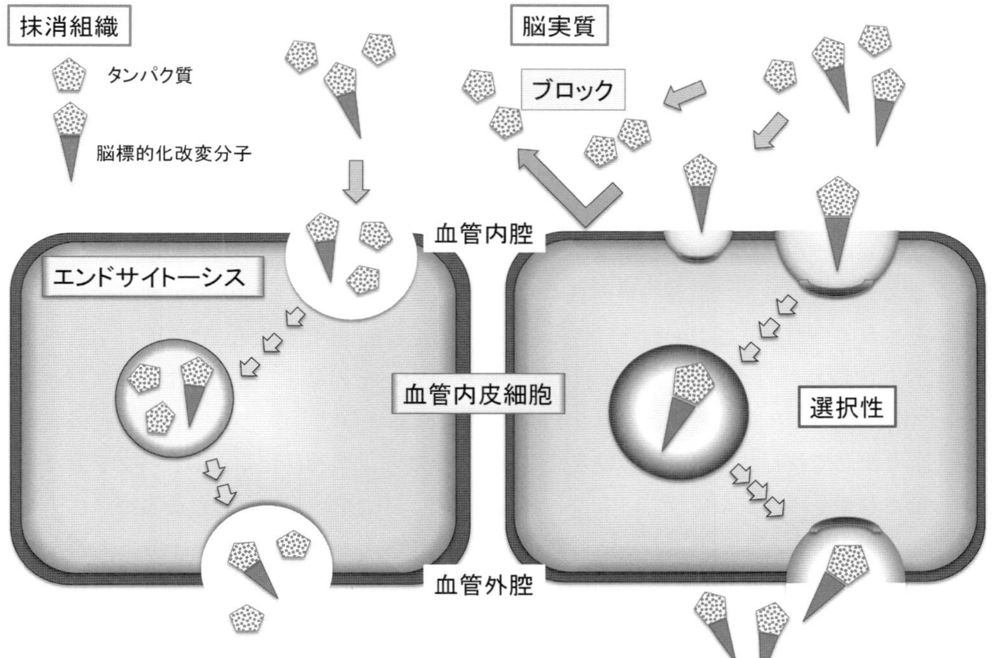

図3　脳移行性を示すための特異的分子（BTペプチド）の必要性

ミクログリアには脳毛細血管内皮細胞を特異的に認識し内皮細胞に通路を開けさせるシグナルを送る「通行手形」にあたる分子が存在しており，これによって細胞の脳内侵入が調節されると考えられた。

この予測を支持する実験結果として，すでに確立した動物ミクログリア株細胞がラットとマウスの間では種を越えて脳に侵入する性質を持っているという事実があった。つまり，ミクログリアは脳という臓器を認識してそこに侵入する分子的な機構があり，これがラットやマウス，ヒトといった種を越えてかなり共通のメカニズムで支配されている可能性があるというということである。

そこで，マウス細胞株が脳に侵入するために働くタンパク質を同定してその遺伝子を分離し，ヒトの細胞，たとえば骨髄細胞または臍帯血細胞に導入すればヒト細胞を脳に特異的に移入できることになる。また，その機能部分をリポソームなどの人工担体に埋め込むことによって細胞によらないドラッグデリバリシステムを実現できると考えた。筆者らは，ミクログリア特異的遺伝子を持ったサブトラクションライブラリ由来のライブラリを用いてin vivo phage display法により脳移行活性スクリーニングを行ってミクログリアが脳に侵入するメカニズムを担う分子と同等の活性を持つ分子を同定する実験を行った。

この結果，ミクログリアの脳特異的配向性を模倣する分子の中から活性をもつペプチド断片を分離同定することに成功した(BTペプチド；Brain-Targeting Peptide)[9](図3)。この分子は，培養血液脳関門モデルにおいてミクログリアの透過を抑制すること，および金属コロイドをペプチドに付加してマウス頸動脈中に投与し脳を取り出して電子顕微鏡観察した結果から，脳移行活性ペプチドはトランスマイグレーション活性を有することがわかった。

3.2　PETイメージングによるBTペプチドの脳移行性の検証

BTペプチドの脳移行性に関して生体イメージング技術(PET；Positron Emission Tomography)でも確認することができた。この時，BTペプチドを直接ポジトロン標識する事が難しかったため，既存のPET化合物とのコンジュゲートを作成する事とした。PETプローブの[11C]L-703,717はグルタミン酸受容体の1つであるNMDA受容体上のグリシン結合部位に高親和性を示すアンタゴニストで，小脳に高発現しているNR1/NR2Cサブユニットに結合するが，この薬剤は脳移行性が低く脳のPETプローブとして臨床的に利用することが難しいとされていた。そこで，脳移行性のないNMDA Ligand化合物L-703,717にBTペプチドを結合して脳移行性が付与できるかどうかを試みた。その結果，脳移行性のないNMDA Ligand化合物がBBBを通過できる事をPET画像で確認することができた。PET画像取得後に脳を取り出して移行させた分子の安定性を調べたところ，当初同定したBTペプチドは生体内で分解されやすい性質を持っていることが判明した。そこで，安定化した改良型ペプチドを開発し同様の実験を行ったところ，その移行量は最大で投与量の1.34%にも上り，大幅な効率化が達成できた(**図4**)。この数値は競合技術の20倍以上の効果であった。

3.3　生理活性ペプチドやリコンビナントタンパク質の脳移行性とその作用

次に，生理活性ペプチド医薬(分子量約4000)にBTペプチドを結合した合成ペプチドを作

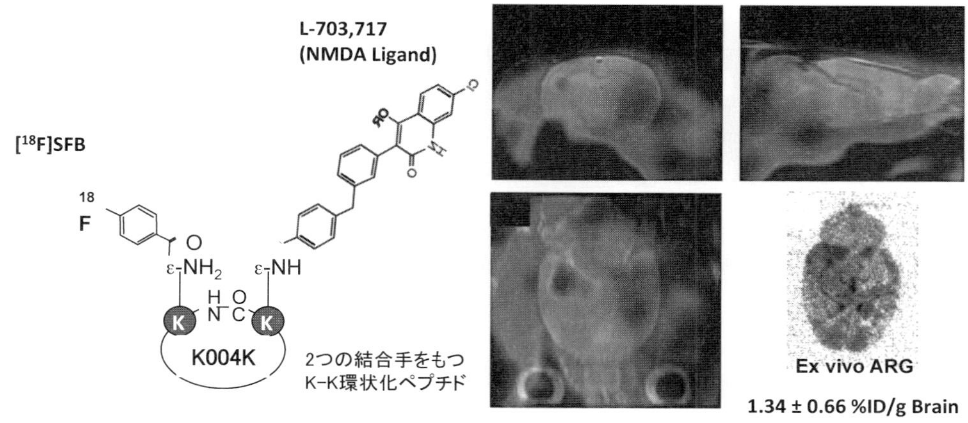

特許出願「多価結合手を有し代謝安定性が向上した脳移行性ポリペプチド」 特願 2007-054260

図４　BT ペプチドの PET 画像による BBB 通過能力の検証
（BT ペプチド結合により脳移行性のない NMDA Ligand が BBB を通過）

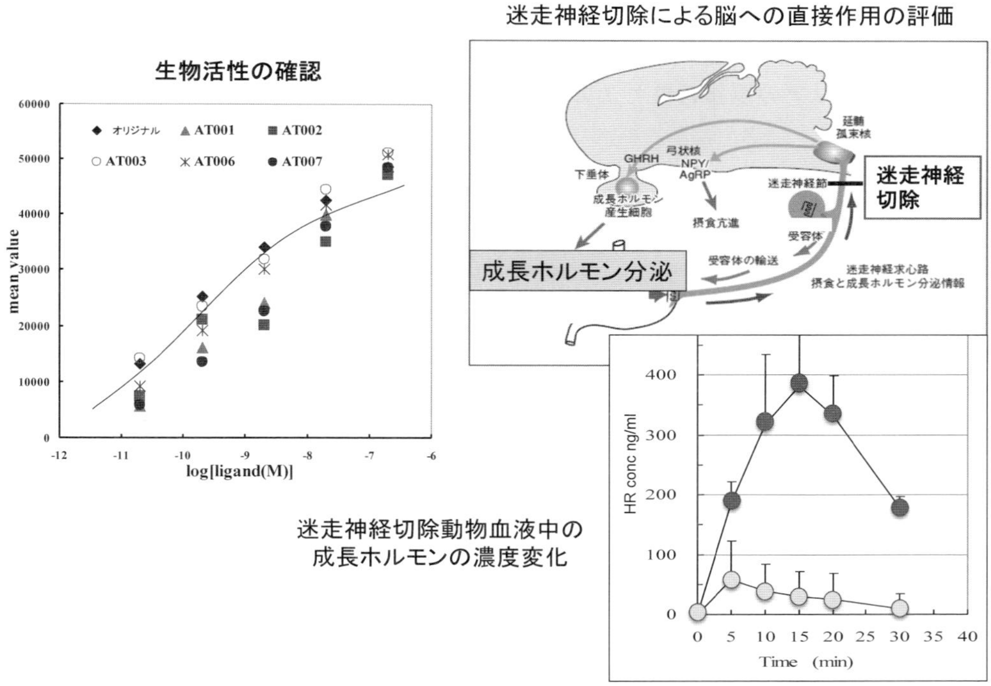

図５　BT ペプチドによる生理活性ペプチドの脳移行性の証明

成した(**図５**)。このペプチド医薬は消化管で合成され末梢で作用することがわかっているが，なぜかその受容体が脳内に存在するため，脳へ直接投与すると幾つかの生理作用を発揮する(図５右上)。その１つに，血液中への成長ホルモンの分泌を促進する作用がある。まず，BT 化ペプチド医薬が元のペプチド医薬と同等の生理活性を保っていることを遺伝子導入によって受容体を発現させたCHO細胞で確認できた(図5左)。そこで，マウス静脈内投与し末梢血中の成長ホルモンの量を測定した。元のペプチド医薬の末梢投与では成長ホルモンはほとんど変化がなかったが，BT化したものでは末梢血中の成長ホルモンが7～10倍程度増大した(図5右下)。BTペプチドにより脳移行性が付与され，中枢作用が発現できたと考えられる。

これまでの研究で脳移行活性ペプチドのDNA配列をタンパク質cDNA配列の末端に挿入してリコンビナントタンパクを合成し，GFP, Azami-green, luciferaseなどのタンパク質を脳標的化型に変換すること成功した(**図6**)。その脳移行はluciferaseをマウス尾静脈に注入した場合に対照のリコンビナントタンパク質の20倍以上の移行活性が見られた。

3.4　BTペプチドの毒性試験

BTペプチドの安全性プロファイルを確認する目的で，ラットとサルを用いた14日間反復投与毒性試験を行った。投与ルートは静脈で，0.1 mg/kg, 1 mg/kg, 10 mg/kgの投与量で試験を行った。ラット，サルとも問題となる異常所見は認められず，BTペプチドの安全性が確認された。

4　細胞を用いた脳の標的化

4.1　ミクログリアの脳移行性とそのメカニズム

前述したように，筆者らは脳内細胞の一種であるミクログリアが脳に特異的な親和性をもつことを見いだした事で脳移行性分子を単離する着想に至った[1]。さらに，この性質を保持したミクログリアの細胞株の樹立に成功した事から，脳移行性分子の遺伝子スクリーニングを実施

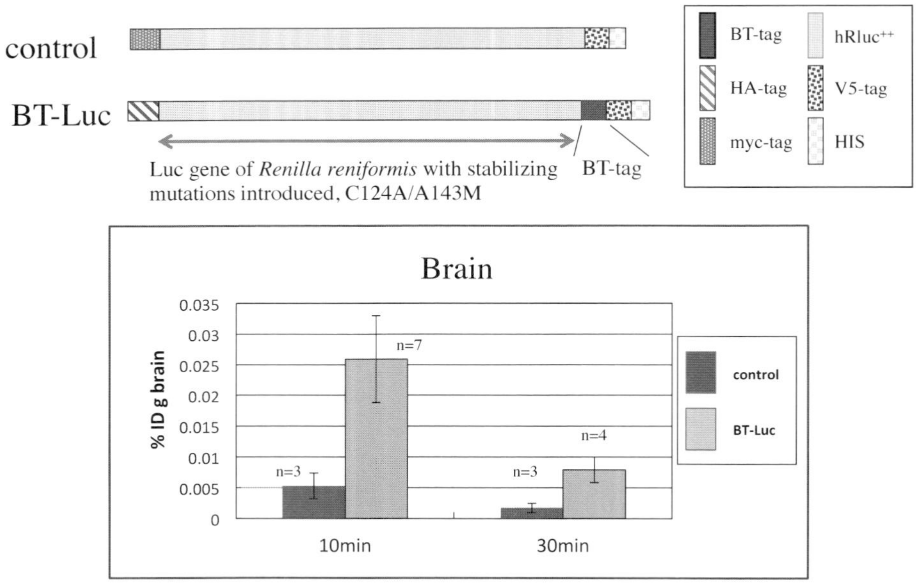

Luciferase proteins were administered to mice in the tail vein (610 pmol/mouse)

図6　組換えBT-ルシフェラーゼタンパクの脳移行性

する事ができた。筆者らはこれの細胞に特定遺伝子を発現させ，末梢血管投与することにより脳限局して発現させるシステムを確立した[9]。またミクログリア細胞は高い貪食能を持つ事から，薬物や生理活性物質，タンパク質などをあらかじめ取り込ませておけば，脳に特異的に運び込むことが可能であると考えられる。それではなぜ血管注入したミクログリアが脳特異的な親和性を持って脳実質に侵入できるのだろうか。

4.2 ミクログリアとマクロファージは性質が異なる

ミクログリアは脳に存在するマクロファージ様の細胞と考えられてきたが，筆者らは脳の一次培養から高純度なミクログリアを採取する方法を確立し[1]マクロファージについて種々の性質を比較したところ，単離培養下のミクログリアはマクロファージによくにた性質を示すものの細胞として多くの相違点をもつことを見出した[3]。したがってマクロファージとはちがう細胞である可能性がでてきた[3]。

そこで筆者らは動物生体内での両者の違いを直接観察するために単離したミクログリアとマクロファージを貪食細胞に特異的に染色性を示す蛍光色素を用いて染色してラットの腋窩動脈に注入し，それら細胞の組織配向性を調べた。標識したミクログリアを注入した場合には脳には多くの蛍光細胞が見られたが，肝臓にはわずかしか見られなかった。これに対しマクロファージを注入した場合には正常脳にはほとんど蛍光細胞が見られないが，肝臓には多くの蛍光細胞が見られた。以上の結果からミクログリアはマクロファージとは異なり脳に特異的な親和性をもった細胞であること，この親和性を利用すれば末梢血流中から特定物質や遺伝子を脳に特異的に導入できることがわかった[1)-3)]。

4.3 ミクログリア細胞株を用いた脳のバイオターゲッティング

筆者らはラットおよびマウスの株化ミクログリア細胞を樹立することに成功した。そこで株化ミクログリアの1つに大腸菌由来の遺伝子であるlacZを発現するベクターを特定遺伝子発現のモデルとして導入したものをラット血流中に注入して，脳に選択的に遺伝子を発現させることができるかどうかを検討した[9]。その結果，lacZ発現細胞を注入したラット脳切片でその遺伝子の転写産物であるβ-galactosidaseの活性が検出できた。この酵素活性は肝臓，腎臓，脾臓，肺などの脳以外の臓器ではほとんど検出できなかった。すなわち，脳選択的に外来遺伝子を導入し，活性を持つ酵素を発現させることに成功したわけである。発現効率の高さから一過性遺伝子発現導入(transient expression)法によって遺伝子を導入した株化ミクログリアを用いているが，この方法でも導入後約3週間経過しても導入2日後の約半分から3分の1程度の酵素活性の発現を示すことがわかった。そこで，GFP(green fluorescent protein)遺伝子を恒常的に発現するマウスミクログリアを調製して同系マウス尾静脈に注入してみた。レシピエントマウス脳では脳循環動脈経由でミクログリアを注入した場合に比べ細胞数こそ少ないものの，脳実質中にGFP陽性のミクログリアが多数検出できた。さらに，細胞注入後から3～7ヵ月後にも多くのGFP陽性ミクログリアが観察できた。また，その経時的解析から脳に進入したミクログリアは2～7日で分岐状の形態をとり，その性質も活性化したミクログリアの特徴であるMac1やF4/80抗体などの反応性が徐々に低下し，休止型のミクログリアの一部で発現がみられるER-MP20抗原を発現するようになることがわかった。

4.4　薬物やタンパク質の脳特異的導入への応用

酵素や生理活性蛋白質は株化ミクログリアに遺伝子導入することによって脳に発現させることができることが明らかになったが，薬物などの化合物はどうだろうか。ミクログリアは脳に存在する貪食細胞であり，その性質を利用するとある特定の化合物を大量に取り込ませることができる。たとえば，脳内に侵入したミクログリアの同定に用いている蛍光色素は水溶液中で会合し貪食に適した大きさの顆粒状になる。この顆粒をミクログリアが貪食して蛍光色素標識ができるが，同様に脳に特異的に導入したい薬物についても疎水性官能基の非対称的導入によるドラッグデザインの工夫によって顆粒状に凝集させるか，リポソームなどに封入した物をミクログリアに貪食させれば，同様に脳に特異的に導入できると思われる。そこで，DDSのモデルとして蛍光色素を封入したラテックスビーズを培養下でミクログリアに取り込ませ，その細胞をマウス尾静脈に注入してみた。その結果，脳内にミクログリア特異抗原で標識される細胞の中にのみ蛍光を発するビーズが観察できた。したがって筆者らの脳特異的バイオターゲティングは薬物導入についても有効であると考えられる。

4.5　脳の特定部分をターゲティングするには

ところで坦体となる細胞は理想的には脳の病変部位にだけ移入させることが望ましいが，末梢血管からの細胞投与では脳全体に広がって細胞が移入する可能性が高い。そこで脳動脈カテーテルを用いてミクログリアを目的とする病変部位近傍の局所脳循環に投与したり，細胞に導入する遺伝子の発現を遺伝子工学的手法によって病変部に限局して発現させることによっても部位特異性をもたせられると考えている。後者の場合，活性化したミクログリアで発現するTNF α やiNOSのプロモータを用いることによって，病変部近傍に侵入して活性化したミクログリアに特異的に目的遺伝子を発現させることができると考えられる。もしくは電磁波やレーザーを使った温熱療法と組み合わせて熱ショックタンパク遺伝子プロモータで目的遺伝子を発現させられるようにしたミクログリアを導入することなども考えられる。そのほかいろいろな可能性がある。またミクログリアは変性や炎症部位に集まる性質を持つため，単にミクログリアの性質だけを利用するだけでも有効な治療に結びつく可能性もある。実際に一過性脳虚血後の遅延性細胞死に対しては海馬錐体細胞層に外来性ミクログリアが虚血によりダメージを受けることで多く侵入し，神経細胞死を抑制することが観察された[10)]。ミクログリア細胞の代わりにBTペプチドを使った場合にもある程度の病変部集積が見られるが，特異性は格段に低い。

このような方法を単独または組み合わせて行うことによって多くの脳神経疾患の治療が可能となると考えられる。現在まだ動物実験の段階ではあるが，脳腫瘍，脳虚血，パーキンソン病やアルツハイマー病などの変性疾患，多発性硬化症，遺伝疾患であるリソゾーム蓄積症などのモデル動物に対して有効性をいくつかの医療機関との共同研究で検討している。

4.6 脳内に移入させたミクログリアの動態の非侵襲的観察

ミクログリアの貪食性を利用してマグネタイトなどのMRI造影効果をもつ物質を取り込ませることによって脳内に導入したミクログリアの動態を非侵襲的に観察できる可能性が考えられる。実際に細胞治療を行う場合，導入した細胞の分布や動態が観察できることが望ましい。筆者らはラットを用いた実験によりMRIを利用して脳内でマグネタイトを取り込んだ細胞が最低数千個の集団として存在すれば観察できることを確認している。筆者らの使用したMRIは低出力の解像度の低いものであったが，最新の高出力の機器を使用すれば実用的な検出レベルを得られるかもしれないと期待している。

4.7 脳に侵入した外来性ミクログリアの脳実質細胞への影響

血管内注入することによって脳実質内に侵入したミクログリアは内在性ミクログリアのように分岐した休止型になり長期にわたって脳実質内にとどまることがわかった。それでは外来性のミクログリアは周囲の神経細胞や内在性のグリア細胞に対してどのような影響を持つのだろうか。一般的に活性化したミクログリアは神経細胞やオリゴデンドロサイトなどに対して細胞障害性に作用すると信じられているので，それらの細胞に対して変性を起こすような悪影響はないのだろうか。

筆者らは一過性前脳虚血を起こした砂ネズミで遅延性神経細胞死が見られる海馬CA1領域の錐体細胞層に標識ミクログリアを集積させることを行った。この時，内在するミクログリアも海馬の広範囲に渡って集積活性化し，一過性脳虚血処理をしたが，遅延性細胞死が見られなかった例においても内在ミクログリアの集積活性化が観察できた[10)]。さらに，ミクログリアを脳内導入した場合や虚血再還流直後にミクログリアを注入した場合においては有意にCA1錐体細胞の神経細胞死が抑制されることがわかった[11)]。このとき，一過性脳虚血により失われる海馬錐体細胞のLTP形成がミクログリア投与により回復[12)]し，学習能力も有為に回復した[11)]。したがって，このシステムで調べる限りにおいてミクログリアは海馬CA1錐体細胞の虚血後にみられる遅延性神経細胞死に対して保護的であると考えられる。

4.8 骨髄の造血系前駆細胞中の脳侵入活性を持った細胞について

タンパク質の脳移行化を実現する場合，BTペプチドよりも細胞そのものを用いたほうが量的な効率の点においても病変部集積活性においても有利である。しかし，現時点において脳移行活性を示すヒト由来のミクログリア細胞株を取得するには至っていない。ヒト臓器をバイオターゲティングする場合に実際上用いる細胞として骨髄細胞の利用が考えられるが，どのような骨髄成分が脳に移行するかについてはよくわかっていなかった。筆者らはGFP恒常的発現骨髄細胞を正常マウスに移植するシステムを用いて，骨髄細胞移植における脳親和性細胞の存在やその性質について検討した[13)]。その結果，脳に移行するGFP陽性細胞は未分化であり通常の単球では発現しえない抗原を発現していることを見いだした。詳細な解析から脳へ移行する能力を持った骨髄細胞は移植時に血流中に投与された未分化な造血系前駆細胞の一部であることがわかった[14)]。実際，マウスの脳腫瘍モデルや人為的脳外傷モデルを作製して骨髄移植を行うと，骨髄前駆細胞が脳内に侵入し障害部位周囲で活性化および分化が促進してミクログリア様の機能を発揮して病態を修復するようになる事が確認できた[15)]。

この細胞を単離できれば脳特異的バイオターゲティング細胞として用いることが可能となる。さらに自己の骨髄細胞または臍帯血細胞を用いれば自己非自己の問題も克服でき，十分にヒト疾患の治療に対して応用できる可能性があると考えている。しかし，骨髄に存在する脳に親和性を持った細胞はごく少数しか存在せず，今後この細胞の効率のよい分離法や，特異的な増殖条件等を検討する必要があると考えられる。

最近，骨髄細胞移植による脳ミクログリアの機能補正の例がいくつか報告されている[16)17)]。自閉症に似た発達障害を発症するレット症候群は，重度の精神および運動の発達的後退がみられ，その原因として MeCP2(methyl-CpG-結合タンパク)遺伝子の突然変異が特定されている。MeCP2 遺伝子のノックアウトマウスは遺伝毒性が高いが，MeCP2 が x 染色体上にあるためオスは *Mecp-/y* となり hypomorphic(標的とする遺伝子の機能が一部だけ欠損した状態)マウスとして病態の観察が可能である。*Mecp-/y* では生後 2〜3 週後には成長が止まり種々の神経症状や寡動などの行動異常が見られ，およそ 10 週齢で死亡する。ところが，Derecki ら[17)]は *Mecp-/y* マウスに正常骨髄細胞を移植すると，正常マウスと同じように発育し神経症状や行動異常も抑制され，寿命も大幅に延びる事を発見した。この時，移植した骨髄細胞の一部は脳に侵入し CD45 陽性のミクログリア様の形態に分化して高い貪食能を示す事，反対に *Mecp-/-* 由来のミクログリアは死細胞の貪食能が著しく低下していた。したがって，レット症候群などのような様々な脳機能不全においてもミクログリアによる標的化細胞導入が有効性を持つ事が示唆された。

5　おわりに

BT ペプチドは特殊な細胞が血液脳関門を超えて侵入する現象を模倣できる分子であり，タンパク質に限らず，種々の薬剤，PET プローブ，nano material などを脳へ送達できる有用な分子である(**図 7**)。しかし，特殊な高次構造を保持させる必要があり，製造コストと生体内での安定性の点から実用化するには多くの改善点がある。筆者らの脳への細胞移行の報告以降，骨髄細胞や免疫細胞が血液脳関門を壊すことなく侵入できることが多くの研究者によって確認されたこともあり，実験室レベルでは特殊な脳移行分子を用いることなく脳の標的化が行われるようになってきている。しかし，ドラッグデリバリー担体として利用する場合には，どのような性質の細胞を利用するかによって脳内での効果が異なる可能性を考慮しなければならないことも事実である。

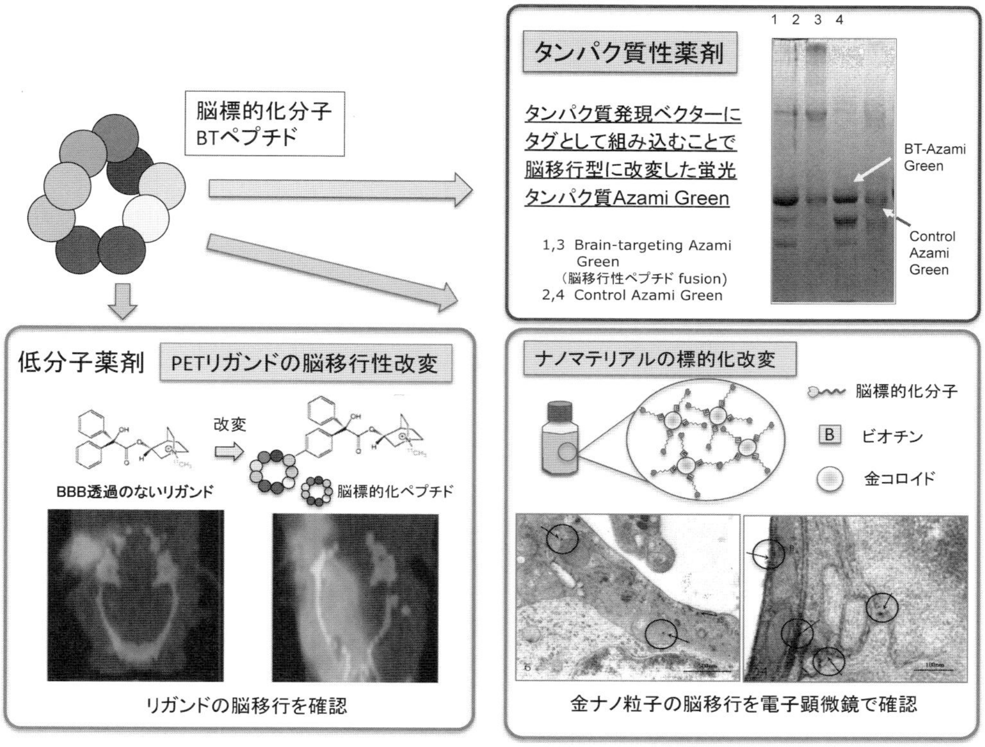

図７　脳移行性ペプチドの有効性

文　献

1) F. Imai et al., : *Neurosci Lett.*, **237**(1), 49(1997).
2) M. Sawada et al., : *FEBS Lett.*, **433**, 37(1998).
3) 澤田誠：日本醫事新報, **3844**, 28(1997).
4) LE. Alberto., : *Mem Inst Oswaldo Cruz.*, **104**, 399(2009).
5) NC. Royo et al., : *Brain Res.*, **1190**, 15(2008).
6) AW. Nienhuis., : *Blood.*, **122**(9), 1556(2013).
7) AA. Rahim et al., : *Gene Ther.*, **16**, 509(2009).
8) N. Takakura et al., : *Cell.*, **102**, 199(2000).
9) 特許 ZL20048 0029461.6
10) F. Imai et al., : *Neurosci Lett.*, **272**(2), 127(1999).
11) F. Imai et al., : *Cereb. Blood Flow. Metab.*, **27**(3), 488(2007).
12) Y. Hayashi et al., : *Neuroscience.*, **142**(1), 87(2006).
13) K. Ono et al., : *Biochem. Biophys.* Res. Commun., **262**(3), 610(1999).
14) K. Ono et al., : *J. Neurosci. Res.*, **72**(4), 503(2003).
15) K. Ono, H. Suzuki and M. Sawada : *Neurosci. Lett.*, **473**(2), 146(2010).
16) SK. Chen et al., : *Cell.*, **141**(5), 775(2010).
17) NC. Derecki et al., : *Nature.*, **484**(7392), 105(2012).

第３節　血液脳関門を効率的に通過する高分子ミセルの開発

東京大学/公益財団法人川崎市産業振興財団　安楽　泰孝
東京大学/公益財団法人川崎市産業振興財団　片岡　一則

1　はじめに

昨今隆盛を極めるボトムアップナノテクノロジーとの関連から，ブロック共重合体の自己組織化を利用し溶液中においてナノ構造体(高分子ミセル，高分子ベシクル，高分子ナノチューブなど)を形成し，医療を中心とする幅広い分野での応用が検討されている[1]。これらの研究の目標の１つに，薬剤などの生理活性物質を『生体内の標的とする箇所』へ送り届け，『狙った機能を発揮する』ことで活躍する薬剤送達システム(DDS)の創製がある。DDSの構成分子として第一に考えられるのは体に優しい生体由来材料であり，生体内で起きている様々なイベントやそれらのメインキャストを務めている生体関連高分子の機能を解明・模倣し，生体模倣材料(Bio-inspired Materials)として応用する研究が行われている。しかしながら，これらに頼るばかりでは合目的な機能を具備し，生体内で機能するDDSの創造はままならない。このようなDDSの構築を考えた場合，実際に動力を受けて仕事を行う『マシン』の他に，複数のマシンをひとまとめにしておき，必要となる場所まで送達し，生体内におけるあらゆるイベントから保護する『コンテナ』を，バイオマテリアルとして設計・創造することが必要不可欠である。

これまでに筆者らは，生体への安全性が担保され，かつ高度にデザインされた人工高分子(ブロック共重合体)を用いて，生体内で即時に活躍可能なDDSを合目的的に開発し，薬剤送達システム技術に新しい方法論を持ち込むことを目指し研究を行ってきた。特に血管壁の透過性が亢進している固形がん治療を対象とした一部の高分子ミセルシステムについては，既に臨床試験にまで進んでいる[2]。一方，この様な透過性亢進が望めないバリア性の高い血管壁を通過して組織の実質部に生理活性物質を効率良く送り込むDDSの設計は依然としてチャレンジングな課題である。とりわけ，脳は血液脳関門(blood-brain-barrier：BBB)[3]と呼ばれる主に脳毛細血管内皮細胞(brain capillary endothelial cells：BCECs)と脳実質のグリア細胞により形成され，循環血液と脳神経系の物質輸送を制御する機能を担っており，脳の活動に必須な栄養素を選択的に取り込む反面，薬剤の脳への送達を著しく制限している。世界中でBBBを効率的に通過するシステム開発が検討されているが，その多くは脳への集積量が投与量の1.0％未満であり[4]，近年注目を集めている抗体医薬については0.04％ほどと著しく低いのが現状である[5]。このようにBBBの存在は多くの薬剤の脳への到達を困難にしており，様々な中枢神経系疾患が難治性である原因の１つとなっていることからも，DDSを用いてBBBを効率よく通過し神経系細胞へ薬剤をデリバリーする方法論の開発は大変重要である。

ここで，BBBを構築するBCECsには，脳のエネルギー源であるグルコース(ブドウ糖)を輸送するためのグルコーストランスポーター1(GLUT1)が他のトランスポーターと比べ桁違いに多く存在していることが報告されている[6)]。これまでに薬剤またはDDSにグルコースを結合させて脳へ送達させようという試みが世界中でなされてきたが，脳実質への高い移行について成功した報告例はなく，GLUT1認識を目的としたDDS設計に新しい視点を導入することが不可欠と考えられる。そこで我々は，GLUT1のBCECsにおける細胞内の局在部位が血糖値の変化に伴って変わるといった生理学的な特徴に着目した。BCECs中でGLUT1は血管側と脳実質側の双方に局在し[7)]，また細胞内にも多くプールされている事が示唆されているとともに，クラスリン非依存性エンドサイトーシスにより細胞内と膜表面との間でリサイクリングされている事が報告されている[8)]。また興味深い事にSimpsonらは，血糖値の低い状態においてBCECs中の血管側で局在量が増加して，血糖値が高くなることで減少することも報告されている[9)]。そこで筆者らのグループは，GLUT1を標的としてグルコースをリガンド分子として表層に導入した高分子ミセルをDDSとして，さらにGLUT1の生理学的な特徴を巧みに組み合わせることで，既存技術と比較して著しく高い効率でBBBを通過し，さらに脳内の神経細胞へと集積する「BBB通過型高分子ミセル」の開発に成功したので紹介する[10)]。

2　BBB通過型高分子ミセルの設計戦略および構築

GLUT1はグルコースのC1, C3, C4位のヒドロキシル基を選択的に認識し，グルコースを能動輸送することが知られている[11)]。またグルコース分子とGLUT1とのミカエリスメンテン定数は1.5 mMとあまり高くない[12)]。そこで，GLUT1一分子のサイズ(約3 nm)[13)]より十分に大きいサイズのDDS表層に，最適な立体配置で複数のグルコース分子を導入し，DDSがBCEC上に存在する複数のGLUT1分子と同時に結合出来る様な状態を作り出すことによって，結合力を上昇させる戦略(多価効果[14)])が有力であると考えた。

そこで我々は，親水性セグメントに生体適合性の高いポリエチレングリコール(PEG)を有し，荷電性セグメントに反対電荷を有するポリアミノ酸(および誘導体)からなる荷電性のブロック共重合体が，水溶液中で静電相互作用を形成駆動力として多分子会合することで構築される高分子ミセル表層に，GLUT1への結合能を保持するようにC6位のOH基を介して複数のグルコース分子をその密度を制御した形で導入したナノキャリアを設計・構築した(**図1**)。すなわち，C6位のOH基を介してグルコースをPEGセグメントのα末端に結合したGluc(6)-PEG-ポリアニオンとグルコースを結合していないPEG-ポリアニオンを任意の割合で混合した水溶液を調整し，これを反対荷電を有するPEG-ポリカチオンの水溶液と荷電比1：1で混合し，ミセル内核を親水性かつ非荷電性であるPEG外殻が覆うサイズが一定で，表面のグルコース密度のみを系統的に変化させた(10, 25, 50%)一連の高分子ミセル(Gluc(6)/m))を調製した。GLUT1への結合能を有さない高分子ミセルとして，表層にグルコースを持たないNull/mの他に，GLUT1による認識に必須とされるC3位のOH基を使ってグルコースを結合したブロック共重合体(Gluc(3)-PEG-ポリアニオン)から調製したGluc(3)/mを用いた。動的

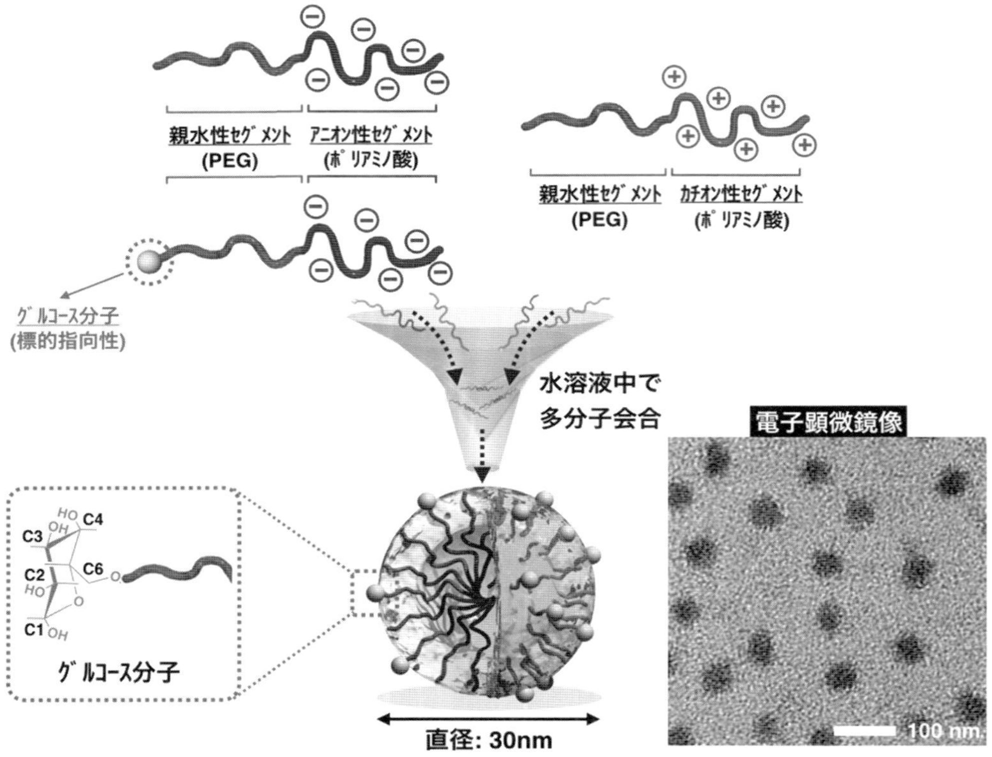

※口絵参照

図1　BBB 通過型高分子ミセルの構造
生体への安全性が担保された反対電荷を有するブロック共重合体が水溶液中で多分子会合することで構築する。
表層には GLUT1 を認識するためにグルコース分子を複数個搭載しており，大きさは直径 30 nm ほどである。

光散乱測定と透過型電子顕微鏡観察により，調製した高分子ミセルのサイズは，ミセル表層のグルコース密度(0, 10, 25, 50%)，結合様式(Gluc(6), Gluc(3))に関わらず直径が 30 nm で単分散である事を確認した(図1)。さらに，本研究で用いた全ての高分子ミセルは優れた血中循環性を示し，投与後 90 分において投与量の 80%以上が血中に留まっていることも確認した。

3　高分子ミセルの *in vitro* における GLUT1 認識能評価

高分子ミセル表層に結合したグルコース分子の GLUT1 認識能について，細胞表層に局在する GLUT1 と高分子ミセルとの相互作用を評価した。プラスミドを導入して GLUT1 を強発現した細胞(GLUT1 細胞)を調製し，蛍光標識した Gluc(6)/m，Gluc(3)/m，Null/m を播種し，細胞に取り込まれた高分子ミセル量を定量した。その結果，GLUT1 の発現量の低い細胞(細胞)に対してはいずれの高分子ミセルも取り込み量が低いのに対し，GLUT1-cells に対して Gluc(6)/m が Gluc(3)/m および Null/m と比較して優位に取り込まれることが明らかとなった(**図 2**(a))。また Gluc(6)/m について GLUT1 の阻害剤であるフロレチンを種々の濃度で添加したところ，細胞取り込み量が阻害剤濃度に依存して抑制された(図 2(b))。これは高分子

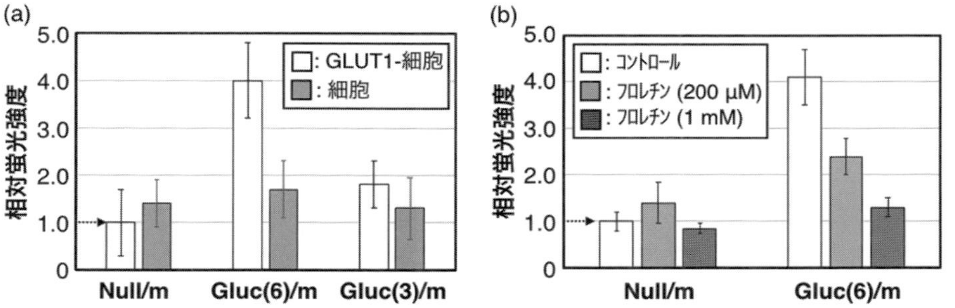

図2　高分子ミセルの細胞取り込み評価

(a)GLUT1-細胞，GLUT1の発現量の低い細胞(細胞)へのNull/m，Gluc(6)/m，Gluc(3)/mの取り込み量。
(b)GLUT1阻害剤であるフロレチンを添加した際のGLUT1-細胞へのNull/m，Gluc(6)/mの取り込み量。
＊高分子ミセル表層のグルコース密度はいずれも25%。

ミセル表層のグルコース分子が細胞表層のGLUT1を認識して細胞へ取り込まれていることを強く支持する結果である。

4　高分子ミセルの脳集積性評価

構築した高分子ミセルがGLUT1を適確に認識することが明らかになったので，続いてマウスを用いて高分子ミセルの脳への集積性について検討した。上述したように，GLUT1は血糖値によって局在箇所が変化する[9)]。そこで，①餌を自由に食べられる『給餌制御なし』群，②24時間餌を抜き，さらにグルコース溶液を腹腔内投与(ip)する『給餌制御＋外部刺激』群のマウスに蛍光標識した高分子ミセル(Null/m, 25%Gluc(6)/m, 25%Gluc(3)/m)を尾静脈投与(iv)し，投与から90分後の脳への集積量を評価した。ここで具体的に②は24時間餌を抜いたマウスに高分子ミセルをiv投与し，30分後に20 wt%のグルコース溶液をip投与した。まず①『給餌制御なし』に関しては，Null/mと比べ25%Gluc(6)/mは脳への集積量の増加が確認されたが，その集積量は高々0.3%dose/g-brain(Null/mは0.04%dose/g-brain)であった(**図3(a)**)。

一方で，②『給餌制御＋外部刺激』については，驚くべき事にNull/mと比べて25%Gluc(6)/mにおいて，外部刺激後に脳への集積が急激かつ有意に上昇し，その集積量は最大で6% dose/g-brainに達した(図3(a))。(重要な点として『給餌制御』のみでは25% Gluc(6)/mも脳への集積が確認されなかったことである。)これまで脳集積性を示すと報告されているDDSと比較すると，グルコースを表層に導入した直径100 nmのPEG化リポソームのiv投与による脳集積を評価しているが，この場合には，血糖値制御は行っておらず，集積量は投与量の約0.4%に留まっている[15)]。また，グルコースリガンド以外の系においては，金ナノ粒子表面にトランスフェリンを修飾し，BCECs上のトランスフェリン受容体を介して約1%と高い脳への集積性を報告しているが[16)]，今回の結果はそれら過去の報告を遥かにしのぐ6%もの集積量を達成していることは注目に値する。この様な増大は他の臓器では認められず，脳特異的であることが示された。特にGLUTファミリーを発現している事が知られている肝臓(GLUT2)，

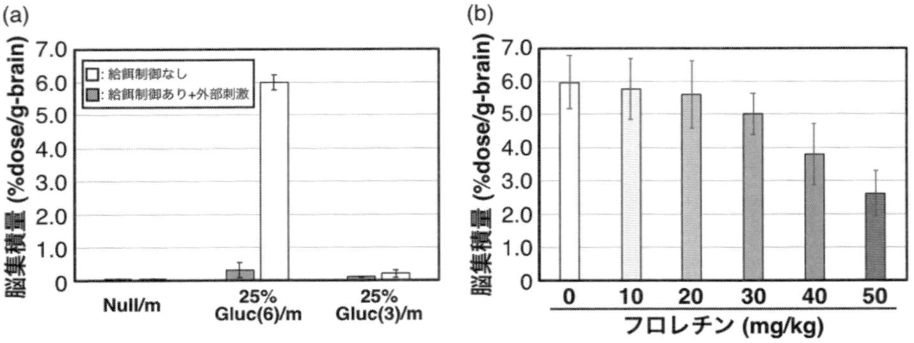

図３　高分子ミセルの脳集積性および阻害実験
(a)『給餌制御なし』群および『給餌制御あり＋外部刺激』群に対する Null/m, 25％Gluc(6)/m, 25％Gluc(3)/m の脳集積量。
(b)GLUT1 阻害剤であるフロレチンを添加した際の 25％Gluc(6)/m の脳集積量。

筋肉(GLUT4)における 25％Gluc(6)/m の集積がグルコース投与の影響を受けなかったのは特筆に値する。これは，肝臓の GLUT2 は血糖変化に伴う発現量の変化が知られていないことや，筋肉の GLUT4 は GLUT1 とは逆に血糖値が低い状態で血管側での発現が減少するといった過去の報告を考えると妥当である[17]。興味深いことに，GLUT1 への認識部位であるグルコースの３位の OH 基を介して高分子ミセル表層に導入した 25％Gluc(3)/m を上記と同様の②で投与した場合は，脳への集積は Null/m と同等の低い値に留まった(0.2％dose/g-brain, 図３(a))。同じグルコースをリガンドとし，さらに投与スケジュールも同じであるにも関わらず，25％Gluc(6)/m と 25％Gluc(3)/m で脳への集積量に顕著な差が確認されたということは，GLUT1 がグルコースの C1, C3, C4 位の OH 基を認識するといった過去の報告[11]を考えても妥当である。すなわち，Gluc(3)/m の場合は，BCECs 上に発現する GLUT1 へ結合出来ないために脳への集積量が上昇しないものと考えられる。

続いて，25％Gluc(6)/m の脳への集積が GLUT1 を介していることを証明するために，「3. 高分子ミセルの *in vitro* における GLUT1 認識能評価」で使用した GLUT1 の阻害剤であるフロレチンを iv 投与して②『給餌制御＋外部刺激群』の条件で 25％ Gluc(6)/m の脳集積量を評価した。その結果，フロレチン濃度が上昇するに伴って，25％Gluc(6)/m の脳集積量が減少する(図３(b))，すなわち Gluc(6)/m は GLUT1 を介して脳へ集積することが強く示唆された。

5　高分子ミセルの BBB 通過性評価

25％Gluc(6)/m が脳へ有意に集積している事が明らかになったので，実際に BBB を通過しているか *in vivo* 共焦点顕微鏡(IVRTCLSM)を用いて評価した。IVRTCLSM は，生体内における DDS の組織浸透性などの挙動を時空間的および定量分析が可能である[18]。開頭処置後に顕微鏡ステージに麻酔下で固定したマウスに，蛍光標識した 25％Gluc(6)/m を iv 投与およびグルコース溶液を ip 投与(iv 投与から 30 分後)するためのカテーテルを通し，上記の②『給餌

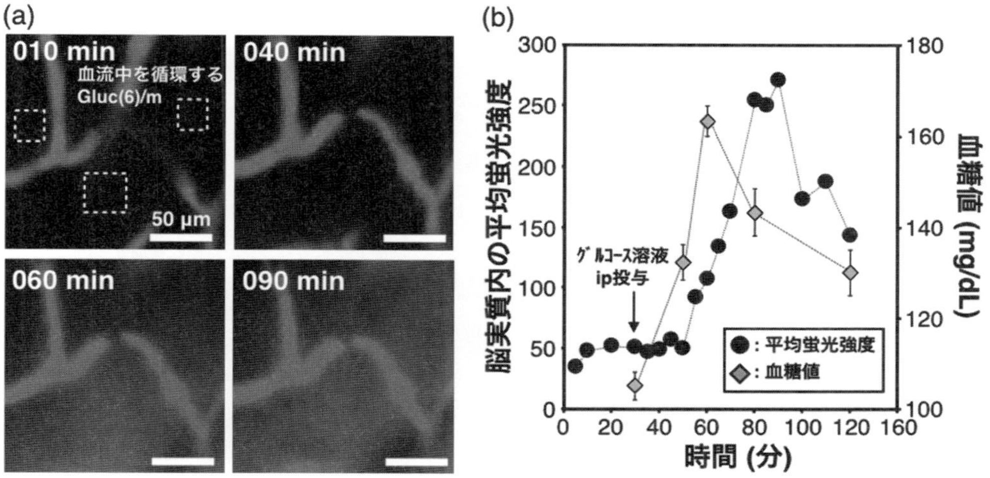

※口絵参照

図４　高分子ミセルの BBB 通過性評価

(a)IVRTCLSM による脳内観察。

(b)脳実質内((a)の点線四角内)における平均蛍光強度および血糖値の時間変化に伴う推移。

制御＋外部刺激』と同様のタイムスケジュールでそれぞれ投与し，脳内の 25%Gluc(6)/m 由来の蛍光観察を行った。その結果，iv 投与後は血流中のみで蛍光が観察され，グルコース溶液を ip 投与後に脳実質内において拡散する 25%Gluc(6)/m 由来の蛍光が確認された(**図４**(a))。さらに得られた画像について詳細な解析を行い，脳実質部(図 4(a))の点線四角内 ROI)における平均蛍光強度および血糖値の時間変化に伴う推移を図 4(b)に示す。グルコース溶液を ip 投与後に血糖値が上昇し，それにシンクロナイズして 25%Gluc(6)/m が BBB 通過していることが明らかとなった。GLUT の一回の細胞内リサイクリングに要する時間に関しては，GLUT4 で約 12～35 分と報告があり[19]，同じ GLUT ファミリーである GLUT1 についてもほぼ同等の時間と仮定することは合理的である。

一方，(図 4(b))で，脳実質部における 25%Gluc(6)/m 由来の蛍光強度はおよそ 40 分間にわたって上昇を続けており，GLUT1 の血管側から脳実質側への１回の移行に要する時間よりも長いことから，GLUT1 の複数回の細胞内リサクリングが関与しているのではないかと推察される。またここで重要な点として，BBB を通過するのに必要な血糖値の推移は正常な血糖範囲内(約 100～160 mg/dL)である。

6　BBB を通過した高分子ミセルの脳内分布および脳内細胞への取り込み評価

２光子レーザーを搭載した IVRTCLSM で，25%Gluc(6)/m 投与から 48 時間後に脳表層から深さ 800 μm までのミセルの分布について観察した(**図５**(a))。その結果，BBB を通過した 25%Gluc(6)/m が脳の血管外の深部に至るまでスポットとして分布していることが観察された。詳細には，脳表層から比較的浅い「分子層」と呼ばれる細胞体の少ない領域では分布が少

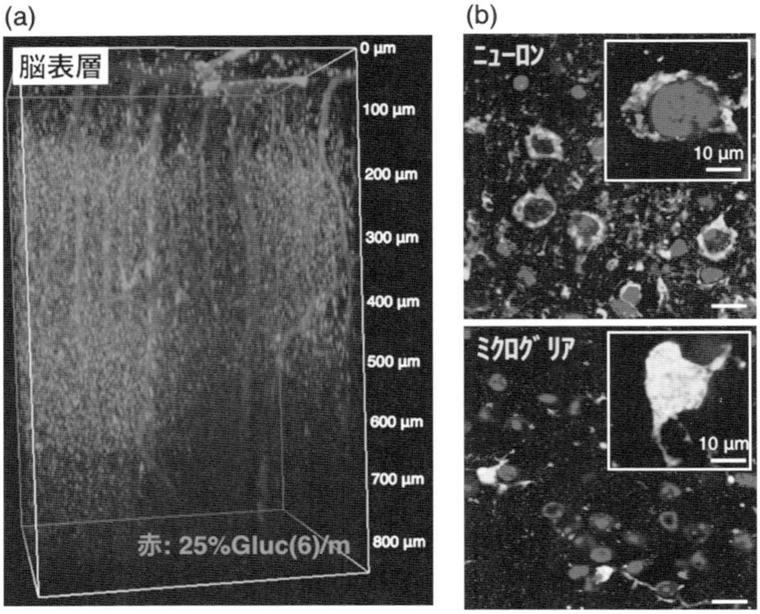

※口絵参照

図５　高分子ミセルの脳内分布評価
(a)２光子レーザーを搭載したIVRTCLSMによる脳内観察。
(b)蛍光免疫染色(ニューロン，ミクログリア)した脳切片観察。

なく，より深い脳内細胞が豊富であると報告のある[20]「顆粒細胞層」や「大型錐体細胞層」において多くの25%Gluc(6)/mの分布が観察された。すなわち，脳内の細胞に取り込まれていることを支持する。そこでBBBを通過した25%Gluc(6)/mが，脳実質を構成するどの細胞へ集積しているか，脳切片を作成し蛍光免疫染色((BCECs(PECAM-1)，ニューロン(Tuj1, NeuN)，ミクログリア(Iba1)，アストロサイト(GFAP))を行い共焦点顕微鏡で観察を行なった。その結果，25%Gluc(6)/mはミクログリアや主にニューロンに対する集積が顕著に確認された(図5(b))。とりわけ，ニューロンへの薬剤送達は，多くの脳神経系疾患の治療を実現するうえで大変重要である。一方，BCECsやアストロサイトに対する集積は確認されなかった。アストロサイトは，脳の表層に多く存在することが知られており[20]，この結果は図5(a)において脳表層に近い部分で25%Gluc(6)/mの局在が観察されなかったこととも符合している。

7　表層に結合したグルコース密度の異なる高分子ミセルについて

これまで25%Gluc(6)/mについて紹介してきたが，最後に表層に結合しているグルコース密度の異なる10%および50%Gluc(6)/mの脳集積性および脳内分布について紹介する。全ての高分子ミセルは表層のグルコース密度以外同じ物性を有している(粒径30 nm, 血中循環性など)。上述した②『給餌制御＋外部刺激』と同様のタイムスケジュールで各種高分子ミセルをiv投与し，投与90分後の脳への集積量を**図6**(a)に示す。同じ結合様式でグルコースをリガンド(Gluc(6))とし，さらに投与スケジュールも同じであるにも関わらず脳への集積量は顕著に差があり，かつ表層に多くグルコースを結合すれば多量に集積するのではなく(25%：6% dose/g-brain，50%：2.9%dose/g-brain)，脳へ集積する高分子ミセル表層のグルコース密度には最適値(25%)があることが明らかになった。ここで50%Gluc(6)/mの脳内分布を蛍光免疫染色した脳切片を共焦点顕微鏡で観察したところ，ニューロンやミクログリアといった25%Gluc(6)/mでも集積が確認された細胞に加え，興味深いことに多くがBCECsへの集積が観察された(図6(b)，全ての像より血管の形状に則した蛍光が確認された)。10%Gluc(6)/mと25%Gluc(6)/mにおいては，50%Gluc(6)/mとは対照的にBCECsにおける集積は観察されなかった。このことは，50%Gluc(6)/mはBCECsに留まるフラクションが多い事を示唆している。高リガンド密度のミセルにおいて(50%Gluc(6)/m)，BCECs近傍における集積が多く観察されたのは，Gluc密度が高くなるとGLUT1との解離定数(Kd)が低くなり(結合力が高くなり)，脳実質側でGLUT1とGluc(6)/mが解離できずに，BCECs近傍に集積していると考えると矛盾がない。また図6(a)において，50%Gluc(6)/mの脳への集積量は25%Gluc

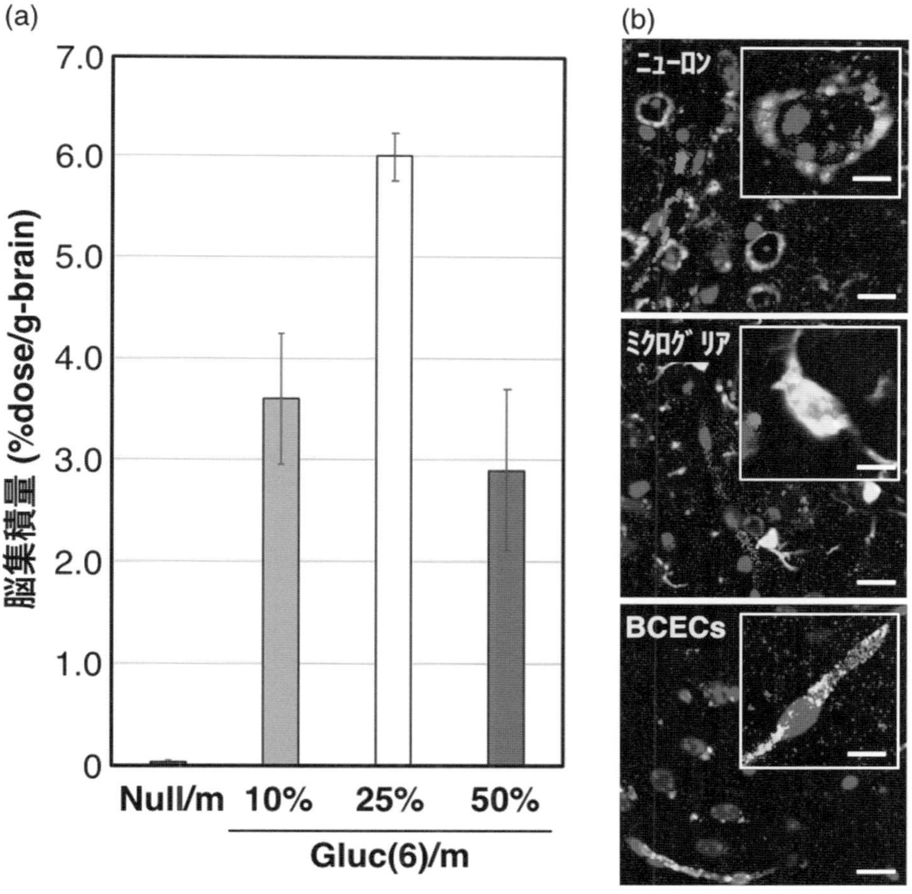

※口絵参照

図6　表層のグルコース密度の異なる高分子ミセルの脳集積性および脳内分布
(a)Null/m，10%Gluc(6)/m，25%Gluc(6)/m，50%Gluc(6)/mの脳集積量。
(b)50%Gluc(6)/mの蛍光免疫染色(ニューロン，ミクログリア，BCECs)した脳切片観察。

(6)/m より低いが，これは，50%Gluc(6)/m は BCECs 中の GLUT1 に結合し解離できないためリサイクリングを阻害し(上述したように BBB 通過に関して GLUT1 の複数回の細胞内リサイクリングが関与)，そのために効率が低くなっていると推測される。これらの結果は，高分子ミセル表層のグルコース密度を精密制御することで，脳内細胞や BBB を構築する BCECs へ薬剤を送り分けることが可能であることを支持している。

8　おわりに

脳への薬剤の送達を妨げる「血液脳関門(BBB)」を，既存の技術と比較して桁違いに高い効率で通過し，脳内の神経細胞へ送達できる「BBB 通過型高分子ミセル」の開発に成功した。BBB 通過型高分子ミセルは，外部刺激(グルコース濃度変化)に応答して能動的に BBB を通過するスマートな機能を有している。食事などによる血糖値変化に伴う BBB の生理的な反応を利用した点が特徴であり，体内投与後に食事をするという簡単な方法だけで脳内に薬を効率良く運ぶことが出来る。高分子ミセルは，様々な薬剤を脳内に運ぶことが出来る。特に，抗体医薬や核酸医薬など従来神経疾患には適応困難であった高分子薬剤の脳への送達を可能にする画期的な基盤技術であり，根本治療法が確立されていないアルツハイマー病などの難治性脳神経系疾患の治療薬開発を大幅に推進することが期待される。

文　献

1) B. Y. Kim, et al.：*N. Engl. J. Med.* **363**, 2434-2443(2010).
2) H. Cabral, et al.：*J. Control. Release*, **190**, 465(2014).
3) N. J. Abbott, et al.：*Neurobiology of Disease*, **37**, 13-25(2010).
4) D. T. Wiley, et al.：Proc. Natl Acad. Sci. USA **110**, 8662-8667(2013).
5) V. Neves, et al.：*Trend in Biotechnology* **34**, 36-48(2016).
6) Y. Uchida, et al.：*J. Neurochem.* **117**, 333-345(2011).
7) C. L. Farrell, et al.：Proc. Natl Acad. Sci. USA **88**, 5779-5783(1991).
8) C. A. Eyster, et al.：*Traffic* **10**, 590-599(2009).
9) I. A. Simpson, et al.：*J. Neurochem.* **72**, 238-247(1999).
10) Y. Anraku, et al.：*Nat. Communications* **8**, 1001(2017).
11) J. E. Barnett, et al.：*Biochem.* J. **131**, 211-221(1973).
12) H. Lodish, et al.：in Molecular Cell Biology, 4th edn(W. H. Freeman, 2000).
13) S. B. Alexis, et al.：*Biophys. J.* **87**, 2990-2999(2004).
14) M. Mammen, et al.：*Angew. Chem. Int. Ed.* **37**, 2754-2794(1998).
15) F. Xie, et al.：*Int. J. Nanomedicine* **7**, 163-175(2012).
16) D. T. Wiley, et al.：Proc. Natl. Acad. Sci. USA 110 8662-8667(2013).
17) G. W. Gould, et al.：*Biochem.* J. **295**, 329-341(1993).
18) Y. Matsumoto, et al.：*Biomed. Opt. Express* **1**, 1209-1216(2010).
19) K. Foley, et al.：*Biochemistry* **50**, 3048-3061(2011).
20) T. Shintani, et al.：*J. Neurosci.* **32**, 6468-6484(2012).

第１節　アミロイドβを標的とした アルツハイマー病治療薬の開発

昭和大学　福原　潔　　昭和大学　水野　美麗

1　はじめに

アルツハイマー病(AD)患者の脳内に高発現しているアミロイドβタンパク質(Aβ)は，通常のタンパク質と比べてβシート構造をとることによって高い凝集能を示し，アミロイド繊維からなる老人斑を形成して大脳皮質に沈着する。このアミロイド繊維の形成過程で活性酸素の大量発生が報告されており[1)]，酸化ストレスが神経細胞毒性や血管障害の原因の１つと考えられている。したがって，Aβの凝集阻害とアミロイド繊維から発生する活性酸素を消去できればADの予防と治療が可能である。カテキンやクルクミン，レスベラトロール，シリビニン，コエンザイムQ10(CoQ10)などの多くのフェノール性天然抗酸化物質にAβの凝集阻害作用が報告されている[2)]。CoQ10は抗酸化作用とAβ凝集阻害作用が報告されているが，BolognesiらはAD治療を目的としたCoQ10誘導体としてイソプレン側鎖をポリアミンに変えた化合物を開発した[3)]。本化合物はAD治療に有効なアセチルコリンエステラーゼ阻害作用を示すとともに，酸化ストレスによる神経細胞障害を強く抑制した。このようにフェノール性天然抗酸化物質は化学修飾して機能を増強することで，ADの治療薬として大きく展開できる可能性がある。

Aβの凝集阻害作用を示すフェノール性天然抗酸化物質は，Aβのアミド構造とアミノ酸側鎖と水素結合することで分子間βシートの形成を阻害する。また，Aβは分子間βシート構造によってオリゴマーを形成するが，天然抗酸化物質は疎水性相互作用と水素結合によってオリゴマーの構造を不安定化し，アミロイド繊維への凝集反応を阻害する[4)]。筆者らはフェノール性抗酸化物質を化学修飾することでこれらの作用を脳内で強力に発揮することができれば，ADの予防と治療が可能と考えた。本稿ではAβを創薬標的としたフェノール性天然抗酸化物質の構造修飾に関する研究を紹介する。

2　ニンヒドリン誘導体

カテキンのフェノール性水酸基はAβのアミド構造とアミノ酸側鎖に対して水素結合することで分子間βシート構造の形成を阻害する。筆者らはカテキンのAβに対する親和性を増強させることができれば強力なAβ凝集阻害作用を有することができると考え，新たなプロトンドナーとアクセプターとしてニンヒドリン構造を導入したカテキン誘導体を合成した(**図５**)[5)]。可溶化したAβをインキュベートすると凝集反応が進行する。この反応系にカテキンを共存させるとAβの凝集が阻害されるが，本化合物はさらに強力な凝集阻害作用を示した。また，凝集したAβに本化合物を添加すると凝集体を可溶化する作用があることもわかった。興味深いことに本化合物はカテキンと比べてラジカル消去活性が約2倍増強していることから，Aβによる神経毒性の要因となる凝集反応とともに酸化ストレスに対しても抑制作用を発揮することが示唆された[6)]。実際，本化合物はヒト神経芽腫SHSY-5Y細胞へのAβの毒性を強く抑制した。

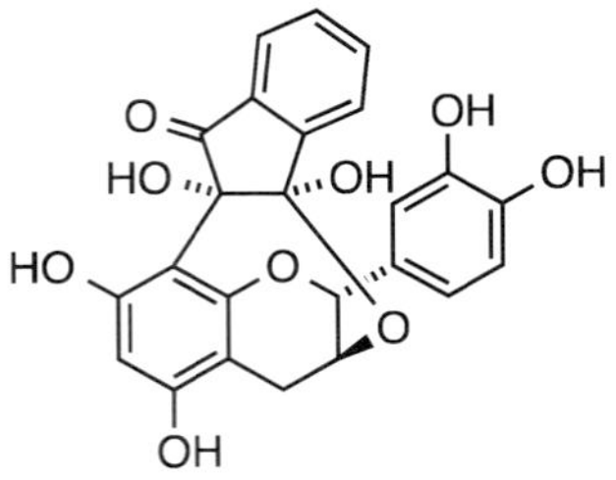

図1　天然カテキンのニンヒドリン付加体

3　平面型カテキン

クルクミンやビタミンE，シリビニンなどの多くのフェノール性抗酸化物質にアミロイドβ凝集抑制作用が報告されている。これらの化合物はAβの凝集過程で形成される分子間βシート構造を不安定化させる作用があるが，抗酸化作用によって神経細胞毒性の原因となる活性酸素も消去する。したがって，フェノール性抗酸化物質の凝集阻害作用と抗酸化作用をどちらも強化することができればADの予防・治療薬として優れた効果を発揮することが期待される。フェノール性抗酸化物質のAβ凝集阻害作用は，化合物の平面性が主な要因であることが報告されている[7)]。そこで筆者らは代表的なフラボノイド系抗酸化物質で緑茶の主成分であるカテキンがAβの凝集抑制作用を有していることに着目し，抗酸化作用と凝集阻害作用の増強を目的としてカテキンの立体構造を平面に固定化した誘導体を開発した(**図2**)[8)]。本化合物は天然カテキンから1ステップで合成可能であり，反応にはアセトンなどのケトンを用いる。平面に固定化することで電子供与基が導入されるため抗酸化活性が大きく増強し，アセトンを用いて合成した平面型カテキンは天然カテキンと比べて抗酸化活性が約5倍増強した。また，本化合物は天然カテキンと比べて分子全体が高い平面性を有しており，Aβの凝集を強力に阻害した。以上の結果より，フェノール性抗酸化物質の凝集阻害作用には分子全体の平面性が大きな要因となることが明らかとなり，カテキンの平面固定化反応は抗酸化活性とAβの凝集阻害作用のどちらの増強にも有効な化学修飾法であることがわかった。

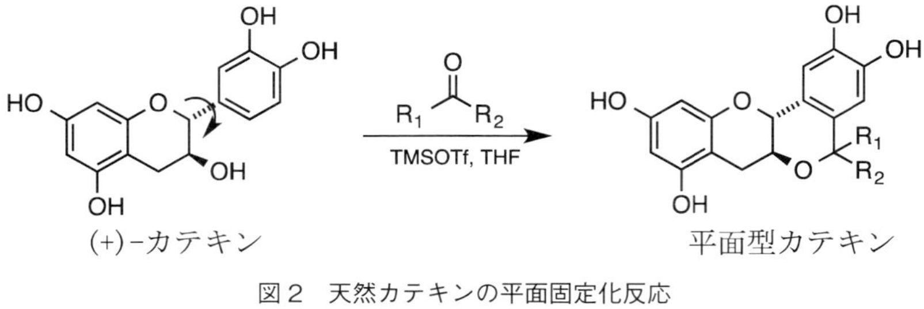

図2　天然カテキンの平面固定化反応

4　プレニル基を有する平面型カテキン誘導体

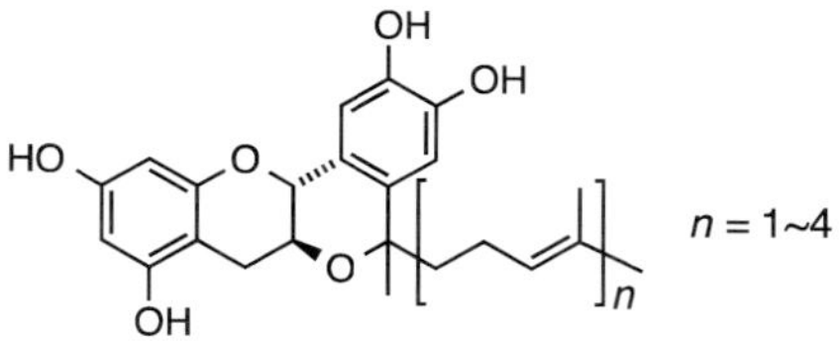

図３　プレニル側鎖を有する平面型カテキン

1997年，ADの進行防止にビタミンEが有効であることがNew England Journal of Medicineに報告されたが[9)]，その後，十分な効果は確認されていない．ビタミンEの強力な抗酸化作用はADの進行過程で発生する活性酸素を消去することが考えられるが，予防薬として利用する為にはAβに対する選択的な親和性が必要である。筆者らはビタミンEがAβによる神経細胞毒性を阻害するのは，Aβのオリゴマー化で形成されるβシート構造に対して，ビタミンEのフィチル構造がアミノ酸の脂溶性側鎖と親和性を有することでオリゴマー化が阻害されると考えた。また，ビタミンEのクロマン構造はフェノール性水酸基によって強力な抗酸化作用を有することから，Aβに対して親和性を有するビタミンEは凝集過程で発生する活性酸素を効率良く消去できる。

そこで，本作用機構に基づく新たなAD予防物質としてビタミンEのクロマン構造部分を筆者らが開発した平面型カテキンに変え，また，フィチル構造を近年植物中に存在する新しい生理活性物質として着目されているプレニルフラボノイドのプレニル基に変えた化合物を設計した(**図3**)[10)]。本化合物はプレニル構造を有するケトンと天然のカテキンを1ステップで反応させることでカテキン構造の平面化とプレニル基の導入を同時に行うことが可能であり，合成化学的にも大変興味深い。カテキンの立体構造を平面に固定化した平面型カテキンは天然のカテキンと比べて抗酸化活性が飛躍的に増強しており，脂溶性も高い。また，プレニル基は小腸上皮への吸収作用および細胞膜への親和性が高いことから，脳への移行性も高いことが考えられる。さらに，プレニル基の二重結合は，フィチル基と比べて分子全体に直線的な広がりをもたらし，Aβのアミノ酸の脂溶性側鎖と高い親和性を有することが期待される。なお，実際，本化合物はAβの凝集を強力に阻害するとともに，ビタミンEよりも強力にAβによる神経細胞毒性を抑制した。

5　プロシアニジン誘導体

プロシアニジンはカテキン類が重合したポリマー(2～15量体)で，リンゴやブドウ，カカオなどに含まれている植物の二次代謝産物である[11)]。近年，抗酸化作用をはじめ，動脈硬化予防作用，脂質代謝促進作用，糖代謝促進作用などの生活習慣病予防・改善作用が報告されている。動脈硬化の発症要因の1つに酸化LDLがあげられ，血管内皮細胞の酸化LDL受容体(LOX1)に結合することで平滑筋増殖，血小板凝集，泡沫化細胞の形成といった動脈硬化巣の進展を引き起こす[12)]。プロシアニジンは抗酸化作用による酸化LDLの生成の抑制，およびLOX1への酸化LDLの結合阻害作用によって内皮障害を予防し，重合度が高いほどこれらの作用は強い[13)]。一方，ADに対しては報告例は少ないものの，Aβの凝集阻害作用が近年明らかにされた[14)]。

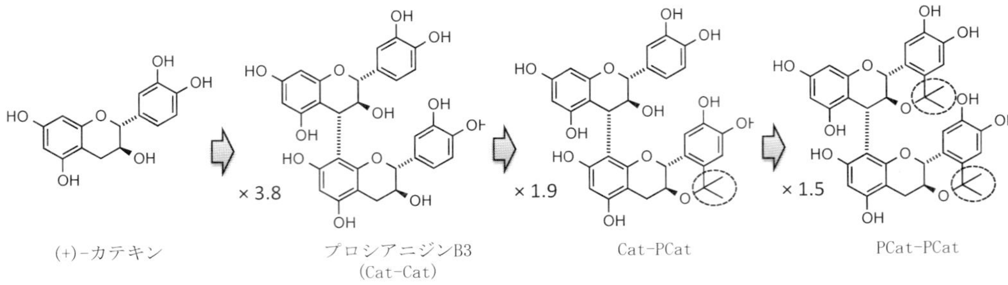

図4　プロシアニジンB3の立体構造固定化とラジカル消去活性

筆者らはプロシアニジンの抗酸化作用とAβの凝集抑制作用がADの予防に有効と考え，重合度が低く血液脳関門への透過性が高いプロシアニジン誘導体としてカテキン二量体であるプロシアニジンB3の一方，または両方のカテキン構造を平面に固定化した化合物を合成した(**図4**)[15)16)]。抗酸化作用を解析したところ，カテキンと比べてプロシアニジンB3(Cat-Cat)は約3.8倍の抗酸化活性を示したが，一方のカテキンを平面に固定化した誘導体(Cat-PCat)は，さらにCat-Catの1.9倍強力な抗酸化活性を示した。また，両方のカテキンを平面に固定化した誘導体(PCat-PCat)はCat-PCatと比べて1.5倍，カテキンと比べて約11倍の強力な抗酸化活性を示した。これらの結果は，化合物のイオン化ポテンシャルと相関することから，立体構造を平面に固定化することで還元力が増強し，強力な抗酸化作用を示したことが考えられる。

次にAβの凝集阻害作用と神経細胞毒性に対する抑制効果を検討した。アミロイド前駆体タンパク質からセクレターゼによって切り出されたAβは容易に凝集し，多量体を経てアミロイド繊維を形成するが，凝集過程で生成するオリゴマーが主に神経毒性を示すと考えられている。そこでAβの凝集に対する各化合物の阻害作用を検討したところ，全ての二量体はカテキンと比べてAβの凝集を強力に阻害した。二量体は立体を平面に固定化すると凝集阻害作用がさらに増強し，両方のカテキンを平面に固定化したPCat-PCatが最も強力にAβの凝集を阻害した。また，これらの化合物はAβによる神経細胞毒性を有意に抑制し，特にPCat-PCatは強力な抑制作用を示した[17)]。以上の結果より，カテキン二量体であるプロシアニジンB3の立体構造を平面に固定化すると，Aβの凝集を阻害して神経細胞毒性を抑制することが明らかとなった。これらの化合物は抗酸化作用も大きく増強していることから，AD患者の脳内で発生するAβ由来の酸化ストレスを強く抑制することが期待される。

6　AβのC末端モチーフ：ビタミンE誘導体

脂溶性フィチル基によってAβに対して親和性を有しているビタミンEは，Aβに結合することで凝集阻害作用を示し，また強力な抗酸化作用によってAβの凝集過程で発生する活性酸素を消去する[18)]。Aβを標的としたADの予防・治療薬の開発においてフィチル基よりもさらにAβに対して特異的に結合できる構造を用いることができれば，Aβの凝集阻害作用および活性酸素毒性を効率良く抑制することが可能である。我々はAβへの結合選択性の高い構造として$Aβ_{1\text{-}42}$のC末端のペプチドモチーフに着目した。Aβには，40個のアミノ酸から

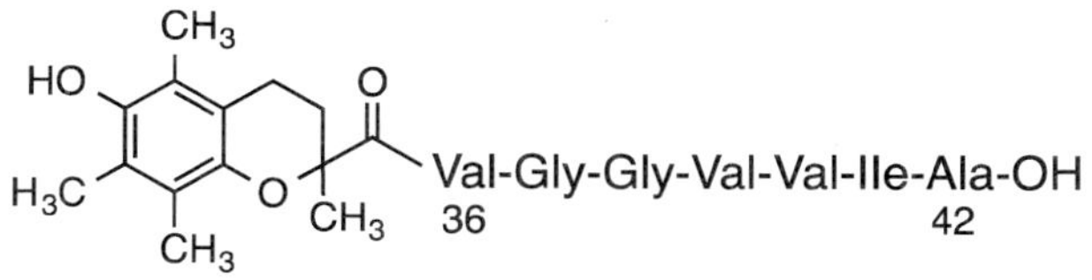

図5 A$\beta_{1\text{-}42}$のC末端ペプチド構造(A$\beta_{36\text{-}42}$)を有する
ビタミンE誘導体(TxA$\beta_{36\text{-}42}$)

なるA$\beta_{1\text{-}40}$，およびC末端にさらに2つのアミノ酸(Ileu-Val)が増えた42個のアミノ酸からなるA$\beta_{1\text{-}42}$がある。A$\beta_{1\text{-}42}$の方が凝集し易く，神経細胞毒性も強い。また，A$\beta_{1\text{-}42}$は疎水性の高いアミノ酸で構成されているC-末端の部分が分子内βシート構造をとり，それが核となって凝集して繊維形成を行うことが報告されている[19]。この凝集能の違いから，A$\beta_{1\text{-}42}$のC-末端ペプチドはAβの凝集反応に必須の構造であり，分子間でのβシート形成の起点となっていることが予測される。

そこで，A$\beta_{1\text{-}42}$のC末端ペプチドモチーフ(A$\beta_{n\text{-}42}$)を，A$\beta_{1\text{-}42}$に対して選択的に結合親和性を有する構造として用い，ビタミンEのクロマン構造(Tx)と共役させた化合物(TxA$\beta_{n\text{-}42}$)を設計した(**図5**)。本化合物のペプチド構造がA$\beta_{1\text{-}42}$のC末端部分と分子間のβシートを形成することができれば，分子内でのβシート形成が阻害されて線維形成が抑制される。加えて，フェノール性抗酸化物質によるラジカル消去活性によって，A$\beta_{1\text{-}42}$に由来する酸化ストレスが抑制される。A$\beta_{1\text{-}42}$の34番目，36番目，および38番目から42番目のアミノ酸からなるペプチドモチーフ(A$\beta_{34\text{-}42}$，A$\beta_{36\text{-}42}$，A$\beta_{38\text{-}42}$)にTxを結合させた化合物(TxA$\beta_{34\text{-}42}$，TxA$\beta_{36\text{-}42}$，TxA$\beta_{38\text{-}42}$)を合成し，A$\beta_{1\text{-}42}$の凝集に対する阻害作用を検討した[20]。その結果，TxA$\beta_{34\text{-}42}$，TxA$\beta_{36\text{-}42}$はA$\beta_{1\text{-}42}$の凝集を有意に抑制するのに対して，TxA$\beta_{38\text{-}42}$の凝集阻害作用はほとんど見られなかった。一方，Txを共役させていないペプチドモチーフのみ(A$\beta_{34\text{-}42}$，A$\beta_{36\text{-}42}$)では凝集阻害作用がみられないことから，TxはA$\beta_{1\text{-}42}$とのπ-π相互作用およびπ-CH相互作用によってペプチドモチーフの選択的な結合親和性を増強させていることが示唆された。神経細胞の培養系にA$\beta_{1\text{-}42}$を添加すると毒性が現れて細胞増殖が大きく低下する。この系に事前にTxA$\beta_{36\text{-}42}$を添加しておくとA$\beta_{1\text{-}42}$による細胞毒性は大きく軽減された。A$\beta_{1\text{-}42}$は凝集過程で活性酸素が大量に発生する。また，A$\beta_{1\text{-}42}$の凝集で生成するアミロイド繊維はミトコンドリア障害によるアポトーシスを誘導するがその過程で酸化ストレスの関与が明らかとなっている。そこで，細胞内での活性酸素の生成を確認したところ，A$\beta_{1\text{-}42}$で処理した神経細胞は細胞内で活性酸素が大量に発生するが，TxA$\beta_{36\text{-}42}$を添加すると発生する活性酸素の量は大きく低下した。以上，TxA$\beta_{36\text{-}42}$はA$\beta_{1\text{-}42}$の凝集を阻害することで細胞内での活性酸素の発生を抑制しA$\beta_{1\text{-}42}$による神経細胞毒性に対して保護作用を示すことが明らかとなった。

7 AβのC末端モチーフ：カフェ酸誘導体

A$\beta_{1\text{-}42}$のC末端ペプチドモチーフと抗酸化物質との共役化合物がAβに由来する毒性の予

防に有効なことから，次に抗酸化物質をビタミンEのフェノール部分から他の化合物に変えた様々な誘導体を合成し，そのAβ凝集阻害作用と細胞毒性の抑制作用について検討を行った。その結果，コーヒーに含まれるポリフェノールの一種であるカフェ酸(Ca)をC末端ペプチドモチーフに共役した化合物が強力なAβ凝集阻害作用と神経細胞毒性抑制作用を示すことを明らかにした(**図6**)[21]。Caの芳香環部分のカテコール構造はカテキンなどのフラボノイドに共通する抗酸化作用に特徴的な構造であり，近年，Aβの凝集に対して阻害作用を示すことが報告されている。実際，CaはAβ$_{1-42}$の凝集を有意に阻害するが，Aβ$_{1-42}$の38番目から42番目のアミノ酸からなるペプチドモチーフ(Aβ$_{38-42}$)をCaに結合させた化合物(CaAβ$_{38-42}$)はさらに強力な凝集阻害作用を示した。Aβ$_{1-42}$による神経細胞毒性に対しても，CaAβ$_{38-42}$はCaによりも低濃度で強力に細胞毒性を抑制し，また，細胞内で発生する酸化ストレスをほぼ完全に抑制した。

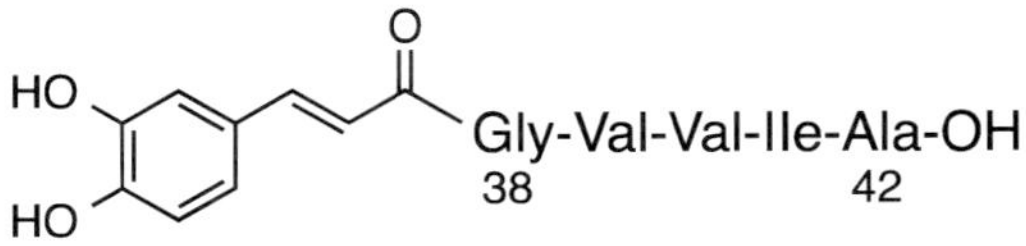

図6　Aβ$_{1-42}$のC末端ペプチド構造(Aβ$_{38-42}$)を有するカフェ酸誘導体(CaAβ$_{38-42}$)

8　おわりに

Aβの凝集過程で生成するオリゴマーおよびその過程で発生する活性酸素が神経毒性の原因であることから，ADの予防・治療薬にAβを創薬標的とした研究が活発に行われている。本稿ではAβに親和性を示すフェノール性抗酸化物質について筆者らの研究を中心に紹介した。カテキンなどのポリフェノールは一般に吸収性が低く，また排泄されやすいことから医薬品としての利用は難しいことが多い。しかしながら，天然のフェノール性抗酸化物質は毒性が低いことから，化学修飾によって薬物動態を制御し，Aβに対する凝集阻害作用や抗酸化活性について活性や選択性を増強させることができれば，予防物質や治療薬として十分利用可能である。紹介した化合物はAβに対する凝集阻害作用が報告されている天然抗酸化物質を基本骨格としており，構造修飾することでAβに対する選択的な結合性を発揮して高い凝集阻害作用を示し，脂溶性の増強によって体内への吸収性も高まっている。さらに抗酸化活性も増強していることからAβの凝集を要因とする酸化ストレスも効率良く抑制することが可能である。血液脳関門への透過性等，いくつかの問題を残しているが，これらの化合物をリードした新しいADの予防・治療薬に発展する可能性が期待される。

文　献

1) K. Murakami et. al.,：*J. Am. chem. Soc.*, **127**, 15168-15174(2005).
2) M. Stefani and S. Rigacci：*Int. J. Mol. Sci.*, **14**, 12411-12457(2013).
3) ML. Bolognesi et. al.,：*J. Med. Chem.*, **50**, 4882-4897(2007).
4) M. Bajda and S. Filipek：*Bioorg. Med. Chem. Lett.*, **27**, 212-216(2017).
5) K. Fukuhara et al.,：*Tetrahedron. Lett.*, **50**, 6869-6992(2009).

6）大野彰子ほか，：第 29 回メディシナルケミストリーシンポジウム講演要旨集，190-191(2010).
7）F. Re et. al.,：*Curr. Med. Chem.*, **17**, 2990-3006(2010).
8）K. Fukuhara et. al.,：*J. Am. Chem. Soc.*, **124**, 5952-5953(2002).
9）M. Sano et al.,：*New Engl. J. Med.*, **336**, 1216-1222(1997).
10）福原潔，大野彰子，奥田晴宏：特許出願 2011-183246 号
11）D. Bagchi et. al.,：*Res. Commun. Mol. Pathol. Pharmacol.*, **95**, 179-189(1997).
12）S. Dunn et. al.,：*Biochem. J.*, 409, 349-355(2008).
13）TNishizuka et. al.,：Proc. Jpn. Acad. Ser. B Phys. Biol. Sci., **87**, 104-113(2011).
14）Q. Lian et. al.,：*Exp. Ther. Med.*, **12**, 1681-1692(2016).
15）M. Mizuno et. al.,：*Bioorg. Med. Chem. Lett.*, **27**, 1041-1044(2017).
16）M. Mizuno et. al.,：*Bioorg. Med. Chem. Lett.*, **27**, 5010-5013(2017).
17）水野美麗ほか，：第 35 回メディシナルケミストリーシンポジウム講演要旨集，121(2017).
18）S. G. Yang et. al.,：*Neurochem. Int.*, **57**, 914-922(2010).
19）K. A. Ball et. al.,：*Biophys. J.*, **104**, 2714-2724(2013).
20）T. Arai et. al.,：*Bioorg. Med. Chem.*, **24**, 4138-4143(2016).
21）T. Arai et. al.,：*Bioorg. Med. Chem. Lett.*, **26**, 5648-5471(2016).

第２節　アミロイドβ産生酵素γセクレターゼの新たな切断メカニズムと創薬

国立研究開発法人国立長寿医療研究センター　福森　亮雄
大阪大学　丸山　理気　　大阪大学　柳田　寛太　　大阪大学　金山　大祐
国立研究開発法人国立長寿医療研究センター　篠原　充
国立研究開発法人国立長寿医療研究センター　里　直行
大阪大学　工藤　喬　　大阪大学　田上　真次　　大阪大学　大河内　正康

1　はじめに

家族性アルツハイマー病の遺伝学的解析から，アミロイドβタンパク（Ａβ）の異常な蓄積や分解の過程でアルツハイマー病がおこるとするアミロイドカスケード仮説が支持されている。Ａβを放出する切断はγ-セクレターゼにより行われることから，本酵素を標的とするアルツハイマー病治療薬開発が精力的に進められてきたが，臨床応用に失敗している。本稿では，失敗の一方で，最近明らかになってきたγ-セクレターゼの構造，γ切断メカニズム，エクソサイトと呼ばれる基質結合部位での基質の輸送と酵素触媒部位での切断メカニズムについて述べる。さらに，これらの最新の知見から，この酵素を標的とする安全な治療薬開発の可能性について考察する。

2　導　入

γセクレターゼはアルツハイマー病の脳に蓄積するアミロイドβ蛋白（Ａβ）を切り出す酵素である（**図１**）。Ａβの前駆体であるアミロイド前駆体タンパク（APP）は，まず，細胞外領域の

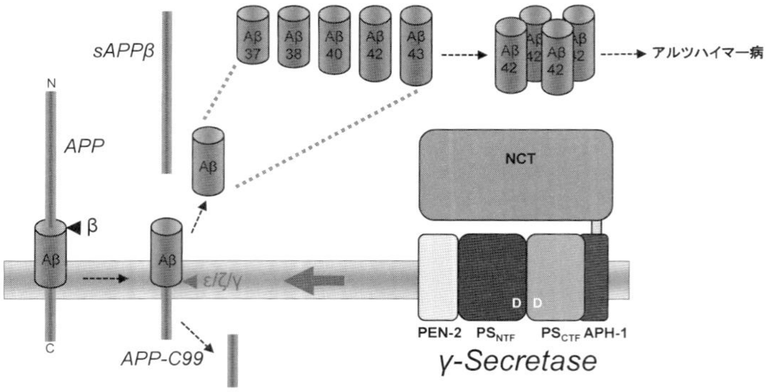

図１　アミロイドβの産生

膜貫通領域の近傍でβ-セクレターゼBACE(β-site APP cleaving enzyme)によって切断される。その結果，APPの細胞外領域の大部分が除去され，99アミノ酸のC末端断片(APP-C99, CTF-βとも呼ばれる)が膜内に残る。このAPP-C99がγ-セクレターゼの直接の基質(切断を受けるもの)となり，その膜貫通部分で切断され，Aβが放出される[1]。このγ-セクレターゼによる切断は，まず膜貫通ドメイン(TMD)と細胞質の境界付近のε-部位でC99を切断し，それによりAPP細胞内ドメイン(AICD)を膜から細胞質に放出する。その後，γ-セクレターゼによるTMDをトリミングする複数回の切断により，ε/ζ/γ部位で切断され，アミノ酸長の異なる主に38〜43アミノ酸長のAβが放出される[2]。このトリミング切断は，膜貫通領域(TMD)にある多数の疎水性アミノ酸を持つAβが，分子全体としての疎水性が下がり，膜から親水性の細胞外へ放出されるのに十分に短くなるまで起こるとされる。生成されるAβは主にAβ40(アミノ酸の数)で，Aβ38とAβ42がそれぞれ約10%である。

Aβ40と比べて，Aβ42は通常わずかな量しか産生されないにもかかわらず，その増加が病気の中核的原因と考えられている。なぜなら，まず，Aβ42はAβ40よりも疎水性が強く，より凝集体を形成しやすく，アルツハイマー病の脳病理である老人斑に沈着するAβの主要な分子種である[3]。さらに，家族性アルツハイマー病(fAD)の原因遺伝子がAPPとγ-セクレターゼの触媒部位を持つ分子である[1)4)]プレセニリンに見つかり，これら2つの異なる遺伝子上にあるfAD変異に共通して，Aβ42の相対的または絶対的な量の増加が見られる[5)-7)8)-10)]。これらのことから，アルツハイマー病はAβの異常な生成および，またはクリアランスの過程で起こるとするアミロイドカスケード仮説が提唱され，強く支持されている。

3　γ-セクレターゼの構成分子とその構造

γ-セクレターゼはPresenilin(PS), Nicatrin(NCT), PEN-2, APH-1の4つの構成分子からなる18個の膜貫通領域(TransMembrane Domain)を持つ膜蛋白複合体である[11)-13)]。最近，超低温電子顕微鏡解析により原子レベルの分解能で構造が解析された(図2)。最大の構成分子であるNCTは，I型膜蛋白質であり，高度に糖鎖化された細胞外ドメインが大きな葉状の構造を持ち，複合体の膜貫通部分を覆っている[14)]。次に，PSは9回膜貫通蛋白であり，酵素触媒部位を持つ構成分子である。その触媒部位である2つのアスパラギン酸残基はそれぞれアミノ末端断片(NTF)の

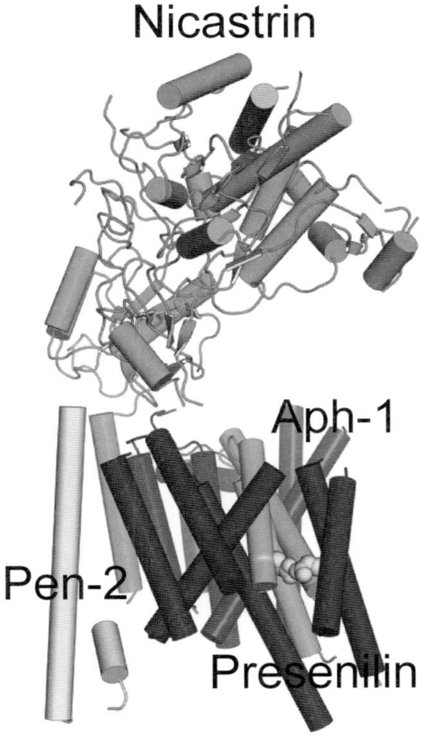

図2　γセクレターゼの構造

TMD6およびカルボキシル末端断片(CTF)のTMD7に存在する(側鎖が黄色の球体で示されている)[15)-17)]。プレセニリンは複合体の会合とその成熟過程において，大きな細胞質ループ内で，TMD1～6を含むNTFとTMD7～9をCTFの2つに切断される[18)-20)]。このプレセニリン自体に起こる切断もAPPのγセクレターゼ切断同様に複数個所で起こり，自己切断である[11)15)16)21)]。残りの2つの構成分子であるAPH-1[22)-24)]とPEN-2はともにそれぞれ膜貫通領域の集まりの両端に位置する。APH-1は7回膜貫通蛋白であり，酵素の安定化に機能しているようであり，Nctの膜貫通領域とも接触している。

一方，もう一端にあるPEN-2[23)25)]は，最小の構成分子であり，その2つの疎水性ドメインのうち，一方は真のTMDを形成し，他方は2つの半ヘリックスとして膜に埋め込まれたヘアピン様構造をとる[26)27)]。電子顕微鏡構造解析からこの酵素には実質的な構造の柔軟性があり，阻害剤結合時に一定の構造で安定化する。なかでも，阻害剤存在下には，特に，プレセニリンとPEN-2が大きな柔軟性を示すようであり，このことが後に示す基質の輸送にかかわると考えられる[28)]。

4　γセクレターゼの役割

20年以上にわたる研究から，γ-セクレターゼはAPP以外に100以上の蛋白質分子の膜貫通領域を切断することがわかっている。APP以外に最も重要なγ-セクレターゼの基質(切断されるもの)は，細胞表面受容体Notch1である[29)30)]。γ-セクレターゼによるNotch1の切断により生じるNotch intracellular domainは，胚発生の間の細胞運命決定に必要であり，成人期においても同様に重要である[31)]。同様に，様々な基質のγ-セクレターゼ切断によって生成される細胞内ドメイン(Intracellular Domain)は核移行し，標的遺伝子の転写を活性化または不活性化をする[32)]。したがって，生物学的に活性なICDの放出によるシグナル伝達経路の調節は，明らかにγ-セクレターゼの重要な機能である[33)]。

その他にγ-セクレターゼの簡単に予想される機能は，細胞外領域の先行切断による脱落後に残される膜貫通領域を含むCTFを膜から除去する「膜プロテアソーム」としての機能かもしれない[34)]。そのためAPPのCTFが除去されず，蓄積すると毒性があるのかもしれない[35)-39)]。以上のように，非常に多くのγ-セクレターゼ基質の発見により，この酵素は様々な臓器の発生過程から成人脳の神経系の機能に至るまで，複数の生物学的機能を持つことが明らかになった[33)40)]。したがって，Notch1や他の重要な基質の切断を阻害しないAPP選択的γ-セクレターゼ標的薬の開発は重要であり，それゆえ，酵素がどのようにしてその基質を認識し，選択し，そして最終的に切断するかについての正確な理解が大切である。

5　γ-セクレターゼのエクソサイトの同定とAPP-C99の輸送

γ-セクレターゼの膜貫通領域は馬蹄形をしており(**図3**)，これはあたかも基質を正面から馬蹄の中に包み込み，その基質を切断すると想像させる。しかし，その酵素触媒部位は馬蹄の背面に位置することから，その仮説ではうまく説明できず，基質の酵素触媒部位への侵入経路は未解明であった(図3)。筆者らは，γ-セクレターゼによる基質認識をより深く統合して理解するために，正確にかつ可能な限りバイアスのない方法で調べた。ちょうど，2002年，側鎖に光照射によりクロスリンクする側鎖を持つ非天然アミノ酸をタンパク質の任意のアミノ酸に置換する技術(**図4**)が報告[41]され，全長の基質をベースに酵素と基質の相互作用部位を網羅的にマッピングすること計画した。まず，分子中の任意のアミノ酸をクロスリンク可能な側鎖を持つアミノ酸(*p*Bpa：*p*-Benzoyl-L-phenylalanine)に置き換えた基質APP-C99Bpaを大腸菌で発現させ，C末端のHisタグを利用し精製した。その精製APP-C99Bpaを，活性体のγセクレターゼを含む細胞溶解液と混合し，結合状態でUV照射した(図4)。これによりpBpaが近隣の分子と共有結合し，APP-C99Bpaとγセクレターゼ構成分子と連結する。この光親和性クロスリンク法により，共有結合した分子をC末端のHisタグを利用し回収し，それをゲルで分離し

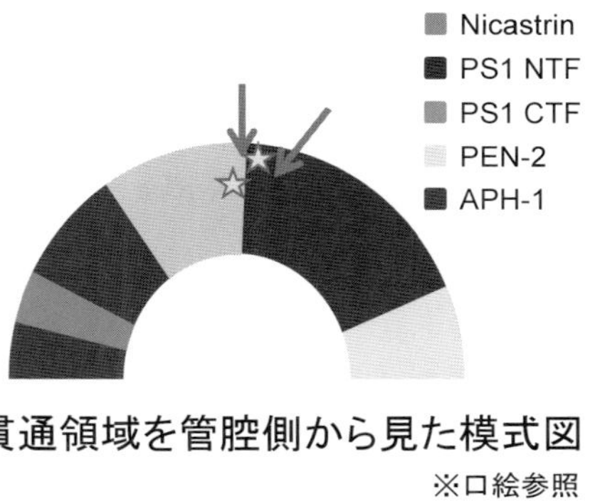

図3　基質はどこから触媒部位に入るのか？

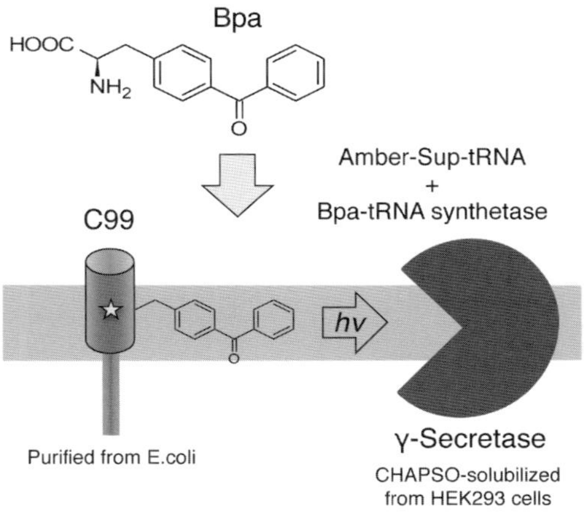

図4　光親和性クロスリンク可能な非天然アミノ酸の遺伝的取り込み

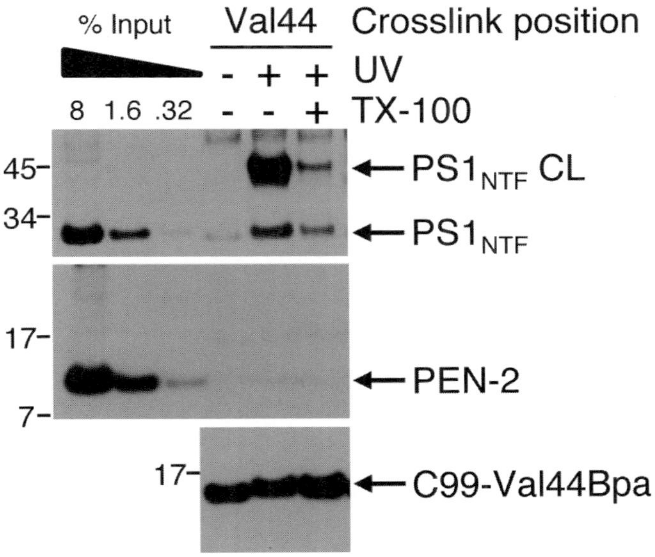

図5　光親和性クロスリンク

て，γセクレターゼの構成分子の抗体でウェスタンブロットした。**図5**にあるように，APP-C99のサイズ分増加したγセクレターゼ分子がUV照射依存的に検出された。最も強いクロスリンクはγ切断部位で生じ，PS1 NTFと接触する残基V44，T48，L49およびPS1 CTFに主に接触する残基M51およびL52であり，これは酵素触媒部位またはその近傍への結合であった[42]。さらに，酵素触媒部位の外にある基質結合部位，すなはち，エクソサイトを同定した。すなはち，**図6**の通り，エクソサイト構成分子(NCT，PEN-2およびPS1 NTF，赤字)はAPP-C99のγ切断部位からかけ離れたエクソサイト相互作用アミノ酸(青字)に結合している。APP-C99の最も顕著な接点は，NCTのH6，PEN-2のA30，PS1 NTFのE3であった。また，PS1 NTFは最も多くのアミノ酸でAPP-C99と相互作用し，主要な基質結合分子であった。図6はその結合実験データのまとめであり，APP-C99の各1アミノ酸(○)に近い分子(PS1 NTF，PEN-2，NCT)が側方に色分けし描かれている。

さらに，部位特異的光親和性ラベリング解析から，APP-C99はステージ1のエクソサイトで，NCTとPEN-2と相互作用し，ステージ1のエクソサイトから離れたAPP-C99はステージ2に達し，そこでPS1 NTFのエキソサイトと接触する。この段階から，APP-C99は，ステージ3の酵素触媒部位にアクセスし，切断される(**図7**)。

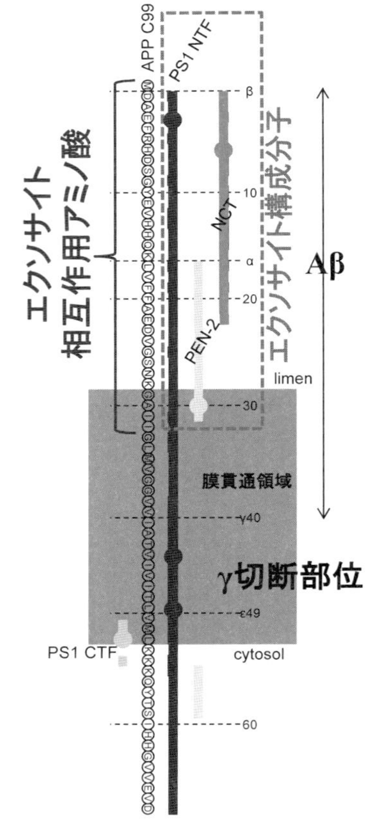

※口絵参照

図6　APP-C99結合部位のまとめ

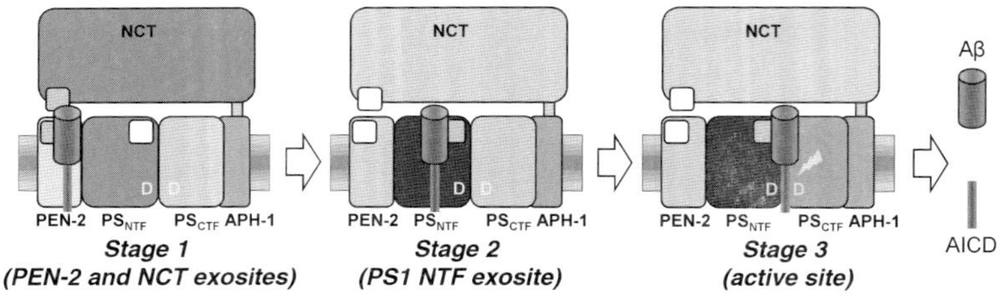

図7　γセクレターゼの基質の移動

6　γ-セクレターゼによるAPP-C99のトリミング連続切断

C99が酵素触媒部位に到達すると，γ-セクレターゼは，ε-，ζ-およびγ-切断部位での連続的な膜内切断によりAβを放出する(**図8**)。γセクレターゼの切断はその切断産物であるAβ40/42の配列から，Aβ40/42部位で直接切断されると当初考えられていた。しかし，同

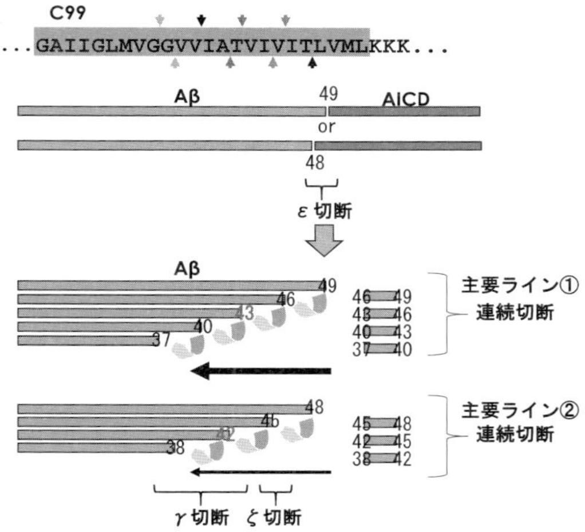

図８　産生ラインモデル

時に産生されるはずの断端がAβ40/42に相当する細胞内領域断片AICDは見つからず，Aβ48/49部位の切断（ε切断と呼ばれる）に相当するものしか見つからなかった（**図8**）。そのことから，少なくとも2つの独立した切断が起こると考えられ，ε-切断がγ切断に先行するか，またはその逆にγ-切断がε切断に先行するか，または両方の切断が独立して起こるか当時不明であった。その後，細胞内でAβ49，Aβ48，Aβ46，Aβ45に相当するより長いAβが見つかり，さらに，Aβ49とAβ46やAβ46とAβ43の間のペプチドや，43-40，48-45-42のそれぞれの間のトリペプチドが細胞内で発見された[2)]。以上の事から，ε48/49部位でまず切断が起こり，Aβ48/49とAICDが放出され，続けてC端をトリミングするカルボキシペプダーゼ活性により複数回切断される連続切断機構モデルが提唱された（図3）。そのモデルにおいて最も主要な産生経路は，Aβ49→Aβ46→Aβ43→Aβ40となる経路であり，次に主要な産生経路は，Aβ48→Aβ45→Aβ42である。また，これら2つの産生経路における切断は，より短いAβ37またはAβ38まで切断される。以上のことから，最初のε切断部位の違い（ε49/48）が，Aβ42を産生する病的産生経路に入るのか，Aβ40を産生する非病的産生経路に入るのかの違いを生み出すとして重要視されていた。

しかし，その後，Aβ43の脳のアミロイド病理のシードとなる病原性も報告され[43)]，さらにこのAβ43からAβ38への切断によって生じるVVIATペンタペプチドが検出された。加えて，主要な産生経路の交差をおこした証拠となるペプチドも微量検出され[44)45)]，Aβ40とAβ42に至る産生経路の重複や乗り換えが明らかになり[46)]，連続切断機構モデルはそれが最初に考えられていたよりもはるかに複雑であることがわかってきた。いずれにしても，連続切断モデルがAD発病に関する重要な意義は，最初のε切断での病的・非病的の経路選択だけでなく，2つの産生経路の連続切断の進行度の違い（つまり，42/43で止まるか，38まで分解されるか？）が，より直接的に，病原性アミロイドであるAβ42/Aβ43の量を決定することである。

7　臨床試験におけるγ-セクレターゼ阻害の失敗

アミロイドカスケード仮説からAβの産生を抑制することは有望な治療法となる事を示唆しており，なかでも，γ-セクレターゼによるAPP-C99の切断はアミロイドの切り出しの直接過程であるため，主要な創薬標的とされてきた。Aβ生成を阻害するγ-セクレターゼ阻害剤（GSI，γ-secretase inhibitor）[47)48)]には，遷移状態類似体（Transition State Analogue）阻害剤（TSA阻害剤）とnon-TSA阻害剤の2種類がある。L-685,458[49)]はγ-セクレターゼの酵素触

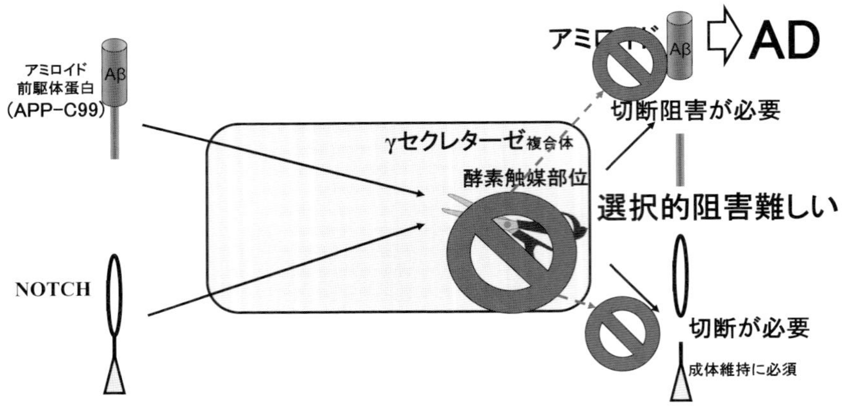

図９　酵素触媒部位を標的とする

媒部位に強く結合するTSA阻害剤で非常に強力である。一方，DAPT[50]またはLY450139(Semagacestat)[51]のようなnon-TSA阻害剤は，酵素触媒部位領域を少なくとも部分的に占有し，こちらも同様に強力なγ-セクレターゼ阻害作用を示した。non-TSA型のGSIは数多く開発され，ADや癌の治療のために多くの臨床治験が行われた。これらのGSIは，広い意味で酵素触媒部位を標的とするとされ，pan-GSIとして作用し，Aβだけでなく，Notch ICD(NICD)産生を阻害し，Notchのシグナル伝達も阻害した(**図9**)。このため，実際，Semagacestatの大規模な第3相試験を含む，ADに対する臨床試験のすべてが失敗した[52]。なかでも，Aβ分泌を十分に抑制する濃度範囲で，NICD産生阻害は少ないと報告されていたNotch sparing GSIと呼ばれたBMS-708163(Avagacestat)の治験も中断された[53]。さらに悪いことに，Avagacestatを含むこれらの試験は，重篤な有害事象が起こったばかりでなく，患者の認知機能も悪化させた[54]。その後の研究から，AvagacestatのAPPとNotchの切断阻害範囲の差は当初の報告より狭いことがわかり[55][56]，認知機能悪化の原因はNotchシグナル伝達の阻害に起因するとも考えられている。いずれにしても，このように，non-TSA pan GSIはAD治療には重度のNotch由来の副作用を起こし致命的であった[57)-60]。一方で，特定の癌ではNotchがその増殖のドライバーとなっており，癌の治療薬として2018年3月現在も臨床試験が行われている[61]。

8　semacacestatによるγ-セクレターゼの擬似阻害

GSIは，培養細胞で細胞外への分泌Aβ量の低下を指標として，低分子化合物ライブラリーのハイスループットスクリーニングにより同定された。しかし，Aβ分泌の過程を詳細に分割して考えると，複数回の切断，膜からの遊離，輸送，細胞内分解および分泌を含む複数の段階があり(**図10**)，Aβ分泌はそのすべての段階の影響の最終結果であるため，分泌Aβの量はγ-セクレターゼの酵素活性を必ずしも正確には反映していない。「γ-byproduct」と呼ばれる，γ-セクレターゼによる連続切断により同時産生される小さなペプチドは細胞外に分泌されないため，この「γ-byproduct」が分泌Aβに比べて，より直接的なγ-セクレターゼ活性の指

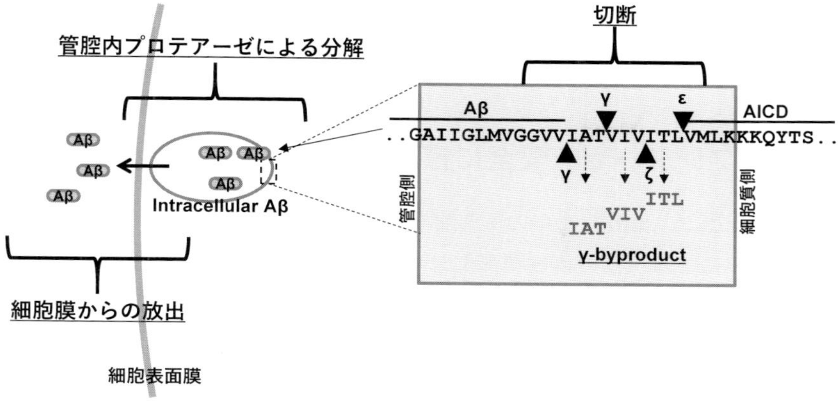

図10 細胞外Aβとγ-byproductの検出

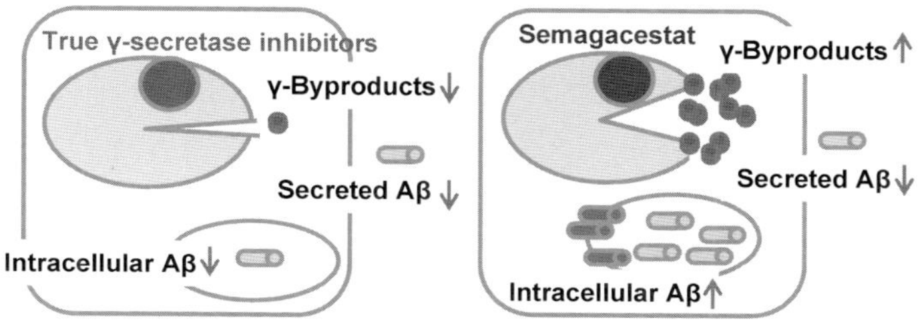

図11 Semagacestatによる偽阻害

標となると考え，γ-byproductの量を測定し，臨床試験で使用された非TSAGSIの作用機構を調査した[62]。SemagacestatやAvagacestatを含む非TSA GSIは，驚くべきことに，様々な培養細胞で，当然減少しているはずのγ-byproductの量を減少させず，むしろ増加させた[62]。さらにγ-byproduct量の増加に伴い，Aβ45およびAβ46のような長いAβの蓄積も細胞内で見られたが，不思議なことに，SemagacestatおよびAvagacestatは分泌Aβを減少させた(**図11**)。

これとは対照的に，TSA型GSIであるL-685,458は，γ-byproductと細胞内Aβ，AICDのすべてを低下させた。γ-byproductの量の増加や長いAβ分子種の細胞内蓄積の実験結果は，直ちに，Semagacestatなどの非TSA GSIがγ-セクレターゼの切断そのものを阻害していないことを意味する。この解釈は難しいが，これらの非TSA GSIは，γ-セクレターゼによるAPP-C99酵素切断を直接抑制しないが，γ-byproductや長いAβの酵素自体や膜からの遊離を阻害し，その次の分子の酵素への侵入を抑制し，その2次的な効果として分泌Aβの低下が起こると解釈できる。この解釈に一致するように，γ-byproductの膜分画への蓄積を検出した。この観察から，少なくとも生細胞において，長いAβやγ-byproductの，膜から親水性空間への放出を促進することが，γ-セクレターゼの機能の一部であると考えられる。さらに，これまで開発されたnonTSA GSIは，γ-byproductの細胞内蓄積により，ニューロンに膜毒性を引き起こし，そのことで認知機能を改善させることができず，治験に失敗したのかもしれない。我々は，このような毒性のありそうな長いAβやγ-byproductの細胞内蓄積の起こらない，TSAタイプの新しいGSIを開発し，治験を行うことを提案したい。

9　γ-セクレターゼを安全に標的とする

非常に残念なことに，2010年までの主要なGSIのフェーズIII臨床試験での失敗から，γ-セクレターゼ阻害によるADの治療薬開発は中止となった。しかし，この失敗はγ-セクレターゼ自体やその切断メカニズムや機能があまりわからなかった頃にGSIは開発され，臨床試験が行われたためであろう。γ-セクレターゼの汎阻害は，APP-C99以外の重要な基質，例えばNotchの切断阻害以外にも，潜在的に有毒なAPP-C99の蓄積，さらに蓄積したAPP-C99が原因となるAβのリバウンド効果の問題がある[63]。さらに，臨床試験に使われた非TSA GSIは，潜在的に有毒なより長いAβ中間体およびγ-byproductを逆に増加させる[62]。

理論的にNotchの副作用がない薬剤の有力候補としてγ-セクレターゼ修飾薬(Gamma-Secretase Modulator)がある。当初，これらの化合物はあるNSAIDs(非ステロイド性抗炎症薬)で報告され，Notchを含むγ-セクレターゼ基質のICD産生やAPPのε-部位切断に影響を及ぼすことなく，Aβ42を選択的に低下させる[64)-66]。そのメカニズムは，おそらく酵素と基質の遷移状態複合体の構造変化を伴う安定化によるものである[46]。GSMによるその構造安定化により，酵素触媒部位内でのAβ42の滞在時間が延長し，γ-セクレターゼの切断性が高まり，より短いAβ38にまで切断される[67]。様々な異なる構造の非常に強力なGSMが開発され[68]，臨床試験に入ったが，そのいくつかは肝毒性のために中止となった。しかし，今後，毒性問題のないGSMが開発されれば，それは酵素を安全に阻害する可能性が高い[63]。

もう1つの別の可能性として，エキソサイトを標的とすることで，Aβ産生選択的阻害剤が開発できるかもしれない。特に，APP-C99のγ-セクレターゼエキソサイトへの結合を選択的に阻害する小化合物が候補であると考えられる。古典的GSIは，酵素触媒部位領域を少なくとも部分的に占有し，Notchを含む他の基質に対してAPPの選択性がほとんど出せなかった。しかし，エクソサイトでは，一旦そこへ結合しても，酵素触媒部位に移動できない基質は膜二

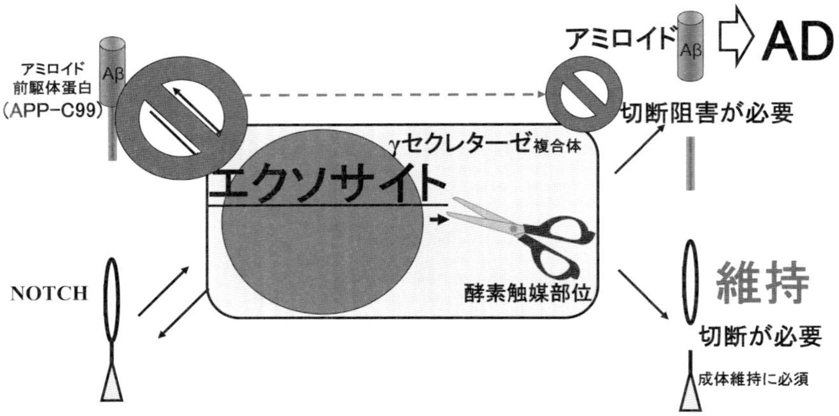

図12　エクソサイト標的とする

重層中に再放出されるだろう。したがって，触媒部位ではなくエキソサイトでの基質結合を調節することは，GSIの基質選択性を飛躍的に向上させる新たな方法となるかもしれない。引き続き，γ-セクレターゼがどのように基質を認識し切断するかについてのさらなる機構的および構造的研究が必要であろう。

最後に，仮に患者の脳Aβを除去するAducanumab抗体[69]のような進行中のAβ免疫療法のフェーズIII臨床試験がうまくいくならば，この免疫療法単独よりもGSMまたはAβ産生選択的阻害剤との併用療法により，アミロイドの量を低いままに維持し，ADの予防や発症を遅らせることは，理想的で費用効果の高い疾患修飾戦略である可能性がある。

文　献

1) B. De Strooper, T. Iwatsubo and M. S. Wolfe：Presenilins and γ-secretase：Structure, function, and role in Alzheimer disease. *Cold Spring Harb. Perspect. Med.* **2**, a006304-a006304(2012).

2) M. Morishima-Kawashima：Molecular mechanism of the intramembrane cleavage of the β-carboxyl terminal fragment of amyloid precursor protein by Î³-secretase. *Front. Physiol.* **5**, 463 (2014).

3) T. Iwatsubo, et al.：Visualization of A beta 42(43) and A beta 40 in senile plaques with end-specific A beta monoclonals：evidence that an initially deposited species is A beta 42(43). *Neuron* **13**, 45-53(1994).

4) H. Steiner：The catalytic core of gamma-secretase：presenilin revisited. *Curr. Alzheimer Res.* **5**, 147-57(2008).

5) D. R. Borchelt, et al.：Familial Alzheimer's disease-linked presenilin 1 variants elevate Abeta1-42/1-40 ratio in vitro and in vivo. *Neuron* **17**, 1005-13(1996).

6) D. Scheuner, et al.：Secreted amyloid beta-protein similar to that in the senile plaques of Alzheimer's disease is increased in vivo by the presenilin 1 and 2 and APP mutations linked to familial Alzheimer's disease. *Nat. Med.* **2**, 864-70(1996).

7) M. Citron, et al.：Mutant presenilins of Alzheimer's disease increase production of 42-residue amyloid beta-protein in both transfected cells and transgenic mice. *Nat. Med.* **3**, 67-72(1997).

8) E. Levy-Lahad, et al.：Candidate gene for the chromosome 1 familial Alzheimer's disease locus. *Science* **269**, 973-7(1995).

9) E. I. Rogaev, et al.：Familial Alzheimer's disease in kindreds with missense mutations in a gene on chromosome 1 related to the Alzheimer's disease type 3 gene. *Nature* **376**, 775-778(1995).

10) R. Sherrington, et al.：Cloning of a gene bearing missense mutations in early-onset familial Alzheimer's disease. *Nature* **375**, 754-760(1995).

11) D. Edbauer, et al.：Reconstitution of gamma-secretase activity. *Nat. Cell Biol.* **5**, 486-8(2003).

12) N. Takasugi, et al.：The role of presenilin cofactors in the gamma-secretase complex. *Nature* **422**, 438-41(2003).

13) W. T. Kimberly, et al.：-Secretase is a membrane protein complex comprised of presenilin, nicastrin, aph-1, and pen-2. Proc. Natl. Acad. Sci. **100**, 6382-6387(2003).

14) P. Lu, et al.：Three-dimensional structure of human γ-secretase. *Nature* **512**, 166-170(2014).

15) H. Steiner, et al.：A loss of function mutation of presenilin-2 interferes with amyloid beta-peptide production and notch signaling. *J. Biol. Chem.* **274**, 28669-73(1999).

16) M. S. Wolfe, et al.：Two transmembrane aspartates in presenilin-1 required for presenilin endoproteolysis and gamma-secretase activity. *Nature* **398**, 513-7(1999).

17) W. T. Kimberly, W. Xia, T. Rahmati, M. S. Wolfe and D. J. Selkoe：The transmembrane aspartates in presenilin 1 and 2 are obligatory for gamma-secretase activity and amyloid beta-protein generation. *J. Biol. Chem.* **275**, 3173-8(2000).

18) G. Thinakaran, et al.：Endoproteolysis of presenilin 1 and accumulation of processed derivatives in vivo. *Neuron* **17**, 181-90(1996).

19) D. R. Dries and G. Yu：Assembly, maturation, and trafficking of the gamma-secretase complex in Alzheimer's disease. *Curr. Alzheimer Res.* **5**, 132-46(2008).

20) A. Fukumori, R. Fluhrer, H. Steiner and C. Haass：*Three-amino acid spacing of presenilin endoproteolysis suggests a general stepwise cleavage of gamma-secretase-mediated intramembrane proteolysis. *J. Neurosci.* **30**, 7853-62(2010).

21) D. Beher, et al.：Pharmacological knock-down of the presenilin 1 heterodimer by a novel gamma-secretase inhibitor：implications for presenilin biology. *J. Biol. Chem.* **276**, 45394-402(2001).

22) C. Goutte, M. Tsunozaki, V. A. Hale and J. R. Priess：APH-1 is a multipass membrane protein essential for the Notch signaling pathway in Caenorhabditis elegans embryos. Proc. Natl. Acad. Sci. **99**, 775-779(2002).

23) R. Francis, et al.：aph-1 and pen-2 are required for Notch pathway signaling, gamma-secretase cleavage of betaAPP, and presenilin protein accumulation. *Dev. Cell* **3**, 85-97(2002).

24) S.-F. Lee, et al.：Mammalian APH-1 Interacts with Presenilin and Nicastrin and Is Required for Intramembrane Proteolysis of Amyloid-β Precursor Protein and Notch. *J. Biol. Chem.* **277**, 45013-45019(2002).

25) H. Steiner, et al.：PEN-2 Is an Integral Component of the γ-Secretase Complex Required for Coordinated Expression of Presenilin and Nicastrin. *J. Biol. Chem.* **277**, 39062-39065(2002).

26) L. Sun, et al.：Structural basis of human γ-secretase assembly. Proc. Natl. Acad. Sci. U. S. A. **112**, 6003-8(2015).

27) X. Zhang, C. J. Yu and S. S. Sisodia：The topology of pen-2, a γ-secretase subunit, revisited：evidence for a reentrant loop and a single pass transmembrane domain. *Mol. Neurodegener.* **10**, 39 (2015).

28) X. Bai, E. Rajendra, G. Yang, Y. Shi and S. H. W. Scheres：Sampling the conformational space of the catalytic subunit of human γ-secretase. *Elife* **4**, (2015).

29) B. De Strooper, et al.：A presenilin-1-dependent gamma-secretase-like protease mediates release of Notch intracellular domain. *Nature* **398**, 518-22(1999).

30) G. Struhl and I. Greenwald：Presenilin is required for activity and nuclear access of Notch in Drosophila. *Nature* **398**, 522-5(1999).

31) C. Sato, G. Zhao and M. X. G. Ilagan：An overview of notch signaling in adult tissue renewal and maintenance. *Curr. Alzheimer Res.* **9**, 227-40(2012).

32) E. H. Schroeter, J. A. Kisslinger and R. Kopan：Notch-1 signalling requires ligand-induced proteolytic release of intracellular domain. *Nature* **393**, 382-6(1998).

33) N. Jurisch-Yaksi, R. Sannerud and W. Annaert：A fast growing spectrum of biological functions of γ-secretase in development and disease. *Biochim. Biophys. Acta - Biomembr.* **1828**, 2815-2827 (2013).

34) R. Kopan and M. X. G. Ilagan：Gamma-secretase：proteasome of the membrane? *Nat. Rev. Mol.*

Cell Biol. **5**, 499-504(2004).

35) I. Lauritzen, et al.：The -Secretase-Derived C-Terminal Fragment of APP, C99, But Not A, Is a Key Contributor to Early Intraneuronal Lesions in Triple-Transgenic Mouse Hippocampus. *J. Neurosci.* **32**, 16243-16255(2012).

36) R. Tamayev, S. Matsuda, O. Arancio and L. D'Adamio：β-but not γ-secretase proteolysis of APP causes synaptic and memory deficits in a mouse model of dementia. *EMBO Mol. Med.* **4**, 171-179 (2012).

37) Y. Mitani, et al.：Differential effects between γ-secretase inhibitors and modulators on cognitive function in amyloid precursor protein-transgenic and nontransgenic mice. *J. Neurosci.* **32**, 2037-50 (2012).

38) T. Bittner, et al.：Gamma-secretase inhibition reduces spine density in vivo via an amyloid precursor protein-dependent pathway. *J. Neurosci.* **29**, 10405-9(2009).

39) H. Acx, et al.：Inactivation of γ-secretases leads to accumulation of substrates and non-Alzheimer neurodegeneration. *EMBO Mol. Med.* **9**, 1088-1099(2017).

40) A. Haapasalo and D. M. Kovacs：The many substrates of presenilin/γ-secretase. *J. Alzheimers. Dis.* **25**, 3-28(2011).

41) J. W. Chin, A. B. Martin, D. S. King, L. Wang and P. G. Schultz：Addition of a photocrosslinking amino acid to the genetic code of Escherichiacoli. Proc. Natl. Acad. Sci. U. S. A. 99, 11020-4(2002).

42) A. Fukumori and H. Steiner：Substrate recruitment of γ-secretase and mechanism of clinical presenilin mutations revealed by photoaffinity mapping. *EMBO J.* **35**, 1628-43(2016).

43) T. Saito, et al.：Potent amyloidogenicity and pathogenicity of Aβ43. Nat. *Neuro sci*, **14**, 1023-1032 (2011).

44) N. Matsumura, et al.：γ-Secretase Associated with Lipid Rafts. *J. Biol. Chem.* **289**, 5109-5121(2014).

45) F. Olsson, et al.：Characterization of Intermediate Steps in Amyloid Beta(Aβ) Production under Near-native Conditions. *J. Biol. Chem.* **289**, 1540-1550(2014).

46) M. Okochi, et al.：γ-secretase modulators and presenilin 1 mutants act differently on presenilin/γ-secretase function to cleave Aβ42 and Aβ43. *Cell Rep.* **3**, 42-51(2013).

47) T. E. Golde, E. H. Koo, K. M. Felsenstein, B. A. Osborne and L. Miele：γ-Secretase inhibitors and modulators. *Biochim. Biophys. Acta - Biomembr.* **1828**, 2898-2907(2013).

48) M. S. Wolfe, γ-Secretase inhibitors and modulators for Alzheimer's disease. *J. Neurochem.* **120 Suppl 1**, 89-98(2012).

49) M. S. Shearman, et al.：L-685,458, an aspartyl protease transition state mimic, is a potent inhibitor of amyloid beta-protein precursor gamma-secretase activity. *Biochemistry* **39**, 8698-704(2000).

50) H. F. Dovey, et al.：Functional gamma-secretase inhibitors reduce beta-amyloid peptide levels in brain. *J. Neurochem.* **76**, 173-81(2001).

51) E. Siemers, et al.：Safety, tolerability, and changes in amyloid beta concentrations after administration of a gamma-secretase inhibitor in volunteers. *Clin. Neuropharmacol.* **28**, 126-32

52) R. S. Doody, et al.：A Phase 3 Trial of Semagacestat for Treatment of Alzheimer's Disease. *N. Engl. J. Med.* **369**, 341-350(2013).

53) K. W. Gillman, et al.：Discovery and Evaluation of BMS-708163, a Potent, Selective and Orally Bioavailable γ-Secretase Inhibitor. *ACS Med. Chem. Lett.* **1**, 120-4(2010).

54) V. Coric, et al.：Targeting Prodromal Alzheimer Disease With Avagacestat：A Randomized Clinical Trial. *JAMA Neurol.* **72**, 1324-33(2015).

55) L. Chávez-Gutiérrez, et al.：The mechanism of γ-Secretase dysfunction in familial Alzheimer disease. *EMBO J.* **31**, 2261-74(2012).
56) C. J. Crump, et al.：BMS-708,163 Targets Presenilin and Lacks Notch-Sparing Activity. *Biochemistry* **51**, 7209-7211(2012).
57) A. Geling, H. Steiner, M. Willem, L. Bally-Cuif and C. Haass：A gamma-secretase inhibitor blocks Notch signaling in vivo and causes a severe neurogenic phenotype in zebrafish. *EMBO Rep.* **3**, 688-94(2002).
58) P. Doerfler, M. S. Shearman and R. M. Perlmutter：Presenilin-dependent gamma-secretase activity modulates thymocyte development. Proc. Natl. Acad. Sci. U. S. A. 98, 9312-7(2001).
59) B. K. Hadland, et al.：Gamma -secretase inhibitors repress thymocyte development. Proc. Natl. Acad. Sci. U. S. A. **98**, 7487-91(2001).
60) G. T. Wong, et al.：Chronic Treatment with the γ-Secretase Inhibitor LY-411,575 Inhibits β-Amyloid Peptide Production and Alters Lymphopoiesis and Intestinal Cell Differentiation. *J. Biol. Chem.* **279**, 12876-12882(2004).
61) E. R. Andersson and U. Lendahl：Therapeutic modulation of Notch signalling--are we there yet? *Nat. Rev. Drug Discov.* **13**, 357-78(2014).
62) S. Tagami, et al.：Semagacestat Is a Pseudo-Inhibitor of γ-Secretase. Cell Rep. **21**, 259-273(2017).
63) B. De Strooper and L. Chávez Gutiérrez：Learning by Failing：Ideas and Concepts to Tackle γ-Secretases in Alzheimer's Disease and Beyond. *Annu. Rev. Pharmacol. Toxicol.* **55**, 419-437 (2015).
64) S. Weggen, et al.：Abeta42-lowering nonsteroidal anti-inflammatory drugs preserve intramembrane cleavage of the amyloid precursor protein(APP)and ErbB-4 receptor and signaling through the APP intracellular domain. *J. Biol. Chem.* **278**, 30748-54(2003).
65) S. Weggen, et al.：Evidence that nonsteroidal anti-inflammatory drugs decrease amyloid beta 42 production by direct modulation of gamma-secretase activity. *J. Biol. Chem.* **278**, 31831-7(2003).
66) S. Weggen, et al.：A subset of NSAIDs lower amyloidogenic Abeta42 independently of cyclooxygenase activity. *Nature* **414**, 212-6(2001).
67) M. Szaruga, et al.：Alzheimer's-Causing Mutations Shift Aβ Length by Destabilizing γ-Secretase-Aβn Interactions. *Cell* **170**, 443-456.e14(2017).
68) M. G. Bursavich, B. A. Harrison and J.-F. Blain：Gamma Secretase Modulators：New Alzheimer's Drugs on the Horizon? *J. Med. Chem.* **59**, 7389-7409(2016).
69) G. Siegel, et al.：The Alzheimer's Disease γ-Secretase Generates Higher 42：40 Ratios for β-Amyloid Than for p3 Peptides. *Cell Rep.* **19**, 1967-1976(2017).

第3節　アルツハイマー病原因タンパク質の異常凝集を抑制するナノファイバーペプチド医薬の開発

京都工芸繊維大学　和久　友則　京都工芸繊維大学　田中　直毅

1　はじめに

1.1　タンパク質の異常凝集とアミロイド線維

タンパク質の多くは立体構造を形成することで酵素触媒作用や分子認識機能などの高度な機能を発現する。分子シャペロンと呼ばれるタンパク質群は，フォールディング途上の不安定な中間体やストレスによって変性したタンパク質を認識し，凝集しないように働きながらネイティブ構造へのフォールディングを助ける[1)]。このような分子シャペロンの凝集阻害機構を逃れたタンパク質は，自己会合し，凝集体を形成する。凝集体の多くは不定形であるが，ときにはナノスケールの規則正しい構造をもつ線維状会合体を形成することがある。このような凝集体はアミロイド線維と呼ばれ，アルツハイマー病，パーキンソン病などの神経変性疾患の脳に蓄積されることから，疾患原因と関連のあるタンパク質凝集体として研究され始めた。

1.2　病原タンパク質の異常凝集抑制によるアルツハイマー病の治療

現在使われているアルツハイマー病治療薬には，アセチルコリンエステラーゼ阻害薬と *N*-methyl-D-aspartate（NMDA）受容体拮抗薬がある。しかし，これらはいずれも神経伝達機能の低下を補うことで症状の進行を遅らせる対症療法薬である[2)]。そのため，アルツハイマー病の原因に対して働きかける根本的な治療薬の開発が求められている。アルツハイマー病患者の脳内には老人班とよばれる構造物が多く認められる。この老人班は主にアミロイドβ（Aβ）から形成していることから，Aβはアルツハイマー病の原因タンパク質の１つとして考えられている[3)]。Aβ は前駆タンパク質である amyloid precursor protein（APP）がβ-セクレターゼおよびγ-セクレターゼにより切断されることによって産生され，互いに凝集することで老人班を形成する。Aβの蓄積はアルツハイマー病を発症する何年も前から始まっているといわれている。

これまでにAβを標的とする治療薬の開発が進められてきたが，そのアプローチは大きく分けると以下の３つに分類することができる。１つ目は，Aβの産生を抑制することをねらいとするものである[4)]。代表的なものとして，β-セクレターゼやγ-セクレターゼの阻害剤などが挙げられる。これらの酵素阻害剤は，一般的に低分子化合物であるため，構造制御による活性や動態の最適化が可能であるという特長がある。しかし，ターゲットとする酵素の活性阻害が，その酵素の関与するすべての生体反応に影響を与えることが問題となる場合がある。例えば，γ-セクレターゼはAPPの分解に加えて，神経細胞などの分化に関わるNotchの切断にも関与している。そのため，γ-セクレターゼ阻害薬には，Notch シグナルの阻害による副作用が懸念される。実際，これまでにγ-セクレターゼ阻害剤として Semagacestat（E. lilly）や Avagacestat（BMS），β-セクレターゼ阻害剤として Verubecestat（Merck）などの臨床試験が進められてきたが，いずれも認知機能の改善が認められず開発中止に至っている。

2つ目は，抗Aβ抗体やAβワクチンによってAβを除去する方法である。Aβを標的としたアルツハイマー病治療では，薬が脳内移行性を有することが大変重要であるが，抗体は高分子量であるため，それ単体での脳内移行性は乏しいことが課題として挙げられる。3つ目は，Aβの凝集を阻害する方法である[5)]。これまでに，クルクミンやコンゴーレッドなどの有機分子やAβのコア配列を含むペプチドがAβ凝集抑制作用を示すことが報告されている[6)7)]。これらに加えて近年では，様々なナノ粒子やナノ会合体による凝集抑制が注目を集めている[8)-10)]。ナノ粒子の表面組成，電荷，サイズなどの違いにより，ナノ粒子がAβの凝集に与える効果が異なることが明らかにされている。現在，臨床試験に進んでいるナノ粒子タイプの凝集抑制剤はほとんどないとされている[5)]。しかし，ナノ粒子の表面特性や機能を制御するためのナノテクノロジーは目覚ましく進歩していることから，今後，高機能なナノ粒子型凝集抑制剤が開発されることが期待される。

Aβに加えて，もう1つのアルツハイマー病の原因タンパク質として，神経原線維変化を形成するタウタンパク質が知られている[11)]。タウは細胞内の微小管に結合するタンパク質であるが，異常リン酸化を受けると微小管より解離し，細胞内で異常凝集して神経原線維変化を形成する。Aβの蓄積がアルツハイマー病の発症のおよそ20年前から始まるのに対して，神経原線維変化の進行は発症後の認知機能低下と相関している。これまでに開発が試みられているタウ標的の治療薬としては，凝集抑制剤であるメチレンブルーやその還元体であるLMTX およびクルクミン，リン酸化阻害剤である Tideglusib，およびタウに対する抗体薬などが挙げられる。近年では，Aβあるいはタウタンパク質のそれぞれの線維化を抑制するだけでは不十分であり，両方の線維化抑制を考慮に入れた薬剤設計が重要とされている[12)13)]。

1.3　アミロイド線維を利用した機能性材料

アミロイド線維はもともと疾患に関わる病原として発見されたために，生体内に存在するコラーゲンやラミニンなどのタンパク質が形成するほかのナノファイバーとは異なり『毒性のある悪玉』として見なされ，機能性材料としての利用価値は低いと考えられていた。しかし1990年代以降，医学研究者が主であったアミロイドの研究領域に，タンパク質科学研究者が参入することで様々な知見が明らかとなり，『アミロイドは悪玉』という誤解が解消されていった。まず1990年代後半に，それまではアミロイド線維を形成するのはアミロイドβ，α-シヌクレンおよびプリオンタンパク質などの疾患関連タンパク質のみと考えられていたが，ウシホスファチジルイノシトール3-キナーゼなどの疾患と関係のないタンパク質からもアミロイド線維は形成することが報告され始めた[14)15)]。その後も，様々なタンパク質やペプチドからのアミロイド線維形成が報告され，現在ではアミロイド線維の形成は多くのタンパク質やポリペプチドに共通した性質として受け入れられ，わずか数残基のペプチドであってもアミロイド様線維を形成する例が知られている[16)]。

また，2000年代には，バイオフィルム形成，接着，ホルモン貯蔵など生体内での重要な役割をもつ「機能性アミロイド」の存在が明らかにされたことで，単なる病原体として生体に存在するわけではないことがわかった[17]。さらに，毒性に関しても，凝集プロセスの中間体であるオリゴマーやプロトフィブリルが高い毒性を示すのであって，マチュアな線維は比較的無害であるとの考えが一般的になってきた[18)-20]。このような背景のもと，2000年代後半になると，アミロイド線維は材料科学者の関心を大いに引きつけるようになり，その構造安定性などの特徴を生かしたナノセンサーや人工足場材料などの機能性材料開発に関わる研究が活発に展開されるに至っている[21,22]。本稿では，アミロイド線維の機能性材料への応用の例として，小型熱ショックタンパク質由来の断片ペプチドが形成するナノファイバーを用いて，アルツハイマー病の病原タンパク質の凝集抑制に成功した研究を紹介する[23,24]。

2 タンパク質凝集を抑制するペプチドナノファイバー

2.1 分子シャペロンとタンパク質凝集抑制

分子シャペロンのタンパク質凝集抑制機能をもつペプチドや低分子が開発することができれば，アルツハイマー病の治療に応用できると期待される。しかしながら，分子シャペロンの多くはATPase活性による分子運動を利用するため，低分子やペプチドで模倣することは難しいとされていた。一方，筆者らは分子シャペロンのATPaseドメインを削除した基質結合部位断片が，タンパク質凝集抑制機能を有することを先行研究で明らかにした[25,26]。基質結合部位断片は，タンパク質の変性中間体や比較的小さな凝集体と結合することにより，凝集速度を抑制すると考えられる。

αAクリスタリンは小型熱ショックタンパク質の1つであり，眼球の水晶体内のタンパク質凝集を抑制する役割を担っている[27]。2000年にSharmaらにより，αAクリスタリンの基質結合に関与するとされている領域に相当する19残基の断片ペプチド(αAC(71-88)，FVIFLDVKHF-SPEDLTVK)がタンパク質凝集を抑制するシャペロン様機能を有すると報告された[28,29]。筆者らはαAC(71-88)ペプチドがタンパク質凝集を抑制するメカニズムを明らかにするために，様々な基質タンパク質に対するαAC(71-88)ペプチドのシャペロン様活性を調べた。その中で，αAC(71-88)ペプチド自身が加熱処理により水溶液中でナノファイバーを形成し，さらにナノファイバーを形成することでシャペロン様機能を向上させることを見出した[23,24]。

2.2 αAC(71-88)ナノファイバーがアルコールデヒドロゲナーゼの熱凝集に与える影響

まず，モデルタンパク質としてアルコールデヒドロゲナーゼ(ADH)を選択し，その熱凝集プロセスにαAC(71-88)が与える効果を濁度測定により評価した。αAC(71-88)ペプチドをADHの熱凝集過程に共存させると，前述のSharmaらの報告と一致して，熱凝集に伴う濁度上昇が抑制されることが確認された。一方，あらかじめ熱処理することで作製したαAC(71-88)ナノファイバー(**図1a**)を共存させると，興味深いことに，より顕著に濁度上昇が抑制されることが明らかになった(**図2**)。この結果は，αAC(71-88)ペプチドのシャペロン様活性はナ

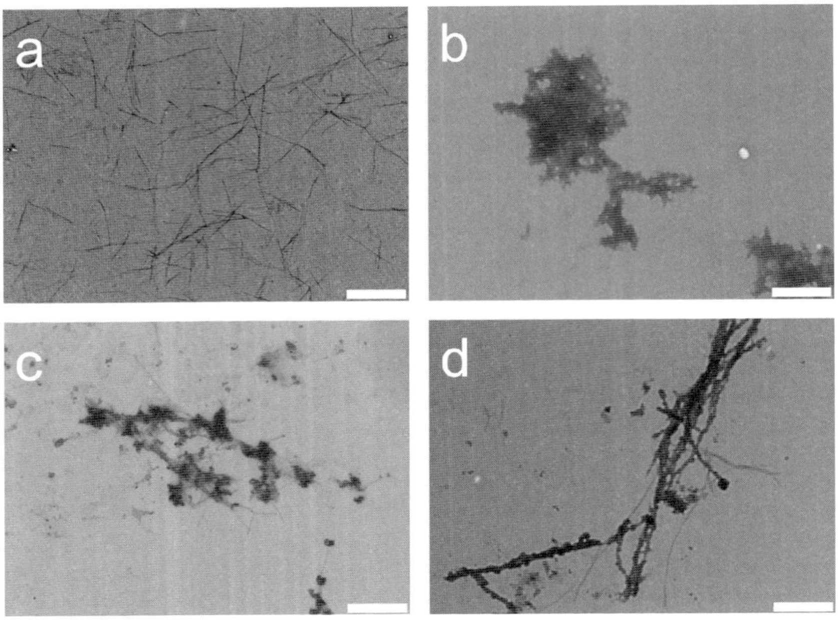

図１　透過型電子顕微鏡像

(a) αAC(71-88)ナノファイバー，(b)アルコールデヒドロゲナーゼ(ADH)が形成する熱凝集体，(c) αAC(71-88)ナノファイバー共存下での ADH の熱凝集，(d) αAC(71-88)ナノファイバー共存下でのルシフェラーゼの熱凝集
(Reprinted with permission from S. Fukuhara, et al., Biochemistry, 51, 5394(2012). Copyright 2012 American Chemical Society(ref. 23))

ノファイバーを形成することで向上することを示している。また，αAC(71-88)ナノファイバー共存下で加熱した ADH 溶液を電子顕微鏡で観察すると，αAC(71-88)ナノファイバーの表面に ADH と思われる 100 nm 程度の凝集物が結合している様子が確認された(図 1c)。このことから，ADH の微小な凝集体がナノファイバーの表面にトラップされることにより，さらなる凝集が抑制されることが示唆された。さらに，ADH 以外の基質タンパク質としてルシフェラーゼ(等電点：6.8)の凝集についても調べたところ，共存させたαAC(71-88)ナノファイバー表面に微小な凝集体がトラップされることで，ADH と同様に凝集が抑制されることがわかった(**図 1d** および**図 3a**)。また，αAC(71-88)ナノファ

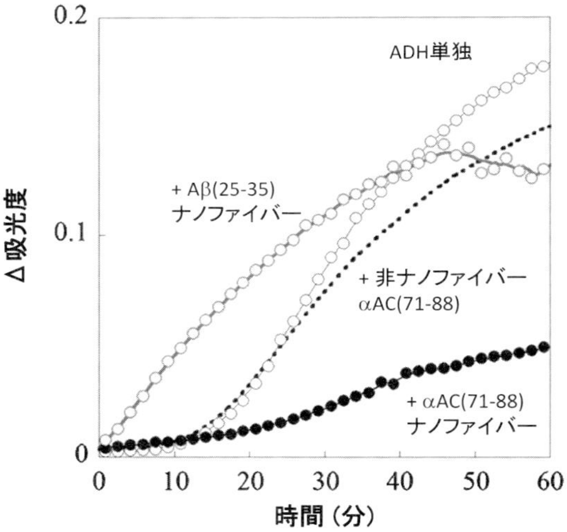

図２　濁度測定による ADH の熱凝集挙動評価

○(細線)，ADH 単独での熱凝集；●，αAC(71-88)ナノファイバー共存下での ADH の熱凝集；破線，線維化していないαAC(71-88)ペプチド共存下での ADH の熱凝集；○(太線)，Aβ(25-35)ナノファイバー共存下での ADH の熱凝集
(Reprinted with permission from S. Fukuhara, et al., Biochemistry, 51, 5394(2012). Copyright 2012 American Chemical Society(ref. 23))

イバー共存下では，ルシフェラーゼ活性の減少も抑制されることがわかった(図3b)。

2.3　αAC(71-88)ペプチドとアルコールデヒドロゲナーゼとの相互作用

αAC(71-88)ナノファイバーとADHとの相互作用を調べるために，αAC(71-88)ナノファイバーの表面を解析した。まず，ζ電位測定よりナノファイバーは，中性条件下において負電荷を帯びていることがわかった。また，ナノファイバーの表面疎水性を評価するために，ペプチドナノファイバー共存下での8-アニリノ-1-ナフタレンスルホン酸(ANS)溶液の蛍光スペクトルを測定したところ，ANS単独のスペクトルと比較してピークの低波長シフトと強度の増加が観察された(**図4**)。このことより，ナノファイバーの表面には疎水性領域が存在することがわかった。ADHの等電点は5.4であることより，中性条件下ではADHとナノファイバー表面はともに負電荷を帯びており，両者には静電的斥力が働くと考えられる。以上のことを考慮に入れると，ADHとαAC(71-88)ナノファイバーとの結合の駆動力は，おもに疎水性相互作用であると考えられる。αAC(71-88)ペプチド単独ではタンパク質の凝集体に対する相互作用は弱いが，ペプチドがナノファイバーへと集合化することで，タンパク質の凝集体への親和性が増幅し，その結果としてシャペロン様活性が向上したと考えられる。この機構は，分子シャペロンGroELの基質認識における機構と共通しており大変興味深い[25]。

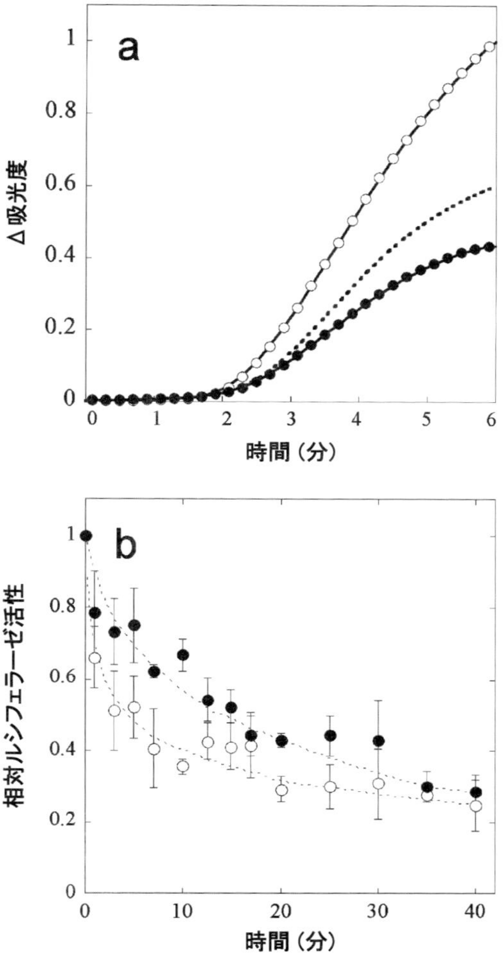

図3　(a)濁度測定によるルシフェラーゼの熱凝集挙動評価

○：ルシフェラーゼ単独での熱凝集，●：αAC(71-88)ナノファイバー共存下でのルシフェラーゼの熱凝集，破線：線維化していないαAC(71-88)ペプチド共存下でのルシフェラーゼの熱凝集

(b)ルシフェラーゼ活性変化に与えるαAC(71-88)ナノファイバーの影響

○：ルシフェラーゼ単独，●：αAC(71-88)ナノファイバー共存下

(Reprinted with permission from S. Fukuhara, et al., Biochemistry, 51, 5394(2012). Copyright 2012 American Chemical Society(ref. 23))

2.4　ナノファイバーのシャペロン様活性に与える表面電荷の影響

上述の通りαAC(71-88)ナノファイバーはADHの熱凝集に対するシャペロン様活性を示し

た。これに対してAβタンパク質由来の断片ペプチドAβ(25-35)(GSNKGAIIGLM)が形成するナノファイバーはルシフェラーゼなどのタンパク質凝集を促進することが報告されている[30]。そこで，このようなタンパク質凝集抑制に対する影響の違いがナノファイバーのどのような性質に由来するのかについて調べた。まず，Aβ(25-35)ナノファイバーがADHの熱凝集にどのような影響を与えるかについて調べたところ，ADHの熱凝集を促進することがわかった(図2)。また，Aβ(25-35)ナノファイバーのζ電位は，単独では+9 mVであったが，ADHを共存させた場合，ADH濃度の増加に伴って0 mVに近づくことがわかった。以上より，Aβ(25-35)ナノファイバーの表面には，静電的相互作用を介してADHが結合し，これにより表面電荷が

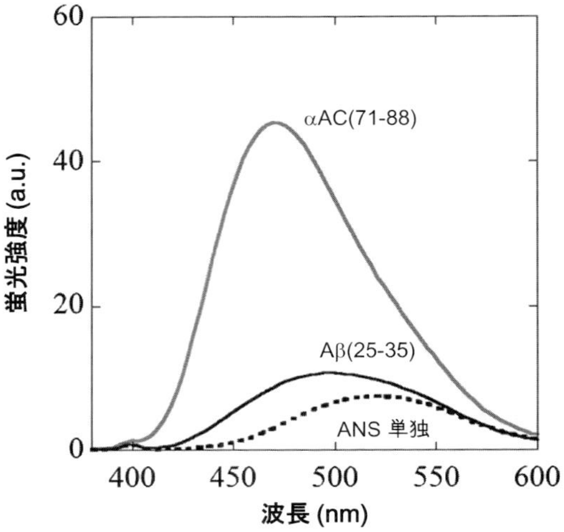

図4　ANS蛍光プローブを用いたナノファイバーの表面疎水評価
(Reprinted with permission from S. Fukuhara, et al., Biochemistry, 51, 5394(2012). Copyright 2012 American Chemical Society(ref. 23))

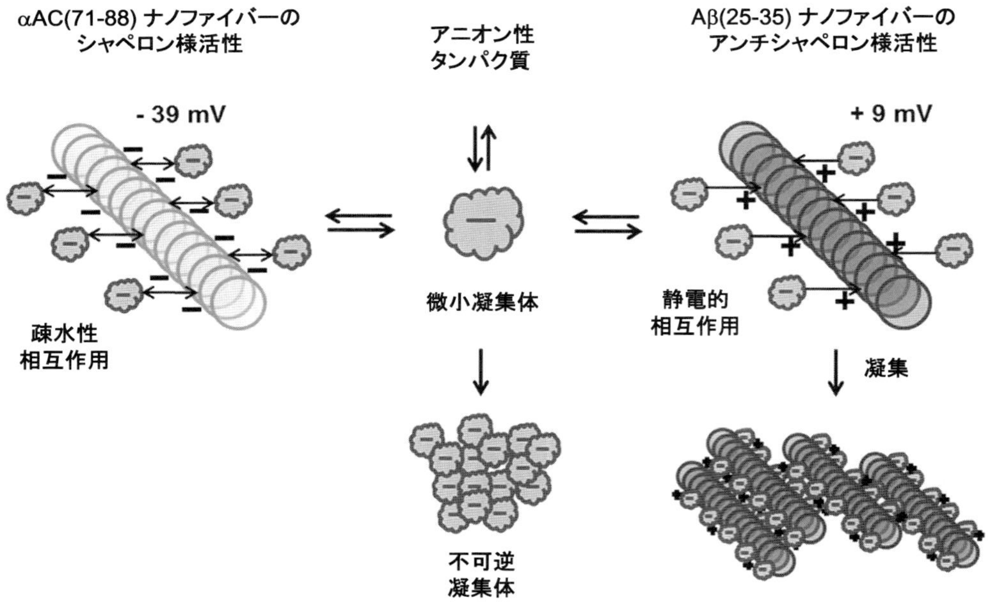

※口絵参照

図5　αAC(71-88)ナノファイバーおよびAβ(25-35)ナノファイバーとアルコールデヒドロゲナーゼ熱凝集体との相互作用。
(Reprinted with permission from S. Fukuhara, et al., Biochemistry, 51, 5394(2012). Copyright 2012 American Chemical Society(ref. 23))

中和されるためナノファイバーの分散安定性が低下し凝集することが示唆された。ナノファイバーが凝集すると，表面に結合したADHは脱着できなくなるため，結果として熱凝集を促進することになったと考えられる。この結果より，ナノファイバーのシャペロン様活性には，ナノファイバーの表面電荷の正負が基質タンパク質と一致することが重要であることが示唆された(**図5**)。

3　αAC(71-88)ナノファイバーによるアルツハイマー病の制御

3.1　αAC(71-88)ナノファイバーがアルツハイマー病の病原タンパク質の凝集に与える影響

次に，αAC(71-88)ナノファイバーのシャペロン様活性をアルツハイマー病の治療に応用する研究を行った。前項で述べたように，アルツハイマー病は脳内でのAβペプチドの凝集と関連しており，Aβの凝集を抑制することができればアルツハイマー病の治療法の確立につながることが期待される。そこでまず，Aβの凝集に対するαAC(71-88)ペプチドおよびαAC(71-88)ナノファイバーの影響を蛍光プローブチオフラビンT(ThT)を用いて評価した。ThTは，アミロイド様の線維と結合すると490 nm付近に強い蛍光を発する色素で，線維形成のカイネティクスを評価するために一般的に用いられる。αAC(71-88)ペプチドあるいはαAC(71-88)ナノファイバー共存下でのAβの凝集挙動を評価したところ，αAC(71-88)ペプチドはナノファイバー化していなくてもある程度の凝集抑制効果を示すが，ナノファイバー化するとその効果は大幅に増幅することがわかった。Aβペプチドの等電点は5.5であり中性条件下で負電荷を有することから，凝集抑制の機構はADHの場合と同様であると考えられる。

一方で，前述の通り，アルツハイマー病にはAβペプチドに加えてタウタンパク質の凝集も関わっており，これを抑制することも重要である。そこで，まずαAC(71-88)ナノファイバーがタウタンパク質の凝集に与える効果について評価したところ，αAC(71-88)ナノファイバーはタウタンパク質の凝集を促進してしまうことがわかった。タウタンパク質の等電点が9.6であり中性条件下では正に帯電していることを考えると，この結果からもナノファイバーによるタンパク質凝集の抑制と促進には，基質タンパク質およびナノファイバー表面の電荷が重要であることが示された。実際，αAC(71-88)の非保存領域をリシンに変異させたペプチド(FVIFLDVKHF<u>K</u>P<u>K</u>DL<u>K</u>VK, 下線部が変異残基)が形成するカチオン性ナノファイバーは，タウタンパク質の凝集を促進しなかった(**図6**)。

3.2　αAC中性ナノファイバーの設計とアルツハイマー病治療への応用

以上の知見に基づき，筆者らは疾患モデルマウスに対して有効な治療効果を示すペプチドナノファイバーの開発に着手した。αAC(71-88)ナノファイバーのシャペロン様活性に基づくナノファイバーペプチド医薬を設計する上では以下の2点を考慮する必要があった。まず，上述の通りαAC(71-88)ナノファイバーはAβの凝集を抑制するが，もう1つのアルツハイマー病の病原タンパク質であるタウタンパク質の凝集を促進してしまうのでこの問題をクリアする必要がある。もう一点としては，ナノファイバーに脳内移行性を付与する必要がある。1つ目

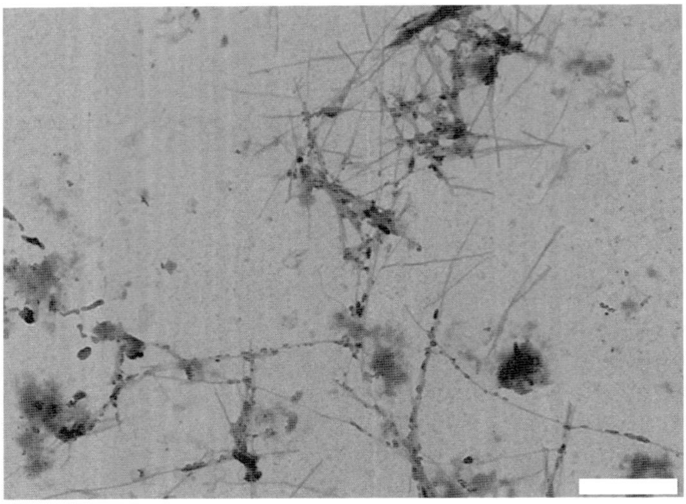

図６　透過型電子顕微鏡像

改変型 α AC(71-88)ナノファイバー共存下でのタウタンパク質の凝集

(Reprinted with permission from S. Fukuhara, et al., Biochemistry, 51, 5394(2012). Copyright 2012 American Chemical Society(ref. 23))

の問題に関して，ナノファイバーに対して反対の電荷をもつ基質タンパク質の凝集が促進されるのであれば，ナノファイバーの表面電荷をゼロにすると，両タンパク質に対してシャペロン様活性を示すことが期待される。そこで，カチオン性ペプチドを付加した α AC(71-88)ペプチド(ネットチャージがプラス)と α AC(71-88)ペプチド(ネットチャージがマイナス)との二成分を混合してナノファイバーを作製することにした。ここで，カチオン性成分として，細胞膜透過性ペプチドの１つであるアンテナペディア配列(Antp：RQIKIWFQNRRMKWKK)を選択した。Antp はナノ粒子などの脳内移行を促進する働きが知られていることから，Antp の導入によりナノファイバーに脳内移行性を付与できることが期待される[31)32)]。

α AC(71-88)ペプチドと α AC(71-88)-Antp ペプチド(FVIFLDVKHFSPEDLTVK RQIKIW-FQNRRMKWKK)を種々のモル比で混合し加熱することで，両ペプチドを構成成分とするペプチドナノファイバーを作製した。得られたナノファイバーの ζ-電位は両ペプチドの混合比に依存しており，混合比を制御することで，電気的に中性な表面をもつナノファイバーを作製できることがわかった。A β とタウタンパク質の凝集に対する中性ナノファイバーの効果を ThT 蛍光アッセイによって評価したところ，中性ナノファイバーは A β の凝集を抑制しつつ，タウタンパク質の凝集を促進しないことが明らかになった。

さらに，A β の線維化による細胞毒性を中性ナノファイバーが抑制することができるかどうかについて，ラット副髄質由来の神経細胞モデルである PC12 細胞を用いて評価した。その結果，A β のみを細胞に作用させた場合には，細胞生存率が 60％程度であったのに対して，30 ng/mL 以上の中性ナノファイバーを共存させると，ほぼ 100％の細胞生存率を示した。この結果より，中性ナノファイバーは A β の細胞毒性を抑制できることが明らかになった。

次に蛍光標識化した中性ナノファイバーをマウスに鼻粘膜投与した後，海馬を共焦点レーザー顕微鏡により観察したところ，中性ナノファイバー由来の蛍光シグナルが認められたことよりナノファイバーの脳内移行性が示された。さらに，Aβを過剰発現させた疾患モデルマウスに中性ナノファイバーを鼻粘膜投与し，その効果をY字迷路試験と水迷路試験による行動試験により評価したところ，ナノファイバー非投与のコントロール群と比較して病状の改善が認められた。以上より，αクリスタリンの断片ペプチドとAntpペプチドから成る中性ナノファイバーは，アルツハイマー病原因蛋白質の異常凝集を抑制するナノファイバーペプチド医薬として有用であることが示された。

4　結　び

本稿では熱ショックタンパク質αクリスタリンの断片ペプチドが形成するナノファイバーをアルツハイマー病の治療に応用する成果について紹介した。ペプチドの自己組織化を利用すると，複数の成分からなるペプチドナノファイバーを簡便に作製することができるため，高性能化・高機能化を図ることが可能である。今後，精密なペプチドナノファイバーの設計により，in vivoにおいてより高い凝集抑制作用を発揮することのできるナノファイバー型アルツハイマー病治療薬が開発されることを期待する。

文　献

1) J. P. Hendrick and F. U. Hartl：*Annu. Rev. Biochem.*, **62**, 349(1993).
2) S. L. Rogers et al.,；*Neurology*, **50**, 136(1998).
3) C. L. Masters et al.,；*EMBO J.*, **4**, 2757(1985)
4) J. Folch et al.,；*Neural Plast.*, **2016**, Article ID 8501693(2016).
5) X. Han and G. He：*ACS Chem. Neurosci.*, **9**, 198(2018).
6) S. J. C. Lee et al.,；*Chem. Soc. Rev.*, **46**, 310(2017).
7) L. O. Tjernberg et al.,；*J. Biol. Chem.*, **271**, 8545(1996)
8) S. Linse et al.,；Proc. Natl. Acad. Sci. U.S.A., 104, 8691(2007).
9) C. Cabaleiro-Lago et al.,；*J. Am. Chem. Soc.*, **130**, 15437(2008).
10) K. Ikeda et al.,；*FEBS Lett.*, **580**, 6587(2006).
11) C. M. Wischik et al.,；Proc. Natl. Acad. Sci. U.S.A., 85, 4506(1988)
12) M. Okuda et al.,；*J. Alzheimer's Dis.*, **59**, 313(2017).
13) M. Okuda et al.,；*Bioorg. Med. Chem. Lett.*, **26**, 5024(2016).
14) F. Chiti and C. M. Dobson：*Annu. Rev. Biochem.*, **75**, 333(2006).
15) C. M. Dobson：*Nature*, **426**, 884(2003).
16) I. W. Hamley：*Angew. Chem. Int. Ed.*, **46**, 8128(2007).
17) T. P. Knowles and M. J. Buehler：*Nature Nanotechnol.*, **6**, 469(2011).
18) D. M. Fowler et al.,：*Trends Biochem. Sci.*, **32**, 217(2007).
19) M. Goedert and M. G. Spillantini：*Science*, **314**, 777(2006).
20) M. Bucciantini et al.,：*Nature*, **416**, 507(2002).
21) T. Waku and N. Tanaka：*Polym. Int.*, **66**, 277(2017).
22) G. Wei et al.,：*Chem. Soc. Rev.*, **46**, 4661(2017).
23) S. Fukuhara et al.,：*Biochemistry*, **51**, 5394(2012).

24） N. Tanaka et al.,：*Biochemistry*, **47**, 2961(2008).
25） N. Tanaka et al.,：Proc. Natl. Acad. Sci. U.S.A., 99, 15398(2002).
26） N. Tanaka and A. R. Fersht：*J. Mol. Biol.*, **292**, 173(1999).
27） J. I. Clark and P. J. Muchowski：*Curr. Opin. Struct. Biol.*, **10**, 52(2000).
28） K. K. Sharma et al.,：*J. Biol. Chem.*, **275**, 3767(2000).
29） P. Santhoshkumar and K. K, Sharma：*Mol. Cell Biochem.*, **267**, 147(2004).
30） T. Konno：*Biochemistry*, **40**, 2148(2001).
31） A. Joliot and A. Prochiantz：*Nat. Cell Biol.*, **6**, 189(2004).
32） H. A. Popiel, Y. Nagai, N. Fujikake and T. Toda：*Neurosci. Lett.*, **449**, 87(2009).

第４章　創　薬

第４節　認知症の分子標的：アミロイドから オリゴマー，そして核酸へ

昭和大学　小野　賢二郎

1　はじめに

アルツハイマー病(Alzheimer's disease：AD)の病理学的特徴としては，アミロイドβ蛋白(Aβ)から成る老人斑，微小管関連蛋白質であるタウ蛋白(tau)から成る神経原線維変化，さらに神経細胞脱落があげられる。なかでも病態生理においては，Aβがその前駆体蛋白質であるアミロイド前駆体蛋白(amyloid precursor protein：APP)から切り出され，異常凝集し，神経細胞を傷害する過程が重要な役割を果たすと考えられている(アミロイド仮説)[1]。

従来脳アミロイドとして蓄積する不溶性のAβ線維(fAβ)が神経毒性を発揮すると考えられていたが，最近，より毒性の強い凝集体として，可溶性オリゴマーの研究に注目が集まっており(オリゴマー仮説)[2)3]，アルツハイマー病やパーキンソン病をはじめとするレビー小体病を"Oligomeropathy(オリゴマオパチー)"と称するようになっている[4)5]。

以上のことを背景にアミロイド，特にオリゴマー仮説の実態を明らかにすることがAD研究の最重要ターゲットとなっており，この仮説に基づいた診断法，治療法の開発が世界中で精力的に行われている。

2　Aβ凝集

AβからfAβが形成されていく過程は，重合核依存性重合モデルに従うとされている(**図１**)[6]。重合核形成相は熱力学的に起こりにくく，反応全体の律速段階になっているが，いったん重合核が形成されると，線維伸長は一次反応速度論モデル，すなわち重合核，あるいはすでに存在する線維断端に前駆蛋白質であるAβが立体構造を変化させながら次々に結合することにより，速やかに進行する。神経細胞から分泌される主要なAβ分子種は，$A\beta_{1\text{-}40}$と$A\beta_{1\text{-}42}$であるが，とくに$A\beta_{1\text{-}42}$凝集の凝集性が高い[6]。筆者らは，金沢大学・中山らと秒の単位で観察可能な高速原子間力顕微鏡を用いて，凝集が早いためリアルタイムでの観察が困難であった$fA\beta_{1\text{-}42}$がstepwiseに形成されるだけでなく，①一方向優位性があること，②形成されたfAβは，straight，spiralの２つのtypeが存在し，switchingしたhybrid typeもみられること，③線維構造は周囲の電解質条件により変化し得ることを証明した[7]。

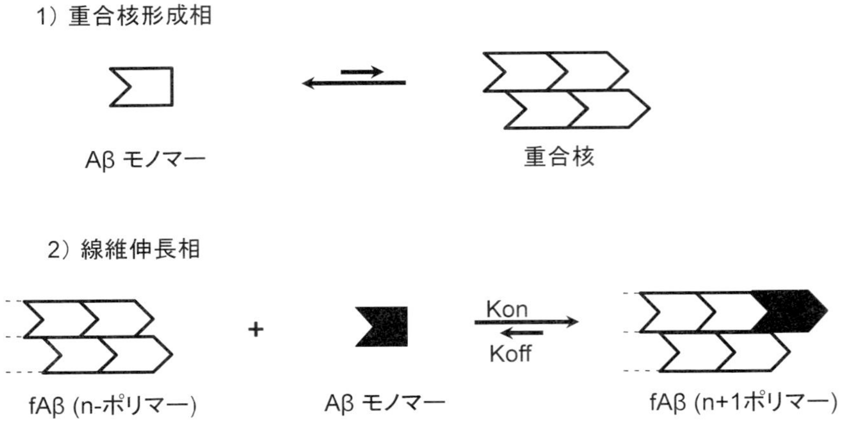

図1　重合核依存性重合モデル

3　アミロイドからオリゴマーへ

前述のようにAβが凝集していく過程では，無構造のAβモノマーからβ-シートへの構造変換を起こし，続いてオリゴマーが形成され，幅約5 nmのプロトフィブリル，さらには幅約10 nmの成熟線維であるfAβが形成される（**図2**）[2]。

1990年代はAβ モノマー自体は神経変性を引き起こさないが，Aβ凝集の結果として，神経細胞死が起こるように考えられていた[8]。また，ADを特徴付けるアミロイド斑があるが，*in vitro*にて合成Aβを使って人間の脳に存在するものと同様の成熟線維を形成できることが報告された[9]。このように初期の研究は，Aβの凝集は毒性発揮にとって必須ではあるが，*in vitro*で形成されたAβ凝集体の病態は限定的にしか明らかにされていない一方で，アミロイドとしての成熟線維は研究することは可能であったので，最終段階である線維が毒性発揮につながると推定されていた。しかし，これは実際のAD患者脳における認知症の重篤度とアミロイド斑の密度との間に有意な相関がないことが報告された後から流れが変わってきた[10]。

オリゴマー研究の先駆けは1990年代後半に遡る。1997年にTeplowらは，合成$A\beta_{1\text{-}42}$ペプチドを使用して，サイズ排除クロマトグラフィーシステムにおいてlow molecular weight peakの前に大きな（>100 kDa）可溶性凝集体のpeakを見出し，抽出されたビーズ状の凝集体をプロトフィブリルと命名した[11]。翌1998年にKleinらも合成$A\beta_{1\text{-}42}$ペプチドを使用して約53 kDaの小さな拡散性Aβオリゴマー，すなわちAβ由来拡散性リガンド（Aβ-derived diffusible ligands：ADDL）の存在を発見し，ADDLは神経細胞毒性をナノモル濃度で発揮できることを報告した[12]。類似サイズのオリゴマーとしては，Lesnéら（2006）がAβ抗体を標的とする抗体にて若いTg2576マウスの脳におけるプラーク形成の前に検出された56 kDa凝集体，ドデカマーを見出し，Aβ*56と名付けた[13]。同様に，合成$A\beta_{1\text{-}42}$ペプチドからAβドデカマーに対応する60 kDaの球状オリゴマーがBarghornら（2005）によって発見され，グロブロマーと名付けられた[14]。更に大きな凝集体として星ら（2003）がアミロスフェロイドの存在を見出し，アミロスフェロイドは$A\beta_{1\text{-}40}$または$A\beta_{1\text{-}42}$ペプチドから形成され，10～15 nmの径の回転楕円体様構造を呈し，150～700 kDaの大きさであると報告している[15]。

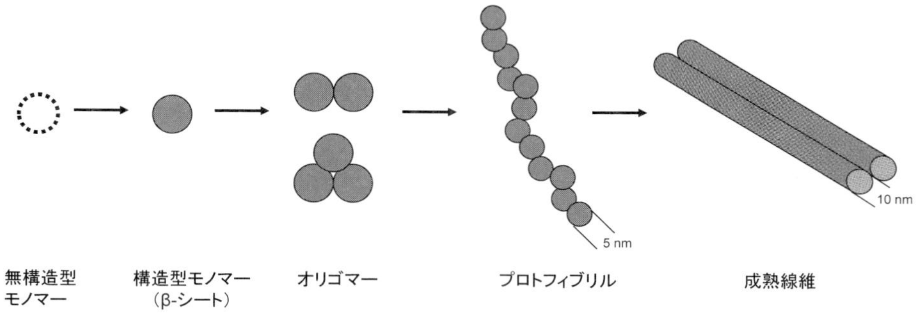

図２　Aβ凝集モデル[2)]

中間凝集体のオリゴマーやプロトフィブリルは，元来の線維形成経路の中間体なのか，別個の経路なのかは現在のところ，不明である。

Aβオリゴマーの最近の研究は，オリゴマーの大きさおよび生物学的活性を相関させることと同様に，より小さな可溶性オリゴマーにも焦点を当てている[2)]。低分子オリゴマーの *in vivo* でのエビデンスとして，Walsh ら(2002)は，低分子オリゴマーをラットの脳室に少量注入すると，海馬の long term potentiation(LTP)を阻害しシナプス毒性を発揮することを報告した[16)]。同様に Townsend ら(2006)は，Aβダイマー，トリマー，テトラマーは LTP を抑制するが，そのシナプス毒性はトリマーがもっとも強力であることを報告し[17)]，その後，Selkoe ら(2008)が，AD 脳の可溶性画分から抽出した Aβダイマーが LTP を抑制するだけでなく long term depression(LTD)を増強させることを報告し，シナプス毒性の最小単位がダイマーであることを証明した[18)]。筆者ら(2009)は，photo-induced cross-linking of unmodified proteins(PICUP)法を用いて Aβオリゴマーを安定化した状態で抽出し，ダイマー，トリマー，テトラマーがモノマーに比し，β-シート構造の割合だけでなく，細胞毒性も増加し，特にモノマー→ダイマーの過程が AD の重要な治療ターゲットになる可能性があることを示した[19)]。更に筆者ら(2010)は，野生型，N 末端が H6R および D7N に置換された English 変異型及び Tottor 変異型 Aβを合成して，オリゴマー形成過程に及ぼす影響を調べた結果，N 末端の変異は低分子 Aβオリゴマー形成を促進させることで，細胞毒性を増強させることを明らかにした[20)]。

同じ頃，Nicoll ら(2008)が 2000 年に施行された Aβ免疫療法の臨床試験の剖検結果を報告した。その内容は Aβ免疫療法によって脳アミロイドとしての老人斑は有意に除去されたが，老人斑の減少と認知機能の改善が相関しなかったことから，世界は再考を迫られ，疾患修飾療法の臨床試験の対象患者は，上述のオリゴマー仮説をはじめとするアミロイド病態に基づき，より早期の患者さんへシフトしてきた[21)]。そんな中，ヒト化モノクローナル抗 Aβ抗体である solanezumab が先立つ 2 つの失敗した第 3 相試験をまとめたサブグループ解析で 2016 年 11 月，Expedition3 試験の結果，中等症だけでなく，軽症患者の認知機能低下も抑制できないことが報告された[22)]。また，昨年，54 週にわたるヒトモノクローナル抗 Aβ抗体である aducanumab を prodromal，あるいは軽症患者に月に 1 回静脈内注入するという臨床試験の中間結果が報告された。その結果，Aβ凝集体を選択的に標的とする aducanumab の投与は臨床的な認知機能低下の投与量依存的な進行を抑制させるだけでなく，アミロイド PET 画像において，アミロイド斑の減少も示された[23)]。

Aβ凝集過程の中間体として，上述の様に低分子オリゴマーだけでなく，ADDL やプロトフィブリルといった高分子オリゴマーが報告されているが，それらが元来の線維形成経路の中間体なのか，別個の経路なのかは不明であったが，最近は，我々は金沢大学・中山らと高分子オリゴマーであるプロトフィブリルとモノマーからの凝集過程を高速原子間力顕微鏡にて比較観察し，プロトフィブリルから fA$\beta_{1\text{-}42}$ 形成はモノマーからの fA$\beta_{1\text{-}42}$ 形成より時間がかかること(**図3**)，それどころかプロトフィブリルの凝集体サイズが時間経過とともに小さくなることを発見し，プロトフィブリルはモノマーから最終段階である fA$\beta_{1\text{-}42}$ が形成される経路(ON-pathway)とは違った経路(OFF-pathway)に位置し，モノマーに一旦脱重合してから ON-pathway に入る可能性があることを提唱した(**図4**)[7]。

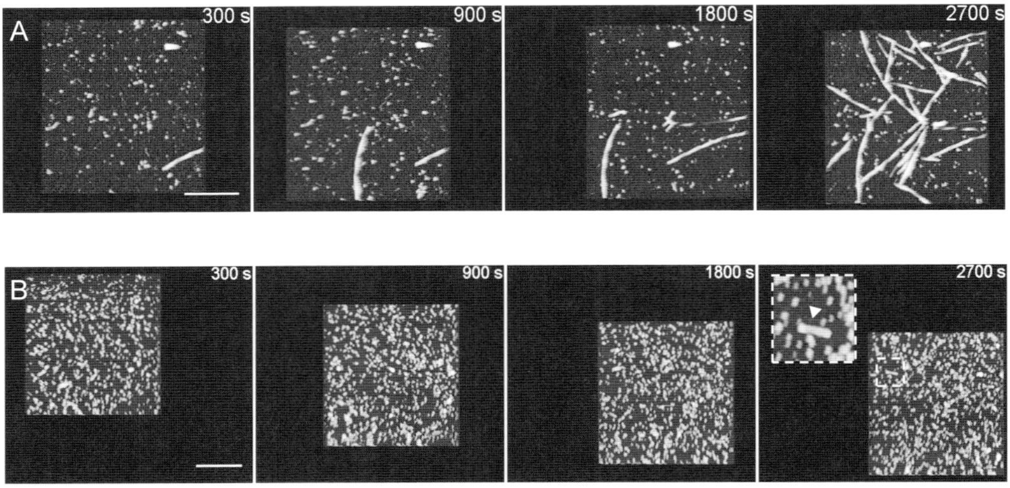

※口絵参照

図3　高速原子間力顕微鏡を用いたA$\beta_{1\text{-}42}$凝集の観察[7]

(A)低分子 A$\beta_{1\text{-}42}$(主にモノマー)のインキュベートでは2700秒(45分)経過にて明らかな fA$\beta_{1\text{-}42}$ 形成が認められるが，(B)プロトフィブリルのインキュベートでは同時間経過にても fA$\beta_{1\text{-}42}$ 形成が非常に少ない。

4　アプタマーの可能性

核酸アプタマーは，抗体に匹敵する高い結合能と選択性をもちうる，新しい核酸医薬として，近年注目されている。「Chemical antibody」とも呼ばれているアプタマーは，DNA あるいは RNA のオリゴヌクレオチドからなり，蛍光標識やビオチン標識などの化学修飾が容易に行える。アプタマーは，試験管の中で作成できるので，ウサギやマウスなどの動物を使う必要がなく，比較的短時間に大量に得ることができる。一方，RNA を用いた場合，代謝を受けやすいことが懸念されるが，2'水酸基のアミノ化やフッ素化あるいはチオエステルに変換することによって抵抗性を増大することが可能である。例として，グアニンが四重鎖構造をとったトロンビンに対する DNA アプタマー，サリドマイドに対するエナンチオセレクティブな DNA アプタマー，アミノ基に対する保護基としての RNA アプタマーなどが知られている。

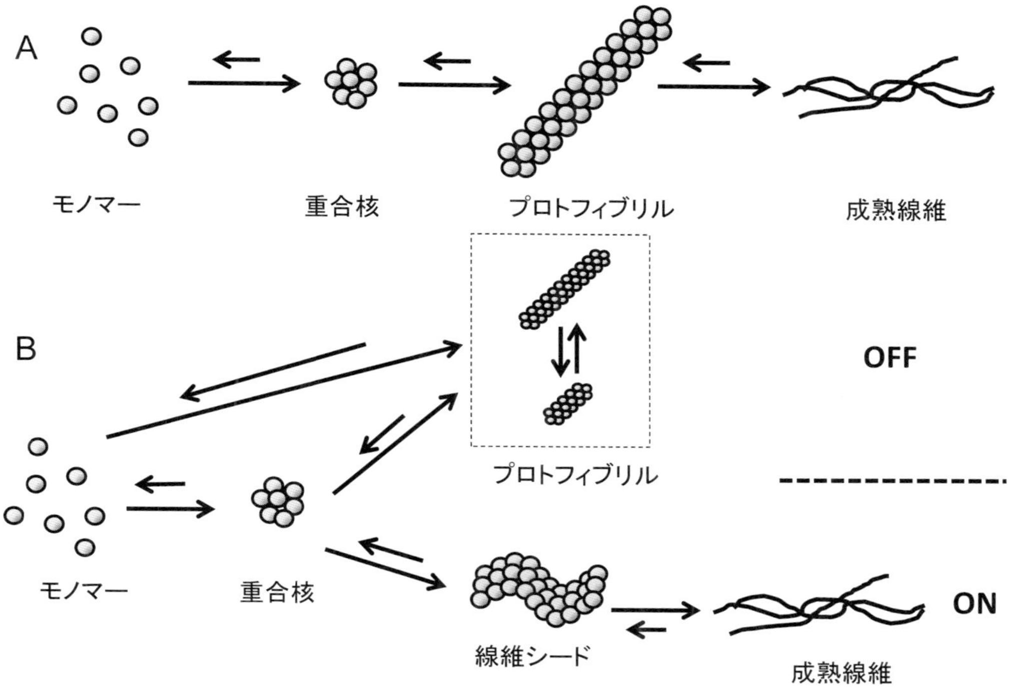

図４　重合核依存性重合モデルにおけるプロトフィブリルの位置付け[5)]
(A)従来のモデルではプロトフィブリルはモノマーから成熟線維に至る経路に位置すると考えられていた(ON-pathway)が，(B)我々の研究によりプロトフィブリルは別の経路に位置する可能性があることが分かった(OFF-pathway)。

アミロイドオリゴマーに対するアプタマーとして，Rahimiらは，systematic evolution of ligands by exponential enrichment(SELEX)法を用いて上述のPICUP法にて作成したAβオリゴマー，特にトリマーに対するRNAアプタマーの作成を試みたが，彼らのアプタマーはトリマーは認識せず，成熟線維を認識した[24)]。さらにislet amyloid polypeptide，lysozyme，prion106-126といった他のアミロイド，またはアミロイド様蛋白の線維も認識することがわかった。Farrarらは，多光子顕微鏡を用いてRNAアプタマーβ55は，AD患者やAPP/PS1マウスの脳においてアミロイド斑だけでなく，Aβオリゴマーも認識している可能性があることを報告した[25)]。Tsukakoshiらは，αSオリゴマーに対するDNAアプタマーをSELEX法で作成したところ，モノマーや線維よりオリゴマーに対して特異性が高かったが，αSオリゴマーだけでなくAβオリゴマーに対しても反応する結果が得られた[26)]。以上の結果より核酸アプタマーに関しては，現段階ではアミロイド(様)蛋白共通の立体構造を認識している可能性がある。

5　おわりに

神経変性疾患におけるAβをはじめとする病態蛋白凝集の研究は，脳アミロイドとして沈着する最終段階である成熟線維から早期・中間凝集体であるオリゴマーやプロトフィブリルに研究ターゲットがシフトしてきたことに伴い，オリゴマーの凝集過程における役割が少しずつ明らかになり，臨床試験の対象も prodromal，あるいは軽症患者に移ってきた。新しい核酸医薬としてアプタマーが注目されているが，アミロイドオリゴマーに特異的なアプタマーは現段階では開発されておらず，臨床応用可能な特異的なオリゴマーに対するアプタマーに関しては更なる研究の蓄積が必要であると考えられる。

文　献

1) J. Hardy and D. J. Selkoe：*Science*, **297**, 353(2002).
2) K. Ono and M. Yamada：*J. Neurochem.*, **117**, 19(2011).
3) K. L. Viola and W. L. Klein：*Acta Neuropathol.*, **129**, 183(2015).
4) G. Forloni, V. Artuso, P. La Vitola and C. Balducci：*Mov. Disord.*, **31**, 771(2016).
5) K. Ono：*Neurochem. Int.*, in press
6) J. T. Jarrett and P. T. Lansbury Jr：*Cell*, **73**, 1055(1993).
7) T. Watanabe-Nakayama et al.：Proc. *Natl. Acad. Sci. U. S. A.*, **113**, 5835(2016).
8) J. Busciglio, A. Lorenzo and B. A. Yankner：*Neurobiol. Aging*, **13**, 609 (1992).
9) D. A. Kirschner et al.：*Proc. Natl. Acad. Sci. U. S. A.*, **84**, 6953(1987).
10) D. W. Dickson et al.：*Neurobiol. Aging*, **16**, 285(1995).
11) D. M. Walsh et al.：*J. Biol. Chem.*, **272**, 22364(1997).
12) M. P. Lambert et al.：*Proc. Natl. Acad. Sci. U. S. A.*, **95**, 6448(1998).
13) S. Lesné et al.：*Nature*, **440**, 352(2006).
14) S. Barghorn et al.：*J. Neurochem.*, **95**, 834(2005).
15) M. Hoshi et al.：*Proc. Natl. Acad. Sci. U. S. A.*, **100**, 6370(2003).
16) D. M. Walsh et al.：*Nature*, **416**, 535(2002).
17) M. Townsend et al.：*J. Physiol.*, **572**, 477(2006).
18) G. M. Shankar et al.：*Nat. Med.*, **14**, 837(2008).
19) K. Ono, M. M. Condron and D. B. Teplow：Proc. *Natl. Acad. Sci. U. S. A.*, **106**, 14745(2009).
20) K. Ono, M. M. Condron and D. B. Teplow：*J. Biol. Chem.*, **285**, 23186(2010).
21) C. Holmes et al.：*Lancet*, **372**, 216(2008).
22) C. A. Sacks, J. Avorn and A. S. Kesselheim：*N. Engl. J. Med.*, **376**, 1706(2017).
23) J. Sevigny et al.：*Nature,* **537**, 50(2016).
24) F. Rahimi et al：*PLoS One*, **4**, e7694(2009).
25) C. T. Farrar et al：*PLoS One*, **9**, e89901(2014).
26) K. Tsukakoshi, K. Abe, K. Sode and K. Ikebukuro：*Anal. Chem*. **84**, 5542(2012).

第5節　新規アルツハイマー病治療薬製造販売承認審査のためのガイドラインの動向

東京大学　森豊　隆志

1　はじめに

アルツハイマー病(AD)を含む認知症疾患は，WHO(World Health Organization)によると全世界で3560万人の認知症患者がおり，2030年までには2倍に増えると推計されている。わが国の認知症患者数も既に400万を超えているとされている。高齢発症のものが多く，緩徐に進行し自立した生活が困難となるため，患者本人はもとより介護者にも著しい負担をきたし，少子高齢化社会を迎えて，社会経済学的な観点からも極めて深刻かつ緊急に取り組むべき疾患となっている[1)]。

ヒューマンサイエンス振興財団により1994年度から約5年ごとに60疾患に対する治療満足度，薬剤貢献度等について医師に対するアンケート調査が実施されている[2)]。ADの認知機能障害等の中核症状に対する治療薬については，1999年にドネペジルが販売開始された後，わが国において使用できる薬剤は1剤のみであったが，2011年に新たに3剤(ガランタミン，リバスチグミン，メマンチン)が上市されるに至った。長年懸案であったドラッグ・ラグ(欧米で発売された新薬が日本で発売されるまでに時間差が生じる場合をドラッグ・ラグと呼んでいる)がようやく解消され，欧米並に治療薬の選択枝は拡がった。しかしながら，2014年度の調査においても，60疾患の治療満足度のうち，ADの治療満足度が最も低く，治療が行えているとはいえない割合が20%以上の疾患としてあがっている。

また，薬剤貢献度が50%を下回る疾患としてあがった7疾患のうち，認知症疾患であるAD(43.8%)と脳血管性認知症(42.9%)の2疾患が含まれていた。ADを含む「認知症」は，「新たな診断・治療法，医薬品・医療機器等の開発等の対応が望まれる疾患・症候」については最も回答件数が多かった疾患であり，医療現場におけるアンメットメディカルニーズに基づいた創薬シーズの探索と実用化が急務となっている[2)]。その一方，近年，ADに対する治療薬の開発は極めて盛んであり，疾患メカニズムに即し，根本的な治療薬を目指した「疾患修飾薬」をはじめ新規の作用機序を有する種々の薬剤の開発がなされているものの画期的な新薬の上市には至っていない。そのため，特に疾患修飾薬については認知症の症状発症前や無症候期を含む，超早期からの治療介入の必要性が提唱され，国内外での開発が進んでいる[1)]。本稿では，既に承認されたAD治療薬の承認プロセスを振り返った後，新規AD治療薬の製造販売承認審査をするために必要なガイドラインについて，国内外の規制当局の動向を踏まえた現状と今後の課題について概説する。

2　既存のアルツハイマー病治療薬の製造販売承認のガイドライン

2.1　新規医薬品の製造販売承認プロセス

基礎研究等で見出された新規医薬品の候補が，国の製造販売承認を得て医療現場で使用できるまでには，非臨床試験と治験を経て，医薬品の有効性と安全性等に関する十分な情報が得られたと考えられた段階で，企業は規制当局に製造販売の承認申請を行う。わが国において承認審査は，PMDA（Pharmaceuticals and Medical Devices Agency；独立行政法人医薬品医療機器総合機構）で行われる。PMDA と同様の業務を米国では FDA（Food and Drug Administration；米国食品医薬品局），欧州では EMA（European Medicines Agency；欧州医薬品庁）が担っており，これらを含むメンバーで構成される ICH（International Council on Harmonisation of Technical Requirements for Registration of Pharmaceuticals for Human Use；医薬品規制調和国際会議）で審査の基準の合理化，標準化等について国際的な調和が図られている。PMDA においては，申請された医薬品の有効性，安全性等についての審査と，申請資料に関する信頼性調査が行われ，結果は審査報告書として厚生労働省の医薬・生活衛生局医薬品審査管理課に報告される。その後，薬事食品衛生審議会へ諮問がなされ，その答申の結果をふまえて厚生労働大臣が製造販売の承認を行う。PMDA における医薬品の有効性と安全性の評価について，最も重視される事項の1つは，その医薬品の持つ臨床的意義（Clinical Meaningfulness）についてであり，有効性と安全性のバランス等，多要素のバランスから判断される。有効性については，対象となる疾患や症状についての適切な臨床評価基準が用いられているかどうか，その上で有効な結果が治験で示されているかどうかが評価され，安全性等とのバランスを考慮した上で，臨床的意義があると認められると承認に値すると判断される[1]。

2.2　欧米の既存のアルツハイマー病治療薬に対する製造販売承認のガイドライン

AD の診断基準はいくつかあるが，既に承認された AD 治療薬について承認時に広く用いられていた代表的な診断基準の1つである DSM-IV[3]では，A.～F. の項目があり，「A. 記憶障害と認知障害により明らかにされる多彩な認知障害の発現」と，「B. A の認知障害はそれが社会的または職業的機能の著しい障害を引き起こし，病前の機能水準からの著しい低下を示す」が疾患の特徴として示されている。新規薬剤が製造販売承認される際には，実施した臨床試験において，臨床的意義を反映した有効性，安全性の評価項目が適切に検証されていることが必要である。AD 治療薬については，AD の診断基準を踏まえてその臨床的意義が考慮され，製造販売承認されるための有効性の評価項目等に関して国毎にそれらの基準が提唱されている。AD 治療薬の検証試験における有効性評価方法としては，1990 年の米国の臨床評価方法ガイドライン（案）[4]（**表1**）においては，AD の中核症状である認知機能，及び AD の全般的な臨床症状（又は重症度）の2つの有効性の主要評価項目について，適切な対照に対する優越性を示すことが必要とされている。また，2008 年の欧州のガイドライン[5]（表1）では AD の中核症状である認知機能及び日常生活動作を主要評価項目として適切な対照に対する優越性を示すこと，全般的臨床症状評価は副次評価項目として評価することが必要とされている。

表１　国内外の新規アルツハイマー病治療薬の製造販売承認審査のためのガイドライン等

米国(FDA)	
Guidelines for the clinical evaluation of antidementia drugs, first draft.	(November 1990)
Guidance for industry, Alzheimer's disease: developing drugs for the treatment of early stage disease, draft guidance.	(February 2013)
Early Alzheimer's disease: developing drugs for treatment guidance for Industry, draft guidance.	(February 2018)
欧州(EMA)	
Guideline on medicinal products for the treatment of Alzheimer's disease and other dementias.	(July 2008)
Qualification opinion of Alzheimer's disease novel methodologies/biomarkers for PET amyloid imaging (positive/negative) as a biomarker for enrichment, for use in regulatory clinical trials in predementia Alzheimer's disease.	(February 2012)
Discussion paper on the clinical investigation of medicines for the treatment of Alzheimer's disease and other dementias.	(October 2014)
Draft guideline on the clinical investigation of medicines for the treatment of Alzheimer's disease and other dementias.	(January 2016)
Guideline on the clinical investigation of medicines for the treatment of Alzheimer's disease.	(February 2018)
日本(東大病院/PMDA)	
アルツハイマー病治療薬の臨床評価及び臨床開発における留意点と課題について(中間とりまとめ)	(August 2013)
アルツハイマー病治療薬の臨床評価及び臨床開発における留意点と課題について	(March 2017)

2.3　わが国の既存のアルツハイマー病治療薬の承認状況からみた製造販売承認の臨床評価基準

2011年に承認された3剤について見てみると，ドラッグ・ラグが解消されたものの有効性評価において課題があった[6)]。承認申請の根拠となった国内の治験において，ガランタミン，リバスチグミンはいずれも軽度～中等度ADを対象として，認知機能評価項目としてはADAS-J cog(Alzheimer's Disease Assessment Scale-cognitive component-Japanese version)及び全般臨床評価項目としてはCIBIC plus-J(Clinician's Interview-Based Impression of Change Plus Caregiver Input-Japanese version)の2つの主要評価項目が設定された。メマンチンは中等度～高度ADを対象として，認知機能評価項目としてSIB(Severe Impairment Battery)及び全般臨床評価項目としてModified CIBIC Plus-Jの2つの主要評価項目が設定された。試験の数，デザイン等に違いはあるものの，いずれの薬剤においても2つの主要評価項目のうち，3剤いずれも認知機能評価項目では改善又は進行抑制を示すことができたが，全般臨床評価項目において，プラセボに対する優越性を示すことができず，日本人患者における有効性が明確に検証されたとは言い難い結果となった。その明確な理由は不明であるが，海外においては，いずれの薬剤も認知機能に加え，全般臨床評価(CIBIC plus)又は日常生活動作(ADCS-ADL(Alzheimer's Disease Cooperative Study-Activities of Daily Living))で有効性が示され，承認されている。

審査報告書によると，我が国の臨床現場におけるADの治療薬の選択肢が極めて限られている審査時の状況を考慮すべきであること，ADの中核症状の1つである認知機能障害に対する有効性は，国内試験からも示されていること，海外では有効性が認められ，標準的治療薬として位置付けられていること等が考慮された上で承認になったと考えられる。また，国内臨床試験で有効性が明確にされたとは言い難いこと，臨床で使用が想定される集団での情報がそれぞれ限られている等の課題について，製造販売後臨床試験の実施が必要とされた。最終的に，3剤は承認されたが，国内で有効性を示せなかった要因についてはさらに検討が必要であるとされ，課題を残した[6)]。

我が国においては，ADの臨床評価方法に関するガイドラインはなかったが，PMDAの審査報告書によると，日本人におけるAD治療薬としての有効性は，検証的試験で，認知機能に加え，日常生活動作又は全般臨床評価の2つの主要評価項目でプラセボに対する優越性をもって示される必要があるとしている。

3　疾患修飾薬を含む新規アルツハイマー病治療薬の製造販売承認のガイドライン

3.1　新規アルツハイマー病治療薬の開発状況と課題

新規AD治療薬の開発において，現在開発中の薬剤においても症状緩和治療薬としての新規の薬効機序や，新たな剤型の薬剤の開発が行われている。その一方，根本的な治療や予防を目指し，世界各国で疾患修飾薬の開発が進み期待が集まっているものの困難を極めている状況にあり，比較的小規模の治験で，有効性を示唆する結果が得られていても，Phase Ⅲに進み結果が公表されたものは失敗続きとなっている[7)]。そのため，AD発症後に投与するのでは遅いとの考えと，病態進行のメカニズムが解明されてきたことを踏まえて，疾患修飾薬により，早期から介入を試みる開発が盛んになっている。病態進行のより早い段階，すなわち軽度の認知機能の低下を認めるものの認知症には至っていない軽度認知障害(MCI(mild cognitive impairment)due to AD[8)]，Prodromal AD[9)])，あるいはAmyloid β等が蓄積しているものの臨床症状の発現する前の段階の被験者(Preclinical AD[9)10)])を対象とした開発である。これらを対象に，Amyloid βやtauを標的としたもの，抗炎症薬等，様々な標的に対しての疾患修飾薬の開発が実施されている。国内でも，軽度認知障害を対象とした治験も活発に実施されるようになっているが，米国を中心に，Preclinical ADの段階の被験者を対象とした疾患修飾薬を用いた大規模な予防的効果を検討する臨床試験(API(Alzheimer's Prevention Initiative)，DIAN(Dominantly Inherited Alzheimer's Network)，A4 trial(Anti-Amyloid Treatment in Asymptomatic AD)等)が始まり，巨額の研究費が投じられている[11)]。いずれも1億ドルに近い規模の試験であり結果が注目されている。

こうした状況において，今後，開発を進める上での課題も明らかとなってきた[12)]。病態進行の早期から介入するとなると，認知症の症状が十分に出現しない段階の被験者を対象とすることになるが，その診断基準としてどの基準を用いるのが適切であるか，また，臨床的意義を反映する評価項目として何を設定するのが適切かといった点である。何の指標を用いて有効であるとするか，その評価方法が未確立であり，その範とするための有効な先行薬物もない。また，Preclinical AD等の健常に近い時期から投与すると長期間にわたる薬剤の投与が必要になる可能性もあり，そのためにはより一層の高い安全性への配慮が必須となる。更に，ADNI(Alzheimer's Disease Neuroimaging Initiative)等の結果が公表され，イメージング技術や脳脊髄液等のバイオマーカーについて，適切な段階の患者を抽出する診断法として，あるいは疾患の変化をとらえる評価項目への応用が可能かどうか，すなわち臨床試験への活用が可能かどうかが大きな課題となっており，適切に開発を進めていくためのガイドラインが必要となってきた。

3.2　欧米の新規アルツハイマー病治療薬に対する製造販売承認のガイドライン

海外では，FDAが，2013年にADの早期の段階に対する治療薬開発のガイダンス(案)[13)]を公表した(表1)。疾患修飾薬の臨床試験における被験者の選択基準，評価項目等について記載され，また，ADのより早期の疾患の段階の患者を対象とした場合，全般臨床評価や日常生活動作の改善を評価することが困難であり，認知機能評価単独での評価結果をもとに'accelerated approval pathway'を通じて承認する可能性について言及している[14)]。わが国でも，再生医療等製品については，データの収集・評価に長時間を要することから，有効性については，一定数の限られた症例から，従来より短期間で有効性を推定し，条件・期限を付して承認し，患者のアクセスをより早くする新たな規制が導入された。この場合，市販後に有効性とさらなる安全性を検証することが課され，期限内に再度承認申請を行う必要がある。ADのより早期の疾患の段階を対象とした治療薬開発においては，わが国においても検討が必要と思われる。更に，FDAにより2018年には早期ADを対象とした新たなガイダンス(案)[15)]が公表された(表1)。

新たなガイダンス(案)では，早期ADの診断基準として，Stage 1(臨床症候はないがADの特徴的な病態生理学的変化がある患者)，Stage 2(鋭敏な神経心理学的検査で僅かに検出される異常は認められるが，機能的な異常が認められないADの特徴的な病態生理学的な変化がある患者)，Stage 3(鋭敏な神経心理学的検査で僅か或いはより明らかに検出される異常と，軽度ではあるが検出される機能的な異常が認められるADの特徴的な病態生理学的な変化がある患者)，Stage 4(明らかに認知症のある患者)の4段階に分けた分類をしている。その上で各Stageの臨床評価方法に言及している。Stage 1ではバイオマーカーによるaccelerated approvalと承認後の要件が示され，Stage 2においてもaccelerated approvalと承認後の要件，及びfull approvalの要件が示されており，新たな臨床的意義をもとにした承認要件が示唆されている[15)]。

EMAも，FDAと同様に新たなガイドラインの作成を行っている(表1)。2008年にはアミロイドPETイメージングの臨床試験への活用等について，Qualification opinionが発出された[16)]。その後，2014年に作成されたDiscussion paper[17)](表1)をもとに2014年11月にEMAで，FDAやPMDAの他，製薬企業や患者団体が参加したWorkshopが開催され[18)]，その時の議論を踏まえて，2016年にガイドライン(案)[19)](表1)が公表された。①ADの早期及び無症候期における新たな診断基準の臨床試験デザインへの影響，②疾患の異なる段階における評価項目及び評価するための指標，③バイオマーカーの使用の種々の課題，④長期の有効性及び安全性試験のデザイン等の課題について，7月末まで意見公募され，その後，2018年に最終化された[20)](表1)。新たなガイドラインにおいては，①早期の，特に症候の出現前のADの新たな診断基準の臨床試験デザインへの影響について，②ADの異なる段階における臨床試験の評価項目を選択する時に考慮すべき要因について，③医薬品開発の様々な段階におけるバイオマーカーの活用の可能性について，④有効性及び安全性に関する試験のデザインと解析についてといった内容が記載されており，FDAの方針と同様に，新規AD治療薬開発を加速するための方向性が示されている。

3.3　わが国の新規アルツハイマー病治療薬の製造販売承認のための臨床評価基準策定～アルツハイマー病治療薬の臨床評価及び臨床開発における留意点と課題～

前述した世界的動向を踏まえて，革新的な医薬品等の開発推進に関する，わが国の規制当局とアカデミアが連携した取組みとして，2012年から，厚生労働省の「革新的医薬品・医療機器・再生医療製品実用化促進事業」が開始された[6)12)]。医薬品・医療機器の開発において出口を見据え，開発を円滑に推進するため，PMDAや国立医薬品食品衛生研究所とアカデミアが連携・人材交流を行い，有効性と安全性の評価方法の確立に資する研究をレギュラトリーサイエンスの考え方を踏まえて実施し，世界初または世界同時発信につなげようというものである。レギュラトリーサイエンスとは，『科学技術の成果を人と社会に役立てることを目的に，根拠に基づく的確な予測，評価，判断を行い，科学技術の成果を人と社会との調和の上で最も望ましい姿に調整するための科学』(総合科学技術会議『諮問第11号「科学技術に関する基本政策について」に対する答申』(2010年12月24日))とされている。

ADに関しては，非臨床・薬剤疫学について，京都大学大学院医学研究科が，臨床評価について，東京大学医学部附属病院(東大病院)が選定された。東大病院は「AD治療薬の臨床評価方法に関するガイドライン」の策定を目標とし，PMDAと連携したレギュラトリーサイエンス研究の実施体制を構築し，研究を実施した[21]。2013年8月に，研究成果の「中間とりまとめ」として，バイオマーカー等の情報について現時点の知見を取り入れて，「アルツハイマー病治療薬の臨床評価及び臨床開発における留意点と課題について(中間とりまとめ)」を作成した[22]。この文書は，事業の中間報告として，PMDAの協力を得て東大病院が取りまとめたもので，内容としては，ADとMCIを対象として，①臨床試験の選択基準，②臨床試験に用いる有効性評価項目，③Phase I・Phase II・Phase III試験，臨床データパッケージといった点に関する留意点と課題を整理してまとめたものである。この研究成果は，厚労省とPMDAの本事業のウェブサイトで公開し，アカデミア・製薬業界を対象としたアンケート調査をした。それらの意見を整理し，また，Preclinical ADについての考え方を含めて，最終的に，2017年3月に「アルツハイマー病治療薬の臨床評価及び臨床開発における留意点と課題について(Issues to Consider in the Clinical Evaluation and Development of Drugs for Alzheimer's Disease)」[23]として取りまとめた。

Preclinical ADについては，今後の検討課題として以下の様に記載してある。世界的にPreclinical ADを対象とした臨床試験も開始されており，神経細胞の障害が進行する前に治療介入することで，より効果的に病態の進行を抑制できる可能性がある。一方で，現時点では臨床で使用し得るPreclinical ADの診断基準は定まっておらず，MCI due to AD/Prodromal ADやAD dementiaへの進行リスクに関して更なるデータの蓄積が必要である。Preclinical ADに対する薬剤の評価にあたっては，疾患の進行リスクが高い患者を適切に選択できることが重要であり，長期投与時の安全性についても慎重に検討する必要がある。また，認知症の発症抑制効果を示すデータが必要であるが，臨床症状の変化が小さいこと，薬効評価に長期間を要すること等，治験を実施するにあたっての課題は多い。わずかな認知機能変化を検出できる評価指標と，臨床的な治療効果を予測可能なバイオマーカーの確立が望まれる[23]。

2018年4月にNational Institute on Aging and Alzheimer's Association(NIA-AA)が，ADの生物学的定義についてNIA-AA Research Frameworkを公表した[24]。2011年に公表した診断基準と異なり，その用途は日常の診療ではなく観察研究や介入研究に用いるためのものであり，今後ADの臨床研究に大きな影響を与えると思われる。わが国においても，最新の科学的知見を踏まえ，国際的に調和された基準で治験の実施・評価がなされるよう，新たなガイドラインの策定が期待される。

4 おわりに

ADの根本治療薬は，世界的にも最も重要かつ切望されている薬剤の1つである。しかしながら，これまでその開発は困難を極めており，大手製薬企業の中には開発から撤退を表明するところも出てきている。一刻も早く優れた治療薬が実用化されるためには，国際的な連携を図ると共に，産学官の叡智を結集することが肝要である。

文　献

1) 森豊隆志：医学のあゆみ，**257**(5), 561(2016).
2) 創薬基盤推進研究推進事業平成26年度(2014年度)国内基盤技術調査報告書「60疾患の医療ニーズ調査と新たな医療ニーズ」，1-100，公益財団法人ヒューマンサイエンス振興財団.(2015).
3) Diagnostic and statistical manual of mental disorders, 4th ed, 133-155, American Psychiatric Association, Washington, DC.(1994).
4) P. Leber：Guidelines for the clinical evaluation of antidementia drugs, first draft, 1-34, Food and Drug Administration.(1990).
5) Committee for medicinal products for human use(CHMP)：Guideline on medicinal products for the treatment of Alzheimer's disease and other dementia, 1-19, European Medicines Agency.(2008).
6) 森豊隆志：日本内科学会雑誌，**102**(8), 1916(2013).
7) F. Mangialasche et al.,：*Lancet Neurol*, **9**(7), 702(2010).
8) MS. Albert et al.,：*Alzheimers Dement*, **7**(3), 270(2011).
9) B. Dubois et al.,：*Lancet Neurol*, **9**(11), 1118(2010).
10) RA. Sperling et al.,：*Alzheimers Dement*, **7**(3), 280(2011).
11) K. Garber：*Nat. Biotechnol*, **30**(8), 731(2012).
12) 森豊隆志：臨床評価，**42**(2), 190(2014).
13) N. Kozauer：Guidance for industry, Alzheimer's disease：developing drugs for the treatment of early stage disease, draft guidance, pp.1-10, U.S. Department of Health and Human Services/Food and Drug Administration/Center for Drug Evaluation and Research(CDER).(2013).
14) N. Kozauer and R. Katz：*N. Engl. J. Med*, **368**(13), 1169(2013).
15) B. Dunn：Early Alzheimer's disease：developing drugs for treatment guidance for industry, draft guidance, 1-10, U.S. Department of Health and Human Services/Food and Drug Administration/Center for Drug Evaluation and Research(CDER)/Center for Biologics Evaluation and Research(CBER).(2018).
16) Committee for medicinal products for human use(CHMP)：Qualification opinion of Alzheimer's disease novel methodologies/biomarkers for PET amyloid imaging(positive/negative)as a biomarker for enrichment, for use in regulatory clinical trials in predementia Alzheimer's disease, 1-17, European Medicines Agency.(2012).
17) Committee for medicinal products for human use(CHMP)：Discussion paper on the clinical investigation of medicines for the treatment of Alzheimer's disease and other dementias, 1-33, European Medicines Agency.(2014).
18) http://www.ema.europa.eu/ema/index.jsp?curl=pages/news_and_events/events/2014/04/event_detail_000932.jsp&mid=WC0b01ac058004d5c3
19) Committee for medicinal products for human use(CHMP)：Draft guideline on the clinical investigation of medicines for the treatment of Alzheimer's disease and other dementias, 1-35, European Medicines Agency.(2016).
20) Committee for medicinal products for human use(CHMP)：Guideline on the clinical investigation of medicines for the treatment of Alzheimer's disease, 1-36, European Medicines Agency.(2018).
21) T. Moritoyo：*Clin. Ther*, **37**(8), 1622(2015).
22) https://www.pmda.go.jp/files/000164606.pdf
23) https://www.pmda.go.jp/files/000221584.pdf
24) CR. Jr. Jack et al.,：*Alzheimers Dement*, **14**(4), 535(2018).

第５章　新規治療法の開発

第１節　血中アミロイドβ除去による アルツハイマー病治療システムの開発

藤田保健衛生大学　北口　暢哉　藤田保健衛生大学　川口　和紀

1　Aβ減少戦略と抗体療法の課題

アルツハイマー病（AD）の原因物質として，アミロイドβ（Aβ）と異常リン酸化タウがあることは周知である。主なAβとして，40アミノ酸の$A\beta_{1\text{-}40}$と，より凝集性が強く神経毒性が高い42アミノ酸の$A\beta_{1\text{-}42}$がある。脳に沈着するのはAβが先か，タウが先か，また，神経障害にはどちらが重要か，といった議論もあるが，脳にAβ，とくに$A\beta_{1\text{-}42}$が蓄積し，Aβオリゴマが増加することが，ADの神経細胞障害の起点であることは確かであろう。しかしながら，軽度から中等度のADを対象とした抗Aβ抗体療法の多くがphase3で失敗した。これらの抗Aβ抗体療法の結果については，解釈はいろいろ考えられるが，この療法で脳内Aβが減少することは事実であり，神経細胞が障害される前にAβを除去すれば，認知症としてのAD発症が予防される可能性は大きい。現在は軽度認知障害（MCI）やそれ以前のpreclinical AD（脳にAβは蓄積しているが認知機能に異常はない状態）を対象とした，前倒し臨床試験が進んでいる。

脳内Aβを減少させる方法として，以前は，Aβ前駆体APPからAβを切り出す酵素の阻害剤（BACE1-I他）などのAβ産生抑制が盛んに検討されていた。しかし，家族性ADはAβの産生亢進であるが，sporadic ADは産生よりもAβの代謝排泄が低下して，脳内Aβが増加することが明らかになってきた[1]。つまり最近では，Aβの脳からの排泄促進がAD治療戦略として重要となってきている。

この観点でいうと，抗Aβ抗体療法の１つの特徴（課題），即ち，Aβと抗体が複合体をつくって長時間安定に存在すること，が浮かび上がってくる。例えばヒト化抗体であるSolanezumabのもととなったモノクロ抗体m266は，投与後180時間で，血中Aβ濃度が150 pg/mlから100 ng/mlまで千倍程度の増加をする[2]。80週間のヒト臨床試験においても，Solanezumab投与によって脳脊髄液中の遊離Aβは減少するが，Aβ-抗体複合体を含めたトータルAβ濃度はむしろ増加する[3]。これらのAβ-抗体複合体が長時間，高濃度で存在することが，Aβリザバーとなって，Aβ除去の効果を減弱している可能性もある。

2　筆者らの仮説「血中Aβ除去戦略」の妥当性

2.1　仮説：血中Aβを除去すれば脳内Aβは減少できる

筆者らの仮説を図１に示す。血中には脳脊髄液中の約1/10から1/50程度のAβが存在す

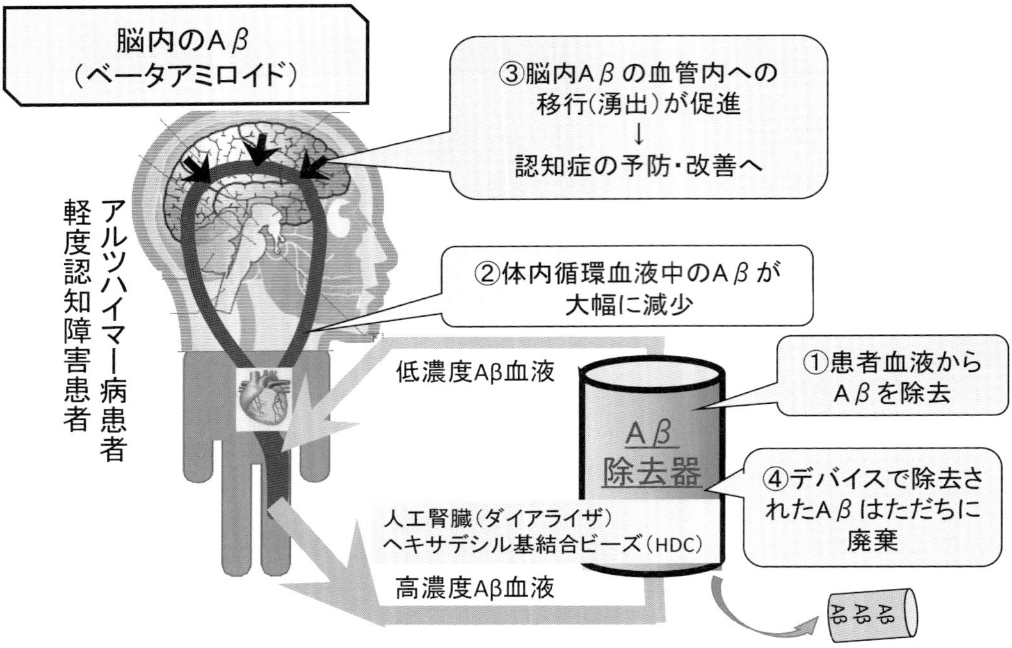

※口絵参照

図1　血液浄化によるアルツハイマー病治療システム
E-BARS(Extracorporeal Blood Aβ Removal System)概念図

るが，この血中Aβをある種のデバイスで除去すれば，血中Aβ濃度が低下し，それがトリガーとなって脳から血中へのAβの移行(湧出し)が促進されるというものである[4]。このシステムをE-BARS(Extracorporeal Blood Aβ Removal System)と名付けた。

2.2　仮説の基礎となる先行知見

この仮説の基礎となる主な先行知見を以下に列挙する。

2.2.1　脳から末梢へのAβ排出経路

脳(髄液)から末梢へのAβ排出に関わる因子が存在する。具体的には，LRP-1，ApoJ，ApoEなどが脳から血管へのAβ排出，また，RAGEはAβの脳からの排出と脳への取り込みの両方に関与することなどが知られている[5)-7)]。さらに，脳Aβの排出経路として，脳動脈の拍動を利用しpericyte周辺を逆行性に末梢まで輸送する経路も報告されている[8)]。

2.2.2　末梢にAβ結合物質を投与すると…

抗Aβ抗体については他章に詳しく触れてあるので参照いただきたい。抗体以外のAβ結合物質として，GelsolinやGM1ガングリオシドをADモデル動物に投与したところ，脳内Aβが減少した[9)]。また，アルブミンAβ結合物質として用い，AD患者の血漿を廃棄し(多量のAβ-アルブミン複合体が存在)，代わりに，Aβが含まれていない製剤ヒトアルブミンを投与する血漿交換療法(新たに血中Aβを結合できる)がphase3まで進んでいる[10)11)]。この療法では，患者血漿廃棄，Aβフリーの製剤アルブミン投与によって，むしろ血中Aβ濃度が上昇することが報告されており，この現象は，血中アルブミンがAβと結合することにより脳Aβが血液に湧き出した(引き抜かれた)結果ではないかと考えられている。

3　血中Aβ除去デバイス

血中Aβ除去デバイスの探索にあたって，①抗体結合カラムはコストが高い，抗体やリンカーがカラムから遊離して体内に入ること，の両面から採用しない，②新規な素材は，安全性確認などに時間がかかり，臨床応用まで相当な期間がかかるので採用しない，ということから，臨床応用までの期間を短縮するために，③AD以外の適用疾患で血液浄化用に臨床応用されているものの中からAβ除去能の高いものを探索する，ということを我々の基本戦略とした。

3.1　医療用吸着材

3.1.1　既存の吸着材の検討

まず血液浄化用吸着材を検討した。血中濃度の100～1000倍となる高濃度(40 ng/ml)の合成Aβを，種々の吸着材とバッチ反応で処理したところ，ヘキサデシル基結合セルロースビーズ(HDC)と活性炭(CHA)が著しく高いAβ除去率を示した(**図2**)[12)]。次いで，この2つの吸着材をミニカラムに充填し，同じく高濃度のAβ溶液を連続的に処理したところ，HDCもCHAも80%以上のAβ除去率を2時間以上示した。とくにHDCは高濃度のAβ溶液を5時間通液しても，90%以上のAβ除去率を保持するという高性能を示した。

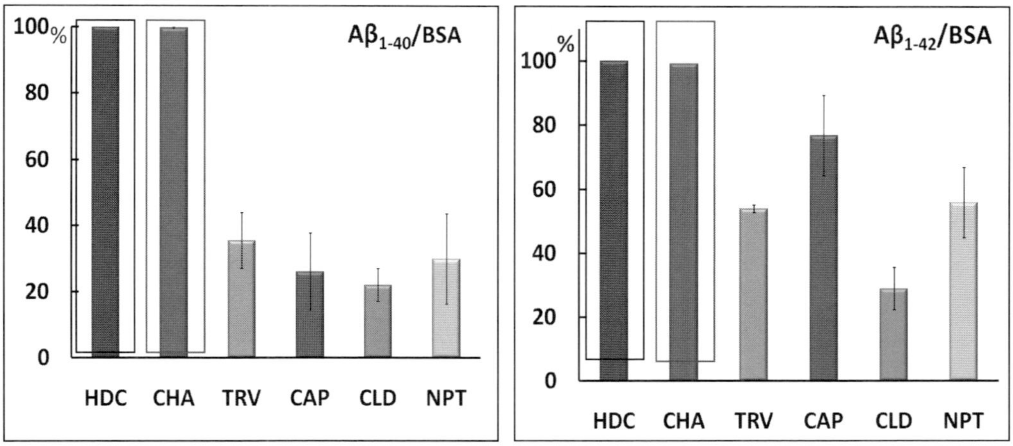

図2　さまざまな血液浄化用吸着材のAβ除去率(バッチテスト)
HDC：ヘキサデシル基結合セルロースビーズ，CHA：活性炭，TRV：トリプトファン結合ポリビニルアルコールゲル，CAP：セルロースアセテートビーズ，CLD：デキストラン硫酸結合セルロースゲル，NPT：ポリエチレンテレフタレート不織布。　　反応時間：16 hr，合成Aβ濃度：40 ng/ml

3.1.2　Aβ吸着に最適な材料表面を目指して

HDCは，血液透析の合併症である高β2ミクログロブリン（β2 mg）血症を治療するために開発されたもので，表面のC16のアルキル基の疎水性でβ2 mgを吸着するのが基本コンセプトになっている。Aβも疎水ペプチドであり，Aβを最も効率よく吸着できるアルキル鎖長（表面疎水性）はどれくらいかを検討した。担体としては，HDCと同じセルロースビーズ，および，材料入手が容易であったシリカビーズを用い，表面のアルキル基の長さは**図3**a）に示すように，セルロースビーズでは2, 4, 8, 16, 22個の直鎖メチレン基，シリカビーズでは2, 8, 18個の直鎖メチレン基を結合させたものを検討した。Aβの除去率は，予想に反して，シリカ担体とセルロース担体で逆の傾向を示した（図3b））[13]。すなわち，セルロース担体ではアルキル鎖長が長いほどAβ除去率は高かったのに対し，シリカ担体ではアルキル鎖長が短い方がAβ除去率は高かった。この原因を，大阪府立大学　竹内らと共同で検討したところ，近赤外吸収解析の結果から，表面の吸着水の量が至適範囲にあるときにAβ除去率が最も高いことがわかった[13]。つまり，Aβ除去には疎水性が必要だが，吸着材表面が過度に疎水性になると血液（水）が表面に十分接することができなくなってAβ除去率が却って低下してしまうとの結論に達した。この検討範囲では，HDCはAβ吸着材としてもっとも優れているといえよう。

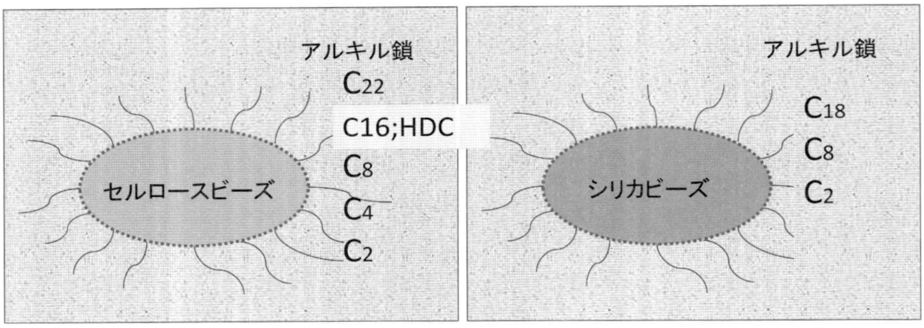

a）　検討したアルキル鎖長とビーズ担体

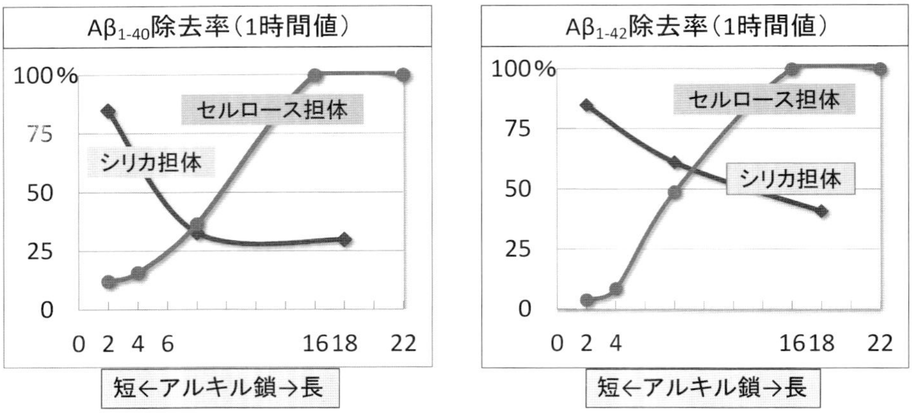

b）　担体，アルキル鎖長によるAβ除去率の変化

図３　吸着材によるAβ除去

3.1.3　ヒト血液中Aβを HDC はどの程度除去できるか

HDC は通常はβ2 mg 除去を目的として血液透析回路に挿入して使用されることから，59～75 歳の血液透析患者で，HDC のヒト血中 Aβ除去率の検討を行った。HDC を充填したカラムの入口と出口の Aβ除去率は，血液浄化開始１時間後で，$A\beta_{1\text{-}40}$ は 51.1±6.6%，$A\beta_{1\text{-}42}$ は 46.4±5.7%であり，浄化終了時点(開始４時間後)では各々，46.1±6.5%，38.2±5.8%と，ほぼ 40～50%の除去率を保った[13]。この場合の血流速度は 200 ml/min であったが，血流速度を低下させると，HDC はほぼ 100%近い Aβ除去率を示すことが別の in vitro の検討から明らかになっている(未発表データ)。

3.2　ダイアライザ(人工腎臓)

世界で最も広く施行されている血液浄化といえば血液透析であり，その浄化デバイスはダイアライザ(人工腎臓)である。これは，カラム内に１万本程度の中空糸を詰めて，中空糸内に血液を通し，中空糸外に透析液を流すことで，拡散と濾過によって，特に血液中の低分子物質を除去するものである。最近の中空糸膜は，分子量 11800 のβ2 mg を 30～40%程度除去できる性能を持っている。一方，Aβは分子量 4500 程度の小ペプチドであり，分子量から見ればダイアライザの中空糸を通り抜けて透析液側に出てくると考えられても不思議ではない。しかし，後述するように，我々の検討で，透析液側には Aβはほとんど出てこないことがわかった。

3.2.1　ヒト血液中Aβをダイアライザはどの程度除去できるか

非糖尿病透析患者 57 例(59～76 歳)について，血流速度 200 ml/min 程度で血液透析中のダ

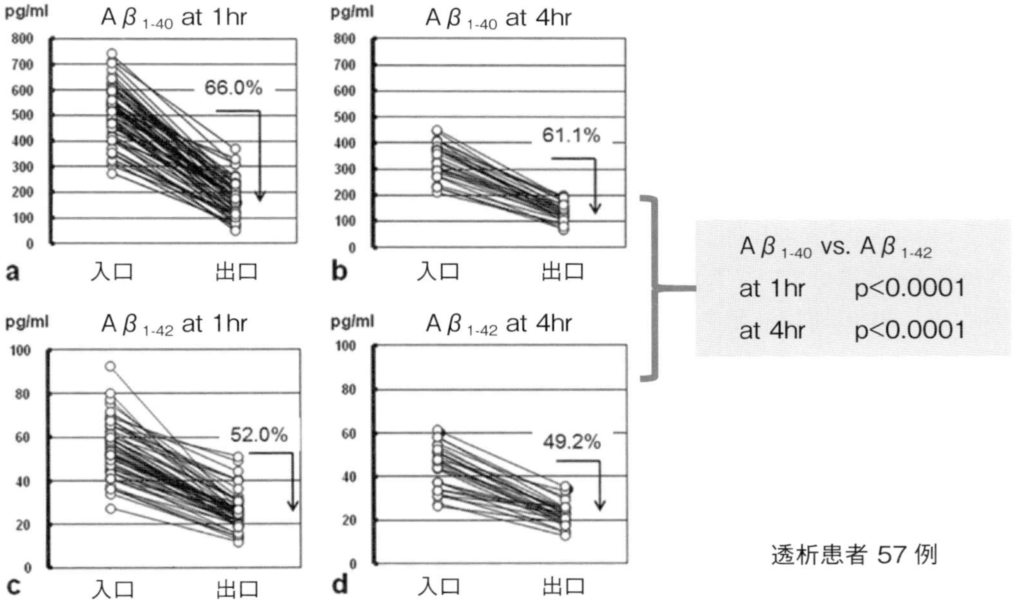

図４　中空糸による Aβ除去①
血液透析施行中のダイアライザーによる Aβ除去率；
血中 Aβは効率よく除去でき４時間はその性能をほぼ保つ

イアライザ入口出口(カラム前後)のAβ濃度を測定したところ，**図4**に示すように，$Aβ_{1\text{-}40}$で60%以上，$Aβ_{1\text{-}42}$で50%程度のAβ除去率を示し，4時間の透析施行中はこの高除去率を維持した[14]。さらに，in vitroではあるが，血流速度を低下させるとさらにAβ除去率が向上し，100%近くになることが明らかになっている[15)16]。流速を低下させると除去率が上昇するのは，ダイアライザによるメインのAβ除去機構が，拡散や濾過ではなく，吸着である可能性を示唆している。

3.2.2　ダイアライザによるAβ除去は濾過か吸着か

この問いに答えるには，濾過が全く起こらない条件でAβが除去できるかを確認すればよい。そこで，ポリスルホン製ダイアライザから中空糸を取出し，2 mm長ほどに切断してマカロニ的な断片を多数作成した。この中空糸断片を，40 ng/mlの合成Aβ溶液内に入れてバッチで反応させた。この条件では濾過は起こらない。結果は，反応開始10分後には$Aβ_{1\text{-}40}$も$Aβ_{1\text{-}42}$も90%程度の除去率であった[15]。すなわち，ダイアライザによるAβ除去のメイン機構は吸着であると結論づけることができた。しかしながら，この検討は濾過によるAβ除去機構の寄与を否定するものではない。

次に，ダイアライザそのものを用いた検討を行った。まず，中空糸内を流れるAβ溶液の流速を遅くして中空糸内表面への吸着を促進すれば，Aβ除去率が向上することがわかった。さらに圧力をかけて中空糸壁内部へAβ溶液(模擬血液)を浸透させることで，Aβ除去率がさらに向上した(**図5**)[15]。ヒト血漿を用いた検討では，血液流量の10%程度を中空糸外へ排出するよう濾過圧をかけて「濾過吸着」モードで施行すると，血中Aβが効率よく除去できることがわかった[16]。しかしながら，中空糸外へでてきた液にはAβは検出されなかった。つまり，Aβは中空糸内表面と膜厚方向の壁内に吸着されてしまったわけである。

3.2.3　どんな素材がAβ除去に適しているのか

実際に日本の血液透析に使用されている種々の中空糸膜を断片化し，40 ng/mlの合成Aβ溶液を用いてAβ除去率を検討した。結果は**図6**に示すように，比較的疎水性の高いポリスルホン(PSf)やポリメチルメタクリレート(PMMA)は，かなり短時間でほぼ100%近いAβ除去率を達成した。一方，親水性が高いセルローストリアセテート(CTA)とエチレンビニルアルコール共重合体(EVAL)のAβ除去率は低かった。**3.1.2**に記載した医療用吸着材と同様に，中空糸材料でも適切な疎水性をもつものがAβ除去に

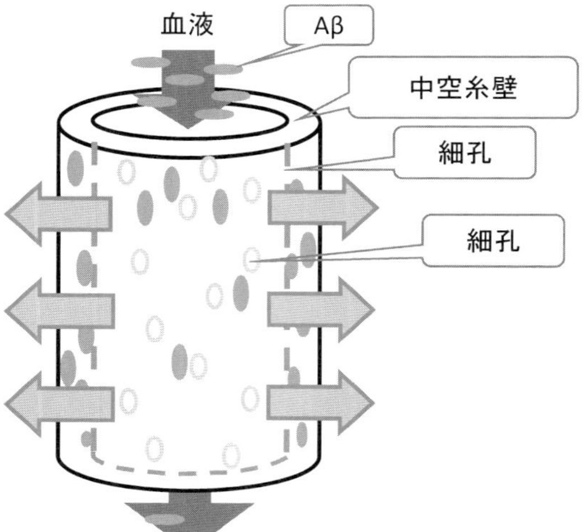

図5　中空糸によるAβ除去②
濾過吸着モードでの中空糸によるAβ除去

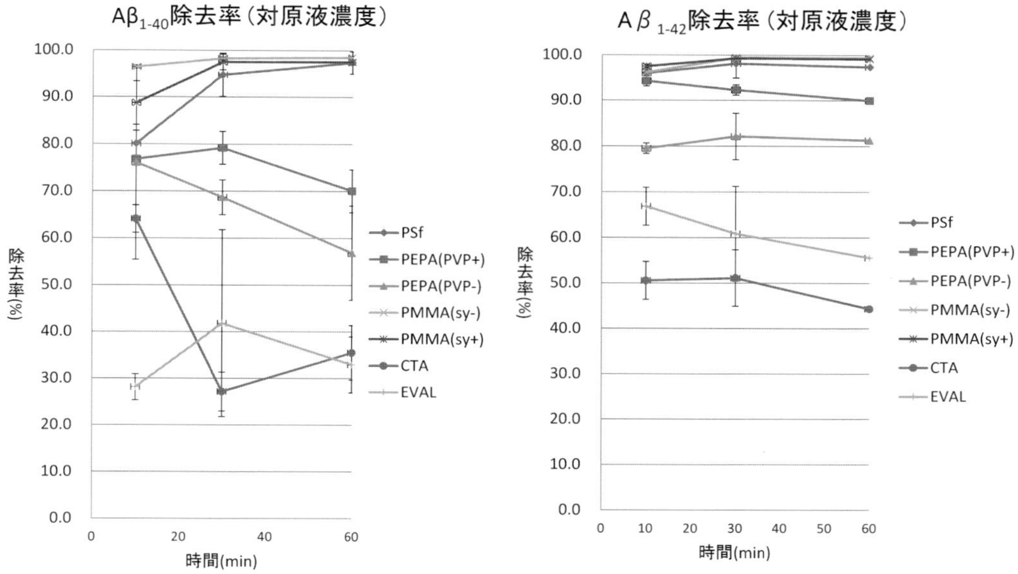

図６　中空糸によるＡβ除去③

Ａβ除去に適した中空糸素材の検討（中空糸断片）

PSf：ポリスルホン，PEPA：ポリエステル系ポリマーアロイ，PVP：ポリビニルピロリドン，PMMA：ポリメチルメタクリレート，sy：スペーサーヤーン，CTA：セルローストリアセテート，EVAL：エチレンビニルアルコール共重合体

は適していることがわかった[15)]。

4　血中Ａβを除去すると血中，脳内Ａβはどうなるか：血液透析患者での検討

先述したように，ダイアライザで血中Ａβが効率よく除去される。この血中Ａβ除去が血中Ａβ濃度にどう影響するかを，血液透析患者を対象として検討した。最近の透析導入の原因疾患は糖尿病が約40％と第一位ではあるが，糖尿病がアルツハイマー病のリスクを２倍程度に上昇させることが知られているため，本研究の対象者は55～85歳程度の非糖尿病透析患者とした。

4.1　血中Ａβ除去でヒトでは血中Ａβ濃度は低下する

ダイアライザ入口出口のＡβ除去率が50～60％と高いので，血中Ａβ濃度は透析施行中に次第に低下する（**図７**）[17)18)]。４時間の透析で，透析開始時濃度のほぼ半分程度まで血中Ａ$\beta_{1\text{-}40}$もＡ$\beta_{1\text{-}42}$も減少する。

4.2　血中Ａβ除去で血中にＡβが「湧き出す」

図７の血中Ａβ濃度の減少カーブが緩い（さほど減少しない）ことから，単に，血中に存在するＡβを除去するだけではないと推察された。そこで，ダイアライザの高いＡβ除去率を基に血中濃度の変化を微分方程式にもとづき計算したところ，図７下部の点線で示したように

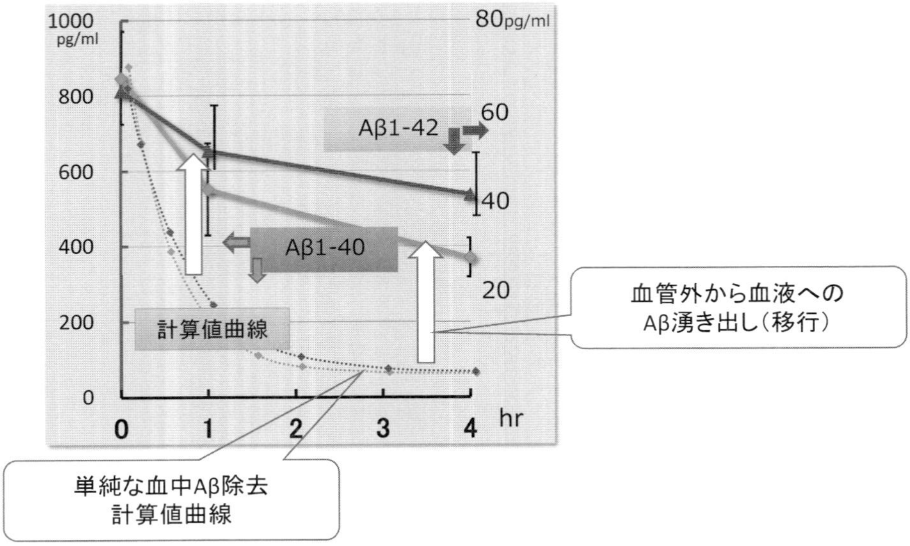

図７　中空糸によるＡβ除去④
透析患者では血中Ａβを除去するとＡβが「湧き出す」

4時間の透析で血中濃度は90％程度低下する計算となる。実測値とこの計算曲線との差が，他の組織臓器(脳であれば目的通り)から血液(血漿)へのＡβの湧き出し(移行)を示唆している[17)18)]。この湧き出し速度は，Ａ$\beta_{1\text{-}40}$で29,200 pg/min，Ａ$\beta_{1\text{-}42}$では3,160 pg/minと計算された[18)]。別の検討から，この湧き出しは透析施行中に限定され，施行後の湧き出し速度は施行中のほぼ1/00程度まで減少することがわかっている。さらに，絶対量でみると，透析施行前に血中に存在するＡβのほぼ5倍量(血中Ａβの減少量のほぼ10倍)のＡβが，透析施行中に湧き出してくることがわかった[19)]。大量に湧き出したＡβは，ダイアライザで吸着除去されて体外へ廃棄されるので，E-BARSは効率的なＡβ除去法といえよう。

4.3　透析中のＡβ湧き出しは脳からか

この多量のＡβの湧き出しが脳からであれば，透析患者脳のＡβ沈着は少ないと期待される。我々は，17例の透析患者(平均年齢75.7±10.4歳)と16例の非透析者(平均年齢79.0±12.6歳)の解剖脳におけるＡβ沈着を，2種の抗Ａβ抗体(4G8, DE2)と銀染色で検討した[20)]。**図8**a)に代表的な病理像を示すが，透析患者脳のＡβ沈着は極めて少ないことがわかる。さらに，Ａβ沈着を3種の老人斑(diffuse, neuritic, cored plaque)に分けて，定量的に解析した結果，どのタイプの老人斑も，透析群で有意に少ないことが明らかになった。4G8を用いた結果を図8b)に示すが，DE2による染色や銀染色でも同様の結果が得られた[20)]。この結果から，血液透析中に血中Ａβ除去に伴い，血管内に湧き出すＡβは脳からである可能性が示唆された。

4.4　血液透析患者の認知機能はどう変化するか

この問いに答えるために，18ヵ月のインターバルで16例(平均年齢71.7±3.5歳)と36ヵ月のインターバルで14例(平均年齢68.6±3.5歳)，合計30例の非糖尿病血液透析患者を対象と

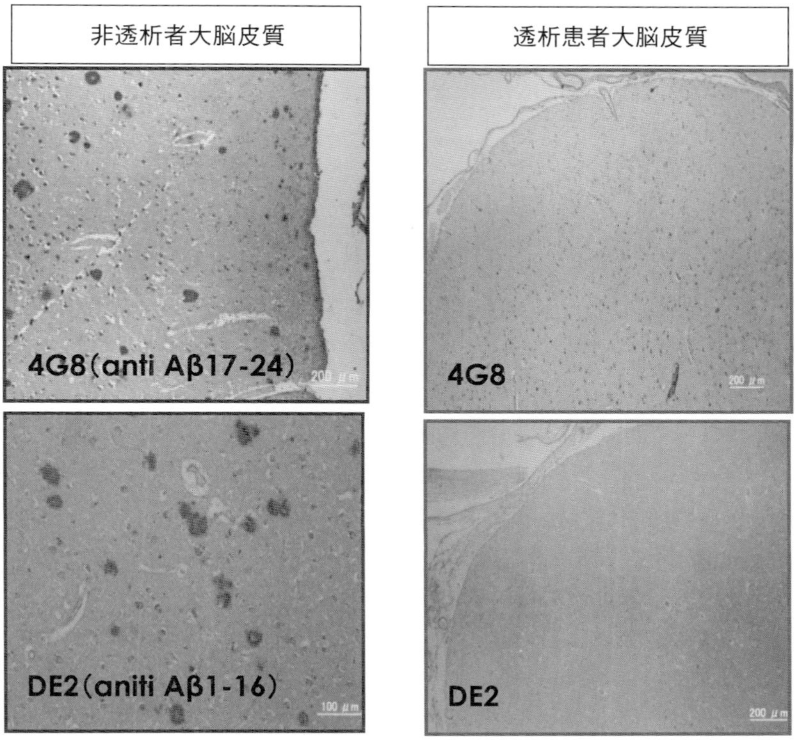

※口絵参照

a)　透析，非透析患者での老人斑（Ａβ沈着）の比較

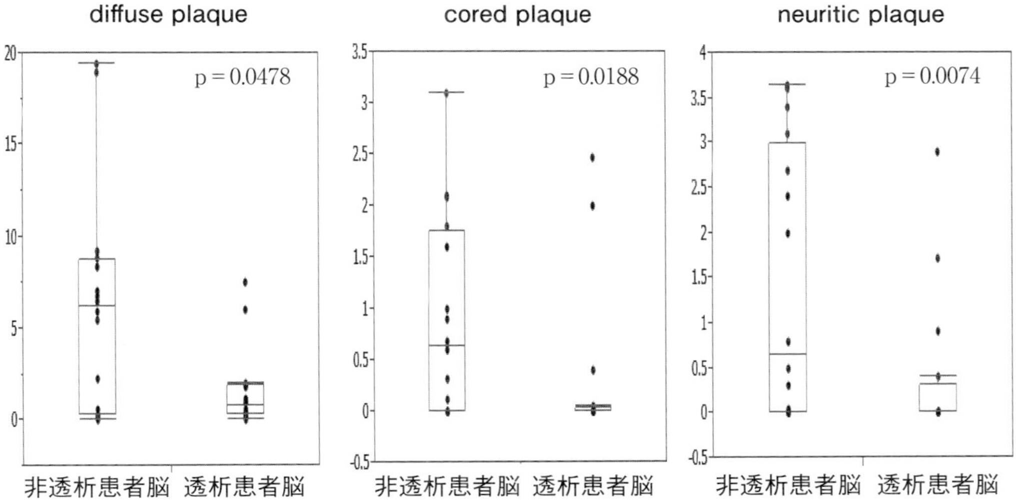

b)　透析患者脳では３種の老人斑（Ａβ沈着）とも有意に少ない(抗 A β抗体：4G8)

図８　透析患者脳のＡβ沈着

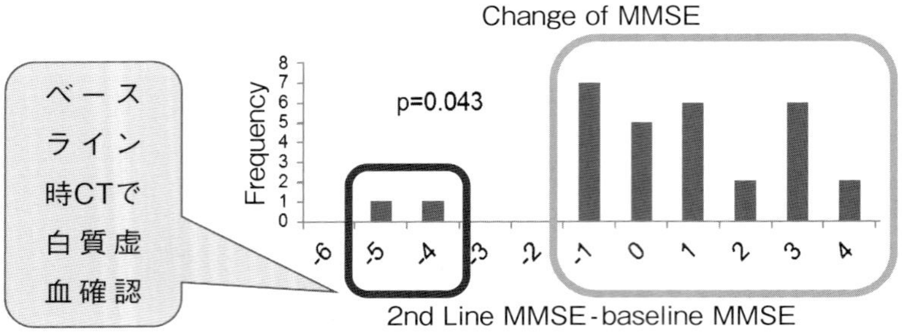

図9　血液透析（血中Aβ除去）で認知機能はどうなるか①
透析患者の認知機能の変化
（非糖尿病患者での18か月，36か月前向き研究）

して，前向きに血中Aβ濃度と認知機能の変化を追った[19]。MMSEで見た認知機能は，集団の平均値としては大きな変化はなかった（維持）が，個々の患者でみると**図9**に示したように，8割程度の患者のMMSEスコアは，有意に維持または改善（増加）した。MMSEがかなり低下した2例については，ベースライン時に白質病変が確認されていた症例であった。血中Aβ除去（透析）は，脳血管性病変がなければ，認知機能の維持・改善に寄与することが示唆された。

さらに，共同研究者の中井らは，日本の透析患者の大半を対象とする日本透析医学会の統計調査（対象者は20万人以上）に基づいた結果を報告した。脳血管病変の既往症例を除外した非糖尿病血液透析患者では，同じ年齢層で比較した場合，透析歴が長期（早期から透析を開始）になるほど認知症発症リスクが低下した（**図10**；中井の好意による新たな作図）[21]。一方，糖尿病血液透析患者では，同様の傾向ではあるが非糖尿病群よりも弱い相関を示した。

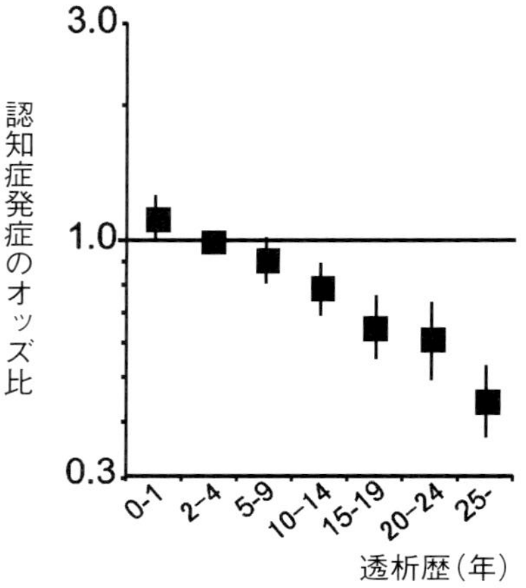

図10　血液透析（血中Aβ除去）で認知機能はどうなるか②
20万人規模の統計調査：
非糖尿血液透析患者は透析歴が長いほど認知症発症リスクが下がる

では，血液透析患者は腎機能健常者に比べて認知症の発症リスクは低いのであろうか。答えは否である。慢性腎臓病（CKD）は認知症のリスクファクターであり，血液透析患者の認知症有病率は，腎健常者の2倍程度である。これには，CKD患者の血管病変などが関与していると考えられる。さらに，最近は，透析導入年齢が69.4歳と高齢化しており，透析導入時点ですでに認知症あるいは予備軍（軽度認知障害MCIなど）である割合が高くなってきている。さらに，我々は，非透析腎不全患者では，腎機能低下に相関して血中Aβ濃度が著増することを見出しており[14]，非透析腎不全患者の脳，特に，脳血管にはAβの蓄積が亢進している可能性があろう（Sakai et al., in preparation）。

5　血中Aβ除去で血中，脳内Aβはどう変化するか：ラットでの検討

ラットなら血中Aβ除去による脳内Aβの変化を，リアルタイム的に追跡可能なので，ラットでの血液浄化を試みた（Kawaguhi et al., in preparation）。本来なら，ADモデル動物として汎用されているトランスジェニックマウスを使用したいところだが，マウスでは体内循環血液量が少なすぎて，筆者らの技術範囲で実験用血中Aβ除去システムを小型化しても体外循環は困難なので，通常のSDラットを使用した。

Aβ吸着材としては先述したHDC，または，PSf製ダイアライザ中空糸断片を充填したミニカラムを用いた。カラム前後のAβ除去率は，60分の施行中，ほぼ90%以上を保った。このような高効率で血中Aβを除去しているにもかかわらず，血中Aβ除去施行中は血中Aβ濃度が上昇した。血液浄化開始時に比べ，60分後の施行終了時には$A\beta_{1\text{-}40}$は153%に，$A\beta_{1\text{-}42}$は187%まで上昇した。この上昇は血中Aβ除去終了とともに停止し，ほぼ1時間後には血液浄化開始前の値に戻った。

血中Aβ除去によって，血中Aβ濃度が上昇するのに対し，脳脊髄液中のAβは，血液浄化開始時に比べ，血中Aβ除去施行終了時には$A\beta_{1\text{-}40}$は77%に，$A\beta_{1\text{-}42}$は90%まで低下し，血中Aβ除去終了後も低下が続き，終了1時間後には$A\beta_{1\text{-}40}$は64%に，$A\beta_{1\text{-}42}$は77%まで低下した。このことから，血中Aβ除去によって，脳（髄液）から血管内にAβが湧き出し（移行）することが強く示唆された。

6　今後の展開

まず，ヒトにおいて，血中Aβの除去が脳内Aβの減少を起こすことをダイレクトに示す必要がある。現在，透析導入前後の腎不全患者のフォローを継続中なので，その結果がまとまり次第，別途報告したい（Kitaguchi et al., in preparation）。さらに，システムとしてより効率的なシステム構築を検討したいと考えている。

最終的には，臨床研究において，腎不全ではないMCIまたは軽度アルツハイマー病患者のE-BARSの効果を確認していくことになろう。

謝　辞

本研究は，科研費のほか，喫煙科学研究財団はじめ4財団から研究助成をいただくことで進めることができた。深く感謝したい。また，酒井一由先生，中井滋先生，加藤政雄先生，比企能之先生，杉山敏先生，村上和隆先生，水野雅夫先生，長谷川みどり先生，湯澤由紀夫先生，伊藤健吾先生，伊藤信二先生，松永慎史先生，武地一先生，川地宏志先生，鍋島俊孝先生，間宮隆吉先生はじめ多くの共同研究者，卒論生・院生，ご協力くださった患者様，動物施設などのスタッフ，坂田美和様らの研究補助の方々のおかげで研究をここまで進めることができた。あらためて心から感謝します。

文　献

1) KG. Mawuenyega, W. Sigurdson, V. Ovod, L. Munsell, T. Kasten, JC. Morris, KE. Yarasheski and RJ. Bateman：*Science* **330**, 1774(2010).
2) RB. DeMattos, KR. Bales, DJ. Cummins, JC. Dodart, SM. Paul and DM. Holtzman：*Proc Natl Acad Sci U S A.*, **98**, 8850(2001).
3) RS. Doody, RG. Thomas, M. Farlow, T. Iwatsubo, B. Vellas, S. Joffe, K. Kieburtz, R. Raman, S. Xiaoying and PS. Aisen：*N Engl J Med*, **370**, 311(2014).
4) K. Kawaguchi, N. Kitaguchi, S. Nakai, K. Murakami, K. Asakura, T. Mutoh, Y. Fujita, and S. Sugiyama：*J Artif Organs*, **13**, 31(2010).
5) JE. Donohue, SL. Flaherty, CE. Johanson, JA. Duncan 3rd, GD. Silverberg, MC. Miller, R. Tavares, W. Yang, Q. Wu, E. Sabo, V. Hovanesian and EG. Stopa：*Acta Neuropathol*, **4**, 405(2006).
6) RD. Bell, AP. Sagare, AE. Friedman, GS. Bedi, DM. Holtzman, R. Deane and BV. Zlokovic：*J Cereb Blood Flow Metab*, **27**, 909(2007).
7) GD. Silverberg, MC. Miller, AA. Messier, S. Majmudar, JT. Machan, JE. Donahue, EG. Stopa, and CE. Johanson：*J Neuropathol Exp Neurol*, **69**, 98(2010).
8) AW. Morris, RO. Carare, S. Schreiber and CA. Hawkes：*Front Aging Neurosei*, **6**, 251(2014).
9) Y. Matsuoka, M. Saito, J. LaFrancois, M. Saito, K. Gaynor, V. Olm, L. Wang, E. Casey, Y. Lu, C. Shiratori, C. Lemere and K. Duff：*J Neurosci*, **23**, 29(2003).
10) M. Boada, P. Ortiz, F. Anaya, I. Hernández, J. Muñoz, L. Núñez, J. Olazarán, I. Roca, G. Cuberas, L. Tárraga, M. Buendia, RP. Pla, I. Ferrer and A. Páez：*Drug News Perspect*, **22**, 325(2009).
11) M. Boada, E. Ramos-Fernández, B. Guivernau, FJ. Muñoz, M. Costa, AM. Ortiz, JI. Jorquera, L. Núñez, M. Torres and A. Páez：*Neurologia*, **31**, 473(2016).
12) K. Kawaguchi, N. Kitaguchi, S. Nakai, K. Murakami, K. Asakura, T. Mutoh, Y. Fujita and S. Sugiyama：*J Artif Organs*, **13**, (2010).
13) K. Kawaguchi, M. Takeuchi, H. Yamagawa, K. Murakami, S. Nakai, H. Hori, A. Ohashi, Y. Hiki, N. Suzuki, S. Sugiyama, Y. Yuzawa and N. Kitaguchi：*J Artif Organs*, **16**, 211(2013).
14) M. Kato, K. Kawaguchi, S. Nakai, K. Murakami, H. Hori, A. Ohashi, Y. Hiki, S. Ito, Y. Shimano, N. Suzuki, S. Sugiyama, H. Ogawa, H. Kusimoto, T. Mutoh, Y. Yuzawa and N. Kitaguchi：*J Neural Transm*, **119**, 533(2012).
15) K. Kawaguchi, A. Saigusa, S. Yamada, T. Gotoh, S. Nakai, Y. Hiki, M. Hasegawa, Y. Yuzawa and N. Kitaguchi：*J Artif Organs*, **19**, 149(2016).
16) N. Kitaguchi, K. Kawaguchi, K. Yamazaki, H. Kawachi, M. Sakata, M. Kaneko, M. Kato, K. Sakai, N. Ohashi, M. Hasegawa, Y. Hiki and Y. Yuzawa：*J Artif Organs*, doi：10.1007/s10047-017-1012-3 (2017).
17) N. Kitaguchi, K. Kawaguchi, S. Nakai, K. Murakami, S. Ito, H. Hoshino, H. Hori, A. Ohashi, Y. Shimano, N. Suzuki, Y. Yuzawa, T. Mutoh and S. Sugiyama：*Blood Purif.*, **32**, 57(2011).
18) M. Kato, K. Kawaguchi, S. Nakai, K. Murakami, H. Hori, A. Ohashi, Y. Hiki, S. Ito, Y. Shimano, N. Suzuki, S. Sugiyama, H. Ogawa, H. Kusimoto, T. Mutoh, Y. Yuzawa and N. Kitaguchi：*J Neural Transm*, **119**, 1533(2012).
19) N. Kitaguchi, M. Hasegawa, S. Ito, K. Kawaguchi, Y. Hiki, S. Nakai, N. Suzuki, Y. Shimano, O. Ishida, H. Kushimoto, M. Kato, S. Koide, K. Kanayama, T. Kato, K. Ito, H. Takahashi, T. Mutoh, S. Sugiyama and Y. Yuzawa：*J Neural Transm*, **122**, 1593(2015).
20) K. Sakai, T. Senda, R. Hata, M. Kuroda, M. Hasegawa, M. Kato, M. Abe, K. Kawaguchi, S. Nakaki, Y.

Hiki, Y. Yuzawa and N. Kitaguchi：*J Alzheimer Dis.*, **51**, 997(2016).

21) S. Nakai, K. Wakai, E. Kanda, K. Kawaguchi, K. Sakai and N. Kitaguchi：Renal Replacement Therapy(2018). doi：10.1186/s41100-018-0154-y.

第2節　アミロイドβオリゴマー除去による アルツハイマー病態回復の可能性

国立研究開発法人国立精神・神経医療研究センター　荒木　亘　順天堂大学　荒木　由美子

1　はじめに

アルツハイマー病(AD)においては，老人斑に蓄積しているアミロイドβタンパク質(Aβ)からなる不溶性のアミロイド線維(フィブリル)よりも，可溶性のAβがシナプス毒性や細胞毒性を有しており，ADの特徴的病変であるタウタンパク質の異常とも密接に関連することが明らかになってきた。すなわち，Aβオリゴマーは，AD病態の引金としての役割を持つという説が有力となってきている。この説が正しいとするならば，治療法としても新たな考え方が生まれてくることになる。

本稿では，Aβオリゴマーのもたらす病態が，Aβオリゴマーを除くことにより回復する可能性について，筆者らの研究を中心に概説し，考察を加えたい。

2　アルツハイマー病の発症因子としてのAβオリゴマー

ADにおいて，細胞外でAβは線維化，沈着し，老人斑を形成する。しかし，AD患者の脳内の老人斑量と認知機能低下の間に相関がないことは，線維化，沈着したAβを病因とする仮説の弱点であった。1998年にKleinらは，Aβの可溶性集合体の一種をAβ-derived diffusible ligands(ADDLs)と名付け，このオリゴマーが，神経細胞に対する障害作用を持っていることを報告した[1]。同時期に同様の報告が相次ぎ，Aβオリゴマーは重要な発症因子として認識されるようになって，いわゆるAβオリゴマー仮説といわれる病態仮説が提唱されるに至った(**図1**)[2)-4)]。

Aβオリゴマーには，集合している分子数によって，分子量の小さなものから大きなものまで様々なものが含まれている。2～4量体のlow-n(低分子数)オリゴマー，ADDLs[1)5)]，Aβ*56[6]のような20～100 kDaのもの，さらに高分子量(100 kDa＜)のプロトフィブリルなどが知られている(図1)が，このうち病気に特に関係するものがどれであるかなどはまだ不明確である。また，比較的高分子量のAβオリゴマーは，モノマー，低分子量のオリゴマーと不溶性のAβ線維，プラークの中間的分子種と考えられ，これら分子種の間には生化学的な平衡状態がある可能性がある。

Aβオリゴマーの神経細胞障害作用，神経毒性，シナプス毒性は，培養神経細胞，脳スライス，モデル動物などを用いた実験系による多数の実験データから支持されている[3)4)]。AD患者やADモデルマウスの脳から分離されたAβオリゴマーが神経可塑性や記憶を障害すること

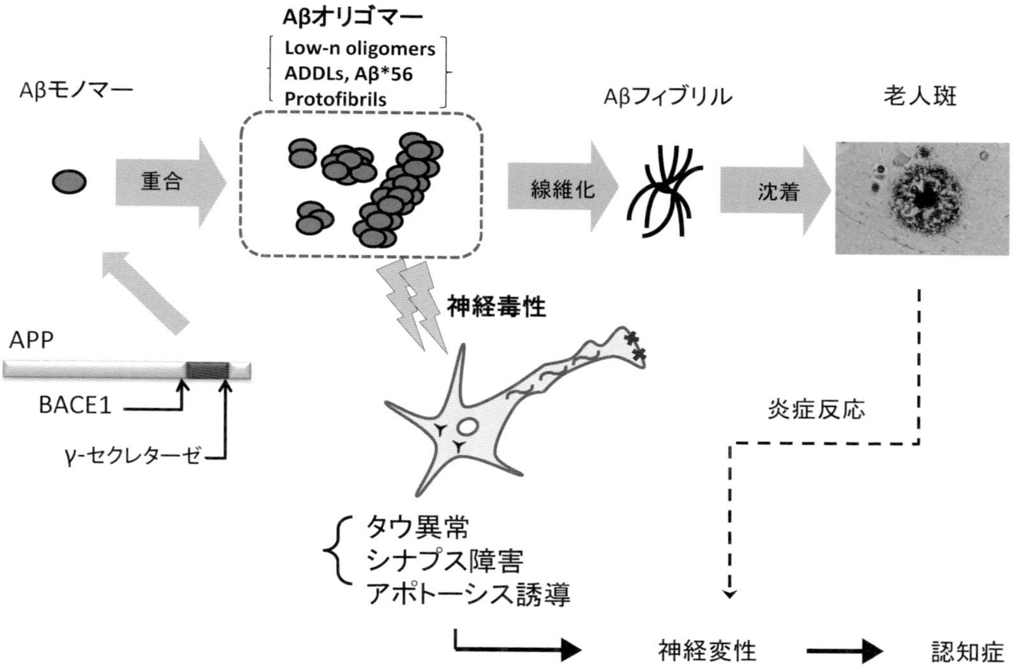

図1　アルツハイマー病のAβオリゴマー仮説
最近の研究から，線維化したAβよりも，可溶性Aβオリゴマーが，発病因子として重要であるという
Aβオリゴマー仮説が支持されている。

など，AD病態との直接的関連性も示唆されている。興味深いことに，AD脳において，可溶性Aβオリゴマーはシナプス部に多く含まれており[3]，この事実は，シナプスの消失が認知機能低下と相関する病的事象であることとも関連している可能性がある。

これらの知見は，Aβオリゴマーの病因的意義を強く支持するものであるが，現状では，その作用発現のメカニズムは十分には解明されていない。たとえば，Aβオリゴマーは主として細胞外から，細胞膜上の何等かの受容体に結合し，細胞内に異常シグナルを伝達することで細胞障害性を発揮すると考えられているが，多数の受容体候補のうちのどれが真の受容体であるのかといった疑問をはじめとした多くの課題が残されている[4]。

3　Aβオリゴマーによる病態の解析に有用な神経細胞モデル系の確立

我々は，Aβオリゴマーの神経・シナプス毒性に注目し，独自に確立した神経細胞モデルを用いて，病態研究を行ってきた[7)-9)]。このモデル系の概要は以下の通りである。ラットの胎児脳由来の初代培養神経細胞を無血清培地で9日間培養し，分化，成熟させた後，既報の方法で調整した比較的低濃度(2.5 μM)のAβ42オリゴマーを添加(オリゴマー処理)，またはフィブリルを添加(フィブリル処理)し，2～3日間培養した(**図2**)。その結果，オリゴマー処理した細胞では，外観上にも突起の不規則化などの異常変化が現れるが，フィブリル処理したものでは変化が非常に少なかった。

さらに，細胞死(アポトーシス)誘導，ストレス応答の指標として，カスパーゼ3，eIF2αの活性化をウエスタンブロット法で調べた結果，オリゴマー処理細胞では，無処理の細胞(対照)に比較して，ガスパーゼ3，eIF2αの有意な活性化が認められた。なお，細胞生存の低下はわずかであった。さらに，タウのリン酸化特異抗体，及び分子内切断されたタウに特異的な抗体による免疫細胞化学の結果，Aβオリゴマー処理後の細胞では，タウのリン酸化，分子内切断が有意に増加していた(**図3**)。なお，タウの切断は活性化カスパーゼ3によって媒介されると考えられた。

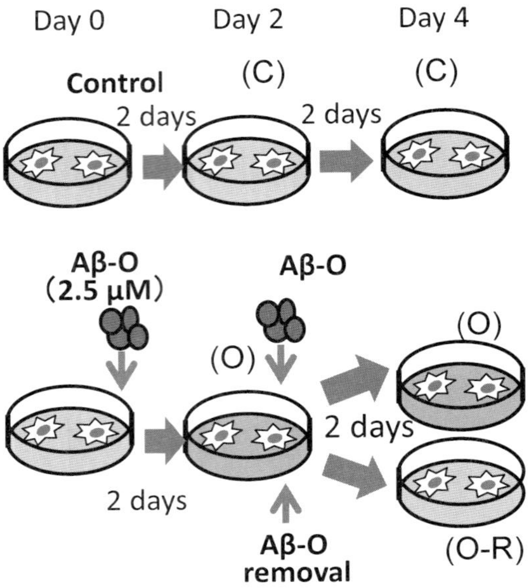

図２　実験方法[8)]

ラット初代培養神経細胞を，培養開始9日目に，Aβ42オリゴマー(Aβ-0, 2.5 μM)で2日間処理(O)した。その後，一方は同処理を継続(O)，他方はAβオリゴマーを除去(O-R)し，さらに2日間培養した。無処理の細胞を対照(C)とした。

また，シナプスの形成・維持などに重要な役割を持つβカテニンの異常変化(タンパク質レベルの低下，及びシナプス様の構造物から神経突起，細胞体への局在変化)も観察された。同時に，シナプス関連タンパク質であるSNAP-25などにも同様な局在変化が認められたことから，βカテニンの異常にはシナプス構造の破綻が関連していることが示唆された。

なお，Aβオリゴマー処理によってeIF2αの活性化が認められたことから，小胞体ストレスの誘導があるかについて検討したところ，その指標となるGRP72は不変であったことから，典型的な小胞体ストレスは誘導されていないことが示唆された[7)]。

上記のアポトーシス誘導，タウのリン酸化・切断の増加，シナプス関連タンパク質の異常は，AD脳で観察される特徴的な病的変化と対応するものである[8)](図1)。したがって，この神経細胞系は，細胞死の少ない状態で，AD病態を反映したAβオリゴマー毒性を観察できる有用なモデルと考えられる。

4　Aβオリゴマー神経毒性の可逆性

4.1　神経細胞モデルにおける知見

Aβオリゴマーの神経毒性については多数の研究が行われてきているが，その毒性作用による細胞の障害性変化が可逆的なものなのかについてはよくわかっていなかった。この問題を明らかにするため，Aβオリゴマーで2日間の処理を行った細胞を2群に分け，一方はAβオリゴマーを含まない培養液でさらに2日間培養し，他方はAβオリゴマー処理を2日間継続した(図2)。無処理の細胞を対照とした。その結果，Aβオリゴマー処理を継続した細胞では，

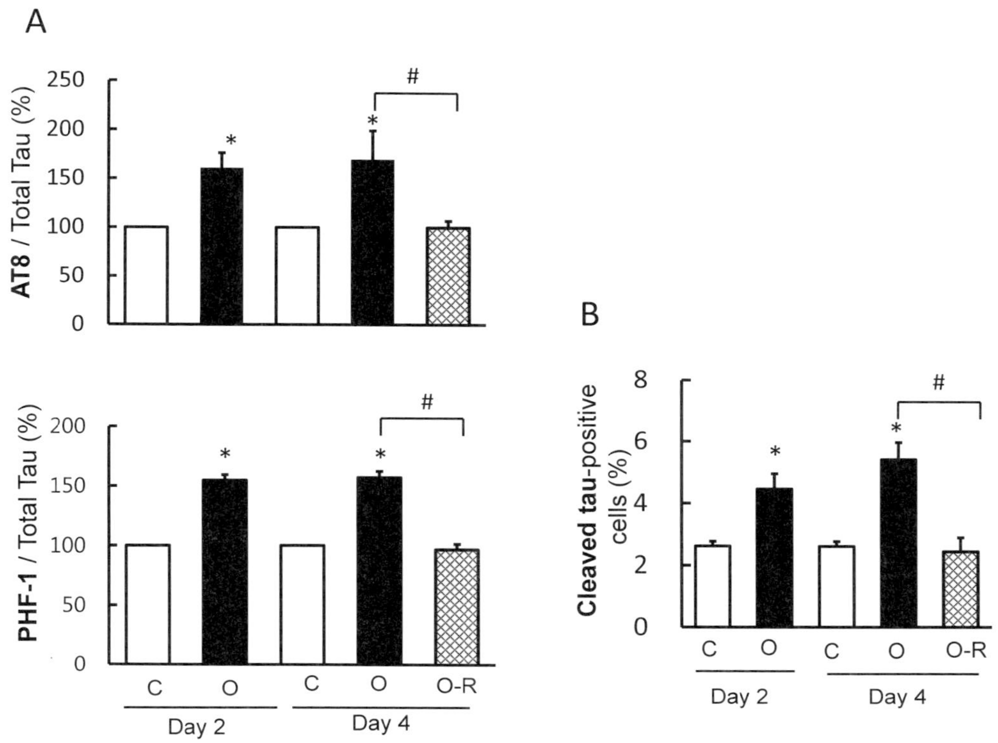

図３　Aβオリゴマーによるタウ異常はオリゴマー除去により回復する[8)]

A. タウタンパク質の異なる部位に対するリン酸化特異的抗体 AT8，PHF1 の免疫反応性（総タウ抗体の免疫反応性で補正）は，Aβオリゴマー処理（O）2, 4 日後には，対照（C）に比べて有意に増加するが，Aβオリゴマー除去（O-R）した場合，対照と同程度まで低下する。

B. カスパーゼ切断されたタウに対する特異抗体で陽性に染色される細胞の割合は，Aβオリゴマー処理（O）2, 4 日後には，対照（C）に比べて有意に増加するが，Aβオリゴマー除去（O-R）した場合，対照と同程度まで低下する。

対照に比べて，アポトーシス誘導性変化は増悪し，タウタンパク質のリン酸化と切断，βカテニンの異常が持続した。しかし，Aβオリゴマーを除去した細胞では，アポトーシス誘導性変化，タウタンパク質の異常が無処理の対照と同程度まで回復し，βカテニンの異常も部分的に回復した（**図 3, 4**）[8)9)]。

これらの実験結果は，Aβオリゴマーが主に細胞外から毒性作用を発揮していて，その結果生じる細胞内の障害性変化は可逆的なものであり，Aβオリゴマーを除くことにより回復可能なことを示唆している（図 4）。この回復のメカニズムとしては，Aβオリゴマーにより細胞内に伝達された異常シグナルが，オリゴマーが除去されると減衰して，正常状態に復元することに基づくと推定される。すなわち，今回のモデル系において，Aβオリゴマーが神経細胞に引き起こすタウ異常などの様々な病理学的，生化学的な異常変化は，Aβオリゴマー除去により回復しうることが初めて明確に示された。

4.2　他の研究における知見

Aβオリゴマーによる神経毒性からの回復を示唆するいくつかの報告がある。培養神経細胞

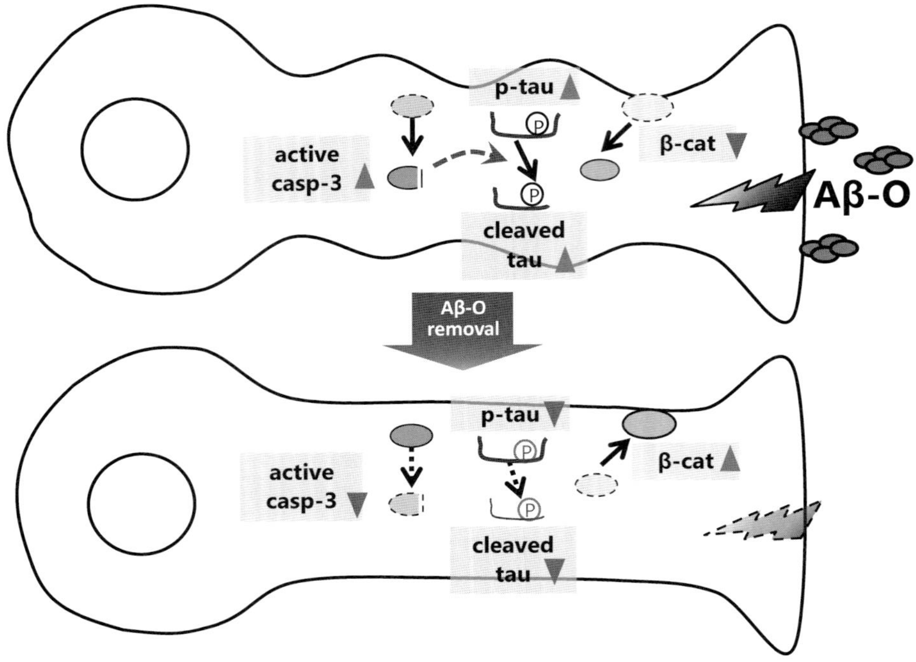

※口絵参照

図４　Ａβオリゴマーの神経毒性作用の可逆的性質

Ａβオリゴマー（Ａβ-O）が細胞外から除去されると，その毒性的な影響が減弱し，神経細胞内に生じていたカスパーゼ3（casp-3）活性化，タウタンパク質のリン酸化，切断の増加，βカテニン（β-cat）の異常を含む様々な神経細胞障害が回復すると考えられる。P（丸印）はリン酸化を示す。タウの切断にはカスパーゼ3が関与している。

をＡβオリゴマー処理した時にシナプス活動の低下がみられたが，Ａβオリゴマーを含まない培地への交換により回復したという[10)]。

Ａβオリゴマーのシナプス毒性を示唆する所見として，スパイン密度の減少，スパインの形態変化などがある。脳スライスにＡβオリゴマーを添加する実験系において，Ａβオリゴマー添加後に，Ａβオリゴマーを除去すると，スパイン密度の低下が回復したという報告がある[11)]。

Fowlerらの報告によると，Tet-offシステムを利用して，APPトランスジェニックマウスのAPP発現を急速に止めた場合，マウスのシナプス異常の回復とともに，認知機能の回復が認められ，この回復に，脳内Ａβオリゴマーの低下が寄与していることが示唆されたという[12)]。この知見からは，Ａβオリゴマーにより引き起こされるシナプス，認知機能の障害が回復しうることが示唆され，興味深い。また，ADモデルマウスの脳表面からＡβ抗体を加えてＡβ沈着を除去すると，Ａβに関連した神経変性変化が回復したという報告もあり，間接的にＡβの毒性変化からの回復を示唆するものと考えられる[13)]。

5　Aβオリゴマー神経毒性の可逆性の臨床的意義

筆者らの研究結果は，細胞モデルで得られたものであり，ヒトの病態への適用には注意が必

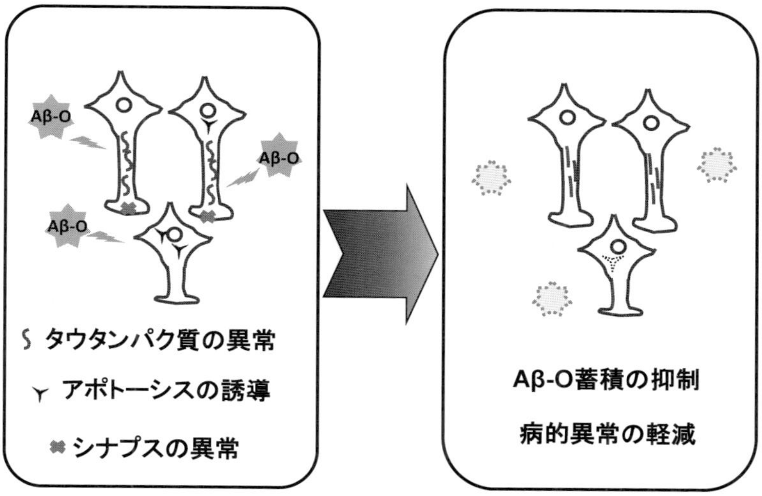

図5　アルツハイマー病態の回復可能性

ADの初期には，病原的因子Aβオリゴマー(Aβ-O)によってタウ異常，細胞死誘導，シナプス異常などが引き起こされる。早期にAβ-Oの蓄積を抑制することにより，病態が回復する可能性がある。

要である。しかし，我々の研究及び上述した他の研究の知見が，脳内の初期病態を間接的に反映しているものと考えることは可能であり，病初期に何らかの手段によりAβオリゴマーを除くことによって，病態が回復する可能性があることが推察される(**図5**)。ADでは，タウの異常が顕在化してからでは治療が困難であると言われているように，その段階に至った時点では，病態が不可逆的なものに進展していると考えられる。

ここで，Aβオリゴマーを標的とした治療法の開発について付言しておきたい。このような治療の試みについては別章でも記述されている通り，その機序として，Aβの産生抑制，凝集(オリゴマー化)抑制，Aβオリゴマーのクリアランスの促進などがある。現在進行している臨床治験としては，Aβオリゴマーに対する抗体療法[14]や，Aβ産生酵素BACE1の阻害薬などがあげられる。このような研究が確立され，ADの予備状態である軽度認知障害のようなできるだけ早期の段階での治療介入が可能となれば，病態の進行を防ぐだけでなく，認知機能障害の回復を図り得るかもしれない。

一方，Aβオリゴマーの蓄積を防ぐ以外にも，Aβオリゴマー毒性を低減することも治療につながる可能性があり，我々もその観点からの治療法開発研究を進めている。このような治療戦略を含めて，今後は，Aβオリゴマー毒性に焦点を当てた治療法の開発が進むものと思われる。

6　おわりに

Aβオリゴマーの発病因子としての位置づけは確かなものとなってきた。しかし，Aβオリゴマーの神経細胞毒性，シナプス毒性作用の実体解明は十分とはいえず，どの大きさのオリゴマーが病態に深く関わっているかや，神経細胞に対する作用機序など未解決な問題点も多い。

今後，これらの解明により，新たな治療法が開発されることが期待される。

また，今回の研究において，Aβオリゴマーの除去によって神経細胞の障害性変化に回復が見られ，初期病態の回復可能性が示唆された。今後，脳神経が本来持っている回復力に焦点を当てた研究が深まり，そのような知見から病態の回復や進行遅延のための治療方策を探ることも大切な視点と思われる。

文　献

1) M. P. Lambert et al.,：Proc. Natl. Acad. Sci., 95, 6448(1998).
2) J. Hardy and D. J. Selkoe：*Science*, **297**, 353(2008).
3) S. T. Ferreira and W. L. Klein：*Neurobiol. Learn. Mem.*, **96**, 529(2011).
4) K. L. Viola and W. L. Klein：*Acta Neuropathol.*, **129**, 183(2015).
5) Y. Gong et al.,：Proc. Natl. Acad. Sci., 100, 10417(2003).
6) S. Lesné et al.,：*Nature*, **440**, 352(2006).
7) N. Mamada et al.,：*Mol. Brain*, **8**, 73(2015).
8) D. Tanokashira et al.,：*Mol. Brain*, **10**, 4(2017).
9) W. Araki：*Oncotarget*, **8**, 50335(2017).
10) S. Lee, J. Zemianek and T. B. Shea：*J. Alzheimers Dis.*, **35**, 395(2013).
11) B. R. Shrestha et al.,：*Mol. Cell. Neurosci.*, **33**, 274(2006).
12) S. W. Fowler et al.,：*J. Neurosci.*, **34**, 7871(2014).
13) R. P. Brendza et al.,：*J. Clin. Inv.*, **115**, 428(2016).
14) W. F. Goure et al.,：*Alzheimers Res. Ther.* **13**, 319(2014).

第3節　ウイルスベクター等を用いた アルツハイマー病の遺伝子治療法の開発

長崎大学　八田　大典　　長崎大学　岩田　修永

1　アルツハイマー病の遺伝子治療の必要性と現状

アルツハイマー病(Alzheimer's disease；AD)は，人々の健やかな老後を脅かす疾患として大きな社会問題となっているが，根本的治療薬の開発は未だ達成されていない。現在，ADの治療薬として上市されているコリンエステラーゼ阻害薬およびNMDA受容体拮抗薬は，一時的な病状緩和をもたらすものの，AD病理の進行を止めることはできない。これまでの研究で，ADの発症原因はアミロイドβ(Aβ)の脳内蓄積であることが確定し，根本的治療のためには，脳内からAβを除去することが必要と考えられた。それ以降，根本的治療薬としてAβ産生阻害薬，重合・凝集阻害薬やAβワクチンの開発が試みられたが，いずれも臨床試験まで進むものの，副作用の問題や有効性が認められない等の理由で次々と開発中止に追い込まれている。このように，従来の作用点では，根本的治療薬の開発が達成されていないため，創薬標的の大きなパラダイムシフトが必要である。そこで，筆者らは新規創薬標的としてAβの生理的分解経路に焦点を当て，Aβの主要分解酵素ネプリライシンを用いた遺伝子治療の有効性を検証することにした。

脳・神経領域における遺伝子治療は，ADをはじめとして，パーキンソン病や筋萎縮性側索硬化症，ハンチントン病などの難治性脳神経疾患において開発が望まれており，これまでに数多くの研究が行われてきた。その中でパーキンソン病の遺伝子治療は大きな成功例であり，臨床研究において*AADC*遺伝子を組み込んだウイルスベクターの脳定位注入により顕著で持続的な治療効果が得られている[1)2)]。しかし，脳定位注入では，外科的手術によりウイルスベクターを直接脳内に注入するという術式のために，治療用遺伝子が注入部位の狭い範囲にしか発現せず，広い病変部位を特徴とするADでは十分な治療効果を期待しにくい。また，頭蓋骨に穴を開けるという手法は簡便性に欠けており，高い侵襲性やリスクの観点から患者への負担も大きい。我々の研究グループは，脳定位注入法のこれらの欠点を克服する手段として，末梢の循環血へと投与し，血液脳関門(BBB：blood brain barrier)を経て脳内の広範囲に及ぶ神経細胞に感染し遺伝子発現する循環血内投与型脳内発現ウイルスベクターを考案し，その開発に成功した[3)]。

2　治療用遺伝子としてネプリライシンを用いる妥当性

Aβの分解機構については，多くの研究機関で研究対象となり，その解明に向けた競争研究が繰り広げられてきた。その結果，数多くのペプチダーゼがAβ分解酵素の候補として挙げられたが，それらの報告のほとんどは *in vitro* 解析に基づくものであったため，脳内での生理的なAβ分解機構において，どのペプチダーゼがどの程度寄与しているかは依然として不明なままであった。そこで *in vivo* においてAβの分解機構を解析し，Aβ分解の責任酵素としてネプリライシンを同定した[4)-6)]。ネプリライシンはプレシナプス膜に局在し，細胞外・管腔側に酵素活性部位を有するが，この局在とトポロジーは，神経活動に伴ってシナプス終末から放出されるAβを効率的に分解するために最適である。また，AD患者の剖検脳を用いた解析では，ネプリライシンが，顕著なアミロイド病理を呈する大脳皮質及び海馬において，部位特異的かつ加齢依存的に発現低下していることが認められており，特に，孤発性AD脳では発症の前段階から正常加齢よりもさらに低下することが明らかになっている[6)-10)]。加齢はAD発症に対する最大の危険因子であり，脳内Aβレベルは加齢に伴い上昇しAD患者レベルに近づくことからも，加齢に伴うネプリライシンレベルの低下速度の個人差がAβ蓄積速度に影響を与え，AD発症年齢を規定する可能性が考えられる[6)]。このように，AD発症に先立って低下する脳内ネプリライシンの発現量を正常レベルに戻し，脳内Aβの蓄積を抑制することはADの原因に即した根本的治療法になると考えられる。一方，安全性や副作用に関して，ネプリライシンの活性増強により脳内の神経ペプチドの分解が進むことの懸念があるかもしれないが，AD脳ではネプリライシン減少により，それらの神経ペプチドもAβ同様に増加していると考えられるため，遺伝子導入によりネプリライシン発現量を補完することで，撹乱した神経ペプチドの代謝はむしろ正常化すると考えられる。また，遺伝子治療以外の方法で，ネプリライシンの発現や活性を増強することは考えないのかという意見もあるかもしれない。これに関して，筆者らの研究グループは，ネプリライシンの発現や活性を調節する内在性因子としてソマトスタチンを同定しており[11)]，神経細胞表面に局在するソマトスタチン受容体を標的とした薬物治療もADに有効と考えられる。しかし，ADの進行に伴い受容体発現細胞が既に機能障害や脱落を受けている場合や何らかの理由によりネプリライシンの遺伝子発現がエピジェネティックに抑制されている場合にはこの方法は不利になるため，ネプリライシンを治療用遺伝子として用いた遺伝子治療には大きな優位性がある。

3　循環血投与型脳内発現ウイルスベクターの構築

治療用遺伝子を標的細胞だけに効率よく安全に導入する技術は遺伝子治療の成功において不可欠である。アデノ随伴ウイルス(AAV：adeno-associated virus)ベクターは，非病原性ウイルスに由来し，免疫原性や細胞毒性が比較的低いことから，安全性が高いと考えられている。また，実際に脳内へのAAVベクター注入が行われたパーキンソン病臨床研究においてその安全性が確認されている[1)12)]。AAVは感染細胞の染色体にほとんど組み込まれない[1)12)]ため，宿主ゲノムの正常な遺伝子を破壊しないという点でも安全である。また，AAVベクターは非分裂細胞への遺伝子導入効率が高い[12)]ため，神経細胞を標的とする遺伝子治療用ベクターに適している。AAVには数十種類の血清型がある[12)]が，遺伝子治療用に応用される血清型のうちAAV9型はBBBまたは血液脳脊髄液関門を通過することができる[13)-16)]。筆者らは，神経細胞

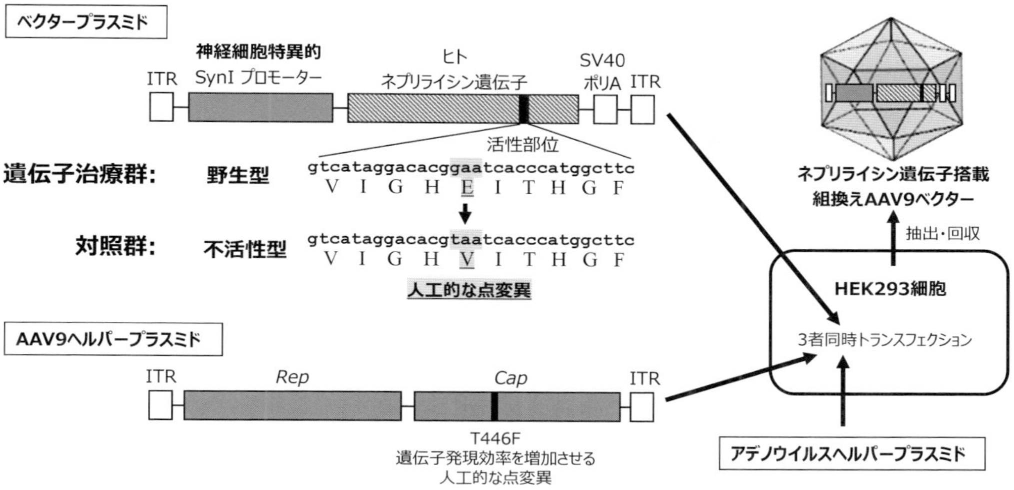

図１　遺伝子治療用ウイルスベクターの構造と作製方法

特異的に働くシナプシンＩプロモーターの制御下でヒトネプリライシン遺伝子を発現するAAV9ベクターを開発した[3)]（**図１**）。また，今回開発したAAV9ベクターには，遺伝子発現効率を上げるために，カプシドタンパク質のチロシン残基Tyr446をフェニルアラニンに置換する変異を導入している[17)-19)]（図１）。AAV9ベクターの作製は，ベクタープラスミド，AAV9ヘルパープラスミド，アデノウイルスヘルパープラスミドを３者同時にHEK293細胞へトランスフェクションすることによって行った[3)12)]。ベクタープラスミドはAAVゲノムの両端のITR（inverted terminal repeat）配列に挟まれた部分をシナプシンＩプロモーターとネプリライシン遺伝子に置き換えたプラスミドであり，AAV9ヘルパープラスミドはウイルス複製とAAV9カプシド形成に必要なウイルスタンパク質をコードするプラスミドである。また，アデノウイルスヘルパープラスミドはAAVの増殖に必要なアデノウイルスの遺伝子をコードするプラスミドである。我々は，このようにして作製されたAAV9ベクターを成熟マウスの循環血内に投与することによって，脳内の神経細胞特異的に治療用遺伝子を導入および発現させることを世界で初めて達成した[3)]。

4　ネプリライシン搭載ウイルスベクターのマウスへの投与

4.1　治療用遺伝子ネプリライシンの機能的な脳内発現

循環血中に投与した本ウイルスベクターが，実際にネプリライシンを脳内特異的に発現できるか確認するために，内在性のネプリライシン遺伝子を欠損したネプリライシンノックアウト（KO）マウスを用い，投与の２週間後に特異抗体を用いて免疫染色を行った（**図２**）。その結果，ウイルスベクターに搭載した外来性ネプリライシンは，心臓，肺，肝臓，腎臓などの末梢組織ではほとんど発現せずに[3)]，大脳皮質と海馬を含むマウス脳全体に発現した[3)]（図２C）。このことから，ベクターが感染した細胞内でシナプシンＩプロモーターが正常に機能し，外来性ネプリライシンの神経細胞特異的発現を達成したことが確認された。また，外来性ネプリライシン

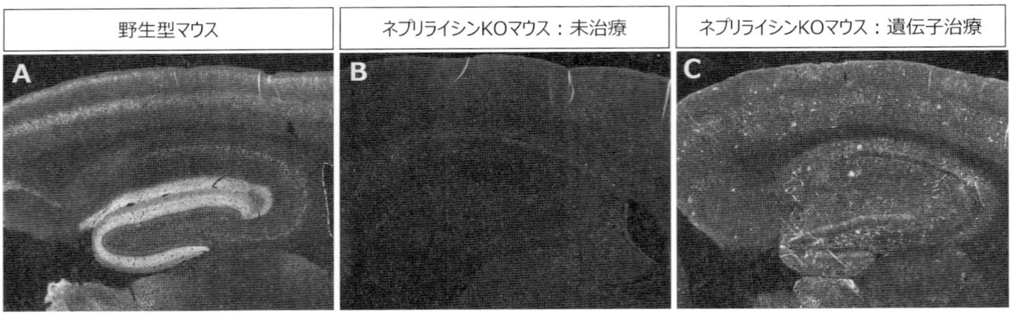

※口絵参照

図2　マウスに遺伝子導入したネプリライシンの脳内での発現パターンと活性[3]

4×10^{11}v.g.(ベクターゲノム)/100 μL をマウス左心室から循環血内投与し，2週間後に脳を摘出して，抗ネプリライシン抗体を用いた免疫染色によりネプリライシンの発現パターン(緑色のシグナル)を解析した。(A)野生型マウス(無処置)，(B)ネプリライシン KO マウス(無処置)，(C)ネプリライシン KO マウス(遺伝子導入)

(Iwata et al.,：*Sci Rep.*, 3, 1472(2013)より転載)

は NeuN 陽性の神経細胞に発現し，主に初期および後期エンドソームに局在した[3]。Aβはエンドソーム内で産生される[20]ので，ネプリライシンがエンドソームに局在することはAβの効率的な分解を可能にすると考えられる。続いて，この外来性ネプリライシンが脳内で活性をもち，実際にAβ量を減少させるかを調べるために，ネプリライシン KO マウスに対して本ウイルスベクターを投与した。本実験では，対照群として不活性型のネプリライシン変異体(対照群)(図1)を用い，外来性ネプリライシン遺伝子(遺伝子治療群)の治療効果を調べた。その結果，本ウイルスベクターにより脳内発現したネプリライシンは基質分解活性をもち，ネプリライシン欠損による脳内Aβレベル上昇を約50%軽減した[3]。

4.2　アルツハイマー病モデルマウスに対する遺伝子治療効果

また，本ウイルスベクターが AD の遺伝子治療に有効であることを確認するために，AD モデルマウスである APP tg マウス(APP23)に組換えベクターを投与し，記憶・学習能力が改善されるかを検討した。APP tg マウスを加齢させモーリス水迷路試験を行ったところ，15ヵ月齢で記憶障害が見られたため，この時点でマウスをランダムに2群に分け，本ウイルスベクターを投与した。5ヵ月後再びモーリス水迷路試験を行った結果，遺伝子治療群では野生型マウスのレベルまで記憶・学習能力が改善された[3](**図3**A)。

次に，小動物用 micro positron emission tomography(PET)を用いてベクター投与5ヵ月後の APP tg マウス生体脳のアミロイド斑沈着の程度を評価したところ，遺伝子治療群のアミロイド沈着は対照群に比べ減少していた[3]。続いて，PET イメージングに用いたマウスから脳を摘出して，生化学的および組織化学的にネプリライシン活性とAβ沈着の変化を解析した。ネプリライシン活性は，遺伝子治療群において対照群と比べ1.5倍の上昇が見られた[3](図3B)。この1.5倍という上昇は数値的には小さいようにも見えるが，実際に AD モデルマウスの認知機能障害が完全に回復していることから，十分な上昇値であると言える。Aβ沈着は免疫染色で評価し，未修飾の N 末端を認識する N1D 抗体と，N 末端3残基目がピログルタミル化され

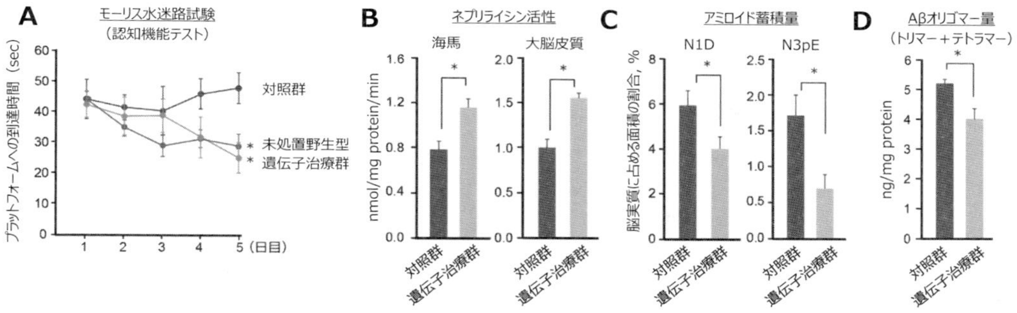

図３　アルツハイマー病モデルマウスに対する遺伝子治療効果[3)]

(A)学習・記憶能力が障害を受けたADモデルマウスに活性型(遺伝子治療群)または不活性型(対照群)のネプリライシン遺伝子を搭載したウイルスベクターを投与し，モーリス水迷路試験で認知機能を解析した。プラットフォームへの到達時間が短いほど，学習・記憶能力が高いことを示す。Two-way ANOVA；main effect of neprilysin gene transfer($F_{(2,160)} = 6.287$；$p < 0.05$)。(B)ベクター投与7ヵ月後のマウスから脳を摘出し脳内(海馬および大脳皮質)のネプリライシン活性を測定した。(C)同マウス脳において，アミロイドの集積を評価した。(N1D；Aβの未修飾のN末端を認識する抗体，N3pE；N末端3残基目がピログルタミル化されたAβを認識する抗体)*$p < 0.05$, 両群間は有意に異なる。(D)同マウス海馬の膜画分をN1D抗体でウエスタンブロットし，Aβトリマー・テトラマーを定量した。*$p < 0.05$, 両群間は有意に異なる。

たAβを認識するN3pE抗体を使用した。その結果，遺伝子治療群において，N1D及びN3pE抗体陽性のアミロイド斑が有意に減少していることがわかった[3)](図3C)。AβN3pEはAβ$_{1\text{-}42}$に比べ疎水性・凝集性が高く[21)]，Aβのオリゴマー化や凝集の核となる[22)]ことにより，未修飾Aβよりも強い神経毒性をもつ[23)]と考えられている。膜画分に存在するAβトリマー及びテトラマーの量をウエスタンブロッティングにより定量したところ，遺伝子治療群において約20%減少した[3)](図3D)。Aβトリマーやテトラマーを含むAβオリゴマーは線維型Aβよりも神経毒性が高く[24)]，シナプス障害やそれに続く認知機能障害に，より直接的に寄与すると考えられている。そのため，遺伝子治療群における認知機能回復は，アミロイド斑減少よりもむしろAβオリゴマーの減少に起因すると考えられる。このように，我々が開発したウイルスベクターによる遺伝子治療は，げっ歯類においてADの根本的治療を達成した。今後は，臨床応用に向けたヒト以外の霊長類における有用性・安全性の確認や，ウイルスベクターの生産および品質管理体制の構築などが必要である。

5　アルツハイマー病遺伝子治療の今後の展望

5.1　ウイルスベクターの改良

最近では，他の研究グループからも，AD遺伝子治療に有用な研究成果が続々と報告されている。その1つがAAV9ベクターの改良である。通常の一本鎖AAVベクターが搭載した遺伝子を発現するには，感染細胞内で二本鎖になる必要があり，そのステップが遺伝子発現の遅延と効率低下を招いていたが，それを解決した改良型AAVベクターとして，プラス鎖とマイナス鎖を連結した自己相補的AAV(self-complementary AAV：scAAV)ベクターが開発されている[12]。この他にも，AAVのカプシドタンパク質に様々な遺伝子変異を導入したライブラリーの中から目的に応じたAAV変異株をセレクションするという手法(指向性進化法：directed evolution approach)[25]によって，標的指向性や導入効率の向上した組換えAAVベクターが登場している。その方法をさらに改良したCREATE法(Cre-recombination-based AAV targeted evolution)によって得られたAAV-PHP.Bベクターは中枢神経系への遺伝子導入効率が通常のAAV9の40倍以上あり，その増強効果は末梢組織では見られないという特徴をもつ[26]。また，AAV9のカプシドタンパク質に19残基のポリアラニンペプチドを挿入したAAV-ASベクターも，血管内投与後の遺伝子導入効率が中枢神経系特異的に向上し，特にマウス大脳への遺伝子導入効率は通常のAAV9ベクターの15倍に達したことが報告されている[27]。また，このAAV-ASベクターはハンチントン病の原因物質であるハンチンチンに対するmiRNAを搭載することで，ハンチンチンのより効率的なノックダウンを達成している[27]。そのため，筆者らが開発したネプリライシン搭載のAAV9ベクターにこれらの改良を加えることで，AD遺伝子治療のさらなる効果増強が期待される。

5.2　エクソソームを用いた核酸・タンパク質デリバリー

また，最近ではエクソソームが核酸やタンパク質のデリバリーのための有用な内因性輸送担体として注目されている。エクソソームはBBBを通過できる[28]ため，中枢神経系の疾患に対する遺伝子治療にも応用可能である。また，エクソソームはその内腔にsiRNAを直接封入することができ，標的の細胞・組織にターゲティングする方法も確立しつつある。この方法でAD遺伝子治療用のエクソソームが作製され，マウスへの投与が行われた結果が報告されており[28]，ここで簡単に紹介する。

その報告では，エクソソームの免疫原性を抑えるために，宿主細胞として自己の骨髄から分化させた樹状細胞を使用した。その細胞に対し，エクソソーム膜表面発現タンパク質Lamp2bのN末端に中枢神経ターゲティングペプチドRVG(rabies viral glycoprotein)を融合したプラスミド(*RVG-Lamp2b*)をトランスフェクションした後，その培養上清中から精製したエクソソームに対し*Bace*1 siRNAをエレクトロポレーションした。このようにして得られた中枢神経系標的型*Bace*1 siRNA充填エクソソームをマウスに静脈内投与することで，脳特異的に*Bace* 1を約60%ノックダウンすることに成功した[28]。この報告では，短い核酸であるsiRNAがエクソソーム内に導入されたが，大きな遺伝子発現ベクターを封入することも可能である[29]。その例として，AAV9を感染させたHEK293T細胞由来のエクソソームにはAAV9が含有または結合しており，これはexo-AAV9と呼ばれている[29]。*In vitro* BBBモデルにおいてexo-AAV9は通常のAAV9よりも9.3倍多く通過することができ，*in vivo*においては，海馬神経細胞への遺伝子導入効率が通常のAAV9の1.9倍まで向上している[29]。また，エクソソームはDNAやRNAだけでなく，タンパク質を輸送することもできる。興味深いことに，脂肪組織由来の間葉系幹細胞が，活性のあるネプリライシンを含有するエクソソームを分泌することが報告され[30]，*in vitro*において，そのエクソソームが神経株化細胞内および培養上清中のAβを減少させることが示された[30]。

この研究成果は，精製したネプリライシン含有エクソソームを末梢血投与することが，新たなAD治療の手段になることを示唆している。この手法はネプリライシン遺伝子ではなく，ネプリライシンタンパク質をデリバリーするため，AD進行によって遺伝子発現が障害された神経細胞に対しても有効だと考えられる。また，安全面に関しても，エクソソームはウイルスベクターよりも懸念が少ないと考えられる。ただし，ウイルスベクターにより導入された遺伝子は神経細胞内で長期間安定に存在できるのに対し，エクソソームでデリバリーされたタンパク質は短命であるため，より間隔の狭い投与が必要になることが予想される。

5.3　バブル製剤と超音波を用いた脳内遺伝子導入

また，遺伝子デリバリーシステムの研究分野では，マイクロバブルと超音波を組み合わせた脳内遺伝子導入法の研究が盛んである。マイクロバブルは，脂質やタンパク質，ポリマーなどを成分とするシェルの中にパーフルオロカーボン(C_3F_8)ガスが封入された構造を有しており，超音波照射によってキャビテーション(cavitation)と呼ばれる物理現象を起こし，BBBを一時的に開口させる[31)]。そのキャビテーションの効果は2つの機序に起因しており，1つは超音波照射によるマイクロバブルの体積振動(伸縮と膨張の繰り返し)が，プッシュ・プル機構によりタイトジャンクションを押し広げるという機序，もう1つは，過剰な超音波エネルギーによるマイクロバブルの圧壊が，ジェット流と衝撃波を発生させ，細胞膜にポアを形成するという機序である[31)]。この手法による遺伝子治療の成功例として，パーキンソン病モデルラットの脳内に*GDNF*(Glial cell-derived neurotrophic factor)発現プラスミドを遺伝子導入し，パーキンソン病のフェノタイプを改善したという報告がある[31)]。この手法では遺伝子のキャリアとして非ウイルスベクターを用いるため，安全面での懸念が少ないという利点がある。また，マイクロバブルは日本において医薬品として承認されており(レボビスト®)，エコー図検査における超音波造影剤として広く使用されているため，安全性だけでなく，生産体制および品質管理体制も確立している。一方，AAV9とマイクロバブルを組み合わせた中枢神経系への遺伝子導入も研究されており[31)34)]，この方法は，超音波照射部位に限局した遺伝子発現の顕著な増加を達成したことに加え，ウイルスベクターの投与量を通常の1/50以下にまで減らすことを可能にした[34)]。また，マイクロバブルは改変型が多数報告されており，例として，粒子径を小さくしたナノバブル[32)]や，シェルの素材としてリポソームを用いたバブルリポソーム[33)]などが存在する。今後，バブル製剤と超音波照射を用いた，より局所的な脳内遺伝子導入法がADを含む中枢神経疾患の遺伝子治療に大きく貢献していくことが予想される。

5.4　その他のアルツハイマー病治療用遺伝子

また，脳内への遺伝子のデリバリーや導入方法の進歩だけでなく，治療用遺伝子に関してもネプリライシン以外に新たな候補分子が登場している。例えば，AD防御遺伝子(ニューロトロフィン受容体p75の分泌型)を搭載したAAVベクターによるADモデルマウスの遺伝子治療が報告されている。その研究では，p75遺伝子を搭載したAAV8ベクターをADモデルマウスに筋肉内投与することによって，脳内ではなく末梢組織に感染・発現し，その防御タンパク質の血中濃度を安定的に上昇させることで，Aβ蓄積と認知機能障害を改善した[35)]。その他，パーキンソン病の治療用遺伝子として注目されている*GDNF*は[31)]，その神経保護作用により，

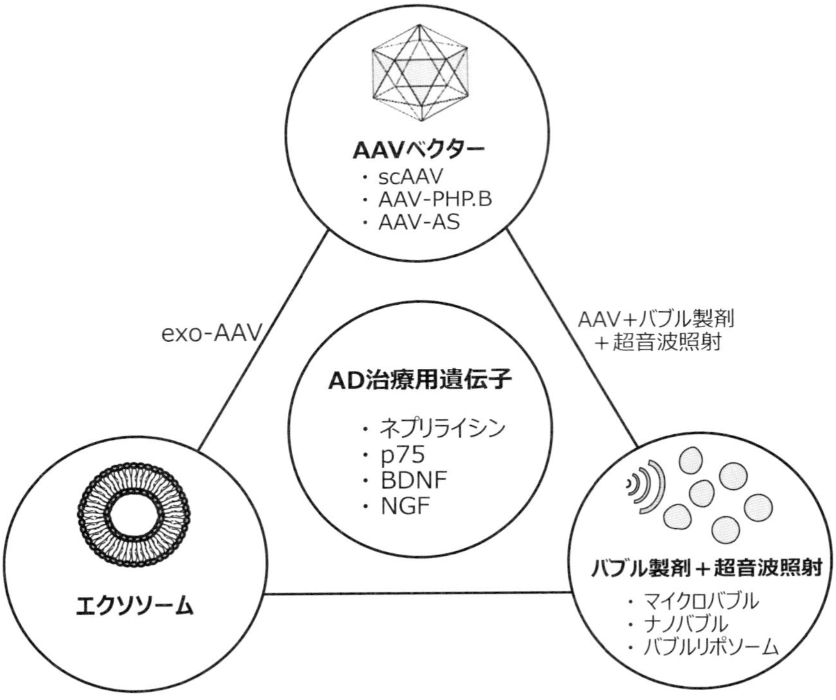

図４　様々な脳内遺伝子導入法とアルツハイマー病治療遺伝子

ADモデルマウスに対しても有効であることが報告されている[36]。また，神経成長因子(nerve growth factor：*NGF*)遺伝子を搭載したAAV2ベクターを脳定位注入することによるAD遺伝子治療は米国において治験の段階に進んでいる[37]。AD遺伝子治療において，作用点の異なるこれらの治療用遺伝子を併用することは，その治療効果を相加的もしくは相乗的に増大させるかもしれない。現在までに開発された様々なAD遺伝子治療法およびその補助技術をうまく結集することで，安全で有効な根本的AD治療の実現に向けて大きく前進することができると考えられる(**図4**)。今後も世界中の研究者が知恵を出し合い，ADの根本的治療法が完成することを期待したい。

文　献

1) S. Muramatsu：*Ann Neurosci.*, **17**(2), 92-95(2010).
2) WL. Hwu, S. Muramatsu, SH. Tseng et al.,：*Sci Transl Med.*, **4**(134), 134ra61(2012).
3) N. Iwata, M. Sekiguchi, Y. Hattori et al.,：*Sci Rep.*, **3**, 1472(2013).
4) N. Iwata, S. Tsubuki, Y. Takaki et al.,：*Nat Med.*, **6**(2), 143-150(2000).
5) N. Iwata, S. Tsubuki, Y. Takaki et al.,：*Science.*, **292**(5521), 1550-1552(2001).
6) N. Iwata, M. Higuchi, TC. Saido et al.,：*Pharmacol Ther.*, **108**(2), 129-148(2005).
7) K. Yasojima, H. Akiyama, EG. McGeer et al.,：*Neurosci Lett.*, **297**(2), 97-100(2001).
8) N. Iwata, Y. Takaki, S. Fukami et al.,：*J Neurosci Res.*, **70**(3), 493-500(2002).
9) DS. Wang, N. Iwata, E. Hama et al.,：*Biochem Biophys Res Commun.*, **310**(1), 236-241(2003).

10) E. Hellström-Lindahl, R. Ravid, A. Nordberg et al., : *Neurobiol Aging.*, **29**(2), 210-221(2008).
11) T. Saito, N. Iwata, S. Tsubuki et al., : *Nat Med.*, **11**(4), 434-439(2005).
12) 小澤敬也：ウイルス., **57**(1), 47-56(2007).
13) KD. Foust, E. Nurre, CL. Montgomery et al., : *Nat Biotechnol.*, **27**(1), 59-65(2009).
14) RD. Dayton, DB. Wang and R. Klein : Expert *Opin Biol Ther.*, **12**(6), 757-766(2012).
15) DJ. Schuster, JA. Dykstra, MS. Riedl et al., : *Front Neuroanat.*, **8**, 42(2014).
16) Y. Tanguy, MG. Biferi, A. Besse et al., : *Front Mol Neurosci.*, **8**, 36(2015).
17) L. Zhong, B. Li, CS. Mah et al., : *Proc Natl Acad Sci USA.*, **105**(22), 7827-7832(2008).
18) ED. Horowitz, MG. Finn and A. Asokan : *ACS Chem Biol.*, **7**(6), 1059-1066(2012).
19) A. Iida, N. Takino, H. Miyauchi et al., : *Biomed Res Int.*, **2013**, 974819(2013).
20) JR. Cirrito, JE. Kang, J. Lee et al., : *Neuron.*, **58**(1), 42-51(2008).
21) S. Schilling, T. Lauber, M. Schaupp et al., : *Biochemistry.*, **45**(41), 12393-12399(2006).
22) S. Schilling, U. Zeitschel, T. Hoffmann et al., : *Nat Med.*, **14**(10), 1106-1111(2008).
23) JM. Nussbaum, S. Schilling, H. Cynis et al., : *Nature.*, **485**(7400), 651-655(2012).
24) C. Haass and DJ. Selkoe : *Nat Rev Mol Cell Biol.*, **8**(2),101-112(2007).
25) D. Dalkara, LC. Byrne, RR. Klimczak et al., : *Sci Transl Med.*, **5**(189), 189ra76(2013).
26) BE. Deverman, PL. Pravdo, BP. Simpson et al., : *Nat Biotechnol.*, **34**(2), 204-209(2016).
27) SR. Choudhury, Z. Fitzpatrick, A. Harris et al., : *Mol Ther.*, **24**(7), 1247-1257(2016).
28) L. Alvarez-Erviti, Y. Seow, H.Yin et al., : *Nat Biotechnol.*, **29**(4), 341-345(2011).
29) E. Hudry, C. Martin, S. Gandhi et al., : *Gene Ther.*, **23**(4), 380-392(2016).
30) T. Katsuda, R. Tsuchiya, N. Kosaka et al., : *Sci Rep.*, **3**, 1197(2013).
31) CH. Fan, CY. Lin, HL. Liu et al., : *J Control Release.*, **261**, 246-262(2017).
32) Z. Song, Z. Wang, J. Shen et al., : *Int J Nanomedicine.*, **12**, 1717-1729(2017).
33) Y. Negishi, M. Yamane, N. Kurihara et al., : *Pharmaceutics.*, **7**(3), 344-362(2015).
34) D. Weber-Adrian, E. Thévenot, MA. O'Reilly et al., : *Gene Ther.*, **22**(7), 568-77.(2015).
35) QH. Wang, YR. Wang, T. Zhang et al., : *J Neurochem.*, **138**, 163-173(2016).
36) S. Revilla, S. Ursulet, MJ. Álvarez-López et al., : *CNS Neurosci Ther.*, **20**(11), 961-72(2014).
37) MS. Rafii, TL. Baumann, RA. Bakay, et al., : *Alzheimers Dement.*, **10**(5), 571-581(2014).

第１節　ホップ由来ビール苦味成分イソα酸によるアルツハイマー病の予防効果

キリン株式会社　阿野　泰久　東京大学　中山　裕之

1　はじめに

総務省統計局の2016年の発表では日本国内の高齢者は3461万人で，総人口に占める割合は27.3%，今後もその割合は増加すると思われ，高齢化に伴う健康問題社会保障費増加の観点からも大きな社会問題となっている。なかでも，高齢者の認知症患者は，2012年で462万人，2025年には700万人を超えるとされている。認知症は世界的にも2400万人以上が患っているとされる。認知症を呈する疾患のうち最も重要なのがアルツハイマー病である。アルツハイマー病は，アミロイドβ（Aβ）やリン酸化タウなどの不溶性老廃物が長年にわたって脳内に沈着し，それぞれ老人斑および神経原線維変化を形成した結果，発症する神経変性疾患である[1)2)]。アルツハイマー病を含めた認知症の治療法は未だ十分ではないことから，予防に関する日常的な取り組みに注目が集まっている。

アルツハイマー病予防のための取り組みとしては，有酸素運動，脳のトレーニング，健康的な食習慣などが挙げられている。そのうち食習慣については，魚類に豊富に含まれるドコサヘキサエン酸などのω-3脂肪酸[3)]，カレースパイスに含まれるクルクミン[4)]，ワインなどに含まれるポリフェノール類[5)]などに認知症予防効果があることが示されている。また，これまでの研究により，適度な酒類の摂取も認知症の防御因子として働くことが示唆されている[6)-8)]。とくに赤ワインについては，アルコール自体の効果についての報告もあるが，レスベラトロールなどポリフェノール類の認知機能改善に関する報告が多数ある[9)-11)]。レスベラトロールは動物を用いた非臨床試験，健常人および認知症患者を対象とした試験で効果が検証され，たとえばレスベラトロール摂取により糖代謝が改善された結果，記憶学習機能も改善されたという報告がある[12)13)]。

一方，消費量が最も多い醸造酒であるビールについては，これまで認知機能や脳機能に関わる研究報告がほとんどなかった。そこで，筆者らはビールに含まれる成分に注目し，認知症予防に繋がる物質の探索を行ったところ，見出されたのがホップ由来の苦み成分，イソα酸である[14)]。本稿では最近発表したビール苦み成分イソα酸の認知症，なかでもアルツハイマー病の予防に関する研究成果について解説する。

2　ホップとイソα酸

ビールに華やかな香りと爽やかな苦みをもたらすために，1000年以上にわたり原料として使用されているのがホップ(学名：*Humulus lupulus*)の毬花である。ビールの苦み，香り，泡持ちなどに重要であり，また雑菌の繁殖を抑えることでビールの保存性を高める効果もある。ホップは古来より薬用植物としても知られ，その作用は食欲増進，ストレス緩和，睡眠改善，血圧改善，抗肥満効果など多岐に渡る[15)-17)]。その苦み成分の本体がイソα酸である。イソα酸は，ホップ毬花のルプリンに含まれるα酸(フムロン)がビールの醸造過程で異性化されて生じる6種類の成分(シスイソフムロン，トランスイソフムロン，シスイソアドフムロン，トランスイソアドフムロン，シスイソコフムロン，トランスイソコフムロン)の総称である(**図1**)。日本国内で販売されている一般的なビールには10～30 ppmのイソα酸が含まれているが，爽快なタイプよりはコクの強いビールで含有量が多く，銘柄によってもさまざまである。最近人気が高まっているクラフトビールにはイソα酸が多く含まれているものが多く，特にインディアペールエール(IPA)ビールの含有量は非常に多い。イソα酸は最近市場が拡大しているノンアルコールビールテイスト飲料にも含まれている。

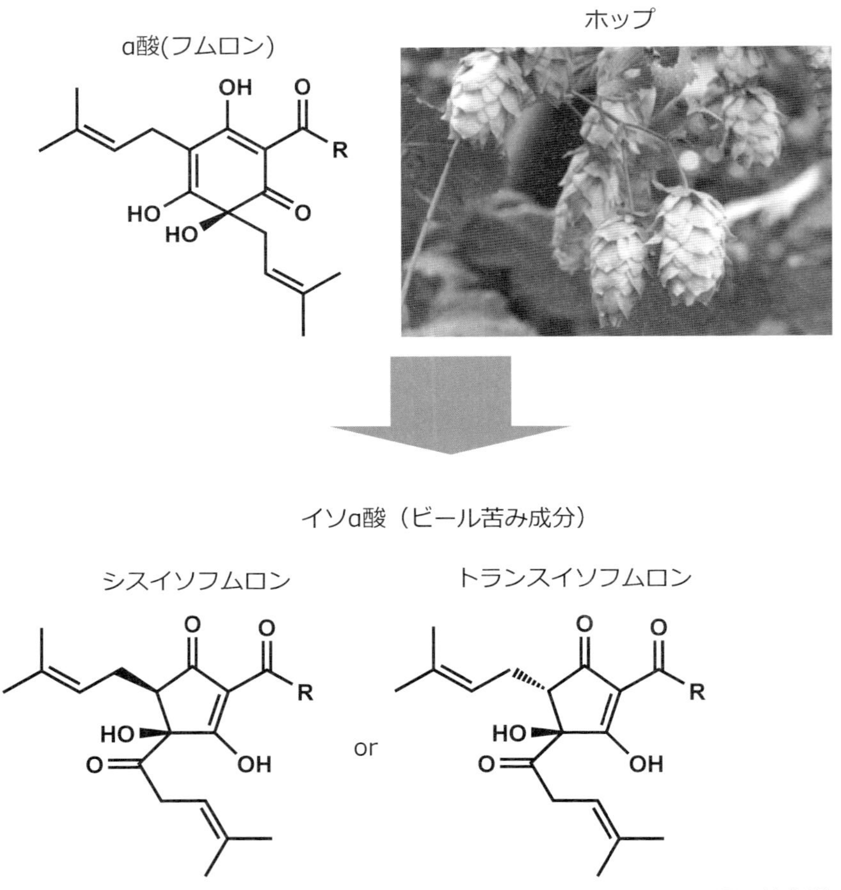

※口絵参照

図1　ビール苦み成分イソα酸
上段がホップに含まれるフムロン(α酸)
下段がビールの醸造過程で異性化されたイソα酸

苦味は，甘味や旨味と異なり，本来生物にとって忌避すべき味覚であるにもかかわらず，その成分であるイソα酸はビールの苦味材料として長年にわたり人類に利用されてきた。したがって，イソα酸は，単なる苦みという嗜好ばかりでなく，生体に有利な何らかの生理機能も有しているのではないかと推察される。実際，イソα酸の肥満抑制や生活習慣病改善の作用が動物を用いた非臨床試験ばかりでなくヒトでの臨床試験でも報告されている。例えば，イソα酸の投与が，KK-A^yマウス（2型糖尿病モデルマウス）の糖尿病病態および高脂肪食負荷により誘導されるインスリン抵抗性を改善するという報告がある[18]。その機序として，イソα酸の核内受容体PPARγおよびPPARα活性化が示されている[18)19]。また，38 mgもしくは48 mgのイソα酸を摂取したヒトで血糖値およびHbA1c値が改善し，48 mgのイソα酸の12週間摂取ではbody mass index（BMI）がプラセボ群と比較して有意に改善したという報告もある[20]。これらのことから，イソα酸摂取の糖尿病や肥満への効果が期待されている。

3　アルツハイマー病患者の脳におけるミクログリアの関与

脳内では，恒常性維持のため脳内免疫細胞であるミクログリアが常に機能している。脳内には神経細胞（ニューロン）以外にもアストロサイト，オリゴデンドロサイト，ミクログリアといったグリア細胞が存在しており，その数は神経細胞の50倍近い。グリア細胞はこれまで脳内の恒常性を保つ周辺細胞と考えられてきたが，脳の活動において不可欠である現象が次々に見出されており，近年注目が集まっている[21]。このうちミクログリアは侵入してきたウイルスや細菌などの外来異物の排除のみならず，脳内で生じる老廃物や古くなったシナプスの除去などの機序も有しており，脳内の恒常性の維持に非常に重要な役割を果たしている。ミクログリアはアルツハイマー患者の脳内で沈着するAβの貪食除去を担っているが，加齢に伴いこのAβ貪食除去機能は低下し，さらに炎症が惹起されて，アルツハイマー病の進行が加速される[22)-24]。

また，ミクログリアは加齢に伴って炎症型（pro-inflammatory）に変化し，細胞傷害性となって，アルツハイマー病の病態を悪化させる。ミクログリアに由来する脳内炎症は，アルツハイマー病ばかりでなくさまざまな神経変性疾患における認知機能低下や精神機能脆弱化にも関連している[25)26]。また，非ステロイド系消炎鎮痛剤（NSAIDs）がアルツハイマー病に効果的であるという報告[27)28]があることから，脳内炎症の抑制はアルツハイマー病の創薬ターゲットの1つとして考えられている。しかしながら，このような医薬品をアルツハイマー病の発症前から予防として摂取することは難しく，副作用のない食品成分を用いたアルツハイマー病の予防に注目が集まっている[28]。

4　Peroxisome proliferator-activated receptor（PPAR）γとミクログリア

PPARγは核内受容体の一種で，転写因子としても機能する[29]。PPARにはα，β/δ，γの3種類のサブタイプが存在し，さらにPPARγはPPARγ1，γ2およびγ3の3種類のアイ

ソフォーム からなる[30]。PPARγは主としては脂肪組織に分布し脂肪細胞の分化などに関与するほか，マクロファージや血管内皮細胞などにも発現し，細胞内代謝，細胞分化や抗炎症作用などの機能を担っている[31)32)]。また，PPARγのアゴニストであるピオグリタゾンはインスリン抵抗性を改善することから糖尿病治療薬として用いられている[33)-35)]。一方，PPARγはミクログリアの機能を調節する因子として核内に発現する。ミクログリアはPPARγを介して脳内老廃物の貪食活性を亢進し，脳内の炎症状態を抑制することがわかってきた[36)-38)]。

近年，PPARα/γアゴニストで2型糖尿病薬として開発されたDSP-8658がミクログリアのPPARγ依存性Aβ貪食機能を亢進すること，およびその貪食機能亢進はAβを認識するスカベンジャー受容体CD36[39)40)]の発現上昇と関連することが報告された[38)]。また，PPARγとretinoid X receptors(RXRs)を同時に活性化することで，相乗的なAβ貪食機能亢進がおこることも報告されている。さらに，amyloid precursor protein(APP)およびpresenilin 1を過剰発現させた遺伝子組み換えアルツハイマー病モデルマウスにDSP-8658を投与すると脳内ミクログリアのAβ貪食機能が亢進して海馬のAβ沈着が抑制され，認知機能が改善することが明らかになった。また，アルツハイマー病モデルマウス(APPswe/PS1Δe9)にPPARγのアゴニストピオグリタゾンを経口投与すると，可溶性および不溶性のアミロイドβ沈着量が減少した。さらに，PPARγの活性化によりミクログリアはpro-inflammatoryタイプのM1型からanti-inflammatoryタイプのM2型へと誘導されていた。加えて，文脈的恐怖条件付け試験で評価される認知機能がpioglitazone投与により改善したことも報告されている[37)]。

M1型ミクログリアはpro-inflammatory作用を有し，IL-1β，IL-6，TNF-α，CCL2，NO，ROSなどを産生する。過剰な活性化により神経傷害を引き起こし，M1型ミクログリアの増殖による炎症状態がアルツハイマー病の病態を加速する[41)]。これに対し，M2型ミクログリアはanti-inflammatory作用を有し，IL-10などを産生する。組織修復や病態の寛解に関連し神経保護作用を示す[42)]。これらミクログリアのバランス(M1/M2)が脳内環境の恒常性維持に重要である[24)43)44)]。

以上のことから，PPARγはミクログリアの活性化を介してアミロイドβの沈着と脳内炎症を抑制することが確実となった。アルツハイマー病予防のアプローチとして今後期待されるターゲットであると考えられた。

5　イソα酸のミクログリア調節作用

私たちは，イソα酸の摂取がPPARγを介したミクログリアによる脳内炎症抑制とAβ貪食亢進を起こし，その結果としてアルツハイマー病を予防するのではないかという仮説を立て，以下のように検証した。

はじめに初代培養ミクログリアを用いた評価を行った。新生マウス脳からCD11b陽性のミクログリアを分離精製し，これを用いてAβ貪食およびリポポリサッカロイド(LPS)による炎症刺激に対する抗炎症活性を評価した。培養ミクログリアをポリDリジン・コーティングしたプレートのウェルに播種し，イソα酸で24時間処理，さらに蛍光標識A$\beta_{1\text{-}42}$で24時間処理した後，トリパンブルーで細胞外の蛍光を失活させ，各ウェルの蛍光量を測定した。同様にプレートに播種，イソα酸と反応させたミクログリアをLPSとIFN-γで刺激処理し，培養上清中のTNF-αの量をELISAで測定した。その結果，イソα酸は50 nMという低濃度でもミクログリアのAβ貪食能を亢進し，炎症刺激に対するTNF-αとCCL2(炎症サイトカイン)の産生を抑制した。また，イソα酸の処理によりCD206陽性のanti-inflammatory M2型ミクログリアの割合が増加した。イソα酸処理によりスカベンジャー受容体CD36の発現も増加した。また，ミクログリアをPPARγアンタゴニスト(T0070907)で前処理すると，イソα酸のAβ貪食能およびCD36の発現上昇が認められなくなった。したがって，イソα酸はPPARγを介してミクログリアのAβ貪食活性と抗炎症活性を調節していることが示唆された[14]。

続いて，イソα酸(5または20 mg/kg)を3日間，マウスに経口投与し，投与後脳からCD11b陽性ミクログリアを分離精製し，蛍光標識Aβの貪食活性を評価した。その結果，イソα酸投与により脳内ミクログリアの貪食活性の亢進が確認され，フローサイトメーターによる解析の結果，anti-inflammatoryタイプのCD206陽性M2型ミクログリアの割合とCD36を発現するミクログリアの数が有意に増加した。これらの結果から，イソα酸は経口摂取によっても脳内ミクログリアの機能を調節する作用があることが確認された。マウスにイソα酸を経口投与した後，脳をLC-MS/MSで分析したところ，微量ながらイソα酸が検出されたことから，経口投与したイソα酸は脳内に移行して作用を発揮した可能性が示唆された[14]。

6　イソα酸のアルツハイマー病病態抑制作用

イソα酸の*in vitro*および*in vivo*のミクログリア活性調節機能を確認したため，次いでイソα酸の摂取がアルツハイマー病の病態に及ぼす影響について5xFADマウスを用いて評価した。5xFADマウスは，変異Aβ前駆体(APP)遺伝子(Swedish；K670N, M671L, Florida；I716V, London；V717I)および変異APP切断酵素PS1遺伝子(M146L, L286V)を導入したマウス[45]で，1.5ヵ月齢より脳に$A\beta_{1\text{-}42}$の沈着が始まり，アルツハイマー病様病態を示す。Aβの沈着に伴い老人斑の形成，ミクログリアの浸潤，多量の炎症性サイトカインおよびケモカインの産生が確認される。私たちは，この5xFADマウスに0.05%(w/w)のイソα酸を含む飼料を2.5ヵ月齢より3ヵ月間混餌投与し，新奇物体認識試験[46]により認知機能を評価した。その結果，イソα酸の投与によって，新奇物体へのアプローチ時間が有意に増加し，アルツハイマー病病態の進行に伴う認知機能低下が改善されることを確認した。さらに，脳内のAβ量をELISAで評価した結果，イソα酸の摂取により可溶性および不溶性の$A\beta_{1\text{-}42}$が減少し，免疫病理学的に検出される$A\beta_{1\text{-}42}$量も減少した。また，イソα酸の摂取により，ミクログリアによるTNF-α，IL-1β，CCL2などの炎症性サイトカイン，炎症性ケモカインの産生も減少した。これらの結果から，イソα酸の摂取はアルツハイマー病モデルマウスの脳内で生じるアルツハイマー病様病態を抑制し，認知機能低下を改善したことが示された[14]。

7　おわりに

本稿では，ミクログリアの機能調節を介したアルツハイマー病予防の可能性について紹介し

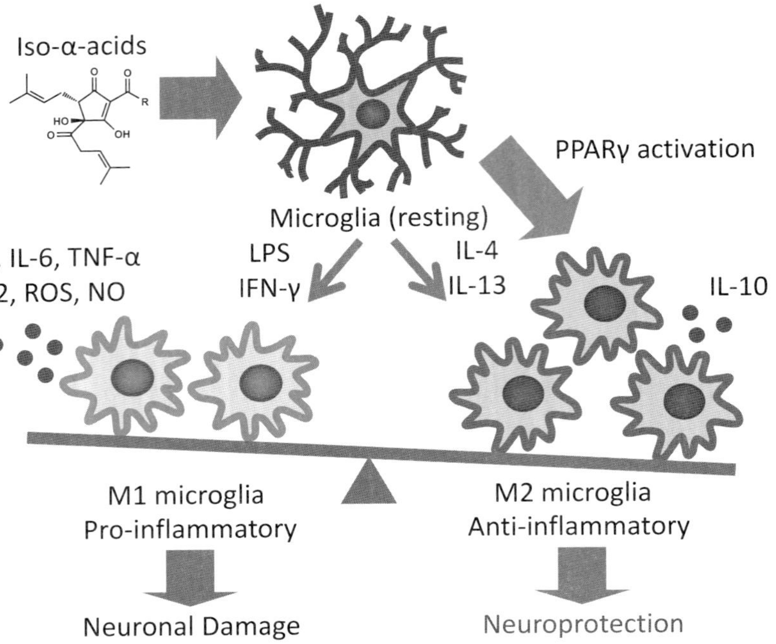

図2　イソα酸のミクログリア機能調節

イソα酸は，ミクログリアのPPARγ活性化を介して，Aβ貪食機能を亢進し，ミクログリアを抗炎症型(M2)へと誘導する。その結果，神経保護作用が優位となる。

た。とくにPPARγにより誘導されるM2型ミクログリアは炎症抑制作用を有し，アルツハイマー病の予防に関して効果が期待されている。脳内炎症の抑制を介したアルツハイマー病の病態抑制には発症前からの対応が肝要である。本稿で紹介したビールの苦味成分イソα酸は1000年以上の歴史を有し，副作用の報告がない安全性の高い食品素材である。本稿で紹介したようにイソα酸はPPARγの活性化によりミクログリアを抗炎症タイプのM2型に誘導し，脳内炎症を抑制，Aβの貪食除去を亢進してアルツハイマー病の病態を予防すると考えられる(**図2**)。イソα酸はビールやノンアルコールビールテイスト飲料などを通じて日常的に手軽に摂取可能である。今後，このような効果的な食品摂取のアプローチを通じたアルツハイマー病の予防が期待される。

文　献

1)　P. Scheltens et al.：*Lancet*, **388**, 505-517(2016).
2)　D. R. Thal, J. Attems and M. Ewers：*J. Alz. Dis.*, **42** Suppl 4, S421-429(2014).
3)　T. Cederholm, N. Salem and Jr., J. Palmblad：*Adv. Nutr.*, **4**, 672-676(2013).
4)　T. Hamaguchi, K. Ono and M. Yamada：*CNS Neurosci Ther.*, **16**, 285-297(2010).
5)　S. L. Albarracin et al.,：*Nutr. Neurosci.*, **15**, 1-9(2012).
6)　T. Matsui, A. Yoshimura, T. Toyama, S. Matsushita and S. Higuchi：*Nihon Rinsho.*, **69** Suppl 10 Pt 2, 217-222(2011).
7)　E. J. Neafsey and M. A. Collins：*Neuropsy. Dis. Treat.*, **7**, 465-484(2011).

8) P. Horvat et al.,：*Neurology*, **84**, 287-295 (2015).

9) K. A. Arntzen, H. Schirmer, T. Wilsgaard and E. B. Mathiesen：*Acta Neurologica Scand. Suppl.*, 23-29 (2010).

10) D. Porquet et al.,：*J. Alz. Dis.*, **42**, 1209-1220 (2014).

11) R. Vidavalur, H. Otani, P. K. Singal and N. Maulik：*Exp. Clin. Cardiology.*, **11**, 217-225 (2006).

12) T. Kobe et al.,：*Front. Neurosci.*, **11**, 105 (2017).

13) A. V. Witte, L. Kerti, D. S. Margulies and A. Floel：*J. Neurosci.*, **34**, 7862-7870 (2014).

14) Y. Ano et al.,：*J. Biol. Chem.*, **292**, 3720-3728 (2017).

15) L. R. Chadwick, G. F. Pauli and N. R. Farnsworth：*Int. J. Phytother. Phytopharm.*, **13**, 119-131 (2006).

16) U. Koetter, E. Schrader, R. Kaufeler and A. Brattstrom：*Phytother. Res.*, **21**, 847-851 (2007).

17) C. M. Morin, U. Koetter, C. Bastien, J. C. Ware and V. Wooten：*Sleep*, **28**, 1465-1471 (2005).

18) H. Yajima et al.,：*J. Biol. Chem.*, **279**, 33456-33462 (2004).

19) M. Shimura et al.,：*Biochimica Biophysica Acta*, **1736**, 51-60 (2005).

20) K. Obara, M. Mizutani, Y. Hitomi, H. Yajima and K. Kondo：*Clin. Nutr.*, **28**, 278-284 (2009).

21) Q. Li and B. A. Barres：*Nat. Rev. Immunol.*, (2017).

22) J. C. Schlachetzki and M. Hull：*Curr. Alz. Res.*, **6**, 554-563 (2009).

23) H. Sarlus and M. T. Heneka：*J. Clin. Invest.*, **127**, 3240-3249 (2017).

24) G. J. Song and K. Suk：*Front. Aging Neurosci.*, **9**, 139 (2017).

25) M. W. Salter and B. Stevens：*Nat. Med.*, **23**, 1018-1027 (2017).

26) G. Singhal and B. T. Baune：*Frontiers Cellular Neurosci.*, **11**, 270 (2017).

27) W. F. Stewart, C. Kawas, M. Corrada and E. J. Metter：*Neurology*, **48**, 626-632 (1997).

28) S. Weggen, M. Rogers and J. Eriksen：*Trends Pharmacol. Sci.*, **28**, 536-543 (2007).

29) E. D. Rosen and B. M. Spiegelman：*J. Biol. Chem.*, **276**, 37731-37734 (2001).

30) E. A. Ivanova, V. A. Myasoedova, A. A. Melnichenko and A. N. Orekhov：*Curr. Pharmaceut. Design*, **23**, 1119-1124 (2017).

31) S. Tyagi, P. Gupta, A. S. Saini, C. Kaushal and S. Sharma：*J. Adv. Pharmaceut. Tech. Res.*, **2**, 236-240 (2011).

32) L. Michalik and W. Wahli：*J. Clin. Invest.*, **116**, 598-606 (2006).

33) G. J. Murphy and J. C. Holder：*Trends Pharmacol. Sci.*, **21**, 469-474 (2000).

34) J. M. Olefsky and A. R.：Saltiel, PPAR gamma and the treatment of insulin resistance. *Trends in endocrinology and metabolism*：TEM **11**, 362-368 (2000).

35) J. M. Olefsky：*J. Clin. Invest.*, **106**, 467-472 (2000).

36) L. Y. Jiang et al.,：*CNS Neurosci. Therapeutics*, **18**, 659-666 (2012).

37) S. Mandrekar-Colucci, J. C. Karlo and G. E. Landreth：*J. Neurosci.*, **32**, 10117-10128 (2012).

38) M. Yamanaka et al.,：*J. Neurosci.*, **32**, 17321-17331 (2012).

39) J. Husemann, J. D. Loike, R. Anankov, M. Febbraio and S. C. Silverstein：*Glia*, **40**, 195-205 (2002).

40) Y. Yu and R. D. Ye：*Cell. Mol. Neurobiol.*, **35**, 71-83 (2015).

41) Y. Tang and W. Le：*Mol. Neurobiol.*, **53**, 1181-1194 (2016).

42) J. D. Cherry, J. A. Olschowka and M. K. O'Banion：*J. Neuroinflammation*, **11**, 98 (2014).

43) R. Orihuela, C. A. McPherson and G. J. Harry：*Br. J. Pharmacol.*, **173**, 649-665 (2016).

44) E. Pena-Altamira et al.,：*Front. Aging Neurosci.*, **9**, 175 (2017).

45) H. Oakley et al.,：*J. Neurosci.*, **26**, 10129-10140 (2006).

46) S. J. Cohen et al.,：*Curr. Biol.*, **23**, 1685-1690 (2013).

第２節　高機能緑茶サンルージュのアルツハイマー病予防効果

九州大学　和才　昌史　九州大学　立花　宏文

1　はじめに

生活習慣が認知症の発症に影響を与えることは広く知られている。また，近年の疫学的研究によると，緑茶の飲用習慣が認知症の予防につながる可能性が指摘されている。現在，日本では「やぶきた」という茶品種が最も普及しており，茶の栽培面積の75％を占めているが，一方で，抗アレルギー作用のある「べにふうき」等，特徴的な茶品種も栽培されている。今回紹介する「サンルージュ」は，機能性に着目して育種された日本の茶品種である。茶葉にアントシアニンを含む「赤いお茶」であり，従来の茶品種とは抽出液の成分組成が大きく異なることが明らかとなっている。本稿では，サンルージュ摂取による認知症予防作用について紹介する。

2　認知症と緑茶

緑茶の飲用習慣と認知機能との関連について，世界各地で疫学的な調査が実施されており，日本においても横断研究やコホート研究の結果が報告されている。石川県七尾市中島町で実施されたコホート研究では，60歳以上の男女490人を約5年間追跡した解析で，「認知機能が低下するリスクが，緑茶を全く飲まない群と比較して，緑茶を週に1～6回飲む群では約2分の1に，緑茶を毎日1杯以上飲む群では約3分の1に減少している」という結果が報告された[1)]。また，宮城県の大崎市で行われたコホート研究では，65歳以上の男女12,645人を約5.7年間追跡した解析で，「1日に5杯以上緑茶を飲む群は，1杯未満の群と比較して認知症発症リスクが27％低い」という結果が報告された[2)]。さらに，17件の疫学調査を対象としたメタ解析においても，「緑茶の摂取量が多い群は，少ない群と比較して認知障害のリスクが低い。一方で，紅茶や烏龍茶の摂取では効果が認められなかった」という結果が報告された[3)]。このように，緑茶の飲用習慣により認知症発症リスクが低下する可能性が示されている。

緑茶は，お茶の木(カメリアシネンシス)の新葉を加工して作られる。現在，日本には多くの茶品種が存在するが，最も一般的な茶品種は「やぶきた」で，茶の栽培面積の75％を占めている。普段，日本人が飲用する緑茶は，ほとんどの場合が「やぶきた」から製造された茶葉だと考えられる。一方，紅茶や烏龍茶といった発酵茶もカメリアシネンシスの新葉から作られるが，発酵の過程でカテキン類が縮合するため，緑茶と発酵茶では機能性は異なる。緑茶に特徴的な機能性成分であるカテキンは，緑茶抽出成分の30％以上を占めることが知られている。代表的なカテキンとしては，カテキン，エピカテキン，ガロカテキン，エピガロカテキン，カテキンガレート，エピカテキンガレート，ガロカテキンガレート，エピガロカテキンガレート(EGCG)が挙げられ，その中でも，EGCGの含有量が最も多く，抽出成分の10～15%を占めることが知られている。

EGCGとアルツハイマー病との関連については，これまでに多くの基礎的研究が行われている。EGCGの投与により，アルツハイマー病モデルマウスの脳皮質と海馬のアミロイドβ42レベルが減少し，認知機能の低下が抑制されることが報告され[4]，さらに，ネプリライシンの発現を増加させることも報告された[5]。また，EGCGはアミロイド前駆体蛋白質のプロセシングを，アミロイドの蓄積に関連しないα-セクレターゼ経路にシフトさせることや[6]，ミクログリアにおける炎症性サイトカインを減少させることが報告されている[7]。

3　高機能緑茶「サンルージュ」

サンルージュは機能性に着目して育種され，2006年に品種登録された日本の茶品種である。育種背景としては，茶の近縁野生種であるカメリアタリエンシスとカメリアシネンシスとの種間交雑により，「茶中間母本農6号」が育種され，さらに，「茶中間母本農6号」とカメリアシネンシスとの自然交雑により「サンルージュ」が育種された。サンルージュは新芽にアントシアニンを含有する「赤いお茶」であるが，通常の緑茶と同様にカテキンやカフェインといった成分も含まれている[8]。

カメリアタリエンシスから製造されるお茶は，中国の雲南省など一部の地域で一般的に飲まれており，フラボノールやフラバン-3-オール類に特徴的な成分を持つことが報告されている[9]。一方，カメリアシネンシスとカメリアタリエンシスのハイブリッド品種であるサンルージュの成分については，これまでに統計学的手法を応用した解析が報告されている。緑茶品種，紅茶品種，烏龍茶品種からなる茶42品種(**表1**)の熱水抽出液をLC-MSで分析し，検出されたピークについて，主成分分析を行ったところ，40品種が1つの大きなクラスターを形成するのに対して，サンルージュ(No.42)とサンルージュの親株である茶中間母本農6号(No.41)が，クラスターから外れた位置にプロットされた(**図1**)。これは，サンルージュと茶中間母本農6号が，その他の茶品種と比較して特徴的な成分組成を持っていることを示している。同様に，茶品種間の機能性の差異についてもいくつかの報告がある。サンルージュ抽出液は，他の

表1　茶42品種の名称

No.	品種	No.	品種	No.	品種	No.	品種
1	青心烏龍	12	青心大有	23	あさつゆ	34	みなみさやか
2	ふくみどり	13	くりたわせ	24	とよか	35	さえみどり
3	べにふじ	14	しゅんめい	25	やえほ	36	おくゆたか
4	みねかおり	15	さやまみどり	26	うじひかり	37	おくみどり
5	べにひかり	16	あさぎり	27	おおいわせ	38	ゆたかみどり
6	みなみかおり	17	ほくめい	28	ごこう	39	やぶきた
7	べにほまれ	18	あさひ	29	するがわせ	40	べにふうき
8	いずみ	19	さやまかおり	30	さみどり	41	茶中間母本農6号
9	ふうしゅん	20	めいりょく	31	こまかげ	42	サンルージュ
10	たまみどり	21	かなやみどり	32	はつもみじ		
11	大葉烏龍	22	やまとみどり	33	りょうふう		

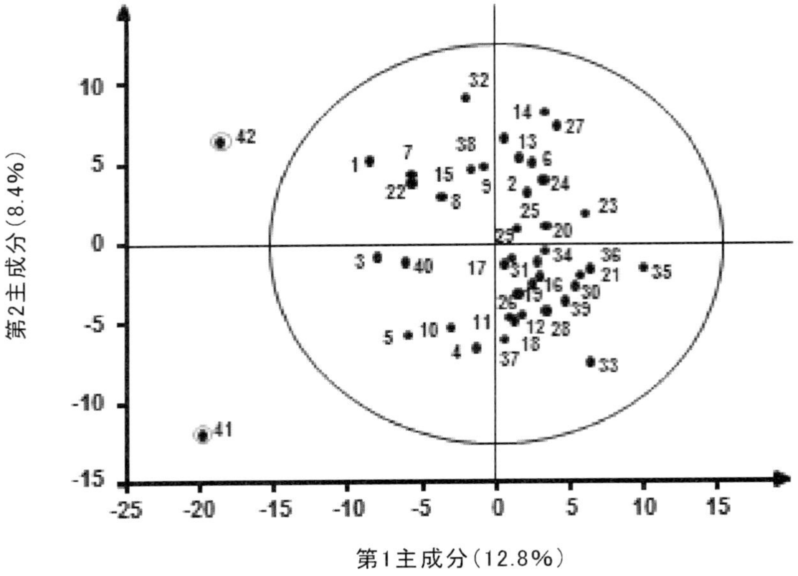

図1　茶抽出液のLC-MSピークの主成分分析

茶品種と比較して多発性骨髄腫U266細胞株のアポトーシス誘導率が高く，サンルージュ抽出液に含まれる成分がEGCGの作用を相乗的に増加させ，EGCG受容体である67 kDa.ラミニンレセプターを介したprotein kinase B/endothelial nitric oxide synthase/protein kinase C delta/acid sphingomyelinaseシグナル経路を活性化させる[10]。また，血管内皮細胞を用いた評価では，サンルージュ抽出液は他の茶品種と比較してミオシン軽鎖のリン酸化阻害率が高く，トロンビンによって誘導される血管内皮障害を抑制する可能性が示されている[11]。さらに，サンルージュ抽出液がヒト神経細胞のアセチルコリンエステラーゼ活性を抑制する作用が確認され，認知症の予防効果も期待されている[8]。この様に，サンルージュは，特徴的な成分組成と作用を持つことが徐々に明らかになっており，カテキンの機能性を増強させる可能性や，特有の機能性を持つ可能性が示されている。

4　サンルージュの認知症予防効果

サンルージュに特有の成分組成が，認知機能に与える影響を評価するために，EGCGを同等量含むサンルージュ抽出液とやぶきた抽出液を製造した。これらの抽出液の乾燥粉末を混合した試験食を，老化促進モデルマウス(SAMP8)に23週間摂食させ，摂食期間が終了した後に，新奇物体認識試験とモリス水迷路試験を実施して各マウスの認知機能を評価した。試験に用いた抽出液の組成を比較すると，EGCGは同等量含まれるが，総カテキン量と総ポリフェノール量はやぶきた抽出液の方が多かった。一方，ケルセチンやミリセチンといったフラボノールはサンルージュ抽出液に多く含まれ，シアニジン，デルフィニジンといったアントシアニンはサンルージュ抽出液にのみ含まれていた(**表2**)。老化促進モデルマウスは，AKR/J系マウスと未知の系統との交雑で生まれたマウスコロニーから，老化度評点の加齢依存的な急速な増加を

表2　サンルージュ抽出液とやぶきた抽出液の含有成分

	サンルージュ抽出液 (g/100 g)	やぶきた抽出液 (g/100 g)
カテキン	0.23	0.37
エピカテキン	1.4	2.4
ガロカテキン	0.87	2.60
エピガロカテキン	5.4	12.0
カテキンガレート	0.06	0.08
エピカテキンガレート	1.90	1.61
ガロカテキンガレート	0.64	1.00
エピガロカテキンガレート	9.9	10.0
総カテキン	20.4	30.1
ケルセチングルコシド	0.50	0.16
ケルセチンガラクトシド	0.37	0.06
ミリセチングルコシド	0.43	0.47
ミリセチンガラクトシド	1.44	0.49
シアニジングルコシド	0.01	N.D.
シアニジンガラクトシド	0.02	N.D.
デルフィニジングルコシド	0.01	N.D.
デルフィニジンガラクトシド	0.02	N.D.
総ポリフェノール	55.0	61.7

指標として確立されたマウス系統であり，促進老化・短寿命を示すP系と正常老化を示すR系に分けられる。試験に用いたSAMP8は，早期学習・記憶障害モデル動物として確立された系統であり，SAMR1は同じ系統由来で正常老化を示すコントロールマウスである。

新奇物体認識試験では，学習から18時間後の記憶保持能力を評価した。その結果，SAMR1と比較して，SAMP8の記憶保持能力が低下していた。これに対し，やぶきた抽出液を摂取したSAMP8では記憶保持能力の低下は確認されなかった。一方，サンルージュ抽出液を摂取したSAMP8では，SAMR1，茶抽出物非摂取のSAMP8，やぶきた抽出液を摂取したSAMP8と比較して記憶保持能力が優れていた(**図2**)。モリス水迷路試験では，4日間のトレーニングを行い，5日目に学習能力を評価した。その結果，SAMR1と比較して，SAMP8で学習能力が低下したのに対し，サンルージュ抽出液を摂取したSAMP8では，学習能力の低下が抑制されていた。一方，やぶきた抽出液を摂取したマウスでは，学習能力の低下抑制効果は確認されなかった(**図3**)。これらの結果から，やぶきた抽出液と比較して，サンルージュ抽出液は，加齢による認知機能の低下を抑制する効果が高い可能性が示された。

次に，各マウスの脳のアミロイドβ42量を測定した。その結果，SAMR1と比較して，SAMP8でアミロイドβ42量が増加するのに対し，サンルージュ抽出液を摂取したSAMP8ではその増加が抑制されてい

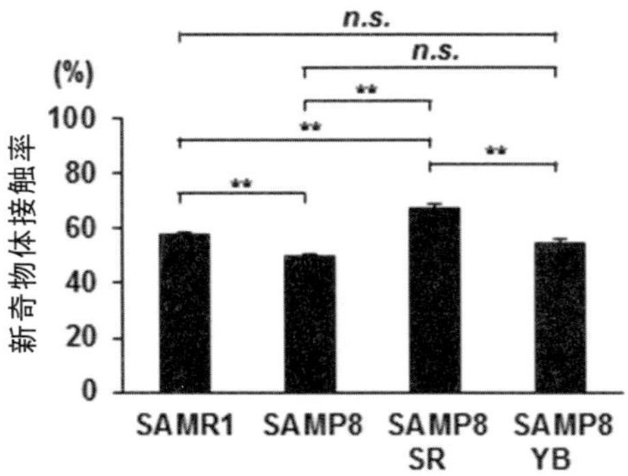

図2　マウスの記憶力(新奇物体認識試験)

SAMR1：通常老化マウス群，SAMP8：老化促進マウス群，SAMP8 SR：サンルージュ抽出液を摂取したSAMP8群，SAMP8 YB：やぶきた抽出液を摂取したSAMP8群。データは平均±標準誤差を示す：n＝6，**：$p<0.01$。

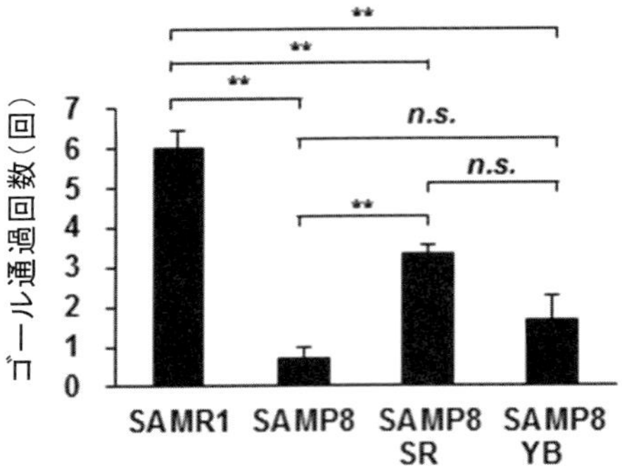

図3　マウスの学習能力（モリス水迷路試験）
SAMR1：通常老化マウス群，SAMP8：老化促進マウス群，SAMP8 SR：サンルージュ抽出液を摂取したSAMP8群，SAMP8 YB：やぶきた抽出液を摂取したSAMP8群。データは平均±標準誤差を示す；n = 6，**：p<0.01。

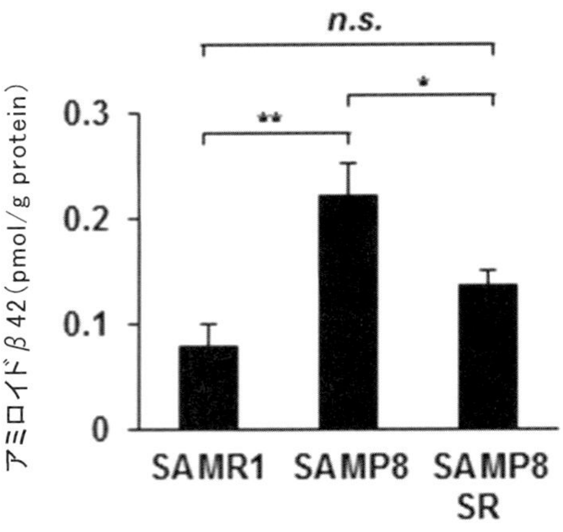

図4　アミロイドβ42蓄積量
SAMR1：通常老化マウス群，SAMP8：老化促進マウス群，SAMP8 SR：サンルージュ抽出液を摂取したSAMP8群。データは平均±標準誤差を示す；n = 6，*：p<0.05，**：p<0.01。

た（**図4**）。さらに，脳のβ-セクレターゼ1（*BACE1*）遺伝子とネプリライシン（*Mme*）遺伝子の発現量を測定した。その結果，サンルージュ抽出液を摂取したSAMP8は，SAMR1やサンルージュ非摂取のSAMP8と比較して，*BACE1*遺伝子の発現量が減少し，*Mme*遺伝子の発現量が増加していた（**図5**）。これらの結果から，サンルージュ抽出液の摂取により，BACE1の発現が抑制され，ネプリライシンの発現が促進されることで，アミロイドβ42量が減少する可能性が示された。

サンルージュ抽出液とやぶきた抽出液の認知機能の低下抑制効果の差異について，要因を特定することは出来ていない。今回の試験に使用した抽出液を比較すると，総ポリフェノールは

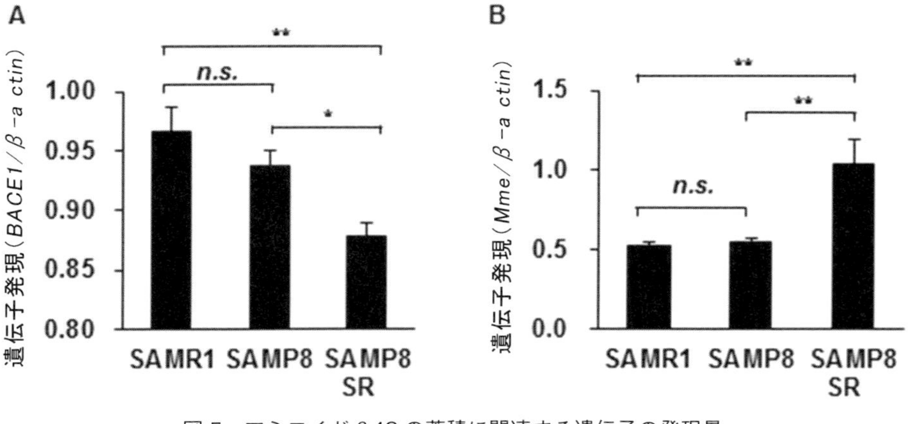

図5　アミロイドβ42の蓄積に関連する遺伝子の発現量
A）*BACE1*遺伝子の発現量。B）*Mme*遺伝子の発現量。SAMR1：通常老化マウス群，SAMP8：老化促進マウス群，SAMP8 SR：サンルージュ抽出液を摂取したSAMP8群。データは平均±標準誤差を示す；n = 6，*：p<0.05，**：p<0.01。

やぶきたのほうがやや多く，抗酸化能はサンルージュとやぶきたでほぼ同等であった。また，総カテキン量はやぶきたのほうがやや多く，EGCG 量はサンルージュとやぶきたほぼ同等であった。緑茶の認知症に対する作用として，抗酸化能やカテキンの作用が挙げられるが，サンルージュの認知症に対する作用には，これらの他にも要因があると考えられる。サンルージュ抽出液に多く含まれていたケルセチンは，抗炎症，抗虚血，抗酸化作用を有し，ラットでは，ストレスにより誘導される学習能力の低下を抑制することが報告されている[12]。また，ミリセチンはアミロイド繊維の形成を阻害する効果が報告されており[13]，アントシアニン類には抗酸化作用や神経保護作用が報告されている。これらの成分が，認知機能の低下抑制に有効であった可能性が考えられる。また，サンルージュには未同定の成分も多く含まれており，このような成分が有効であった可能性も考えられる。サンルージュ抽出液の成分と作用メカニズムについては，今後，さらなる解析が求められる。

5　おわりに

高機能性緑茶「サンルージュ」の飲用習慣を取り入れることが，認知症予防につながる可能性がある。サンルージュの効果を確認するためには，今後，含有成分の解析，関与成分の探索，作用メカニズムの解析，介入試験による検証など，更なる検討が必要である。

文　献

1) M. Noguchi-Shinohara et al.：*PLoS One*. **9**, e96013(2014).
2) Y. Tomata et al.：*Am J Geriatr Psychiatry*. **24**, 881-889(2016).
3) X. Liu et al.：*Oncotarget*. Jun 27, **8**(26), 43306-43321(2017).
4) M. J. Walker et al.：J Alzheimers Dis. 44, 561-572(2015).
5) X. Chang et al.：*Exp Cell Res*. **334**, 136-145(2015).
6) K. Rezai-Zadeh et al.：*J Neurosci*. **25**, 8807-8814(2005).
7) J. Cai et al.：*J Nutr Biochem*. **25**, 716-725(2014).
8) M. Maeda-Yamamoto et al.：*J Sci Food Agric*. **92**, 2379-2386(2012).
9) F. L. Zhu et al.：*J Agric Food Chem*. Dec 12, **60**(49), 12170-6(2012).
10) M. Kumazoe et al.：*Sci Rep*. **5**, 9474(2015).
11) Y. Fujimura et al.：*PLoS One*. **6**, e23426(2011).
12) S. H. Mohammadi et al.：*Behav Brain Res*. **270**, 196-205(2014).
13) S. A. DeToma et al.：*Chembiochem*. **12**, 1198-1201(2011).

第３節　アミロイドβを標的とした ワクチン米によるアルツハイマー病の予防

同志社大学　石浦　章一

1　はじめに

長寿社会に突入した日本では，このまま出生率が上がらないと仮定すると，2050年には65歳以上の人が40％をこえると予測されている。そのために，全員が自立した生活を送ることが必須なのだが，生活習慣病や運動不足などのために，介護を必要とする人が増えているのが現実である。現在の健康寿命は72歳であるが，その後の介護期間は平均男性9年，女性12年となっており，行政のみならず家族の負担も大きくなっている。食節制や運動によって健康寿命を延ばすのもいいが，その分，介護期間も長くなるとの危惧も無視できない。

世界に目を転じてみると，認知症発症時からの予後は先進国で3.3～11.7年とされており，WHOの推定では2040年までに認知症の患者数は8億人を超えるとされていて，認知症の予防は喫緊の課題になっている。薬剤の開発も行われているものの著効のあるものは報告されておらず，ワクチンが経済的にも安価で効果的な唯一の予防法ではないかと考えられている。今回のレビューでは，ワクチンの中でも食物ワクチンの現状について報告したい。

2　アルツハイマー病

ここで**図１**に簡単にアルツハイマー病の現状をまとめた。まず認知症とアルツハイマー病の相違だが，アルツハイマー病は認知症の大部分を占める変性疾患であり，脳内に老人斑と神経原線維変化を認めるものと定義される。あとでも言及するが，老人斑の主成分であるアミロイドβタンパク質(Aβ)を蓄積させる経路に変異があっても，ほんの一部だが神経原線維変化の主成分であるタウを繊維化させる経路に変異があっても，結果的に認知機能に関わる部分の神経細胞が死滅し，認知症になる。

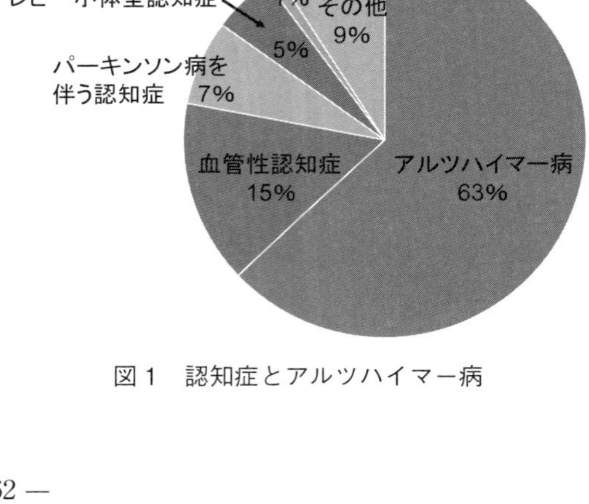

図１　認知症とアルツハイマー病

次に，遺伝性(主に若年性)と長寿に伴うものの差異についても述べておきたい。

図２は，アルツハイマー病に関係する遺伝子変異を簡単にまとめたものである[1)]。50歳以下で発症する若年性アルツハイマー

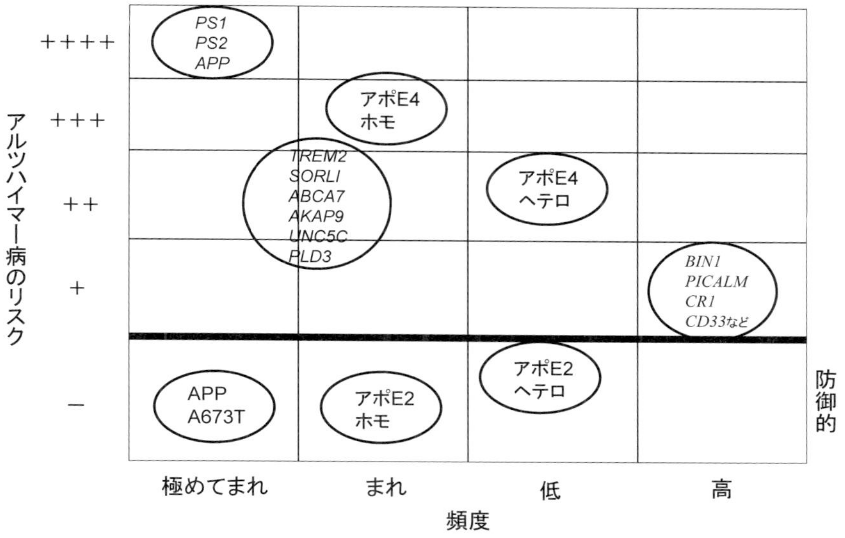

図２　アルツハイマー病の遺伝子変異

病の責任遺伝子と呼ばれるものは，プレセニリン1(PS1)，プレセニリン2(PS2)，アミロイド前駆体(APP)の３つである。前者の２つはＡβを作るガンマセクレターゼの１成分であり，APPはその基質である。すなわち，Ａβを作る基質か酵素のどちらかの遺伝子が変異すると若年性アルツハイマー病になるわけで，この経路の異常がアルツハイマー病の本態であることがわかる[2)]。

一方，65歳あたりで発症する遅発性アルツハイマー病の責任遺伝子として1990年代初めに発見されたのがアポリポタンパク質E(アポE)である。アポEには３つのアイソフォームがあり，そのE4を１つでももつと認知症になりやすいというのである。もちろんE4のホモは，E3のホモより10倍以上アルツハイマー病になりやすいことが発見され，遅発性アルツハイマー病の遺伝的素因とされている。文献によっては，遅発性アルツハイマー病の遺伝子と書いてあることもあるが，やはりこれは「アルツハイマー病になりやすい」因子であろう。

図２には，以後に見つかった遺伝子をのせたが，これらもすべて「アルツハイマー病にかかりやすい遺伝子変異またはSNP」である。

3　ワクチン

まず，ワクチンの一般論をまとめておこう。

ワクチンには抗原を投与する能動免疫と抗体そのものを投与する受動免疫がある。後者のヒト化抗体やヒトモノクローン抗体は，すでにがんなどの治療に用いられている。受動免疫は一般的に短期間しか効果が続かないので，毎月投与が必要になったり，吐き気，血栓，出血，臓器ダメージなどの副作用も大きいことがある。また，何よりも高価なのが問題である。これとは別に，抗体ではなく抗原特異的Ｔ細胞移植という手段もあるが，まだ病気を発症していない人に予防的に用いることはできない。やはり，能動免疫によるワクチン療法が大勢の人の慢性的な疾患治療には必要なのである[3)-6)]。その理由は，予防可能であることと，安価で安全であるという点である。これまで，ヒトに対するアルツハイマー病の治験は何度も行われてきたので，それをまとめておきたい。結果から言うと，ほとんどが中止におわったか，まだ治験中のどちらかである(現在，フェーズ3に入っているものもある)。その結果は以下の通りである。

① ほとんどがエピトープとしてAβのN末端を選んでいた。これは，AβのN末端1-14にAβオリゴマーに対するB細胞エピトープが存在するためであったが，結果として炎症性のTh1反応が出現したり，微小出血が認められたりして，最終段階にまで行かなかったものが多かった。

② アジュバントが問題であった。最初のトライアルである凝集したAβ42を抗原とするAN1792では，アジュバントにQS21を用いたために強い炎症性反応が起こり，6%に髄膜脳炎を引き起こしたことが問題になった。またアジュバント効果を高める界面活性剤ポリソルビン酸にも問題があった可能性が指摘されている。

③ 一般に老人は抗原に対して抗体を作りにくいことも，治験成功が難しい原因と考えられている。

④ 一般的に，直接免疫とDNAワクチンを同時に施行する方がよいが，そのような治験はない。また，Aβとタウワクチンとの併用も行われていない。

⑤ 結果論だが，アルツハイマー病患者はAβに対する自己抗体をもつ(抗体価は低い)ことが多かった。しかし，これによってアルツハイマー病がよくなった例はなかったので，ワクチン療法は著効が期待できないのではないか，という悲観的な見方が広まった。

⑥ 動物実験でも，ほとんどがAβ蓄積が多いトランスジェニックマウスを使っていたが，長寿に伴ってゆっくりAβが蓄積するモデルを使って効果を見てからヒトに適用すべきだ，という意見も多い。

⑦ 唯一の例外として，aducanumabによる受動免疫の治験が進行中である[7)]。これはAβに対するヒトモノクローン抗体で，1年間の投与によってAβの減少も確認されているが，今後は副作用の有無などの検証も必要である。

⑧ 注射免疫や抗体投与では，抗体価と治療効果が比例する結果が得られた。しかし，抗体価を高めるには必然的にT細胞応答を高めることが必要となる(次項参照)。これは両刃の剣である。この解決には，投与法の再検討が必要となる。

4　アルツハイマーワクチンの方向性

最初のアルツハイマーワクチンAN1792は副作用の髄膜脳炎のために失敗と言われているが，結果的に抗体価が上昇した人では認知機能の低下があまりなく，副作用を軽減できれば有効な治療手段であると考えられている。そこで求められているのは，抗体を作りやすい抗原を用いること，炎症性のTh1ではなく非炎症性のTh2応答を引き起こすものであること(アジュバントに注意！)，老人斑から有害な可溶性Aβオリゴマーを可溶化しないこと，などであり，すでに沈着した不溶性Aβを標的にするのではなく沈着する前に蓄積を抑える予防的ワクチンが成功の鍵を握るのではないか，という意見が強かった。また，抗原としてAβとインフルエンザ抗原などの融合タンパク質がいいのではないかとも言われている。なぜかというと，過去に免疫した経験があるＢ型肝炎の表面抗原，破傷風毒素，ジフテリア毒素などＴ細胞エピトープを持つものとＡβの融合タンパク質を作ればＢ細胞エピトープを持つＡβ断片に対して抗体ができやすいのではないか，という理由である。

もう１つの大きな問題は，人間では誰が認知症になるか予測できないという点である。ワクチン投与は，神経細胞が消失する前の段階でないと効果が期待できないのは，誰が見ても明らかである。そのため，せいぜい認知症になる危険が大きいと言われているアポE4遺伝子をホモにもつ人を対象にすることだが，これにも個人差があって効果の検証がしづらいのである。そこでアミロイドPETを用いて，脳内のＡβ蓄積量をバイオマーカーにするという提案がなされている[7]。治験には，これと認知機能との両面の検査が必要になろう。

5　米ワクチン(実験例)

筆者らは，これらのヒトに対する治験が始まった2000年あたりから，全く異なる方法でのワクチン開発を企画した[8,9]。それが食べるワクチンである。結果的には，食べるワクチンがTh1応答をほぼ完全に抑制することがわかり，アルツハイマー病のワクチン療法に一石を投じたことになった[10-12]。

筆者らの実験では，２種類の米ワクチンを使用した。１つは，**図３**のように我々のグループの吉田が作成したＡβ42にGFPを結合させた米であり(この場合は，アジュバントとして市販のコレラトキシンＢサブユニットを用いた)，もう１つは農水省の高岩が作成したＡβ42に

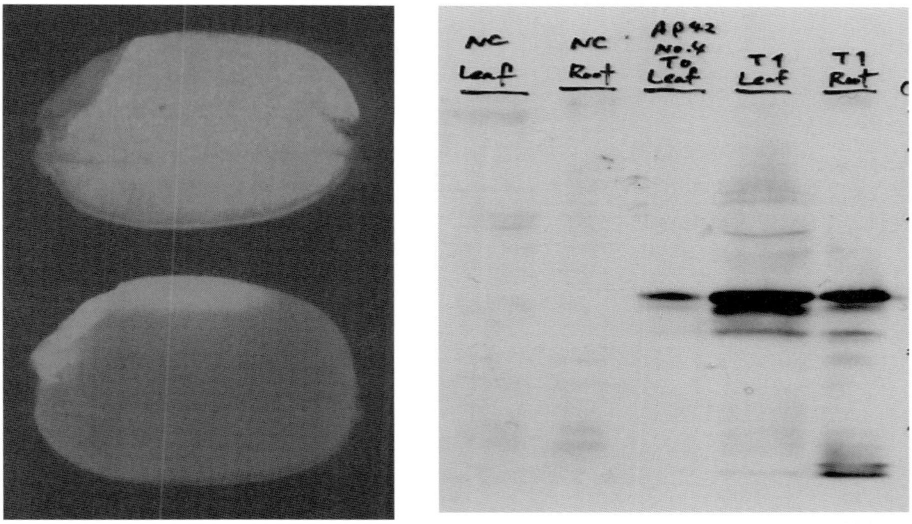

※口絵参照

図３　Ａβ発現イネ[10]

(左)　上はＡβ含有遺伝子組換え米，下は非遺伝子組換え米

(右)　ウエスタンブロット法による植物体でのＡβの発現確認。左から，非遺伝子組換えイネ葉，その根，遺伝子組み換えイネのR2世代の葉，R1世代の葉，根

コレラトキシンBサブユニットを連結させたアジュバント不要の米である[13]。ここでは主に前者の結果を述べる。

米にAβ42は十分量の発現を見た(1粒当たり8マイクログラム)。これをTg2576トランスジェニックマウスに10マイクログラムずつ1週間おきに4回投与した。最後の投与後3週目に，0.5マイクログラムのAβ42をフロイントの不完全アジュバントとともにブースター注射した。私たちは，比較のために投与法を2通り行った。1つは経口投与(この場合は，コレラトキシンBサブユニットを経口アジュバントに用いた)，もう1つは皮下投与(この場合はフロイントの完全アジュバントを用いた)である。

また，米タンパク質に対する経口寛容を導くために，妊娠マウスに米を食べさせ授乳を通して子マウスに免疫寛容を起こさせた後，子マウスにAβ42を投与する実験も行った[12]。ヒトにおいても米タンパク質に対して抗体ができては，食物アレルギーを起こすことになり，何を行っているかわからないからである。その結果，免疫寛容を誘導しないマウスでは分子量15～19 kDaのタンパク質(同定していないが，グルテリン塩基性サブユニットかプロラミン)に対する抗体価が上昇したが，処理した子マウスではこのタンパク質に対する抗体はできておらず，免疫寛容が誘導されたと結論した(**図4**)。

行動実験においては，Y字迷路では有意な効果が見られなかった。しかし，自発行動では差が見られた。Aβ42が蓄積するTg2576マウスでは自発行動量が上昇し，それが脳内Aβ42量に比例するという結果がある。今回の経口投与実験では，Aβ42量の低下(**図5**)と自発行動量の低下(**図6**)が見られた。皮下注射群では，差がなかった。

もう1つ大切なことは，経口投与と皮下投与では，T細胞の応答が全く異なったことであった。**図7**は米ワクチンの前段階として行ったピーマンワクチン(Aβ42-GFPをピーマン葉に発現させ，経口投与ならびに皮下投与した結果)を用いたときの結果であるが，経口投与の有効性がはっきり示されている。経口投与ではTh1応答がほとんど抑えられTh2応答優位に

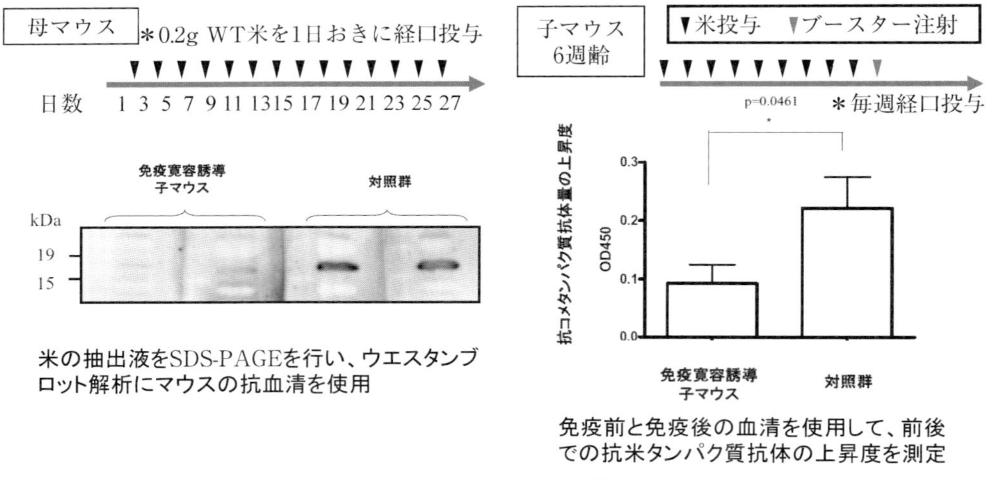

図4　免疫寛容の誘導[11]

親マウスに米を食べさせて，授乳を通して子マウスに米タンパク質に対する免疫寛容を起こさせた後に，子マウスにAβ米を経口投与した

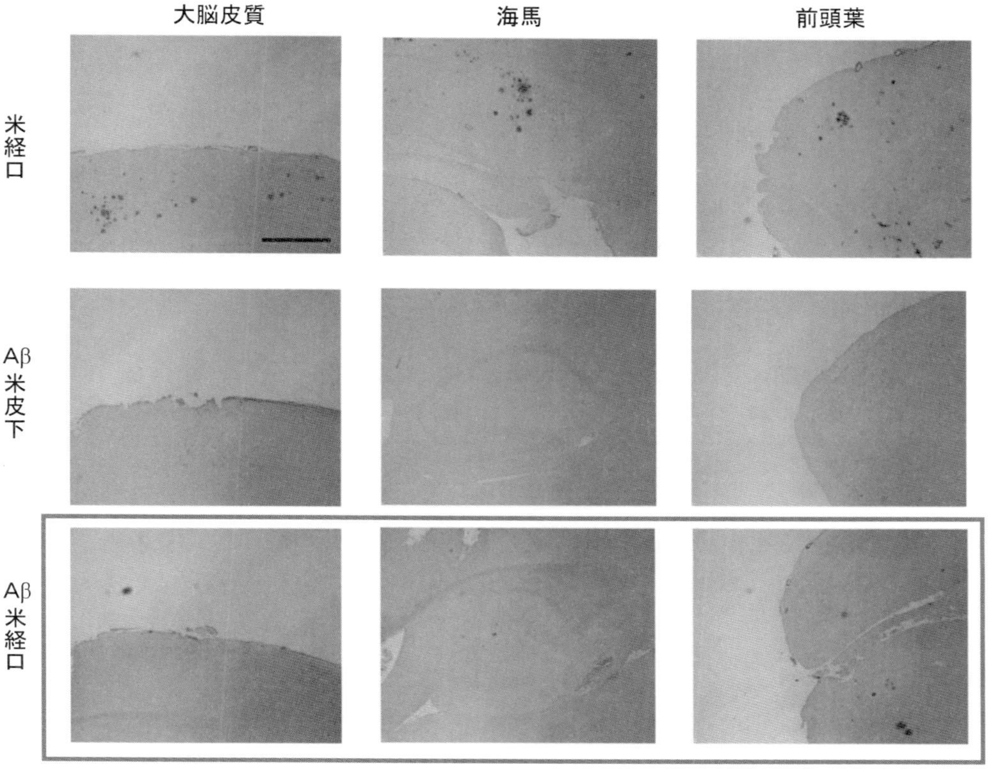

図5　ワクチン米の効果[12)]

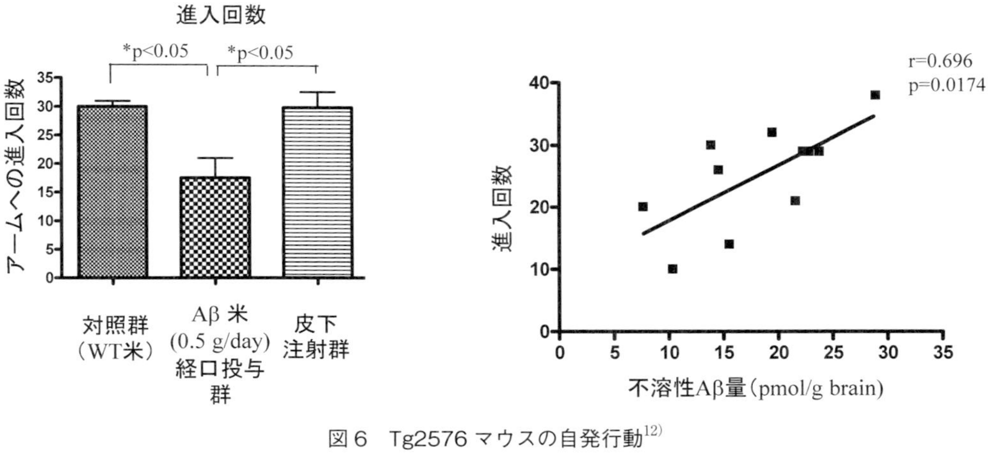

図6　Tg2576 マウスの自発行動[12)]

Tg2576 は自発行動量が上昇するという報告があるため，Y-迷路における進入回数と A β 量の相関を調べた

なったのに対し，皮下投与では高い Th1 応答が見られたことである。考えてみれば当然で，食べたものに対して抗体が作られ炎症反応が起こっては困る。この結果から，経口投与で少しずつ抗体が作られるのが良い結果につながった，という結論になった。

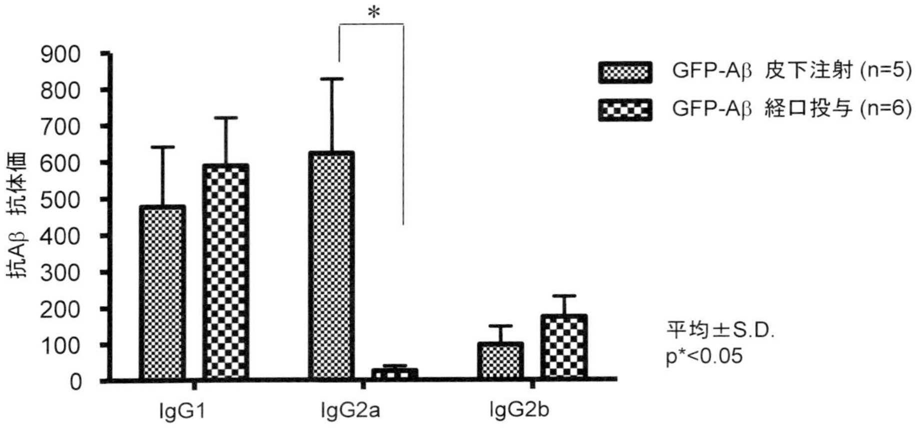

IgG1, IgG2b : 非炎症性Th2アイソタイプ免疫グロブリン
IgG2a : 炎症性Th1アイソタイプ免疫グロブリン

図７　野生型B6マウスにおける免疫後の免疫グロブリンアイソタイピング
（抗原は，ピーマンに発現させたＡβ）

6　米ワクチンのその後

高岩から提供されたコレラトキシンＢサブユニットとＡβ42がタンデムに連結されたコンストラクトでは，Ａβタンパク質はタンパク質構造体(protein body)に発現される[13]。この米を用いると，Ａβは胃でペプシンに分解されずに腸まで届き，腸管免疫によって抗体が作られる。この米を使って老化促進マウス(SAMP8)においてもＡβ42減少効果が認められた[14]。3ヶ月齢から隔週にワクチンを10ヶ月齢まで経口投与したところ，Ａβ42抗体価の上昇と脳内可溶性Ａβ42の量の低下を見た。

7　おわりに ― 将来のアルツハイマーワクチンの可能性

アルツハイマー病の患者数の増加と長期的な介護の必要性，そして治療よりも予防が重要という点を考慮すると，もはや高価な薬の出番はない。薬価が厚生労働行政を圧迫しているのは周知の事実であり，安価で簡便な予防法が求められているのは事実である。特に経口ワクチンの効果はすぐにはあらわれないが，有望なしかも安全な予防法としてもう一度考えてみるのもいいのではないか[15]。

私たちの何年もの経口投与実験で奇妙に感じたことがある。それは，少なくともマウスにおいて抗体価と老人斑除去効果が比例していないことである。ほんの少しの抗体価の上昇でも，老人斑の除去に効果がある例が多かった。もともと経口投与では抗体価の上昇の程度は少ない。しかし，その利点を生かすのも大切なのではないだろうか。

文　献

1) 医学界新聞：ゲノム.「サイエンス」から「医療」へ(2018年1月1日号).
2) 石浦章一：「老いない脳」をつくる，WAC出版(2017).
3) M. G. Agadjanyan, N. Petrovsky and A. Ghochikyan：*Alzheimer's & Dementia*, **11**, 1246(2015).
4) D. J. Marciani：*J. Neurochem.*, **137**, 687(2016).
5) D. J. Marciani,：*Drug Discovery Today*, **22**, 609(2017).
6) R. M. Sterner, P. Y. Takahashi, A. C. Y. Ballad：*JAMDA*, **862**. e11(2016).
7) J. Sevigny, P. Chiao, T. Bussière et al.：*Nature*, **537**, 50(2016).
8) B. Szabo, K. Hori, A. Nakajima et al.：*Assay Drug Dev. Technol.*, **2**, 383(2004).
9) R. Ishii-Katsuno, A. Nakajima, T. Katsuno et al.：*Biochem. Biophys. Res. Commun.*, **399**, 593(2010).
10) T. Yoshida, E. Kimura, S. Koike et al.：*Int. J. Biol. Sci.*, **7**, 301(2011).
11) J. Nojima, R. Ishii-Katsuno, E. Futai et al.：*Biosci. Biotechnol. Biochem.*, **75**, 396(2011).
12) J. Nojima, A. Maeda, S. Aoki et al.：*Vaccine*, **29**, 6252(2011).
13) F. Takaiwa：*Human Vaccines* **7**, 357(2011).
14) K. Takagane, J. Nojima, H. Mitsuhashi et al.：*Biosci. Biotech. Biochem.*, **79**, 912(2015).
15) S. Rosales-Mendoza, N. Rubio-Infante, S. Zarazua et al.：*Expert Reviews of Vaccine* **13**, 429(2015).

第４節　ホタテ由来プラズマローゲンのアルツハイマー病，軽度認知機能障害に対する治療効果

九州大学名誉教授/株式会社レオロジー機能食品研究所　藤野　武彦
株式会社レオロジー機能食品研究所　馬渡　志郎

1　はじめに

プラズマローゲン(plasmalogen, Pls)はリン脂質(phospholipid)の一種で哺乳類では多くの組織の細胞膜に存在するが，特に脳，心臓，骨格筋，白血球，精子などに多く含まれている[1]。ただ脳の Pls はエタノールアミン(ethanolamine)型で心臓の Pls はコリン(choline)型が多いことが知られている。その機能は多彩で，生命の根幹に関わるイオン輸送，膜融合，前駆物質[エイコサノイド(eicosanoid)，血小板活性化因子]，DHA などの不飽和脂肪酸のキャリアーとして働いているが，なかでもアルツハイマー病(AD)との関連で重要なのは Pls のグリセロール骨格(glycerol backbone)の Sn-1 に存在するビニールエーテル(vinyl ether)結合による強い抗酸化能と γ セクレターゼ(γ-secretase，アミロイド β 蛋白産生酵素)阻害作用であろう。

近年，AD の死体脳(海馬，前頭葉)で Pls が減少している事[2,3]，生存中の AD 患者の血清中の Pls が低下している事[4,5]が明らかになってから，俄に Pls の臨床応用が期待されるようになった。しかし，臨床応用を実現するには投与試験に必要な Pls の精製・抽出法の開発と Pls の簡便な測定法の開発が必要であるが，2007 年，我々(レオロジー機能食品研究所)はその何れをも可能にした[6,7]。これを契機に Pls の AD に関する動物実験[8-12]，ヒト臨床試験[13,14]が急速に進展する事になった。

2　ホタテ由来 Pls の軽症 AD 患者，軽度認知機能障害(MCI)に対する治療効果

2.1　ホタテ由来 Pls の安全性試験

Pls を種々の生物から抽出して Sn-2 の不飽和脂肪酸構成を調べた結果，ホタテ貝より抽出した Pls が DHA を最も多く含む事が分かり，臨床試験ではホタテ由来 Pls を用いた。その安全性は急性経口毒性試験，慢性経口毒性試験，細菌を用いた復帰突然変異試験，染色体異常試験を行って確認した。

2.2　臨床試験の方法

多施設，ランダム化，比較対照，二重盲検試験(RCT)により有効性を検討した。臨床試験は日本の 25 医療機関で 2014 年 11 月から 2016 年 4 月まで実施された。対象はミニメンタルス

テート検査日本版(MMSE-J)20～27点の328名(年齢60～85歳)で，何れもMRI，CTによって脳血管性認知症でない事，及び臨床的にADである事が専門医によって確認された。これらの患者をPls 1.0 mg投与群とプラセボ群に無作為に分け，6ヶ月間試験を継続した。無作為化マスキングも専門家により厳密に行われた。主要評価項目はMMSE-Jを，副次評価項目は①ウェクスラー記憶検査(WMS-R)②高齢者用うつ尺度短縮版(GDS-S-J)③Pls血中濃度(赤血球膜及び血漿)とした。エントリーした328名のうち276名が6ヶ月後に試験完了，Pls投与群(140名)とプラセボ群(136名)で年齢，開始時の評価項目に差異は認められなかった。

2.3　一次解析結果

全参加者(ADとMCIを合算)を一次解析するとMMSE-J，WMS-RはPls投与群で有意に改善したが，プラセボ群との群間差は認められなかった。そこで二次解析でMMSE-J 20～23点の軽症ADとMMSE-J 24～27点のMCIとに分けて検討した。

2.4　Plsの軽症ADに対する効果[13)]

女性ではPls投与群でWMS-Rが有意に改善すると共にプラセボ群との間に有意な群間差が見られた。また77歳以下では男女共にWMS-RがPls投与群で有意に改善し，プラセボ群との間に有意な群間差が見られた(**図1**)。

2.5　PlsのMCIに対する効果[14)]

MMSE-J全項目比較ではPls投与群，プラセボ群共にMMSE-J，WMS-Rが改善し，両群間に有意な差は見られなかった。そこでMMSE-Jの項目別に二次解析を行ったところ，「場所の見当識」がPls投与群で有意に改善したのに対し，プラセボ群は変化せず，両群間に統計的有意差が認められた。また「時間の見当識」はPls投与群では不変であったが，プラセボ群

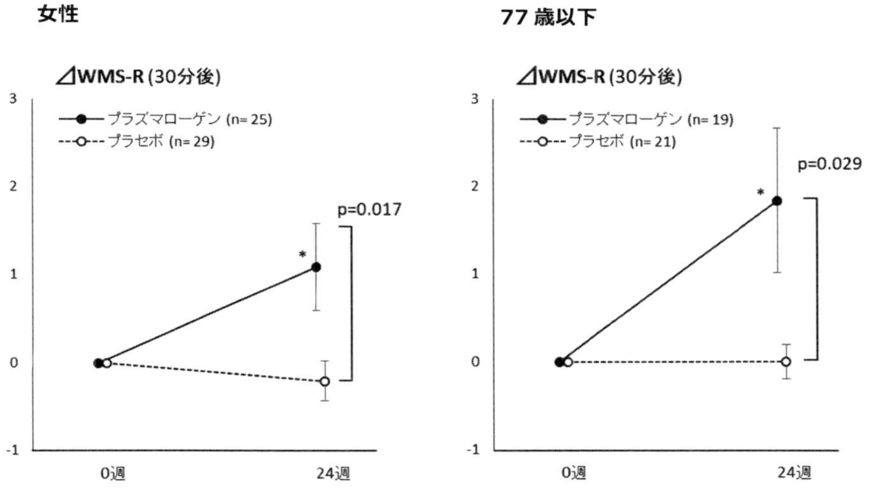

図1　軽症AD患者へのPls投与によるWMS-Rの改善[13)]
ウェクスラー記憶検査の遅延成績の評価において，女性患者および77歳以下の患者(男女)でそれぞれPls投与群は有意な改善を示し，2群間に有意差があった。

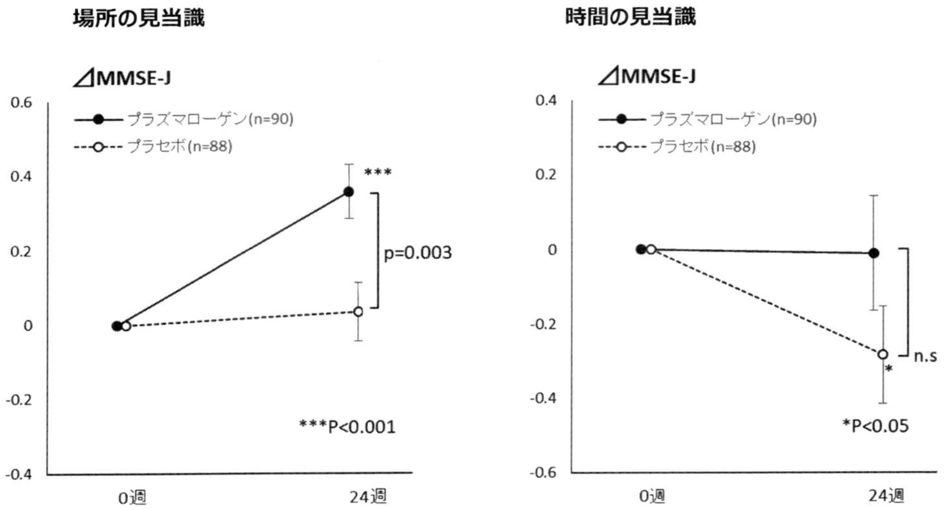

図2　MCI 患者への Pls 投与による MMSE-J の改善[14)]

ミニメンタルステート検査日本語版の項目別評価において，場所の見当識では Pls 投与群に有意な改善が見られ，2群間に有意差があった。一方，時間の見当識ではプラセボ群に有意な悪化が確認されたが，有意な群間差はなかった。

では有意な低下が見られた(**図2**)。他の MMSE-J 項目では Pls 投与群とプラセボ群間に有意差は見られなかった。

2.6　Pls の血中濃度変化

Pls 投与後の Pls 血中濃度は Pls 投与群では血漿 Pls が改善し，プラセボ群では有意に減少。また，有意な群間差が見られた。なお，試験開始時の Pls 血中濃度を正常老人と比較すると，血漿 Pls は軽症 AD で有意に減少，MCI では有意な減少は見られなかった。一方，赤血球膜 Pls は，正常老人に比較して軽症 AD では顕著に有意な減少，MCI でも軽度ながら有意な減少が見られた。

以上の結果は，Pls 1.0 mg の投与で AD，MCI 共に記憶力が改善される事を強く示唆する。また，血中 Pls が軽症 AD，MCI のバイオマーカーとなる事を示す。

3　ホタテ由来 Pls の中等症 AD，重症 AD に対する効果

3.1　試験方法

オープンラベル試験で有効性を検討した。臨床試験は日本の 23 医療機関で実施した。対象は 60～85 歳の中等症 AD(MMSE 11～19 点)が 58 名，重症 AD(MMSE 10 点以下)が 18 名である。これらの対象に Pls 1.0 mg/日を 3ヶ月間経口投与し，評価項目は MMSE，介護者(家族)による 5 項目の神経機能の客観的な評価，及び Pls 血中濃度(赤血球膜及び血漿)とした。MMSE(30 点満点)の 4 点以上改善例を「著明改善」，2 あるいは 3 点の改善例を「改善」とした。

3.2　試験結果

中等症ADではPls投与4週後にMMSEが1.16点と有意に改善し，試験終了後まで持続した。その内訳はMMSEが4点以上改善した「著明改善」例は31%，2～3点改善した「改善」例は21%，「不変」例は36%，「悪化」例は12%であった。

一方，重症ADでは全体として有意な変化は見られなかったが，その内訳は「改善」例29%，「不変」例53%，「悪化」例1%であった[15)]。

3.3　Plsの血中濃度変化

中等症ADのPls血中濃度は投与3か月後に，血漿，赤血球膜共に有意に上昇したが，重症ADでは全体として有意な上昇は見られなかった。

以上の結果は，Plsが中等症ADで認知機能改善効果がある事を強く示唆するが，本試験は軽症ADの場合と異なり，オープンラベル試験であるため，プラセボ効果の関与を否定できない。しかし，従来のADに対する各種薬剤の多数のRCT結果ではプラセボ効果は軽症ADで見られても，中等症AD，重症ADではほとんど見られず悪化例が多い事から，本試験の結果はホタテプラズマローゲンが中等症アルツハイマー病，重症アルツハイマー病でも有効である事を証明するものと言えよう[15)]。

文　献

1）N. E. Braverman and A. B. Moser：*Biochim. Biophys. Acta.*, **1822**, 1442(2012).
2）L. Ginsberg et al.,：*Brain Res.*, **698**, 223(1995).
3）Z. Guan et al.,：*J. Neuropathol Exp., Neurol.*, **58**, 740(1999).
4）D. B. Goodenowe et al.,：*J. Lipid Res.*, **48**, 2485(2007).
5）S. Oma et al.,：*Dement. Geriatr. Cogn. Disord. Extra*, **2**, 298(2012).
6）S. Mawatari, Y. Okuma and T Fujino：*Anal. Biochem.*, **370**, 54(2007).
7）S. Mawatari, T. Katafuchi, K. Miake and T Fujino：*Lipids Health Dis.*, **11**, 161(2012).
8）T Katafuchi et al.,：*Ann. N Y Acad. Sci.*, **1262**, 85(2012).
9）M. S. Hossain et al.,：. *PLoS One*, **8**, e83508(2013).
10）M. S. Hossain et al.,：*J. Neurosci.*, **37**, 4074(2017).
11）M. S. Hossain et al.,：*PLoS Biol.*,　(under revision)(2017).
12）M. S. Hossain, K. Mineno and T Katafuchi：*PLoS One*, **11**, e0150846(2016).
13）T. Fujino et al.,：*EBioMedicine*, **17**, 199(2017).
14）T. Fujino et al.,：*J. Alzheimers Dis. Parkinsonism*, **8**, 419(2018).
15）Y. Tsuboi et al.,：The First International Plasmalogen Symposium, Fukuoka, Japan(2016).

第３編　世界的研究動向と社会問題

第１章　家族性アルツハイマー病を対象とした国際研究（DIAN）の実施状況と治療介入研究

大阪市立大学　嶋田　裕之

1　はじめに

近年アルツハイマー病の治験はことごとくが失敗に終わり，その原因が介入時期にあると判断され，より早期からの介入が必要と考えられるようになってきている。一方アミロイドイメージングの成功により，健常だがすでにアミロイド蓄積を認めるPreclinical ADという概念が提唱され，発症前段階で治療介入することが可能となってきた。家族性アルツハイマー病は孤発性のアルツハイマー病に比べ患者数は少ないが，多くは常染色体優性遺伝であり，未発症者でも遺伝子変異を有すれば100％将来発症するのである。そのため発症の10年～20年前の全く健常である時期でも，遺伝子検査を行えば将来発症する患者としてとらえることが可能となり，種々のバイオマーカーを調べたり，薬剤の効果を試すことができるようになってきたのである。このような考え方から家族性アルツハイマー病の未発症者の成人した子を対象に，その脳内の様々なバイオマーカーの変化を調べるために始まった研究がDIAN研究である。本稿ではアメリカワシントン大学で始まった，家族性のADを対象とした観察研究であるDIAN研究，そしてそれと完全に合致して日本で行われているDIAN-J研究，さらに薬剤介入研究であるDIAN-TU研究について概説する。

2　DIAN（dominantly inherited Alzheimer network）研究[1)]

常染色体優性遺伝性ADを起こす代表的な遺伝子はAmyloid precursor protein（APP），Presenilin（PSEN）1とPSEN 2である。この3つの遺伝子における変異は，いずれもAβの代謝に影響することで，遺伝性ADを起こすと考えられている。遺伝性AD患者の病態生理学的な背景を検討することができれば，それが孤発性のADに演繹できると考えられたのであった。また常染色体優性遺伝性のADの臨床的な発症年齢は世代間で共通であり[2)]，むしろそれは変異のタイプや家族の遺伝的背景に依存している[3)]。すなわち遺伝子異常が同じなら代々ほぼ同一の年齢で発症するのである。そこに注目したワシントン大学のMorris教授とBateman教授は，親の発症年齢以前にある無症候の子供達において，遺伝子変異を有する人と有さない人で，親の発症年齢を基準として，種々の病態生理学的なマーカー（臨床症状，認知機能，画像と生化学的マーカー）を比較する研究を行った。これがDIAN観察研究であり，いわゆる遺伝性AD患者におけるPreclinical ADを対象としている研究である[1)-4)]。本研究には現在，アメリカ国内で7つの施設の他，アルゼンチン，イギリス，オーストラリア，ドイツ，日本の施設を加え，合計18の研究機関が参加している。

対象は，優性遺伝性の家族性アルツハイマー病を起こすことがわかっている遺伝子(先述のAPP, PS1, PS2)に変異を持つ親の成人した子である。参加した時に種々の検査を受け，以後2年ごとに検査を継続して行う。2017年夏までに本研究にはキャリアーが299名，非キャリアーが207名登録されている。

現在のDAIN研究で行われる臨床評価としては，医師が行うものとして，一般的な内科および神経診察とともに，UPDRSを用いたパーキンソニズムの評価，Hachinski Ishemic Score，またCDR，GDS，NPI-Q評価を行う。これらの評価を行うにあたって，CDR，NPI-Qはワシントン大学のホームページ上でトレーニングを受けCertificationを取得しなければならない。また腰椎穿刺とUPDRSはビデオを視聴しなければならないが，腰椎穿刺のビデオはBateman教授自らが解説を行っている。さらにFunctional Activities Questionnaire(FAQ)とHollingshead Index of Social Position(SES)評価も行うことになっている。また親の発症年齢の評価が，研究に参加する子が発症何年前かという評価に直結するため重要である。心理士が行う心理検査としては，MMSE, Logical Memory Test IA, IIA(Immediate and Delayed Paragraph Recall)(Wechsler Memory scale-R), Digit Span Test- Forward and Backward(Wechsler Memory scale-R), Category Fluency Test, Trail Making Test, Multilingual Naming Test(MINT), WAIS-R Digit Symbolなどの紙媒体で行うテストの他，コンピューターベースで行うテストもある。2018年からはCogstateも導入される。またpersonalityを調べるテストであるInternational Personality Item Pool(IPIP)も行われる。画像検査としては，MRI撮影のほか，PIB-PET，FDG-PETが行われる。それに血液および髄液検査があり，リンパ球の芽球化作成も行われている。そして本年度からタウPETも追加される予定である。

初期の観察研究の結果，遺伝性AD患者の発症30年前からのバイオマーカーの変化が明らかとなった。**図1**に示すように，症状が出現すると予想される25年前から，遺伝子変異を有さない非キャリアー群と比較して遺伝子変異を有するキャリアー群では，髄液のAβ42の濃度の増加が認められ，その後PiB-PETで測定されるAβの沈着は20年前から認められるとともに，髄液中Aβ42は低下していく。髄液のタウの上昇と脳萎縮は15年前から始まり，それに続いて脳の代謝の低下，エピソード記憶の障害が認められ，そして症状が出現すると予想される5年前から全般的な認知機能の低下が認められている。現在はそれらのバイオマーカーの変化が孤発性AD患者の脳内においても同様に起こっていると推測されている。

3　DIAN-J

日本においては2014年DIAN-J研究が厚生労働省で認可され，2015年より日本医療開発研究機構(AMED)研究として継続され，2017年からは第2期DIAN-J研究が承認されている。日本でのDIAN研究は，国際共同研究であり，日本の臨床サイトがワシントン大学の承認を得て，ワシントン大学と同じ手法で行うグローバルな国際共同研究の活動体としての位置づけがある。

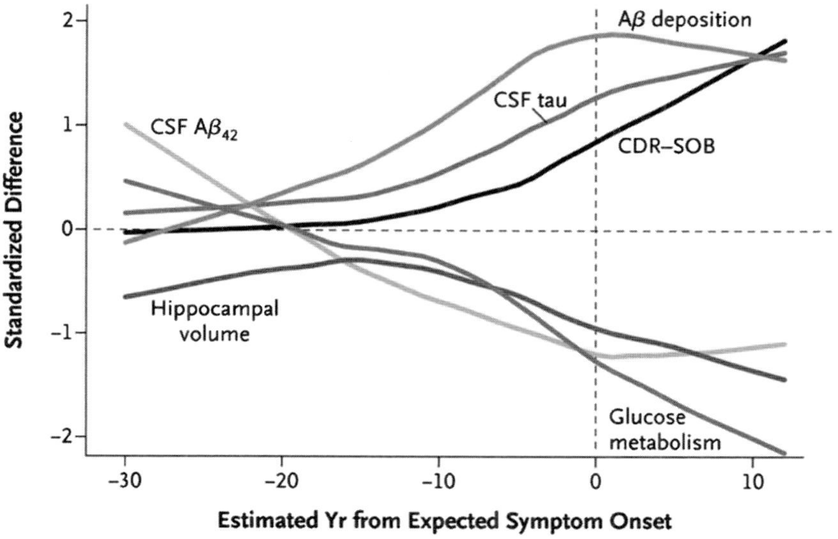

※口絵参照

図１　遺伝性アルツハイマー病患者脳内における各種マーカーの発症前からの変化[1)]

そのため単にワシントン大学で行われている研究を，日本の環境にアレンジして行うものではなく，すべてがワシントン大学と同一に行うことが求められている。プロトコール，同意説明文書はアメリカで使用されているものと全く同一であるが，日本での運用のため appendix をつけている。それらの文書は日本で使用する日本語版の逆翻訳に対してワシントン大学の承認が必要であり，その後それをもって各参加施設がそれぞれの倫理委員会へ申請し承認を取得している。使用する心理検査や MRI などのマニュアルとその手順書は日本語訳を作成して使用している。

被験者の受け入れを行う施設はワシントン大学の承認を受けなければならないが，その条件として所属大学の倫理委員会がアメリカの Department of Health & Human Services に登録して，FWA(Federal Wide Assurance)を取得していなければならない。また医師以外に研究に関わる CRC，心理士の他，MRI や PET 撮影の放射線技師も含めて，アメリカで行われている被験者保護のための講習を受け資格を取得しなければならない。すなわち NIH の PHRP (Protection Human Research Participants)のホームページでトレーニングを受けて，そのサイト上で試験に合格し Certification を取得しなければならない。また臨床評価を行う医師は先述した DAIN で必須とされている CDR, NPI-Q のトレーニングをワシントン大学のホームページ上で受けて Certification を取得する必要がある。かつ先述したように UPDRS のトレーニングビデオや腰椎穿刺のビデオ視聴も必要である。また Functional Activities Questionnaire (FAQ) と Hollingshead Index of Social Position(SES) も日本では医師が行う。しかし Hollingshead Index of Social Position(SES)は日本と米国の社会的状況の違いから質問が日本人には合わず，的確な答えが困難な場合がある。心理士も専用のビデオ視聴が必要である。そしてそれらの手技に関して非常に細かな点まで手順書には記載されており，それらに忠実に従って検査の実施が求められている。

またそれらの内容を正しく理解して施行するために，施設承認のための条件項目として，ワシントン大学の生化学コア(髄液や血液検体の取り扱い)，心理コア(心理検査の施行とデータのアップロードに関して)と電話またはwebによるteleconferenceを受ける必要がある。またEDCに正しくデータの入力やアップロードを行うために，担当するCRCや医師は，それに関する電話会議を受けなければならない。またPETやMRIに関しては専用のプロトコールをインストールしてボランティア撮影を行い，データのアップロードを行って施設承認を受ける必要がある。また心理士もデータのアップロードのための実地研修が必要である。その他各施設には被験者リクルートのためのプランの提出も求められる。そしてそれらをすべて行うと同時に，各施設の責任医師(PI)とCRCはアメリカ，ミズリー州セントルイスにあるワシントン大学を直接訪問して3日ほど費やして直接講習を受ける必要があるし，施設承認の最終段階としてワシントン大学から各施設を直接に訪問して施設の準備状況の確認がなされる。

日本においてDIAN研究を行うにあたって，大阪市立大学の森啓らがワシントン大学を訪問し[5]，大阪市立大学とワシントン大学との間でMOU(Memorandum of Understanding)が締結された。その後DIAN研究の登録実施施設として大阪市立大学(臨床PI/主任臨床医師 筆者)，弘前大学(臨床PI/コア 東海林幹夫)，新潟大学(臨床PI/生化学コア 池内健)，東京大学(臨床PI鈴木一詩，岩坪威，井原涼子)の4臨床施設と神戸先端医療センター(PET PI千田道雄)と東京都健康長寿医療センター(PET PI石井賢二)がGMPレベルで実施可能な2PET施設が認定された。さらに群馬大学(臨床PI池田将樹)，福島県立医科大学(臨床PI川勝忍)，東京大学(心理PI岩田淳，研究倫理PI武藤香織，中澤栄輔)，国立精神神経センター(MRI PI松田博史)，山梨大学(臨床PI布村明彦)，信州大学(臨床PI/遺伝カウセリングコア 関島良樹)，大分医科大学(臨床PI松原悦朗)，大阪大学(臨床PI池田学，心理コア 森悦朗)，大阪市立大学(医療統計学PI福井充，CRA藤井比佐子)，大阪市立弘済院(臨床PI中西亜紀)，熊本大学(臨床PI橋本衛)がDIAN-J協力施設となり1つのDIAN-Jチームとして活動している。この研究活動を外部から助言する委員会組織としてアドバイザリーボード(秋山治彦・日本認知症学会理事長，柳務・大府介護研究研修センター長，高見国生・認知症の人と家族の会代表理事)とデータ検証モニターとしてワシントン大学から指導を受けたインテリム社が活動している。

アメリカで行われているDIAN(読者の混同を避けるため以下ワシントン大学で行われて観察研究をUS-DIANと表記する)研究の対象者は18歳以上であるが，日本における対象者は20歳以上である。またUS-DIAN研究では，遺伝カウンセリングを行った後，遺伝子検査を受けて，結果をUS-DIAN研究者が知らない状態で本人が開示を受けることが可能で有り，そのまま研究参加を継続することもできる。日本でも同様の体制であるが，日本ではさらに研究参加の前に全員が遺伝カウンセリングを受けることになっている。

被験者リクルートのために，ワシントン大学で用意している資料の日本語版を作成している。1つはホームページで，これは正式なワシントン大学のサイト[6]に日本語のタブがあり，それをクリックすると日本語化された同一の内容のページが表示され日本の被験者や家族が訪れても理解できるようになっている。別ページでは日本での研究実施施設が日本語で表示される。ただしこのサイトは以前使われていたものであり，下記に記すように新しく更新されたサイトが存在する。ただ残念ながらこの新しいサイトの日本語化はされていない。新しいホームページには家族性ADやTUを説明する動画や家族会での講演や発表の動画もあるがすべて英語である（しかし後述する日本のサイトではそれらの動画の一部に日本語訳がついた動画を見ることができる）。

一方，日本で独自に作成したサイトもある（DIAN-Japan）[7]。このサイトでは日本語でDIANや日本におけるDIAN-J研究について詳細に紹介されている（DIANの挑戦タブ）し，また前述した新しいワシントン大学のホームページで紹介されている動画の一部で日本語訳されたものを見ることができるようになっている（動画タブ）。また被験者リクルート用に３つ折りのリーフレットもある（**図２**）。これも日本語訳したものを逆翻訳しワシントン大学の承認を得ている。印刷されたリーフレットは，大阪市立大学のDIAN研究事務局（0120-342-605）に連絡してもらえれば，手に入れることができるし，先述した日本のサイトではPDF版をダウンロードして，自分で印刷することも可能である。

US-DIAN研究では，家族会も開催されている。家族会は患者への様々な臨床情報（研究の進捗状況や新薬の開発状況など）を提供するとともに，患者相互の交流を図ることにより，研究参加を促進するという側面がある。アメリカでは，2015，2016，2017年と開催されている。2016年の家族会は筆者も参加することができたので，その時の報告記を発表しているので，そちらも参考にしていただきたい[8]。その報告記にも記載しているが，参加した人たちからは，参加への肯定的な話が多く聞かれ，研究参加へも前向きになることが多いようである。2017年ロンドンで開催された家族会には，日本からも家族の参加があったので，講演が同時通訳された。この日本語の通訳付きの講演は前述したDIAN-Japanサイトの動画タブの中で見ることが可能である。また会議の説明は家族会議のタブの中でみることができる。

アメリカの他ドイツでもDIAN家族会が開催されているが，日本でも2017年４月に京都で開催された第32回国際アルツハイマー病協会国際会議（32nd International Conference of Alzheimer's Disease International：ADI）にBateman教授が来日された機会に合わせて，同年４月30日に京都にてDIAN-J家族会議を開催した。全国から13家系，34名のご家族にお集まりいただき，行政，医療関係者とともに患者やその家族の人たちが一堂に会して交流する会となり，盛大に開催することができた。内容の詳細と写真は先述の日本のDIAN-Japanサイトに載っている。

4　DIAN-TU

US-DIAN研究は当初の観察研究を行いながら同時に，2013年から薬剤介入を行うDIAN-TU研究も並行して行われている。当初のDIAN-TU研究で使用された薬剤は，抗Aβ抗体薬２剤（Gantenerumab, Solanezumab）ですでに組み入れは終了している。Gantenerumab, Solanezumabも共に，脳内のAβ除去を目的として開発中の抗体薬である。本試験では変異のない参加者は対照群となる様に割り振られ，さらに変異キャリアーは３群に割り振られ，２薬剤と対照群に割り当てられるようになっている。これらの薬剤は治験中であるが，Solanezumabに関しては2016年末に，孤発性のMCIからEarly ADを対象とした治験（Expedition 3）の結果が公表されたが，有意な結果が得られなかった。この失敗に関しては

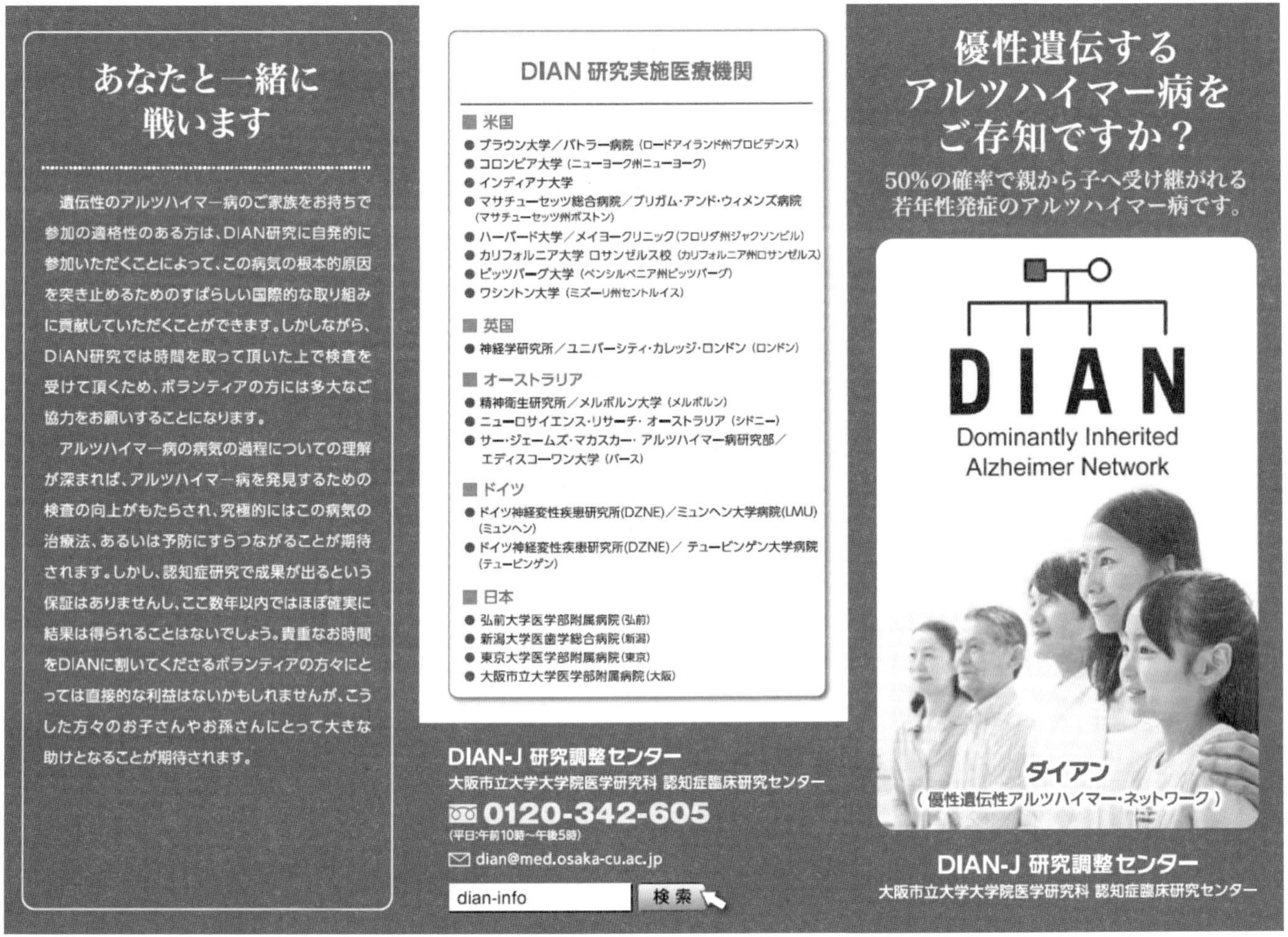

図2　被験者リクルート用リーフレット

様々な考察がなされているが，１つには本抗体のターゲットが可溶性Ａβであり，オリゴマーやfibrilではなかったことが挙げられている。DIAN-TUでは未発症者が対象であり，非常に早期の被験者への介入となるため，本抗体薬のターゲットがＡβモノマーであったとしても，その除去が進行抑制につながり，有効性が示される可能性があり注目される。今後はSolanezmaubの投与量を変更して追加の試験が予定されている。

そして現在は本年度から始まる次期のDIAN-TU Next Generation Alzheimer's prevention trialが準備中である[9)]。本治験ではBASE阻害薬が試みられる予定であり，海外では2018年春から夏に開始予定である。またこの試験からDIAN-TUに日本も参加予定である。あくまでも治験であり，二重盲検下での薬剤投与であるため参加いただいてもプラセボ群となる可能性もあるわけだが，何らかの治療の可能性を家族性アルツハイマー病で不安を抱えておられる日本のご家族に提供できることを期待したい。またさらに早期の人たち（発症予定の15年以上前）を対象に，DIAN-TU：Primary Prevention Trialも計画されている。

5　おわりに

アルツハイマー病は認知機能が低下する疾患であり日常生活に支障を来すようになるが，遺伝性若年性の場合，高齢発症のアルツハイマー病と異なり，精神症状なども出現し，かつ進行が早いため40代の働き盛りの人が罹患すると，身近な家族への影響は多大である。一家の収入がなくなったり，子どもの育児や家事が難しくなることから家庭崩壊につながる可能性もある。また遺伝性疾患となった場合，子供への遺伝という深刻な問題とともに親族や周囲の人たちの病気へのとらえ方などが加わり，さらに問題は深刻となる。本稿で取り上げたDIAN研究は，米国ワシントン大学でスタートした臨床研究であり，家族性アルツハイマー病の病態解明をすることともに，家族性アルツハイマー病家族への治験（DIAN-TU）を提供することを目的とするが，それは家族性アルツハイマー病の家系にある次の世代である子どもを発症から守ることにつながり，一日も早い開始が期待されるところである。

認知症患者の大部分を占める孤発性ADの病態解明にDIAN観察研究のもたらした成果は大きく，その後DIAN-TUという発症前段階での介入研究がスタートしたことにより，ADに対する治療研究に大きな変化がもたらされることが期待されている。そして現在日本においても家族性アルツハイマー病診療に取り組んでおられる先生方を中心にDIAN-J研究がスタートした。米国ワシントン大学の主催するUS-DIAN研究にグローバルサイトとして参加するもので，おそらく認知症領域の国際研究としては最もレベルの高い研究となっているものと思われる。こういった高度な認知症臨床研究を経験することにより，日本における認知症研究のグローバル化が加速し，世界に負けない臨床研究基盤が整備されることと思われ，今後の進展が期待されるところである。

文　献

1) R. J. Bateman, C. Xiong et al.,：Clinical and biomarker changes in dominantly inherited Alzheimer's disease. *N Engl J Med*, **367**, 795-804(2012).

2) F. Lopera, J. C. Arango-Viana et al.,：Clinical features of early-onset Alzheimer disease in a large kindred with an E280A presenilin-1 mutation. JAMA：*the journal of the American Medical Association*, **277**, 793-799(1997).

3) E. M. Wijsman, D. Nochlin et al.,：APOE and other loci affect age-at-onset in Alzheimer's disease families with PS2 mutation. American journal of medical genetics. Part B, Neuropsychiatric genetics：the official publication of the International Society of Psychiatric Genetics, **132**B, 14-20 (2005).

4) J. C. Morris, N. J. Cairns et al.,：Developing an international network for Alzheimer research：The Dominantly Inherited Alzheimer Network. *Clin Investig*(Lond), **2**, 975-984(2012).

5) 森啓, 東海林幹夫, 池田将樹, 池内健, 岩坪威 et al.,：Dominantly Inherited Alzheimer's Network (DIAN)研究について. *Dementia Japan*, **28**, 116-126(2014).

6) DIAN Observational Study. [cited 2018 Mar. 29]; Available from, http://www.dian-info.org/default.html

7) DIAN Japan [cited 2018 Mar. 29]; Available from：dian-japan.com

8) 嶋田裕之：DIAN family conference in AAIC 2016(2016年7月23日, トロント). BRAIN and NERVE —神経研究の進歩 **69**, 178-180,(2017).

9) R. J. Bateman et al：The DIAN-TU Next Generation Alzheimer's prevention trial：Adaptive design and disease progression model. *Alzheimers Dement*, **13**, 8-19,(2017).

第２章　認知症コホート研究に基づくロスマリン酸含有ハーブ抽出物によるアルツハイマー病予防法の開発

金沢大学　篠原　もえ子　　金沢大学　山田　正仁

1　はじめに

Alzheimer 病(Alzheimer's disease：AD)の発症に食事や栄養が影響するという認知症コホート研究は多数ある。特定の食事や栄養が本当に AD や軽度認知障害(Mild cognitive impairment：MCI)を予防できるかどうかを明らかにするためにはランダム化比較試験による検証が必要である。

本稿では筆者らが実施している，石川県七尾市中島町における認知症の早期発見と予防を目標とする地域基盤型認知症研究(なかじまプロジェクト)及び国内外の認知症コホート研究の成果等より，AD や認知症の発症及び認知機能低下に対する食事や栄養の影響についてまとめて述べる。次に，ランダム化比較試験によって検証された結果と，金沢大学神経内科で取り組んでいるロスマリン酸含有ハーブ抽出物によるアルツハイマー病予防法の開発について紹介する。

2　なかじまプロジェクト研究とは

筆者らは 2006 年から石川県七尾市中島町において認知症早期発見・予防プロジェクト(なかじまプロジェクト)を継続している。中島町はわが国の 20 数年後の人口構成を示す高齢化モデル地域である。人口の流出入が少なく，疫学研究に適した地域といえる。本プロジェクトは脳健診のほか，認知症・軽度認知障害(MCI)の危険因子・防御因子探索，早期発見ツール開発，予防法開発研究を含む。60 歳以上の地域住民調査では，集団健診非参加者に認知症・MCI が多いことから，地区別集団健診と戸別訪問調査を併用した悉皆調査(調査率＞90％)を行なっている[1]。

3　食事・栄養と認知症・Alzheimer 病発症との関連に関するコホート研究

認知症や AD の発症に食事や栄養が影響することを示唆する結果が報告されている。コホート研究により，高齢者の認知機能低下との防御的な関連性が示唆された，食事・栄養因子を**表 1** に示す。

3.1　飲　酒

表1　高齢者の認知機能低下に防御的に関連する食事・栄養因子(観察研究による)

- 少〜中等量の飲酒(とくにワイン)[3)4)]
- 野菜の摂取[5)]
- 魚の摂取(ApoE ε 4 陽性者)[7)]
- 地中海式ダイエット[8)]
- 大豆・大豆製品，野菜，海藻類，牛乳・乳製品の摂取が多く，米の摂取が少ない食事パターン[10)11)]
- 緑茶[12)]

大量の飲酒者では脳萎縮が高頻度で生じ，認知障害が多くみられることは以前より知られている。大量(1日36g以上)のアルコールを摂取する男性は，少量ないし中等量(1日20g未満)のアルコール摂取者に比べて認知機能低下が速いと報告された[2)]。少〜中等量の飲酒は認知症発症を抑制するという疫学研究がある。認知症発症にアルコールが関連するか解析したメタアナリシスの結果，少〜中等量のアルコール摂取者の非摂取者に対するAD発症の相対危険度は0.66と報告された[3)]。アルコールの種類についてはワインがよいとする報告が多い[4)]。適切なアルコール摂取量は報告によってさまざまである。

3.2　野菜の摂取

老化にともなうフリーラジカルの増大はADの危険因子と考えられ，野菜・果物に含まれる抗酸化ビタミン摂取量とADとの関連が注目されてきた。野菜・果物の摂取と認知機能低下リスクに関する疫学研究の系統的レビューによると，レビューの対象になった6つの論文のうち5つで野菜の摂取は認知機能の低下を有意に抑制したが，果物の摂取はいずれの報告でも認知機能に影響しなかった[5)]。

なかじまプロジェクト研究では，ADの強力な遺伝的危険因子であるapolipoprotein E遺伝子(*APOE*) ε 4アリルを保有する正常認知機能の女性において血中ビタミンC濃度が3分位の最も高い群は最も低い群と比べて将来の認知機能低下(認知症またはMCIの発症)のオッズ比が0.10になり，*APOE* ε 4保有女性においてビタミンCを豊富に含む食品を摂取することが将来の認知機能低下のリスクを下げる可能性を報告した[6)]。また，*APOE* ε 4非保有正常認知機能の男性では，血中ビタミンE濃度が3分位の最も低い群に比べて，最も高い群は将来の認知機能低下のオッズ比が0.19，中間位の群は0.23であった[6)]。

3.3　魚の摂取

魚に含まれる魚油にはAD予防効果があるという疫学研究がある。915名の高齢者を平均4.9年経過観察し魚の摂取と認知機能低下との関連について解析した結果，*APOE* ε 4陽性者において週に1回以上魚を摂取しω-3脂肪酸摂取量が多い者では摂取量が少ない者に比べて認知機能の低下が抑制された[7)]。

3.4　地中海式ダイエット他

地中海式ダイエットという食事様式は循環器疾患や悪性腫瘍予防法としても注目されている。具体的には，魚類，野菜，豆類，果物，穀物，不飽和脂肪酸(とくにオリーブオイル)を多く食べ，乳製品，肉類，飽和脂肪酸は少なめに摂取し，食事中に中等量のワインを飲むという食事様式である。MCIにおいてこの食事法を取り入れている群では，ほとんど取り入れていない群に比してADに進展する危険率が0.52に低下した[8]。一方，65歳以上の6174名の女性を5年間追跡した研究では，地中海式ダイエットと認知機能低下とに関連がみられなかった[9]。

久山町研究では，大豆・大豆製品，野菜，海藻類，牛乳・乳製品の摂取が多く，米の摂取が少ない食事パターンをとる群では，この食事パターンをほとんど取り入れていない群に比して，ADに進展する危険率は0.65に低下し，血管性認知症に進展する危険率は0.45に低下した[10]。

なかじまプロジェクト研究では残存歯数の多さに関連した食事パターン(残存歯数関連食事パターン)があることを見出した。残存歯数関連食事パターンは，緑黄色野菜，葉野菜の摂取が多く，米の摂取が少ないという特徴が見られた。残存歯数関連食事パターンをよく取り入れている群では，ほとんど取り入れていない群に比して認知機能低下(認知症またはMCI)のオッズ比は0.43であった[11]。また，緑茶の摂取頻度が多い認知機能正常高齢者群では，緑茶を飲まない群に比して，平均4.9年後に認知症やMCIに進展するオッズ比は0.32に低下することを見出した[12]。

4　ランダム化比較試験による食事・栄養関連の認知症予防介入研究

食事・栄養関連因子についてMCIあるいは健常高齢者を対象に，認知症予防効果が検討されたランダム化比較試験を**表2**に示す。

4.1　抗酸化ビタミン(ビタミンC, E)

茶，野菜，果物などに含まれるビタミンC, E, βカロチンなどの抗酸化ビタミンはAD発症を抑制すると期待されている。しかし，MCIおよび健常高齢者を対象にビタミンC, Eを投与したランダム化比較試験では予防効果は証明されなかった[13)-15)]。

4.2　ビタミンB群，葉酸

高ホモシステイン血症は動脈硬化をおこし，心筋梗塞や脳梗塞の危険因子とされている。ホ

表2　高齢者の認知機能低下予防を目的としたランダム化比較試験による介入研究(食事・栄養関連)

介入法(文献)	対象	年齢(歳)	人数(名)	追跡期間	結果
ビタミンE[13]	健常高齢女性	平均66	6377	5.6年	改善なし
ビタミンE[14]	aMCI	55～90	769	3年	改善なし
ビタミンC, E[15]	MCI	60～75	256	1年	改善なし
ビタミンB群[17]	健常高齢女性(脳梗塞危険因子保有)	平均71	2009	5.4年	改善なし
ビタミンB群[18]	健常高齢男性(高血圧あり)	75歳以上	299	2年	改善なし
ビタミンB群[19]	健常高齢者(MMSE 24点以上)	75歳以上	201	1年	改善なし
ビタミンB群[20]	MCI	70歳以上	266	2年	改善なし
ビタミンB群[21]	健常高齢者(血中ホモシステイン高値)	65歳以上	2919	2年	改善なし
DHA・EPA[22]	健常高齢者	70-79歳	867	2年	改善なし

モシステイン代謝経路においてビタミンB_6，B_{12}，葉酸はいずれも補酵素として働き，これらの投与は血中ホモシステイン値を低下させる。フラミンガム研究で血中ホモシステインが高値の高齢者はAD発症リスクが高いことが示され[16)]，血中ホモシステイン値を下げることのできる葉酸・ビタミンB_{12}・ビタミンB_6はAD予防に有効である可能性が示唆された。しかし，高ホモシステイン血症や脳梗塞危険因子をもつ高齢者に，葉酸・ビタミンB_{12}，ビタミンB_6の合剤を投与したランダム化比較試験[17)-21)]では，認知機能低下予防効果は得られなかった。

4.3　ω-3 脂肪酸

魚油に多く含まれるドコサヘキサエン酸(DHA)やエイコサペンタエン酸(EHA)などのω-3脂肪酸の抗炎症作用がAD予防に有用な可能性が示唆されている。しかし，健常高齢者を対象にDHA，EPAを投与した2年間のランダム化比較試験[22)]では認知機能低下予防効果は得られなかった。

5　Alzheimer 病予防法の開発研究

筆者らはこれまでに述べたコホート研究の成果に基づき，緑茶や赤ワインなどの食品に含まれる天然フェノール化合物(ポリフェノール類)に注目して認知症・ADの予防・治療法開発を進めてきた。

5.1　Alzheimer 病モデルでの成果

ADの主病態は脳のアミロイドβタンパク(Aβ)沈着である。金沢大学神経内科では，試験管内でAβ凝集を抑制する化合物の探索を行った。その結果，ワイン関連ポリフェノール類やロスマリン酸は，試験管内でAβに結合してAβのオリゴマー及び線維形成を抑制し，Aβオリゴマーのシナプス毒性を軽減した[23)24)]。さらに，ADモデルマウスにこれらのフェノール化合物を経口摂取させ，脳内のAβ沈着だけでなく，可溶性Aβオリゴマーも減少させることを明らかにした[25)]。

5.2　健常人及び Alzheimer 病患者における臨床試験

筆者らは*in vitro*及び*in vivo*のAlzheimer病モデルで実験上最も優れた抗AD効果を示したロスマリン酸を豊富に含むレモンバーム(ハーブの一種)抽出物(ロスマリン酸含有レモンバーム抽出物)を作成した。

ロスマリン酸含有レモンバーム抽出物を用いて，健常者を対象に安全性・忍容性・体内動態試験を実施した[26)]。その結果，ロスマリン酸(500 mg)含有レモンバーム抽出物の単回投与の安全性・忍容性は高いと思われた[26)]。絶食下でのロスマリン酸(500 mg)含有レモンバーム抽出物内服群の総ロスマリン酸濃度は内服1時間後に最高血中濃度(162.20 nmol/L)に達し，血中濃度一時間曲線下面積(AUC)は832.13 nmol/hour/Lであった[26)]。ロスマリン酸含有レモンバーム抽出物内服後，ヒト体内ではフリー体型ロスマリン酸よりも抱合体型ロスマリン酸が多く存在すること，空腹時に投与するよりも食後投与の方がAUCは大きいことがわかった[26)]。

同じロスマリン酸含有レモンバーム抽出物を用いて，軽度AD患者(n＝20)を対象に安全性・忍容性及びADに対する有効性を検討するランダム化比較試験を実施し，安全性及び忍容性は高いことがわかった。ADに対する有効性については，現在結果を解析中である。

5.3　非認知症高齢者を対象としたランダム化比較試験

金沢大学神経内科では非認知症高齢者(n＝330)を対象に，このロスマリン酸含有レモンバーム抽出物の認知症に対する予防効果に関するプラセボ対照二重盲検ランダム化比較試験を2016年7月より開始した[27]。ロスマリン酸含有ハーブ抽出物による認知症予防介入は世界初であり，本研究により高齢者の認知症予防効果を示すことができれば，安全で経済性が高い食品化合物による認知症予防法として確立することが期待される。

文　献

1) M. Noguchi-Shinohara, S. Yuki, C. Dohmoto et al.：*J Alzheimer's Dis.*, **37**, 691(2013).
2) S. Sabia, A. Elbaz, A. Britton et al.：*Neurology.*, **82**, 332(2014).
3) K. J. Anstey, H. A. Mack and N. Cherbuin：*Am J Geriatr Psychiatry.*, **17**, 542(2009).
4) J. M. Orgogozo, J. F. Dartigues, S. Lafont et al.：*Rev Neurol.*, **153**, 185(1997).
5) M. Loef and H. Walach：*J Nutr Health Aging.*, **16**, 626(2012).
6) M. Noguchi-Shinohara, C. Abe, S. Yuki-Nozaki et al.：*J Alzheimer's Dis.*, **63**, 1289(2018).
7) O. van de Rest, Y. Wang, L. L. Barnes et al.：*Neurology.*, **86**, 2063(2016).
8) N. Scarmeas, Y. Stern, R. Mayeux et al.：*Arch Neurol.*, **66**, 216(2009).
9) C. Samieri, F. Grodstein, B. A. Rosner BA et al.：*Epidemiology.*, **24**, 490(2013).
10) M. Ozawa, T. Ninomiya, T. Ohara et al.：*Am J Clin Nutr.*, **97**, 1076(2013).
11) M. Ishimiya, H. Nakamura, Y. Kobayashi et al.：*PLoS ONE.*, **13**, e0194504(2018).
12) M. Noguchi-Shinohara, S. Yuki, C. Dohmoto et al.：*PLoS ONE.*, **9**, e96013(2014).
13) R. C. Petersen, R. G. Thomas, M. Grudman et al.：*N Engl J Med.*, **352**, 79(2005).
14) J. H. Kang, N. Cook, J. Manson et al.：*Arch Intern Med.*, **166**, 2462(2006).
15) A. M. Alavi Naeini, I. Elmadfa, A. Djazayery et al.：*Eur J Nutr.*, **53**, 1255(2014).
16) S. Sehadri, A. Beiser, J. Selhub et al.：*N Engl J Med.*, **346**, 476(2002).
17) J. H. Kang, N. Cook, J. Manson et al.：*Am J Clin Nutr.*, **88**, 1602(2008).
18) A. H. Fold, L. Flicker, H. Alfonso et al.：*Neurology.*, **75**, 1540(2010).
19) A. D. Dangour, E. Allen, R. Clarke et al.：*Am J Clin Nutr.*, **102**, 639(2015).
20) C. A. de Jager, A. Oulhaj, R. Jacoby et al.：*Int J Geriatr Psychiatry.*, **27**, 592(2012).
21) N. L. van der Zwaluw, R. A. M. DhonuksheRutten, J. P. van Wijngaarden et al.：*Neurology.*, **83**, 2158(2014).
22) A. D. Dangour, E. Allen, D. Elbourne et al.：*Am J Clin Nutr.*, **91**, 1725(2010).
23) K. Ono, L. Li, Y. Takamura et al.：*J Biol Chem.*, **287**, 14631(2012).
24) T. Watanabe-Nakayama, K. Ono, M. Itami et al.：*Proc Natl Acad Sci USA.*, **113**, 5835(2016).
25) T. Hamaguchi, K. Ono, A. Murase et al.：*Am J Pathol.*, **175**, 2557(2009).
26) M. Noguchi-Shinohara, K. Ono, T. Hamaguchi et al.：*PLoS ONE.*, **10**, e0126422(2015).
27) 金沢大学神経内科ロスマリン酸プロジェクト.
http://neurology.w3.kanazawa-u.ac.jp/resrchwrk/pages/rospro.html

第３章　経済損失から見た認知症の社会問題
—日本における認知症の社会的コスト・インフォーマルケアコスト—

慶應義塾大学/桜ヶ丘記念病院　色本　涼　　慶應義塾大学　佐渡　充洋

1　はじめに

認知症者数の急増に伴い，認知症に必要とされる社会的コストも増大している。Wimo ら[1)2)]は，全世界における，2009 年の認知症の社会的コストを 4,220 億ドルと推計した。この値は 2005 年の推計値である 3,150 億ドルより 34％増大しており，今後も更なるコストの増大が予測されている。社会的コストに関連した負担は，先進国においてより顕著となっている。前述の Wimo ら[2)]の推計では全世界の認知症の社会的コストの 74％が先進国によって占められているとされる。例えば，Prince ら[3)]による報告では，イギリス全土で 2014 年の認知症患者数は約 70 万人，社会的コストは 170 億ポンドと推計されている。また Hurd ら[4)]の試算によるとアメリカにおける 2010 年の認知症の社会的コストは，総額で 1,570 億ドルから 2,150 億ドルで，今後その費用が増大していくことが示唆されている。またこの総額は現時点でも癌や心臓疾患の費用を上回る。

このような状況を踏まえ，多くの先進国では，認知症を，国家的に取り組むべき課題と位置付け，その解決に取り組んでいる。イギリスでは，2007 年 8 月に政府が認知症国家戦略策定を宣言してから，18ヵ月の準備を経て，2009 年 2 月に 5ヵ年計画の認知症国家戦略を発表した[5)]。アメリカでは全米アルツハイマー病プロジェクト法が 2011 年に採択され，法制化されている[6)]。日本でも厚生労働省が 2013 年度から進めていた「認知症施策推進 5ヵ年計画（オレンジプラン）」をさらに発展させ，2015 年 1 月に省庁横断で取り組む総合戦略「認知症施策推進総合戦略（新オレンジプラン）」が発表されている[7)]。

諸外国では，このような国家戦略の策定にあたって，現状を的確に把握し，最適な解決策を提示するために，まずは認知症患者数の実態を把握し，その上で認知症が社会に及ぼす負荷の大きさを社会的コストの形で明らかにしている。一方，日本ではこれまで社会的コストについては十分な推計がされていなかったが，このたび，平成 26 年度厚生労働科学研究でその推計値が明らかになった[8)]。そこで，本稿ではその概要を中心に報告する。その中でも，インフォーマルケアコストについては，これまでその実態がほとんど明らかになっていなかったこともあるため，それを中心に説明していく。なお，紙面の都合もあり，本稿での説明は概要にとどまる。詳細については，報告書を直接参照されたい。

2　方　法

この研究では，社会的コストとして，医療費，介護費，インフォーマルケアコストの３つを含めて推計している。以下に各費用の推計方法の概要を述べる。

2.1　医療費の推計

最初に，2011年10月分の診療報酬明細書(以下，レセプト)のデータベースを用いて，患者の性別・年齢・疾患・治療日数から保険点数を予測するモデル式を作成し，認知症に関する2011年の年間医療費を推計した。その後，2011年における１人あたり医療費と性年齢階級別の認知症患者の割合を，2014年の人口構成にあてはめ，2014年の年間医療費を推計した。

2.2　介護費の推計

某市における介護レセプトデータを重回帰分析等の手法を用いて解析し，認知症の有無による介護費の比の推計を行い，その結果を全国の介護サービス受給者の要介護度ごとの費用，人数等に外挿し，日本における認知症の介護費の推計を行った。介護費は在宅介護費と施設介護費に分けて推計を行った。

2.3　インフォーマルケアコストの推計

疾病費用研究において，直接費用に含められる項目には，医療費や介護費，福祉に関する費用などがあるが，間接費用は，費やされた資源をどのように推計し，費用におきかえるか(定量化するか)について，必ずしもコンセンサスが得られているとはいえない。また，実態が把握しにくく推計が困難であること，国や地域によって費される資源が異なることなどもあり，研究によって推計方法が異なっていることも多い[9]。そこで，認知症の疾病費用研究の簡易系統レビューにおいて同定された11編の原著論文を概観し，間接費用に含まれる項目，およびその推計方法についてレビューした。その上で，本研究の間接費用として，全体の費用損失のうち割合の低い当事者の労働生産性の損失，死亡費用は推計に含めず，レビューしたすべての先行研究で間接費用の推計に用いられていたインフォーマルケアコストを推計することとした。また，ベースケースとしてのインフォーマルケアには，日常生活動作(Activity of Daily Living：以下，ADL)，手段的日常生活動作(Instrumental Activity of Daily Living：以下，IADL)のみを含めた。

2.3.1　推計の概要

認知症介護者を対象としたアンケート調査(要介護者・介護者の属性，インフォーマルケア時間などを横断的に調査)を行い，要介護度別のインフォーマルケア時間を推計した。しかし，調査票のサンプルは必ずしも全国の要介護者を代表していない可能性がある。このため，調査票で得られたサンプルをもとに，インフォーマルケア時間を推計するための回帰モデルを作成し，これに全国の要介護者の人口統計データをマイクロシミュレーションの手法を用いて外挿し，日本における2014年の認知症の要介護度ごとのインフォーマルケア時間を推計した。最後に，要介護度ごとのインフォーマルケア時間と介護単価を掛け合わせることで日本におけるインフォーマルケアコストを推計した。

2.3.2　介護単価

介護単価には，代替費用[*1]もしくは遺失賃金[*2]を設定する方法がよく用いられる。本研究では，2つの方法を組み合わせてインフォーマルケアコストを推計することとした。具体的には，インフォーマルケア時間をADLとIADLとに分け，ADLには代替費用法をIADLには遺失賃金法を適用する方法である。ADLの代替費用には，介護サービスで身体介護を利用した場合の介護報酬を，IADLの遺失賃金には，前述の調査票の介護者の期待平均遺失賃金を適用した。

2.4　将来推計

推計された医療費，介護費用，インフォーマルケアコストを将来推計人口によって変化させるモデルにより将来推計を行った。他のすべてのパラメーターは不変とした。推計は2015年から2060年までの5年毎に計算した。

将来推計人口は，社会保障・人口問題研究所の将来推計人口[10]から，性・年齢層別の人口を用いて，計算した。2011年および2014年を含むすべての人口は，2010年の人口から推計されたもので，実際の人口統計ではないことに注意が必要である。

3　結　果

3.1　認知症の社会的コスト

2014年の日本における認知症の社会的コストは総額で14.5兆円であり，その内訳は，医療費が1.9兆円(入院医療費9,703億円，外来医療費は9,412億円)，介護保険費が6.4兆円(在宅介護費3.5兆円，施設介護費2.9兆円)，家族等によるインフォーマルケアコストが6.2兆円であることが明らかになった。また，1人あたりの費用について見てみると，医療費については，入院医療費が344,300円/患者/月，外来医療費が39,600円/患者/月であった。介護費は居宅介護費が219万円/利用者/年，施設介護費が353万円/利用者/年であった(**表1**)。

3.2　インフォーマルケアコスト

インフォーマルケアにADLとIADLとを含めた場合，要介護度ごとの平均インフォーマルケア時間(時間/週)の推計値は(平均(95%信頼区間))は，全体で，24.97(24.86 – 25.08)であっ

---

*1 代替費用とは，ケア(介護)を市場で購入した場合に発生する費用のことを指す。ここでは，介護保険で代替した場合の費用として計算している。

*2 遺失賃金とは，そのことをしたために失った賃金のことを指す。ここでは，ケアの時間を労働にあてた場合に獲得できる期待賃金で計算をしている。期待賃金は，調査票の介護者の性年齢別分布が日本の介護者のそれと同等と仮定し，介護者の性年齢別平均賃金に労働参加率を加味した数値を使用している。

表１　日本における認知症の社会的コスト

① 医療費　1.9 兆円
＊入院医療費：約 9,703 億円、外来医療費：約 9,412 億円
＊1 人あたりの入院医療費：34 万 4,300 円/月、外来医療費：39,600 円/月
② 介護費　6.4 兆円
＊在宅介護費：約 3 兆 5,281 億円、施設介護費：約 2 兆 9,160 億円
＊介護サービス利用者 1 人あたりの在宅介護費：219 万円/年、施設介護費 353 万円/年
③ インフォーマルケアコスト　6.2 兆円
＊要介護者 1 人あたりのインフォーマルケア時間：24.97 時間/週
＊要介護者 1 人あたりのインフォーマルケアコスト：382 万円/年

た。要介護度ごとのインフォーマルケア時間は，要支援 1 で 10.19（10.09 − 10.29），要支援 2 で 21.81（21.70 − 21.92），要介護 1 で 18.92（18.81 − 19.02），要介護 2 で 22.34（22.23 − 22.45），要介護 3 で 26.82（26.70 − 26.94），要介護 4 で 33.35（33.24 − 33.47），要介護 5 で 38.16（38.04 − 38.29）であった（**表 2**）。

表２　全国の要介護度別インフォーマルケア時間（ADL＋IADL）（時間/週）

	平均	標準偏差	標準誤差
要支援1	10.19	5.01	0.050
要支援2	21.81	5.58	0.056
要介護1	18.92	5.29	0.053
要介護2	22.34	5.64	0.056
要介護3	26.82	5.93	0.059
要介護4	33.35	5.97	0.060
要介護5	38.16	6.19	0.062
合計	24.97	5.68	0.057

インフォーマルケアコストを推計した結果を**表 3** に示す。なお，介護単価は，代替費用が，ADL 4,955 円/時間，IADL 2,360 円/時間，遺失賃金は 965 円/時間を適用した。要介護度ごとの居宅サービスの認知症利用者数（千人）は要支援 1 から要介護 5 まで順番に 92.6，89.6，385.7，354.5，273.4，223.9，191.9 の計 1,611.6（千人）と推計された。上記の認知症利用者数，インフォーマルケア時間，介護単価を積算した結果，インフォーマルケアコストは，年間 6 兆 1,584 億円（95％信頼区間：6

表３　インフォーマルケアコスト（ベースケース）

	インフォーマルケアコスト（十億円/年）			1人あたりインフォーマルケアコスト（千円/年）		
	予測値	予測値の95%信頼区間		平均	平均値の95%信頼区間	
		下限	上限		下限	上限
要支援1	93.3	91.6	95.0	1,008	989	1,026
要支援2	304.5	302.7	306.3	3,400	3,379	3,420
要介護1	890.1	882.7	897.5	2,308	2,289	2,327
要介護2	1,111.6	1,104.3	1,119.0	3,136	3,115	3,156
要介護3	1,183.2	1,177.3	1,189.2	4,328	4,306	4,350
要介護4	1,266.3	1,261.4	1,271.2	5,654	5,633	5,676
要介護5	1,309.3	1,304.9	1,313.6	6,823	6,800	6,846
計	6,158.4	6,125.0	6,191.8	3,821	3,800	3,842

兆 1,250 億円～6 兆 1,918 億円）と推計された。また要介護者 1 人あたりの年間インフォーマルケアコスト（万円/年）は，382.1（95 % 信頼区間 380.0～384.2）（要支援 1：100.8，要支援 2：340.0，要介護 1：230.8，要介護 2：313.6，要介護 3：432.8，要介護 4：565.4，要介護 5：682.3）と推計され，全体として，要介護度が上がるに従い，インフォーマルケアコストも高まっていくことが判明した（表 3）。

さらに認知症の社会的コストの将来推計については，総額で 2015 年に 15.0 兆円，2060 年に 24.3 兆円となると推計された（**図 1**）。

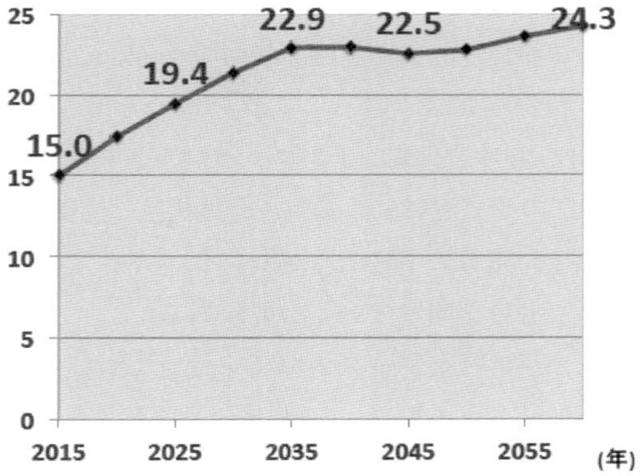

図 1　認知症の社会的コストの将来推計
（出生率中位）

4　考　察

4.1　研究の限界

本研究には，いくつかの限界も存在する。

まず，医療費に関しては，診断が保険病名に依拠しており，必ずしも臨床的な診断に基づいたものでないことである。また介護保険に関しては，他の併存症の影響が除去できていないことがある。そのため過大評価の可能性が残存する。さらに，インフォーマルケアコストについては，調査サンプルが全国の認知症介護者の全体性を反映していない可能性，recall 法による調査のため，想起バイアスが生じている可能性，介護サービス受給者のみが推計の対象になっていることによる過小評価の可能性などが考えられる。結果の解釈にあたってはそれらの点に十分注意をしておく必要がある。

4.2　結果の考察

上記のような限界はあるものの，これまで，日本においては認知症の社会的な負荷の全体像が明らかになっていなかった。それを明らかにした点において本研究は意義のあるものであると考えられる。特にインフォーマルケアコストについては，これまで全体像がほとんどつかめていなかったため，その規模が明らかになったことは大きな意義があると考えられる。

2014 年の認知症の社会的コストは，14 兆 5,140 億と推計され，約 40%がインフォーマルケアコストであった。今回の結果より，認知症においては，①医療よりも介護の比重が極めて高いこと，②インフォーマルケアコストの占める割合が介護保険に匹敵する程度の規模である，ことが明らかとなった。精神疾患等の疾病費用研究で一般的に間接費用として含まれる労働生産性損失や死亡費用が，認知症の疾病費用研究では，含まれることが少ないのには，認知症の発症年齢が関与していると考えられる。労働生産性損失については，認知症が一般的に高齢で発症することから，労働生産年齢における有病率の低さという形で影響が表れる。

また本稿では詳細は省くが，インフォーマルケア調査に参加された認知症介護者の心理的苦痛について，69%がKessler's Psychological Distress Scale(K6)得点5点以上，18%が13点以上と精神症状スクリーニングのカットオフより高値であり，これらK6点数は，認知症者のBPSD，身体合併症，インフォーマルケア時間，介護度，介護者の性別，介護者の人数と関連し，BPSDの中でも特に，暴言，介護抵抗，徘徊のオッズ比が高いことが示された[11]。こういった，認知症介護者の中に広くプレクリニカルに存在すると考えられる，心理的苦痛を伴う介護者についても目を向けていく必要がある。

認知症の社会的コストの将来推計については，2015年に15.0兆円，2060年に24.3兆円となると推計されており，2060年の推計値は，2015年の1.6倍に達することがわかる(図1)。しかし，さらに深刻なのは生産年齢人口1人あたりの社会的コストである。今後，社会的コストの総計が増加する一方，生産年齢人口は今後急速に減少する。そのため，2060年の生産年齢人口1人あたりの社会的コストは2015年の2.8倍に達すると考えられている。これは2060年の現役世代は，現在の現役世代の約3倍の財政的，時間的負担を強いられることを意味しており，状況が極めて深刻であることがうかがえる。これらを考えると，この状況を打開するための様々な取り組みが必要であることがわかる。

4.3　認知症とその家族が安心して生活できる社会の実現のために

疾病の社会的コストが明らかになると，その多寡に議論が集中し，バランスを欠いたコストの削減につながる危険性を孕む。しかし，社会的コスト削減の検討の際には，まず，当事者やその家族の健康状態や，生活の質(Quality of Life：QOL)などが改善されているかどうかを検討する必要がある。そうでなければ，医療費，介護費や，介護時間から推計されるようなインフォーマルケアコストでは反映されない，当事者の尊厳やQOL，家族の心理的苦痛が見逃される可能性がある。当事者や家族のQOLなどの改善があって，結果としてコストも削減される。社会的コスト削減を検討する際にはこの順序を間違えないことが重要である。

今回の研究は，認知症の社会的コストを推計したにすぎず，その負担がどのような介入によって軽減されるのか，またそれにより認知症当事者や家族などのQOLや尊厳が改善されているのかといったことは評価されない。それらを評価していくためには，費用と効果の両方を評価する費用対効果研究，費用対効用研究などが実施される必要がある。また，その際には，効果の指標として，医学的な指標である認知機能などだけでなく，QOL，自立度等の社会的機能や，当事者の尊厳や人生の満足度といった主観的well-beingなどの指標，家族の側のQOLや心理的ストレスも取り入れられるべきであろう。そうすることで初めて，コスト削減が目的化した議論になるのではなく，仮に認知症になったとしても尊厳を保ち，当事者もその家族も安心して生活できる社会の実現と社会の負担軽減の両立を目指した議論が可能となる。

文　献

1) A. Wimo, B. Winblad and L. Jonsson：An estimate of the total worldwide societal costs of dementia in 2005. Alzheimer's & dementia：*the journal of the Alzheimer's Association*, **3**(2), 81-91(2007).

2) A. Wimo, B. Winblad and L. Jonsson：The worldwide societal costs of dementia：Estimates for 2009. Alzheimer's & dementia：*the journal of the Alzheimer's Association*, **6**(2), 98-103(2010).

3) M. Prince, M. Knapp, M. Guerchet et al：Dementia UK：Update. In. Edited by team PP. London：Alzheimer's Society(2014).

4) MD. Hurd, P. Martorell and KM. Langa：Monetary costs of dementia in the United States. *N Engl J Med*, **369**(5), 489-490(2013).

5) Living Well With Dementia：a national dementia strategy[https://http://www.gov.uk/government/publications/living-well-with-dementia-a-national-dementia-strategy]

6) The National Alzheimer's Project Act(NAPA)[[http://napa.alz.org/national-alzheimers-project-act-backgroun%5d]

7) 認知症施策推進総合戦略(新オレンジプラン)[http://www.mhlw.go.jp/file/04-Houdouhappyou-12304500-Roukenkyoku-Ninchishougyakutaiboushitaisakusuishinshitsu/01_1.pdf]

8) 佐渡充洋：わが国における認知症の経済的影響に関する研究。平成26年度厚生労働科学研究費補助金認知症対策総合研究事業研究成果報告書。厚生労働省。(2015).

9) B. van den Berg, WB. Brouwer and MA. Koopmanschap：Economic valuation of informal care. An overview of methods and applications. The European journal of health economics：HEPAC：*health economics in prevention and care*, **5**, 36-45(2004).

10) 国立社会保障・人口問題研究所：日本の将来推計人口。In.；2012.

11) R. Shikimoto, M. Sado, A. Ninomiya, K. Yoshimura, B. Ikeda, T. Baba and M. Mimura：Predictive factors associated with psychological distress of caregivers of people with dementia in Japan：a cross-sectional study.：*Int Psychogeriatr*. Nov **10**, 1-10(2017).

▶ 索　引 ◀

英数・記号

あ行

か行

さ行

た行

な行

は行

ま行

や行

ら行

わ行

アルツハイマー病発症メカニズムと新規診断法・創薬・治療開発

発行日	2018年8月27日　初版第一刷発行
監修者	新井　平伊
発行者	吉田　隆
発行所	株式会社 エヌ・ティー・エス 〒102-0091 東京都千代田区北の丸公園 2-1　科学技術館２階 TEL.03-5224-5430　http://www.nts-book.co.jp
印刷・製本	倉敷印刷株式会社

ISBN978-4-86043-578-3

関連図書

	書籍名	発刊日	体 裁	本体価格
1	ヒューマンエラーの理論と対策	2018年 5月	B5 334頁	42,000円
2	ひと見守りテクノロジー ～遠隔地の高齢者を中心とした、異変察知の機器開発から各種事例、次世代展望まで～	2017年 9月	B5 230頁	30,000円
3	次世代がん治療 ～発症・転移メカニズムからがん免疫療法・ウイルス療法、診断法まで～	2017年 6月	B5 386頁	46,000円
4	アンチ・エイジングシリーズ 3　骨研究最前線 ～代謝・疾病のメカニズムから再生医療・創薬・リハビリ機器・機能性食品開発まで～	2013年10月	B5 458頁	38,000円
5	アンチ・エイジングシリーズ 4 進化する運動科学の研究最前線	2014年12月	B5 440頁	30,000円
6	病気のなり方おしえます ～あなたの望みどおりの病気になるためのガイドブック～	2013年 5月	A5 218頁	1,500円
7	嗅覚と匂い・香りの産業利用最前線	2013年 2月	B5 458頁	36,800円
8	ヒトマイクロバイオーム研究最前線 ～常在菌の解析技術から生態、医療分野、食品への応用研究まで～	2016年 3月	B5 472頁	46,000円
9	商品開発・評価のための生理計測とデータ解析ノウハウ ～生理指標の特徴、測り方、実験計画、データの解釈・評価方法～	2017年 3月	B5 324頁	30,000円
10	パラダイムシフトをもたらすエクソソーム機能研究最前線 ～シグナル伝達からがん、免疫、神経疾患との関わり、創薬利用まで～	2017年 3月	B5 314頁	45,000円
11	インプラント型電子メディカルデバイス	2016年10月	B5 178頁	35,000円
12	ゲノム情報解析　～次世代シーケンサーの最新の方法と応用～	2016年 3月	B5 508頁	36,000円
13	進化するゲノム編集技術	2015年10月	B5 386頁	42,000円
14	糖鎖の新機能開発・応用ハンドブック ～創薬・医療から食品開発まで～	2015年 8月	B5 678頁	58,000円
15	三次元ティッシュエンジニアリング ～細胞の培養・操作・組織化から品質管理、脱細胞化まで～	2015年 2月	B5 400頁	42,000円
16	睡眠マネジメント ～産業衛生・疾病との係わりから最新改善対策まで～	2014年11月	B5 354頁	43,000円
17	ヒトの運動機能と移動のための次世代技術開発 ～使用者に寄り添う支援機器の普及へ向けて～	2014年 2月	B5 382頁	38,000円
18	パーソナル・ヘルスケア ～ユビキタス、ウェアラブル医療実現に向けたエレクトロニクス研究最前線～	2013年10月	B5 398頁	36,000円
19	応用が拡がるＤＤＳ ～人体環境から農業・家電まで～	2013年 7月	B5 578頁	44,000円
20	中薬材鑑定図典　～生薬の中国伝統評価技法～	2012年10月	B5 568頁	18,000円
21	アンチ・エイジングシリーズ 2　皮膚の抗老化最前線	2006年 7月	B5 504頁	35,200円
22	アンチ・エイジングシリーズ 1　白髪・脱毛・育毛の実際	2005年 7月	B5 348頁	26,000円

※本体価格には消費税は含まれておりません。